"十四五"河南重点出版物

U0325550

高等医学教育影像专业规划教材

诊断学基础

主编 刘红霞 刘媛媛

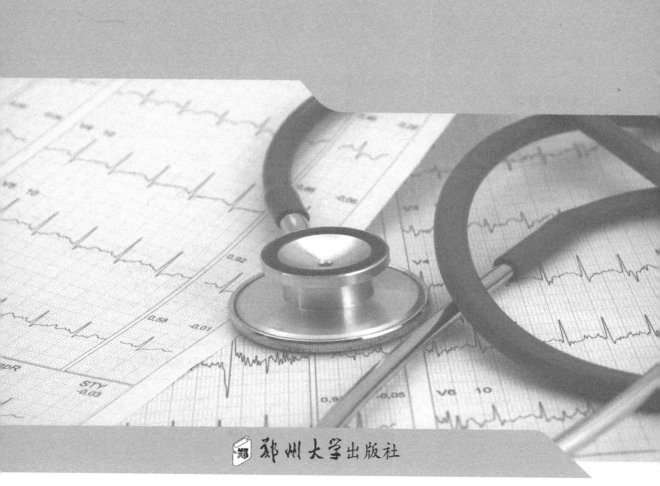

郑州大学出版社

图书在版编目(CIP)数据

诊断学基础 / 刘红霞,刘媛媛主编. — 郑州:郑州大学出版社,2022.7(2024.1 重印)
(高等医学教育影像专业规划教材)
ISBN 978-7-5645-8604-1

Ⅰ.①诊… Ⅱ.①刘…②刘 Ⅲ.① 诊断学 – 医学院校 – 教材 Ⅳ.①R44

中国版本图书馆 CIP 数据核字(2022)第 055196 号

诊断学基础
ZHENDUAN XUE JICHU

选题总策划	苗 萱	封面设计	曾耀东
助理策划	张 楠	版式设计	苏永生
责任编辑	张彦勤	责任监制	李瑞卿
责任校对	薛 晗		

出版发行	郑州大学出版社	地 址	郑州市大学路 40 号(450052)
出 版 人	孙保营	网 址	http://www.zzup.cn
经 销	全国新华书店	发行电话	0371-66966070
印 刷	郑州宁昌印务有限公司		
开 本	787 mm×1 092 mm 1 / 16		
印 张	24.75	字 数	588 千字
版 次	2022 年 7 月第 1 版	印 次	2024 年 1 月第 3 次印刷

书 号	ISBN 978-7-5645-8604-1	定 价	89.00 元

本书如有印装质量问题,请与本社联系调换。

顾　　问

李　萌　教育部高等学校高职高专相关医学类专业教学
　　　　指导委员会
周进祝　全国高等职业教育医学影像技术及放射治疗技
　　　　术专业教育教材建设评审委员会
蒋烈夫　河南省卫生职业教育医学影像技术学组

主 任 委 员

范　真　南阳医学高等专科学校

副主任委员　（以姓氏笔画为序）

于立玲　山东医学高等专科学校
冯　华　咸阳职业技术学院
刘红霞　安阳职业技术学院
刘林祥　山东第一医科大学（山东省医学科学院）
刘荣志　南阳医学高等专科学校
张松峰　商丘医学高等专科学校
易慧智　信阳职业技术学院
郑艳芬　内蒙古科技大学包头医学院第二附属医院
高剑波　郑州大学第一附属医院
陶　春　内蒙古民族大学
程敬亮　郑州大学第一附属医院

委　　员（以姓氏笔画为序）

于立玲　山东医学高等专科学校

丰新胜　山东医学高等专科学校

王　帅　南阳医学高等专科学校

王向华　周口职业技术学院

王毅迪　南阳医学高等专科学校第一附属医院

左晓利　安阳职业技术学院

石继飞　内蒙古科技大学包头医学院

冯　华　咸阳职业技术学院

向　军　毕节医学高等专科学校

刘红霞　安阳职业技术学院

刘林祥　山东第一医科大学(山东省医学科学院)

刘宝冶　内蒙古民族大学附属医院

刘荣志　南阳医学高等专科学校

刘媛媛　咸阳职业技术学院

李　拓　南阳医学高等专科学校第一附属医院

李　臻　郑州大学第一附属医院

李胤桦　郑州大学第一附属医院

郑艳芬　内蒙古科技大学包头医学院第二附属医院

陶　春　内蒙古民族大学

曹允希　山东第一医科大学(山东省医学科学院)

崔军胜　南阳医学高等专科学校

蒋　蕾　南阳医学高等专科学校

樊　冰　南阳医学高等专科学校

编委名单

主　编　刘红霞　刘媛媛

副主编　韦　星　张　影　陈　涛

　　　　　徐耀琳　任　娟

编　委　(按姓氏笔画排序)

马静芳(安阳职业技术学院)

王赞丽(咸阳职业技术学院)

韦　星(河南省人民医院)

付　饶(安阳市人民医院)

任　娟(郑州市华领医院)

刘　铭(安阳市第三人民医院)

刘红霞(安阳职业技术学院)

刘媛媛(咸阳职业技术学院)

张　影(潍坊护理职业学院)

张红艳(安阳职业技术学院)

张佳楠(安阳市第六人民医院)

陈　涛(潍坊护理职业学院)

武宇轩(周口职业技术学院)

徐　超(安阳职业技术学院)

徐耀琳(安阳职业技术学院)

  "高等医学教育影像专业规划教材"原丛书名为"医学影像实训与考核"。本套丛书是为了贯彻落实国家高等职业教育教学改革精神,响应临床岗位对医学影像技术专业人才的需求,满足高等教育医学影像技术专业人才培养目标和职业能力要求,进一步规范教材建设,不断提升人才培养水平和教育教学质量而组织编写的。

  该丛书的编写会由郑州大学出版社主办、有关参编单位承办,已成功举办三届。第一届于 2013 年 12 月由南阳医学高等专科学校承办召开;第二届于 2017 年 7 月由内蒙古科技大学包头医学院承办召开;第三届于 2021 年 3 月由安阳职业技术学院承办召开。编写会为各院校医学影像专业参编教师提供了相互交流的平台,也为本轮教材的编写奠定了良好的基础。

  在第三届编写会上,全体编写人员及相关领域的专家一起学习和研读教育部颁发的《医学影像技术专业教学标准》,对医学影像类教材内容的衔接和各实验实训内容统一等问题进行了充分的研讨。本次编写会不仅决定继续完善各类实训类教材并延续其特色,还决定创新编写适合医学影像技术专业学生学习的理论课教材,为医学影像技术专业的教学与实践提供范本。

  在本套丛书的编写过程中,一是注重综合医学影像技术专业基本理论和必备知识的应用,突出医学影像技术临床岗位技能的训练,用于医学影像技术专业学生平时的实验实训课及进入临床医院实习前的综合实训操作,力争达到培养医学影像技术专业学生熟练应用技能的目标,缩短学生进入临床岗位的适应期。二是加强了知识和技能课后练习的内容,提炼总结学习要点,为学生"以练促学"提供了评价、评估标准和丰富的题库,方便学生的学习和自测、自评。

  本套丛书的大多数编者是来自全国各地本科及高职高专院校医学影像领域教学和临床一线的专家,他们有着丰富的教学和实践经验,特别注重突出应用性与实践性,并关注技术发展带来的学习内容与方式的变化,以适应本科及高职高专层次"三个特定"(培养目标、学制、学时)的需要,并为教学实践中的实训与考核提供参考。

最后,考虑到该丛书已从最初的实训教材扩展到理论课教材,因此将丛书名由"医学影像实训与考核"更名为"高等医学教育影像专业规划教材"。

本套丛书包含的理论教材有《临床医学概论》《诊断学基础》《医学影像解剖学》《医学影像物理学》《简明传染病影像学》《医学影像设备工作手册》《医学影像图像的三维建模》。包含的实训类教材有《医学影像诊断实训与考核》(第 3 版)、《医学影像设备实训与考核》(第 3 版)、《医学影像检查技术实训与考核》(第 2 版)、《医学影像成像原理及放射防护实训与考核》、《超声医学实训与考核》、《超声检查技术实训与考核》、《X 射线检查技术实训与考核》、《CT 检查技术实训与考核》、《MRI 检查技术实训与考核》、《介入诊疗技术实训与考核》、《影像医学实训教程》。

本套丛书为"十四五"河南重点出版物出版规划项目。其中《医学影像检查技术实训与考核》已经获河南省教育科学研究优秀成果奖;《超声检查技术实训与考核》获批"十四五"首批职业教育河南省规划教材。

教育部高等学校高职高专相关医学类专业教学指导委员会
医学影像技术专业分委会
李萌
2022 年 2 月

内容提要

　　本教材根据郑州大学出版社的编写指导思想和原则要求，结合高职高专医学专业培养目标和本课程的教学目标、内容与任务要求以及影像专业学生的需求编写而成。本教材具有鲜明的职教特色、专业特色，具有较强的实用性和可读性。内容涵盖诊断的基本知识、问诊、体格检查、实验诊断、诊断性检查、临床诊断与病历书写、临床常用诊疗技术。本教材为书网融合教材，即纸质教材有机融合电子教学配套资源（PPT、视频、自测题等）。

　　本教材可供高职高专医学影像及其他专业教学使用，也可供基层医务工作者参考。

前　言

　　诊断学基础是阐述疾病诊断的基础理论、基本知识和基本技能的一门医学课程,是医学专业的必修课程之一,是联系基础医学与临床医学的桥梁,适用于所有临床学科,在医学教育中占有重要地位。

　　本教材编写按照医学专业教学标准,根据影像专业学生学习特点,坚持以学生为本、为教学服务的原则,结合专业培养目标和本课程的教学目标、内容与任务要求编写而成,具有较强的实用性和可读性。内容涵盖诊断的基本知识、问诊、体格检查、实验诊断、诊断性检查、临床诊断与病历书写、临床常用诊疗技术。设置课前预习、学习目标、课程思政、案例导入、学习内容、知识链接、本章小结、课后思考八大板块。内容以课程思政为引领、“三基”为主线,从诊断的基本知识入手,强化临床诊断思维及实践技能培养;从临床应用出发,注重案例教学,强调学以致用,既体现了诊断学的特点,又实现了与相关课程内容的有机衔接;注重培养医学生良好的医德医风和行为准则,培养科学严谨、实事求是的工作态度,树立“以患者为中心”的思想理念,具备良好的职业道德、医患沟通能力和团队协作精神。增设数字化教材体系,线上线下互动学习,提高学生自主学习的兴趣,拓宽学生视野。本教材为书网融合教材,即纸质教材有机融合电子教材、教学配套资源(PPT、视频、自测题等)。

　　本教材共 90 个学时,实施“理实一体化”教学模式,可供高职高专医学专业教学使用,也可供基层医务工作者参考。

　　本教材编写过程中得到了各位编者所在学校及医院的鼎力支持与帮助,谨在此表示诚挚的感谢!

　　由于编者水平有限,加之编写时间紧张,虽竭尽全力,但难免有不足之处,恳请同行专家、广大师生和读者提出宝贵意见!

编者

2021 年 9 月

目　录

第一章

绪　论

◀ **课前预习**

1.学生在线自主学习　使用数字化教学资源服务云平台,教师将课程制作成PPT上传至在线平台,让学生自主探究、讨论交流,激发学生主动学习的积极性。设立临床真实案例讨论论坛,师生互动、解析答疑,加强师生之间的对话与交流,实现线上、线下授课相结合,使学生掌握诊断学的内容,不断提高临床基本能力。

2.学生在线自我检测　结合授课内容给出单选题5道、多选题2道,学生扫码完成自测,考核学生相关理论知识掌握情况。

链接 1-1-1
绪论PPT

◀ **学习目标**

1.掌握　诊断学的内容。
2.熟悉　诊断学的学习方法。
3.了解　诊断学的学习目的和要求。

链接 1-1-2
绪论自测题

◀ **课程思政**

通过学习诊断学的内容、学习方法、学习要求,培养医学生良好的医德医风和行为准则,培养科学严谨、实事求是的工作态度,树立"以患者为中心"的思想理念,具备良好的职业道德、医患沟通能力和团队协作精神,全心全意为患者服务,做一个具有高尚的医德修养的医务工作者。

案例导入

案例　患者,男,68岁。乏力5年,腹胀3个月。查体:T 36.0 ℃,P 85 次/min,R 19 次/min,BP 140/95 mmHg。巩膜黄染,肝在肋缘下2.5 cm,剑突下3.5 cm,中等硬度,边缘钝,表面光滑,轻度压痛。肝功能检查:血清总蛋白50 g/L,血清白蛋白20 g/L,血清球蛋白30 g/L,血清总胆红素36.4 μmol/L,血清结合胆红素24.8 μmol/L,HBsAg(+)。

综合患者病史思考

1.该患者有哪些异常的症状和体征?

2.结合实验室检查结果,该患者可诊断为什么疾病?

▶ **学习内容**

一、诊断学概述

（一）诊断学的概念

1. 诊断　诊断是医生依据就医者的病情资料和各种医学检验结果,进而判断就医者的健康状况或所患疾病的原因、部位、性质和功能损害程度所做出的结论。诊断的过程就是认识疾病的过程,也是透过现象看本质的过程。

2. 诊断学　诊断学是研究诊断疾病的基本理论、基本技能和临床思维方法的课程。其基础理论和基本知识是指疾病症状、体征的发生和发展机制、规律和表现,实验室及辅助检查的基本原理、正常状态或正常值、异常结果及其临床意义,疾病诊断的步骤及内容,病历书写的格式及内容。其基本技能是指获取患者相关的临床资料,进行综合分析判断,并完成病历书写的能力,为学习临床医学各学科、临床见习与实习奠定基础。诊断学课程的基本任务是研究症状、体征、实验室及其他检查异常的发生和发展规律、机制及建立诊断的思维程序,从而以科学的态度在各种情况下去认识疾病、正确地诊断疾病。

（二）学习诊断学的重要性

正确诊断疾病是临床医学的最基本任务,是预防、治疗疾病并判断预后的前提。只有诊断正确,医生才能制定出正确的治疗方案,使患者得到及时、正确的治疗,早日康复;如果诊断不明确、不及时甚至误诊,将导致治疗延误,甚至危及患者生命。要做出正确诊断,要有足够的医学专业知识和技能,也要有正确的诊断步骤和思维方法。还要重视疾病的发生、发展、转归过程,也要重视社会、心理因素和精神状态对患者的影响,重视患者的期望与要求,重视家庭和社会对患者及疾病的态度等,对疾病做出全面诊断,制定出合理的治疗方案,并最终取得理想的疗效。

二、诊断学的内容

诊断学的主要内容包括通过问诊采集病史,通过视诊、触诊、叩诊和听诊,仔细了解患者的体征,并进行一些必要的实验室检查,如血液检查,物理、生物、化学检查以及心电图,X 射线和 B 超等辅助检查,来揭示或发现患者的整个临床表现,并应用学过的基础医学理论知识,阐明患者临床表现的病理生理学基础,进而提出可能性的诊断。

（一）问诊

问诊是医生通过与患者或知情人交谈,借以了解疾病的发生、发展、现状,既往健康状态和有关生活经历等病史资料,经过分析、综合,提出初步诊断的方法。问诊内容包括一般项目、主诉、现病史、既往史、个人史、婚姻史、月经史、生育史及家族史。问诊过程涉及医患沟通基本技能,体现对患者的人文关怀。通过问诊获得的资料和信息是诊断某些疾病的主要依据之一,但由于患者的耐受性、敏感性、心理状态存在个体差异及其他原因,所获得的资料不一定完全真实,必须客观地进行分析,并结合其他检查综合判断。

（二）症状和体征

1. 症状　症状指患者主观感受到不适或痛苦的异常感觉或某些客观病态改变,是反映病情的重要指标之一,是诊断和鉴别诊断疾病的重要线索和依据。症状表现有多种形式,同一种疾病可有不同症状,而不同疾病也可有某些相同的症状。有些症状是主观感觉到的,如疼痛、眩晕等;有些不仅能主观感觉到,客观也能发现,如发热、黄疸、呼吸困难等;也有主观无异常感觉,通过客观检查才能发现,如黏膜出血、腹部包块等;还有某些生命现象发生了改变,需要通过客观判定才能确定,如肥胖、多尿、少尿等。症状是病史的重要组成部分,研究症状的发生、发展及演变,对做出初步诊断,具有重要的作用。因此,医生必须结合患者的症状、体征和必要的辅助检查资料,进行综合分析,才能做出正确的疾病诊断。

2. 体征　体征指医生客观检查到的患者身体的异常改变,如啰音、心脏杂音等。体征是患者的体表或内部结构发生可察觉的改变,如皮肤黄染、肝脾肿大、心脏杂音和肺部啰音等。症状和体征可单独出现或同时存在,体征对临床诊断的建立可发挥主导作用。

（三）体格检查

体格检查是医生用自己的眼、耳、鼻、手或传统的辅助器具,如听诊器、叩诊锤、血压计、体温计等对患者进行系统的观察和检查,揭示机体正常和异常征象的临床诊断方法。体格检查基本方法包括视诊、触诊、叩诊、听诊和嗅诊,其操作具有很强的技艺性,需要医学生刻苦学习、勤奋训练,掌握各种体格检查的操作技能,才能熟练地对患者进行全面系统的体格检查,获得明确的结果而不增加患者痛苦。

（四）实验室检查

实验室检查是通过物理、化学和生物学等实验室方法对患者的血液、体液、分泌物、排泄物、细胞取样和组织标本等进行检查,从而获得病原学、病理形态学或器官功能状态等资料,结合病史、临床症状和体征进行全面分析的诊断方法。随着科学技术的迅速发展,实验室检查已成为临床诊断不可缺少的部分,在辅助诊断疾病、观察病情转归、制订疾病防控措施等方面提供了重要的依据。但由于标本采集、保存运输、仪器稳定性、操作技术等因素的影响,实验结果常存在一定的差异。当实验结果与临床表现不符时,必须结合临床资料进行全面分析或必要的复查。实验室检查偶尔阳性或数次阴性的结果,均不能作为肯定或否定临床诊断的依据。

（五）诊断性检查

在临床诊断中,尽管问诊所了解的症状和体格检查所获得的体征是初步诊断疾病的主要依据,但部分疾病的确诊还需要做一些相关的诊断性检查,如实验室检查、心电图检查、医学影像检查、肺功能检查、内镜检查、肌电图检查等。在临床工作中,可根据具体情况,以保证患者利益最大化为前提,选择恰当的检查方式。

1. 心电图检查　心电图检查是临床常用器械检查方法之一,已成为某些心脏疾病如心律失常、缺血性心脏病的重要检查方法,掌握心电图常用导联、心电图描记的操作方法、正常心电图、常见异常心电图等,对某些心脏疾病的诊断和鉴别诊断具有重要价值。

2. 医学影像检查　主要包括 X 射线检查、超声检查、计算机体层成像（CT）检查、磁共振成像（MRI）检查、放射性核素检查、数字减影血管造影（DSA）检查和介入放射技术等,尤其是 X 射线检查、超声检查和计算机体层成像检查已广泛应用于我国各级医疗机构,应用范围及诊断价值也越来越大。

3. 肺功能检查　肺功能检查是呼吸功能和胸、肺疾病的重要检查内容,包括通气功能、气体交换功能、小气道功能、血液气体分析和酸碱度测定等检查项目。主要学习肺功能检查的目的、各检查项目正常成人参考值与临床意义。

4. 内镜检查　内镜又称内窥镜,是从人体的自然孔道或切口部位插入,用以窥视人体内部结构和病理变化,进行诊断和治疗的一类医疗器械,是各种内脏器官医疗用镜的总称。临床常用的内镜有胃镜、腹腔镜、十二指肠镜、小肠镜、结肠镜、胆道镜、支气管镜、膀胱镜等。内镜检查主要介绍内镜检查的原理、临床应用和常用内镜检查的操作技术。

5. 肌电图检查　肌电图检查范围主要是周围神经系统,包括周围神经系统的每一个环节,即原发性运动神经元如脊髓前角细胞,原发性感觉神经元如后根神经节、脊神经根、神经丛、周围神经、神经肌肉接头和肌肉本身。其检查的目的主要是确定神经和肌肉损害的部位、性质和范围,为神经和肌肉病变提供更多的有关损害的电生理损害类型、损害程度、病程和预后等方面的信息,从而使临床医生对周围神经系统疾病的诊断和治疗更有目的性。肌电图检查主要介绍肌电图检查的原理、方法及临床应用。

（六）诊断与病历书写

病历是医务人员在医疗活动过程中形成的文字、符号、图表、影像、切片等医疗资料的总和,包括门（急）诊病历和住院病历。病历书写是指医务人员通过问诊、查体、辅助检查、诊断、治疗、护理等医疗活动获得有关资料,并进行归纳、分析、整理形成医疗活动记录的行为。病历是医院管理、医疗质量和业务水平的反映。病历书写是临床医生的一项基本功,病历是记载疾病发生、发展和转归的诊疗记录,具有重要的教学和科研价值。临床医生必须熟悉和掌握病历书写的内容与格式,集思广益,虚心听取上级、同级甚至下级医生的意见,请他科或院外会诊等。在书写病历的过程中医生的业务水平可得到不断提高。

课堂互动

案例　患儿,男,5 个月,因"咳嗽、喘息 5 d 加重 1 d"入院。查体:T 36.8 ℃,P 188 次/min,R 66 次/min,神志清楚,呼吸急促,可见明显的点头呼吸及吸气三凹征,口唇发绀。双肺呼吸音粗,可闻及较多的哮鸣音,双肺底可闻及固定的细小水泡音。心律齐,心音低钝,胸骨左缘第3、4肋间可闻及3/6级的收缩期杂音。腹软,肝右肋下 3.0 cm,质中;脾未及。神经系统无异常。

讨论

1. 患儿有哪些异常症状和体征?
2. 综合分析以上资料,患儿还需要做何检查?

三、临床诊断

(一)临床诊断的分类

完整的临床诊断既要描述疾病的性质和名称,又要反映患者机体的全面状态,准确的临床诊断是指导治疗和判断预后的前提。临床诊断通常分为以下几种。

1. 病因诊断 病因诊断是指根据致病因素所提出的诊断,如"病毒性乙型肝炎""支原体肺炎"。病因诊断是正确防治疾病的基础,是最理想的临床诊断。

2. 病理解剖学诊断 病理解剖学诊断是指根据病变部位的形态或组织病理改变所提出的诊断,包括病变部位、范围、器官和组织甚至细胞水平病变的性质,如肝硬化、肺动脉瓣狭窄及间质性肾炎等。应该指出:这些诊断不一定都是经过病理活检才确立的,大多是通过询问病史、体格检查、实验室检查及特殊仪器检查等间接获得,只有当这些方法失败时,方可采集活检标本做病理组织学检查,提出病理形态学诊断。

3. 病理生理学诊断 病理生理学诊断是指根据疾病引起的机体器官功能状态改变提出的诊断,如呼吸衰竭、心功能不全、肝功能衰竭等。病理生理学诊断除了提示整个机体的功能改变外,还可作为预后评估和劳动力鉴定的重要依据。

4. 疾病的分型与分期 疾病的分型与分期是指根据疾病发生发展过程,病变范围及疾病严重程度对疾病所提出的进一步诊断。疾病的分型与分期不仅有助于疾病的治疗,而且可准确判断疾病的预后,如病毒性肝炎分为急性期、慢性期及迁延期,再根据传染方式和潜伏期的特点又可分为甲型、乙型、丙型、丁型及戊型等不同类型。

5. 并发症诊断 并发症诊断是指根据机体器官组织损害的性质与原发疾病的关系所提出的诊断。虽然并发症在疾病性质上与原发疾病不同,但在发生机制上与原发疾病有因果关系,如急性重型胰腺炎并发胰腺脓肿或胰腺假性囊肿等。

6. 伴发病诊断 伴发病诊断是指根据疾病与原发疾病存在的先后及与原发疾病在发病机制上有无联系所提出的诊断。伴发病是指先于或与主要诊断疾病同时存在,但其发生与主要疾病的发生、发展无相关性的疾病。伴发病的存在可能对机体及主要疾病的发展产生影响,如糖尿病对肝硬化、消化性溃疡的影响。

7. 症状诊断 症状诊断是指根据尚未查明原因的症状或体征提出的诊断,如眩晕、腹痛、黄疸及水肿等,由于原因未明,故临床上一般称为印象或初步诊断,只能为诊断提供方向,原因明确后应立即修正诊断。

(二)临床诊断的步骤

临床诊断通常是在询问病史和体格检查的基础上,通过合理而必要的辅助检查后,经过综合分析提出比较符合实际的判断,即初步诊断。然而疾病状态是经常变化的,即使已被证实的初步诊断,也需用动态思维进行观察和验证,直至最终获得能够反映疾病本质的正确诊断。随着医学的不断发展,临床辅助检查手段日趋增多且精确性也明显提高。但是这些检查仅是诊断过程中的一个步骤,临床医生只有通过仔细观察和全面掌握病情,结合以往经验,经济合理地选择必要的检查,才能有效提高诊断符合率。

四、诊断学的学习目的与基本要求

(一)学习目的

学习诊断学,首先要树立全心全意为患者服务的思想,明确学习目的,刻苦钻研,切实掌握基础理论、基本知识、临床实践技能,培养科学的临床思维方法。在与患者交谈时,应耐心倾听患者的叙述,细心观察患者的病情变化,学会如何接触患者,关心体贴患者的痛苦。在检查过程中,必须注意患者的表情,询问患者的感受,尽量让患者舒适。各种辅助检查的必要性和重要操作的注意事项,都应事先向患者交代清楚,并取得患者的理解和同意,把对患者的关心落实到临床实践工作中去,做一个具有高尚的医德修养的医务工作者。

(二)基本要求

1. 在深入了解常见症状的病因和发生机制的基础上,能独立进行全面系统的病史采集,用心与患者沟通、用心实践、用心思考,深入理解患者的主诉、病史、期望与要求。独立进行系统而有针对性的问诊,能较熟练掌握主诉、症状、体征间的内在联系和临床意义。

2. 能规范、熟练地进行系统、全面、重点、有序的体格检查,掌握常见异常体征及其临床意义。

3. 熟悉血、尿、粪等常规项目实验室检查的操作技术及常用临床检验项目的选择,检验的目的和临床意义。了解现代化、自动生化分析仪器的操作程序及原理,了解实验结果对疾病的诊断意义。

4. 熟悉选择各种诊断性检查的原则、适应证、标本采集方法和注意事项等,掌握各种诊断性检查的结果与临床应用。

5. 熟练而正确地收集各种临床资料,能对病史采集、体格检查的结果进行归纳、整理,写出格式正确、用词规范、文笔流畅、表达清晰的高质量病历。

6. 能按照诊断程序,综合分析病史、体格检查及必要的诊断性检查资料,利用医学知识、临床经验和循证医学的理念,综合临床资料,进行分析并做出初步诊断。

五、诊断学的学习方法

(一)思想政治教育与专业技能培训相结合

随着我国社会经济的发展以及医改的深入推进,医疗卫生事业对高质量医学人才的需求不断增加。培养德才兼备的医学人才,除了不断丰富理论知识、提升业务技术能力外,医德的培养也成为医学教育工作中不可或缺的重要内容。医学生的医德培养,单靠学校开展专门的思政课程已不能满足当前人才培养的需要,因此医学院校的教育必须由单一的"思政课程"向"思政课程"与"课程思政"并重转变,这就要求各门课程都参与到思政教育当中,让课堂教学成为落实思政教育、立德树人的主要渠道。在诊断学理论知识讲授和实践技能培训中,以案例为基础,以生命为主线,根据医学生特殊心理特点,不失时机地对医学生进行"课程思政"教育,不断提高学生思想水平、政治觉悟、道德品质、文化素养,让学生成为德才兼备、全面发展的人才。

(二)诊断学与基础医学融合

诊断学的内容是建立在基础理论之上的,课前应对有关内容进行复习,使医学基础理论与诊断学密切联系,加深对诊断学内容的理解和记忆并融会贯通,以达到基本理论与临床实践相结合的目的。正确运用视诊、触诊、叩诊、听诊和嗅诊等物理检查方法来发现和收集患者的症状和体征,深入了解临床表现的病理生理学基础,综合分析哪些是正常生理表现,哪些是异常病态征象。联系这些异常征象的病理生理学基础知识,通过反复推敲和分析思考,便可得到诊断疾病的某些线索,从而提出可能的疾病。例如,为什么二尖瓣狭窄患者会出现心尖区隆隆样舒张中晚期杂音,而舒张早期没有杂音?通过复习生理学中关于心室舒张及瓣膜的启闭相关内容,就很容易理解。

(三)诊断学与临床医学融合

诊断学是临床医学课程的重要开端,是学习临床各科的起点。课程中所涉及的诊断,与临床医学各科对疾病的诊断有一定的区别。例如内科学对疾病的诊断主要依据病因、临床表现、实验室检查和其他辅助检查或特殊检查结果,应用正确的临床思维进行综合、整理、分析和鉴别,最后提出比较符合患者客观表现的临床诊断。

临床资料是诊断疾病的基础,病史、体征、化验和辅助检查结果的收集与正确判断至关重要。在临床实际中,某些局限于系统器官的疾病可有全身性的临床表现,而某些全身性的疾病也可反映出某局部器官的临床征象。例如问诊时患者诉头痛,那么必须注意该症状是否是由于工作紧张、睡眠不足所致的大脑生理功能紊乱,或是由于各种原因引起的,如颅内炎症或肿瘤等病变导致的颅内压力升高和脑水肿之故。又如视诊时发现患者皮肤黄染,那么要考虑是否是患者近期进食大量胡萝卜素含量较高的食物引起的生理性皮肤黄染,或由于胆道疾病所致的胆汁瘀积性黄疸,或为肝病造成的肝性黄疸,或由溶血性疾病发生的溶血性黄疸。又如触诊时于右上腹触及包块,那么其病理生理基础可能是肿大的胆囊,也可能是来自肝的肿瘤。总之,在问诊和体格检查过程中所发现的每个症状和体征,大多存在着正常生理性、功能性表现或异常病理生理改变的可能性,在综合分析和思考这些临床表现的过程中要结合临床综合考虑正常与异常的临床征象间的鉴别,最后提出可能的临床诊断。

(四)诊断学理论与实践技能融合

诊断学是一门实践性极强的课程,诊断学的基本理论、基本知识和基本技能贯穿于临床工作的始终。学习诊断学只是迈入临床实践的第一步。医学生必须做到"早临床、多临床和反复临床",学会与患者交流,取得患者的信任与合作,做到关心、体贴、爱护患者,一切从患者需求出发,不断总结经验和吸取教训,不断纠正错误的临床思维,逐步学会病史采集、体格检查、实验室及其他检查的选择和结果解释、病历书写及临床思维方法,在临床实践中把感性认识上升为理性认识。例如临床上的众多体征如皮疹、紫癜、啰音、蜘蛛痣、第二心音分裂、心脏杂音、肝脾肿大、锥体束征、脑膜刺激征、逆蠕动波、髌阵挛、心包摩擦音等,可从录音、录像、多媒体等多种医学模拟方式中得到印象和初步感受,但更应在临床实践过程中从患者身上真切地认识和体会到,在反复的临床实践中,反复领会,逐步掌握,然后再指导临床实践,这样反复循环、周而复始,才能把诊断的失误降低到最小限度。

(五)传统教学与信息化教学融合

传统课堂教学模式以教师讲授为主,在当今网络信息化的时代,传统的教学模式已无法实现全部教学目标。在以教学大纲为基础利用多媒体教学的同时,利用网络平台,建立网络资源库,打破教师、学生、教学资源之间的时空限制,在课前、课后给学生布置任务,有目的地让学生上网查询相关章节内容,并提出问题,激发学生的学习兴趣和参与意识,培养学生的自主学习和合作意识,形成良性循环,提高效果。

(六)建立和完善正确的临床诊断思维

正确的临床思维是指医生以逻辑思维为基础,运用已有的医学理论和经验对疾病现象进行调查、分析、综合、判断、推理等一系列的认识过程,是经过理论学习和反复实践获得的。现代医学迅猛发展,临床实践日新月异,临床医生面临的问题是如何从众多资料中有效地挑选出符合客观实际的证据,以做出合理的诊断。如何去粗取精、去伪存真地分析和思考问题,是每位临床医师所必须应对的严峻挑战。临床医师面临的是患者、环境、社会相互作用和动态变化的有机整体,症状、体征、化验和辅助检查的结果是一不可分割的整体,不能只见树木不见森林,抓其一点不及其余,或只见现状不顾历史地去分析和判断问题,这样均会导致不可逆转的错误发生。面临大量的临床资料,准确获取完整、真实的临床资料是正确诊断的前提,缜密思考分析是正确诊断的关键,临床动态观察、对诊断进行验证是正确诊断的保证。因此,加强临床思维训练是培养医学生临床思维能力的关键,通过学习诊断疾病的步骤、临床思维方法、诊断思维过程、基本原则及临床诊断的内容,让医学生在临床学习之初就认识到其重要性,并从开始接触临床的实践活动时就注重临床诊断步骤与思维方法的训练,养成良好的思维习惯,实现医学知识向临床实践能力转化。

知识链接

诊断学的发展史

我国早在公元前5世纪的战国时期,中医就已采用了"望、闻、问、切"的诊断方法。即采用望形色、闻声息、问病情、切脉等基本方法来诊断疾病和判断预后。西汉时期的医学著作《素问》明确提出问诊在诊断疾病中的重要意义,如"诊病不问其始,忧患饮食之失节,起居之过度,或伤于毒,不先言此,卒持寸口,何病能中?"《素问》对体格检查亦十分重视,如"切脉动静而视精明,察五色,观五脏,有余不足;六腑强弱,形之盛衰,以此参伍,决生死之分"。

公元前460年至公元前370年,杰出的古希腊医学家希波克拉底(Hippocrates)提出诊断要依靠病史和观察的观点,其所描述的恶病质面容被医学界奉为经典,又称为"希氏面容"。希波克拉底在诊断方法方面有深入的研究,除了叩诊外,视诊、触诊、直接听诊等体格检查方法都被他采用和记述过。此外,他还采用直接听诊法发现了胸膜摩擦音和肺部啰音。

公元 2 世纪,希腊医生盖伦(Galen)区分了人体的动脉和静脉,观察到了脉搏的频率与呼吸运动的关系,建立了系统的脉搏学说。18 世纪初,物理、化学、生物学等的发展使诊断方法产生了更大的飞跃。1761 年,奥地利医生奥恩布鲁格(Auenbrugger)根据幼年在酒店叩打酒坛的启示,发明了叩诊法。1816 年,法国医生拉埃奈克(Laennec)首先研制出了木制单筒听诊器。1828 年,法国医生普瓦捷(Piorry)创建了间接叩诊法,一直为临床医生沿用至今。此后,视诊、触诊、叩诊和听诊这些基本检查方法也在临床和教学反复实践中不断完善。

17 世纪末,列文虎克(Leenwenhoek)首先发明了显微镜,为病因诊断和病理诊断做出了巨大贡献。1714 年,德国法伦海特(Fahrenheit)发明了水银温度计。19 世纪,德国医生 Wunderlich 倡导在临床实践中测量体温。1847 年,德国生理学家 Ludwig 发明了血压计,但这种方法对人体有害,不能应用于人体。1896 年,意大利医生 Riva-Rocci 发明了腕式血压计,代表着人道的血压测量方法首次问世。1905 年,俄国医生 Korotkoff 发明了测量人体动脉血压的间接测量法。19 世纪末,临床上开始使用细菌学和血清学检查法。20 世纪发明了 X 射线和心电图等。此后,由于诊断方法的日益精确和新方法的不断涌现,如彩色多普勒超声、CT、MR、血液分析仪、生化分析仪等,使诊断更趋精准和量化,极大地推动了临床医学的快速发展。

本章小结

本章简要介绍了诊断学的基本概念及学习诊断学的重要性,讲述了诊断学的主要内容、学习目标及要求,提出了诊断学的学习建议。坚持育人为本、德育为先,强化素质教育,把思想政治教育与专业实践技能培训互相融合。加强学科之间的纵横联系,拓展知识的广度和深度,培养正确的临床思维,提高诊断的正确性;强化实践操作训练,培养理论与实践相结合的能力和团队协作精神;充分利用信息化资源,培养学生自主学习的能力,并与时俱进,跟上专业发展的步伐。

课后思考

案例　患儿,男,7 个月。以"发热 9 d,吐泻 1 周"为主诉就诊。9 d 前无明显诱因出现发热,T 38.2 ℃,无惊厥,无气喘,使用退烧药后体温仍波动于 37 ~ 39 ℃。1 周前有呕吐,呈非喷射状,4 次/d,为胃内容,继之腹泻,3 次/d,为黄绿色稀水样便,含黏液,无脓血。在当地医院口服"藿香正气水"(具体用量不详)无明显改善。3 d 来精神差,时有烦躁,嗜睡,伴尖叫,吃奶少。查体:T 37 ℃,P 120 次/min,R 36 次/min,体重 8 kg,发育正常,营养中等,神志清、精神差,全身皮肤黏膜无黄染及出血点,浅表淋巴结未触及肿大,头颅无畸形,前囟1.5 cm×1.5 cm,稍紧张,巩膜无黄染。口唇红,咽充血,扁桃体不大,颈稍抵抗,三四征(−),双肺呼吸音粗,心脏听诊未见异常,腹软,肝肋下2 cm,膝反射存在,巴氏征(+),克氏征(+)、布氏征(+)。

思考

1.综合分析该患者的病史资料,初步考虑为哪方面的疾病?

2.患者需要做哪些辅助检查,以进一步明确诊断?

链接 1-1-3

绪论自测题参考答案

链接 1-1-4

绪论课堂互动案例解析

链接 1-1-5

绪论课后思考案例解析

(刘红霞)

第二章

问 诊

第一节　问诊的基本知识

◤ 课前预习

1. 学生在线自主学习　使用数字化教学资源服务云平台,教师将课程制作成PPT上传至在线平台,让学生自主探究、讨论交流,激发学生主动学习的积极性。设立临床真实案例讨论论坛,师生互动、解析答疑,加强师生之间的对话与交流,实现线上、线下授课相结合,使学生掌握问诊的概念,不断提高临床基本能力。

2. 学生在线自我检测　结合授课内容给出单选题5道、多选题2道,学生扫码完成自测,考核学生相关理论知识掌握情况。

链接2-1-1
问诊的基本知识
PPT

◤ 学习目标

1. 掌握　问诊的概念。
2. 熟悉　问诊的医德要求。
3. 了解　问诊的重要性。

◤ 课程思政

链接2-1-2
问诊的基本知识
自测题

通过学习问诊的概念、重要性和医德要求,帮助医学生了解问诊在日常医务工作中的重要性,规范医学生在问诊中的医德医风和行为准则,为问诊的进一步学习打下良好的基础。

案例导入

案例 患儿,男,6个月,咳嗽、气急、口唇发绀3d入院,有发热,X射线片有肺炎表现。按肺炎治疗,效果不明显,反复发作,呼吸困难、口唇发绀,并有心力衰竭表现。住院期间也曾多次行胸部X射线片及CT检查,仅发现肺炎表现。多科会诊,高度怀疑支气管异物。行胸部透视,左肺有呼气性肺气肿表现,追问其母亲,言有抓花生吃的可能。做支气管镜检查,于左支气管内取出直径0.3 cm大小花生壳1枚。后患儿痊愈出院,延误诊断达20 d左右,并数次病危!影像学检查对花生壳不易确诊,且花生壳阻塞支气管不全,症状变化多端,甚难确诊!

综合患者病史思考

1.对该患者的诊断中存在哪些欠缺?

2.认真阅读案例,体会问诊在诊断学中的重要意义。

学习内容

一、问诊的概念

问诊是医务工作者询问患者及陪诊者,了解疾病的发生、发展、诊疗经过、现有症状和其他与疾病有关的情况,以诊察疾病的方法。问诊是医务工作者诊治患者的第一步,是医务工作者必须掌握的基本技能。

问诊又称病史采集。病史的完整性和准确性对疾病的诊断和治疗有很大的影响,解决患者诊断问题的大多数线索和依据都来源于病史采集所获取的资料。

二、问诊的重要性

问诊在诊断学中具有无可替代的重要作用。通过问诊可以了解患者疾病发生、发展情况,诊疗经过,既往健康状况及曾经患病情况,对现病的诊断有极其重要的意义。

1.做出初步诊断 通过问诊,了解疾病的发生、发展,可做出初步诊断,对于接下来明确诊断还需做哪些检查具有指导意义。通过病史采集所获取的资料可以了解患者疾病的发生、发展,诊治经过,既往健康状况和曾患疾病的情况,对诊断具有极其重要的意义,也为随后对患者进行的体格检查和各种诊断性检查的安排提供了最重要的基本资料。

2.问诊在早期诊断中的作用 问诊具有体格检查、实验室检查和影像学检查所代替不了的优点。一位具有深厚医学知识和丰富临床经验的医务工作者,常常通过问诊就可能对某些患者做出准确的诊断。特别在某些疾病的早期,机体只是处于功能或病理生理改变的阶段,尚缺乏器质性或组织、器官形态学方面的改变,在此阶段,体格检查、实验室检查甚至特殊检查均无阳性发现,但通过问诊可以倾听患者陈述某些特殊的感受,如头晕、乏力、食欲改变、疼痛、失眠、焦虑等症状,获取翔实的病史资料,为早期诊断提供依据。因此,问诊在某些疾病的早期诊断中,发挥着举足轻重的作用。

3.问诊是医患沟通、建立良好医患关系的最重要时机 正确的方法和良好的问诊技巧,使患者感到医生的亲切和可信,有信心与医生合作,这对诊治疾病也十分重要。问诊的过程除收集患者的疾病资料用于诊断和治疗外,还有其他功能,如教育患者,向患者提供信息,有时候甚至交流本身也具有治疗作用。医学生从接触患者开始,就必须认真学习和领会医生与患者交流的内容和技巧。交流与沟通技能是现代医生重要的素质特征。1977年由美国精神病学家和内科学教授Engel提出的生物-心理-社会医学模式对医务工作者提出更高的要求。它要求医务工作者不仅要具有医学的自然科学方面的知识,还要有较高的人文科学、社会科学方面的修养,能够从生物、心理和社会等多个角度去了解和诊断患者的疾病。这也要求医务工作者必须具有良好的交流与沟通技能,以及教育患者的技能。

相反,忽视问诊,必然使病史资料残缺不全,病情了解得不够详细准确,很容易造成临床工作中的漏诊或误诊。对病情复杂而又缺乏典型症状和体征的患者,深入、细致的问诊就显得更为重要。

三、问诊的医德要求

现代医学已进入生物-心理-社会的新模式,缺医少药、就医难的局面已基本改变,患者要求被尊重,要求医患平等交流的呼声越来越高。这在客观上要求医务工作者不仅要提高自己的医疗诊治水平,而且要不断提高自己的医德医风,要善于运用沟通技巧准确无误地与患者交流信息,进一步提高医疗服务质量,促进医患关系的和谐。

1.严肃认真 医务工作者严肃认真的态度可以通过语言表达出来,并在行为中得以体现。因此,医务工作者的态度是否认真,医行是否端庄,反映了本人的道德观念和修养,并成为患者及家属评价其工作的一个重要标准。医务工作者问诊时严肃、认真、热情、周到,能在患者心中建立起信任感,给患者营造一个良好的心理环境,使患者积极配合治疗,促进其早日康复。

2.尊重隐私 慎言守密是医务工作者重要的医德规范。医学心理学与行为科学的发展日益证明:情绪与疾病的康复有密切的关系。医务工作者的语言、情感直接关系到患者的病情发展、治疗效果与康复。医务工作者在问诊时需要了解患者不能公开的秘密与"隐患"实情,以及家族史、个人史、婚姻史、个人嗜好、精神状态等方面的情况。医务工作者了解这些情况后,有为患者保密的道德和法律责任。若随意泄露,不仅会影响患者的名誉,而且也可能引起纠纷,造成患者精神创伤,这是一种极不负责任的行为。医务工作者为了鼓舞患者树立战胜疾病的信心,对某些严重的疾病或不治之症应注意保密,实行保护性医疗,以减轻患者的思想负担。但对患者家属要如实反映真实病情,以便共同做好患者的思想工作,为患者康复创造有利条件。

3.一视同仁 热爱患者,同情患者,是医务工作者起码的道德规范要求。到医院求医的患者,精神上、肉体上都正遭受着疾病的折磨,尤其希望得到医务工作者的关心和爱护。医务工作者在问诊时必须把患者摆在和自己平等的地位上,对患者说一句温暖的话语,做一件关心的小事,送一个善意的微笑,都会使患者得到莫大的安慰。医务工作者平等对待患者还应注意尊重患者的人格、意志和权利。对患者提出的合理要求,要根据实际情况尽量给予满足。医务工作者不能因患者文化水平、社会地位高低而差别对待;不能因患者与医务工作者的关系亲疏而区别对待;也不能训斥、嘲笑、捉弄患者;更不能欺骗患者,推卸责任。特别是在市场经济条件下,更要注意一视同仁,决不能重人情、重金钱、重礼品而不重病情。

4. 尊重同行 现代医学的迅速发展,使许多新兴学科分化独立出来,各专业的分工也更加细致。诊治一个患者往往需要诸多科室医务工作者的共同努力、密切配合。离开了集体的努力和协调一致,医疗活动有时是无法进行的。医务工作者应把保障人民群众身心健康,促进医学事业的发展放在首位,树立整体观念,摒弃门户之见,互相尊重,精诚合作,克服那种孤芳自赏、自命不凡的高傲态度;克服文人相轻、互相保密、立关设卡的不良习气。要以宽大的胸襟,虚心的态度,求实的精神,互相信任,互相帮助。讲支持,讲谅解,讲友谊,共同维护集体利益,为医学的发展不断开辟新的、更加广阔的天地。

知识链接

"五指"理论

美国学者 Harey 提出诊断学的"五指"理论如下。

1. 拇指代表问诊(正确诊断的第一步)。
2. 示指代表体格检查。
3. 中指代表就诊疾病密切相关的辅助检查。
4. 无名指代表排除就诊疾病的辅助检查。
5. 小指代表常规实验室检查。

本节小结

本节简单介绍了问诊的基本概念;重点讲述了临床诊断中问诊的重要性;对医务工作者提出了在问诊时应具备的医德要求。重视问诊在临床诊断中的首要作用,以"医者仁心"的基本要求与患者平等高效地交流信息,是提高医疗服务质量、促进医患关系和谐的前提条件。

课后思考

案例 某患者来到某三甲医院就诊,由于当时室外气温较低,患者手较冷,医务工作者在诊断时随口说了一句:"你的手像死人的手一样。"患者听了非常气愤,事后有8名患者联名写信向分管卫生工作的副市长投诉。一句话,一个"死"字,竟然激起了患者如此大的不满意!其实,这算不得一句骂人或者诅咒的话,它更多是一种笑谑,还暗含着一丝关心。在关系非常亲近的年轻朋友中这样的话还不时能听到。事后的调查也显示,这位医务工作者和患者确实相熟。然而在医患这个特定关系中,医务工作者必须首先把对方当作患者对待,因为疾病的威胁已经让对方的心理非常脆弱而敏感。

思考

1. 该医务工作者在诊断时违反了哪一条医德要求?

2. 想一想,在临床问诊时你还见过哪一些违反医德要求的现象?

链接2-1-3
问诊的基本知识
自测题参考答案

链接2-1-4
问诊的基本知识
课后思考案例解析

（徐耀琳）

第二节　问诊的方法与技巧

课前预习

1. 学生在线自主学习　使用数字化教学资源服务云平台,教师将课程制作成PPT上传至在线平台,让学生自主探究、讨论交流,激发学生主动学习的积极性。设立临床真实案例讨论论坛,师生互动、解析答疑,加强师生之间的对话交流,实现线上、线下授课相结合,使学生掌握问诊的基本方法,不断提高临床基本能力。

链接2-2-1
问诊的方法与
技巧PPT

2. 学生在线自我检测　结合授课内容给出单选题5道、多选题2道,学生扫码完成自测,考核学生相关理论知识掌握情况。

学习目标

1. 掌握　问诊的基本方法。
2. 熟悉　特殊问诊。
3. 了解　问诊的技巧和医患沟通的技巧。

链接2-2-2
问诊的方法与
技巧自测题

课程思政

通过学习问诊的方法、技巧和注意事项,帮助医学生了解日常医疗工作中的问诊是如何开展的,培养医学生在问诊中视患者如亲人的医德医风,培养医学生的同理心及良好的医患沟通能力。

案例导入

案例 患者,男,45 岁,反复黑便 3 周,呕血 1 d。3 周前,自觉上腹部不适,偶有嗳气,反酸,口服西咪替丁有好转,但发现大便色黑,次数大致同前,1~2 次/d,仍成形,未予注意。1 d 前,进食辣椒及烤馒头后,觉上腹不适,伴恶心,并有便意,排出柏油便约 600 mL,并呕鲜血约 500 mL,当即晕倒,家人急送我院。查 Hb 48 g/L,收入院。发病以来乏力明显,睡眠、体重大致正常,无发热。20 世纪 70 年代在农村插队,1979 年发现 HBsAg(+),有"胃溃疡"史 10 年,常用制酸剂。否认高血压、心脏病史,否认结核史和药物过敏史。

查体:T 37 ℃,P 120 次/min,BP 90/70 mmHg,重病容,皮肤苍白,无出血点,面颊可见蜘蛛痣 2 个,浅表淋巴结不大,结膜苍白,巩膜可疑黄染,心界正常,心率 120 次/min,律齐,未闻杂音,肺无异常,腹饱满,未见腹壁静脉曲张,全腹无压痛、肌紧张,肝未及,脾肋下 10 cm,并过正中线 2 cm,质硬,肝浊音界第Ⅷ肋间,移动性浊音阳性,肠鸣音 3~5 次/min。

思考

1. 该患者有哪些异常症状和体征?
2. 针对该患者应该怎样进行问诊?

◀学习内容

一、问诊的基本方法

问诊的方法是否得当与获取信息的数量及质量息息相关,从而直接影响诊断治疗及患者的依从性。行之有效的问诊方法,涉及一般交流技能、收集资料、医患关系、医学知识、仪表礼节,以及提供咨询和宣教等多个方面。无论对医学生还是对低年资医务工作者,都具有极其重要的实用价值。另外,医务工作者需要注意在不同的临床情景中,要根据实际情况采用相应的问诊方法。

(一)问诊前的氛围创造

由于对医疗环境的生疏和对疾病的恐惧等,患者就诊前常有紧张情绪。医务工作者应主动营造一种宽松、和谐的环境以缓解患者的不良情绪。要注意保护患者隐私,最好不要当着陌生人开始问诊。如果患者要求家属在场,医务工作者应该同意。问诊前医务工作者要先向患者做自我介绍并说明职责,了解患者的要求与愿望,并表示愿意尽自己的所能解除他的病痛和满足他的要求。如交谈开始应正确称呼患者为"先生""女士"或其他合适的称呼;询问姓名时说:"先生您贵姓,怎么称呼?"这可以很快缩短医患间的距离,改善互不了解的生疏局面。使患者感受到医务工作者的亲切与可信,自然就会乐意提供真实、详细的病史经过,树立愿意配合检查和服从治疗的心态,这对顺利进行问诊是十分重要的。

（二）问诊中的基本方法

1. 有层次、分步骤　问诊从主诉开始，采取逐步深入进行有目的、有层次、有顺序的询问。问诊多从简易问题开始，待患者对环境适应和情绪稳定后，再问需要思考和回忆的问题。如"你这样几天了？哪里不舒服？"如果患者主诉头痛，可问："你头痛有多长时间了？能说出痛的性质与特点吗？""多在什么情况下发病……""什么情况下疼痛可加重或减轻？""疼痛发作时还有无其他症状？""都用过什么方法治疗？""你认为效果怎样？"等等。尽可能让患者充分地陈述和强调他认为重要的情况和感受，只有在患者的陈述离病情太远时，才需要根据陈述的主要线索灵活地把话题转回，切不可生硬地打断患者的叙述，甚至用医生自己主观的推测去取代患者的亲身感受。只有患者的亲身感受和病情变化的实际过程才能为诊断提供客观的依据。

2. 注意时间顺序　指主诉和现病史中症状或体征出现的先后次序。询问者应问清症状开始的确切时间，跟踪首发症状至目前的演变过程。根据时间顺序追溯症状的演变可避免遗漏重要的资料。例如：有时环境的变化或药物的使用可能就是病情减轻或加重的因素。仔细按时间线索询问病情可使询问者更有效地获得这些资料。询问者可用以下方式提问，如"……以后怎么样？""然后又……"，这样在核实所得资料的同时，可以了解事件发展的先后顺序。如有几个症状同时出现，有必要确定其先后顺序。例如：一位56岁男性患者，胸骨后疼痛逐渐加重2 h就诊。2年前，患者首次活动后发生胸痛，于几分钟后消失。一年前，发作更频繁，诊断为心绞痛，口服硝苯地平（10 mg）每日3次，治疗半个月后疼痛消失。患者继续服药至今。2 h前患者胸骨后疼痛再发，1 h前伴出汗、头晕和心悸，胸痛放射至左肩部。这样收集的资料能准确反映疾病的时间发展过程。

3. 态度诚恳友善　耐心与患者交谈，细心听取患者的陈述。患者的回答不确切时要耐心启发患者思考回忆，如"不用急，再想一想，能不能再确切些？如发病时间，病情变化等。"更不要因急于了解情况而进行套问和逼问，以免患者为满足医生而随声附和或躲避回答，如"你腹痛时伴有恶心呕吐吗？""你上胸痛时向左肩放射吗？"如患者问到一些问题，医务工作者不清楚或不懂时，不能随便应付、不懂装懂甚至乱解释，也不要简单回答"不知道"。如知道部分答案或相关信息，医务工作者可以说明，并提供自己知道的情况供患者参考。对不懂的问题，可以回答自己以后去查书、请教他人后再回答，或请患者向某人咨询，或建议去何处能解决这一问题。恰当地运用一些评价、赞扬与鼓励的语言，可促使患者与医生合作，使患者受到鼓舞而积极提供信息，如"可以理解。""那你一定很不容易。"一些通俗的赞扬语，如"你已经戒烟了？有毅力。"或"你能每月做一次乳房的自我检查，这很好。"但对有精神障碍的患者，不可随便用赞扬或鼓励的语言。

4. 避免重复提问　提问时要注意系统性、目的性和必要性，医务工作者应全神贯注地倾听患者的回答，不应问了又问，杂乱无章的提问是漫不经心的表现，这样会降低患者对医务工作者的信心和期望。例如：在收集现病史时，已获悉患者的一个姐姐和一个弟弟也有类似的头痛，如再问患者有无兄弟姐妹，则表明医务工作者未注意倾听。有时为了核实资料，同样的问题需多问几次，但应说明。例如："你已告诉我，你大便有血，这是很重要的资料，请再给我详细讲一下你大便的情况。"

5. 及时核实情况　如果患者提供了特定的诊断和用药，就应问明诊断是如何做出的及用药剂量。为了收集到尽可能准确的病史,有时医务工作者要引证核实患者提供的信息。如患者用了诊断术语,医务工作者应通过询问当时的症状和检查等以核实资料是否可靠。例如,患者:"5年前我患了肺结核。"医务工作者:"当时做过胸部X射线检查吗?"患者:"做过。"医务工作者:"经过抗结核治疗吗?"患者:"是,服药治疗。"医务工作者:"知道药名吗?"再比如,患者:"我对青霉素过敏。"则应追问:"你怎么知道你过敏?"或"是青霉素皮试阳性或你用青霉素时有什么反应?"经常需要核实的资料还有呕血量、体重变化情况、大便和小便量,重要药物如糖皮质激素、抗结核药物和精神药物的使用,饮酒史、吸烟史以及过敏史等。有关习惯和嗜好方面的情况应包括名称、用量和时间。例如:饮酒史,应问清楚喝什么酒、喝多少、多长时间及喝酒的方式等。

(三)问诊后的有效沟通

问诊结束时,以结束语表明问诊结束。谢谢患者的合作,并强调如果患者对病史内容有什么补充或修正可随时告诉自己。向患者讲述医患合作的重要性,并说明下一步的诊治计划,提出对患者的要求(如改变饮食习惯、坚持服药)、希望、下次就诊时间或长期随访计划等。

二、问诊的技巧

(一)合理安排问诊程序

面对不同的患者应该采用不同的问诊程序。

1. 第一次接触的慢性病患者 问诊的程序应该是引导式问诊,问本次就诊的主要问题(包括主诉、现病史、简单的既往健康史)、个人史、婚姻史、家族史,进一步核实问题。

2. 急症患者 直接以问病或健康问题为主,然后及时转诊,或等病情稳定后再问个人史、婚姻史、家族史,进一步核实问题。

3. 反复就诊、已建立健康档案的患者 先用几分钟时间浏览患者的健康档案(了解患者既往史、个人史、婚姻史、家族史),然后问本次就诊的主要问题(包括主诉、现病史),进一步核实问题。

(二)根据具体情况采用不同类型的提问

1. 一般性提问(或称开放式提问) 常用于问诊开始,可获得某一方面的大量资料,让患者像讲故事一样叙述病情。这种提问应该在现病史、过去史、个人史等每一部分开始时使用。如"你今天来,有哪里不舒服?"待获得一些信息后,再着重追问一些重要问题。

2. 直接提问 用于收集一些特定的有关细节。如"扁桃体切除时你多少岁?""您什么时候开始胸痛的呢?""反复发作性胸痛有多长时间?""急性阑尾炎手术时你多少岁?""腹痛的部位在哪里?"获得的信息更有针对性。

3. 直接选择提问 要求患者回答"是"或"不是",或者对提供的选择做出回答,如"你曾有过严重的头痛吗?""你的疼痛是锐痛还是钝痛?"这种类型的提问不能用于问诊的开始阶段,常用于得到患者的主要症状之后。为了系统有效地获得准确的资料,医务工作者应遵循从一般性提问到直接提问再到直接选择提问的原则。不正确的提问可能得到错误的信息或遗漏有关的资料。以下各种提问应予避免：①诱导性提问或暗示性提问，在措辞上已暗示了期望的答案，使患者易于默认或附和医生的诱问。如"你的胸痛放射至左手，对吗？""用这种药物后病情好多了，对吧？"。②责难性提问，常使患者产生防御心理。如"你为什么吃那样脏的食物呢？"若医生确实要求患者回答此为什么，则应先说明提出该问题的原因，否则在患者看来很可能是一种责难。③连续提问，即连续提出一系列问题，可能造成患者对要回答的问题混淆不清，如："饭后痛得怎么样？和饭前不同吗？是锐痛，还是钝痛？"

（三）灵活运用语言技巧

1. 沟通技巧　看人说话，不同的患者问不同的话，一句话就说到患者心里去，让患者觉得医务工作者很理解他。说话的音质应比较低沉、浑厚，保持中等语速，音调不能太高，让患者觉得平静、可信、被尊重。如果声音高而尖，语速太快，会让患者觉得医务工作者不耐烦、浮躁、粗心、不尊重自己。

2. 提问技巧　用通俗语言，最好不要用医学术语；每次只问一个方面的问题，越容易回答越好；按一定的顺序提问，帮助患者理清思路；不轻易打断患者的回忆；适当安排轻松的间隙，调整患者的情绪。

3. 说服技巧　用医务工作者的亲身经历说服患者，用事实说服患者，用平常的生活道理说服患者，用激励的方法说服患者。人的潜能是无限的，限制潜能发挥的因素往往不是客观条件，而是人们自己的主观态度、看法与观念。给患者讲解更多的知识，纠正患者错误的认识，改变患者的不良观念，调整患者的心态，树立患者信心，发挥其潜能，促进其主动康复。

（四）学会倾听

问诊的重点不在提问，而在倾听。倾听时身体要稍前倾，目光不时注视患者，不做无关的动作与事情，及时给予反馈，如点头、抬眉、鼓励，医务工作者可以很认真地说："啊！这太重要了，接着说，慢慢说，别着急。"有时还应该重复患者所说的话，以便问清问题。遇到患者不太明白、不能理解的问题，应及时进行解释、比喻、商讨，尽可能与患者达成一致。当患者不知如何表达时，应提供例证、比喻，让患者选择。例如，患者说身上摸到一个肿块，很硬，硬到什么程度？像石头一样，还就是像鼻头一样？当患者情绪激动时，应表示理解，并转移患者的注意力，最好的方法就是与患者交流自己的经历与感受。当患者情绪过于激动，说不下去时，应帮助患者调整呼吸频率，缓慢呼吸，用力吹气。当患者过于紧张时，用幽默的话题使患者放松。对抑郁或思维缓慢的患者，医务工作者要有耐心，在患者沉默时，用轻轻的声音引导患者。当患者处于愤怒状态时，要学会自责，自责到让患者都觉得不好意思，因为实际上患者的愤怒与医务工作者没有多大关系。还要学会感谢，感谢患者的信任，感谢患者把这么重要的事情告诉自己，感谢患者的合作与配合，感谢患者不断地到您这里来就诊。问诊的质量在很大程度上取决于医务工作者的观念与心态，如果把患者来就诊看成是麻烦，把医疗服务简单地理解为做出诊断、开出处方，那肯定无法保证问诊的质量。如果把患者看成服务对象，用感激的心态对待患者、与患者交流，问诊肯定能取得成功。

（五）在问诊的两个项目之间使用过渡语言

向患者说明将要讨论的新话题及其理由,使患者不会困惑你为什么要改变话题以及为什么要询问这些情况。如过渡到家族史之前可说明有些疾病有遗传倾向或在一个家庭中更容易患病,因此我们需要了解这些情况。过渡到系统回顾前,说明除已经谈到的内容外,还需了解全身各系统情况,然后开始系统回顾。

（六）及时总结

病史采集的过程中,每一部分结束时要及时进行归纳小结,可达到以下目的。①唤起医务工作者自己的记忆和理顺思路,以免忘记要问的问题。②让患者知道医务工作者如何理解他的病史。③提供机会核实患者所述病情。

对现病史进行小结常常特别重要。小结家族史时,只需要简短的概括,特别是阴性或不复杂的阳性家族史。小结系统回顾时,最好只小结阳性发现。

三、特殊问诊

（一）特殊情况问诊

1. 多话与唠叨　患者不停地讲,医务工作者插不上话,一个问题引出一长串答案。由于时间的限制及患者的回答不得要领,常使病史采集无法顺利进行。对此,应注意以下技巧:①提问应限定在主要问题上;②根据初步判断,在患者提供不相关的内容时,巧妙地打断;③让患者稍作休息,同时仔细观察患者有无思维奔逸或混乱的情况,如有,应按精神科要求采集病史和做精神检查;④分次进行问诊、告诉患者问诊的内容及时间限制等。但是,无论运用哪种技巧均应保持礼貌、诚恳表述,切勿表现得不耐烦而失去患者的信任。

2. 焦虑与抑郁　通常对于焦虑患者应给予宽慰,鼓励其讲出感受,但要注意分寸。如说"不用担心,一切都会好起来的"这一类话时,应首先了解患者的主要问题,确定表述的方式,以免适得其反,使患者产生抵触情绪,交流更加困难。抑郁是常见的临床问题之一,且易被忽略,应予以特别重视。询问患者平常的情绪如何,对未来及对生活的看法,如疑为抑郁症,应按精神科要求采集病史和做精神检查。

3. 缄默与忧伤　患者缄默不语,不主动叙述其病史,并不意味着患者没有求医动机和内心体验,往往是由于疾病使患者对治疗丧失信心或感到绝望所致。有可能是医务工作者所提的问题触及患者的敏感方面而使其伤心;也可能由于问题未切中要害或批评性的提问使患者沉默或不悦;或因医务工作者用过多、过快的直接提问,使患者惶惑而被动。问诊时对这些都应及时察觉,予以避免。这类患者沉默、敏感、情绪难以控制,医务工作者应有耐心,一方面注意观察患者的表情、目光和躯体姿势,为可能的诊断提供线索;另一方面运用同情、安抚、等待、减慢问诊速度等方法,使患者情绪稳定后再继续叙述病史。

4. 愤怒与敌意　患病和缺乏安全感都有可能让人表现出愤怒和不满。有时患者本身也说不清楚他们愤怒的原因和愤怒的具体对象,可能仅仅就因为医务工作者在问诊时让他想到了自己的不适感觉,也可能由于医务工作者态度生硬或语言冲撞使得患者愤怒或怀有敌意。遇到这种情况,医务工作者一定不能发怒,也勿认为自己受到侮辱而耿耿于怀,应采取坦然、理解、宽容的态度,冷静与理智地对待患者,尽量找出患者愤怒的原因并予以说明。询问应该有条不紊、把握分寸、缓慢而清晰,内容主要限于现病史,对个人史及家族史或其他可能较敏感的问题,询问要谨慎,以免触怒患者。

5. 说谎和不信任 患者有意说谎是少见的,但患者对所患疾病的看法和他的医学知识会影响他对病史的叙述,如患者的叔父死于胃癌,那他可能将各种胃病都视为一种致命性疾病,而把病情叙述得很重。有的患者求医心切可能夸大某些症状,或害怕面对可能的疾病而淡化甚至隐瞒某些病史。医务工作者应判断和理解这些情况,给予恰当的解释,避免记录下不可靠、不准确的病史资料。对某些症状和诊断,患者常感到恐惧,恐惧各种有创性检查、恐惧疾病的后果或许多将来难以预料的情况。恐惧会改变人的行为,一些患者对过去信任的环境也变得不信任。有时医务工作者能感觉到患者对医务工作者的不信任和说谎,医务工作者不必强行纠正,但若根据观察、询问了解有说谎可能时,应特别留意,待患者情绪稳定后再询问病史资料。

6. 文化程度低和语言障碍 文化程度低一般不妨碍患者正常提供病史,但患者理解力及医学知识贫乏可能会影响回答问题及遵从医嘱。问诊时,医务工作者应使用通俗易懂的语言,减慢提问的速度,注意必要的重复及核实。患者通常对症状耐受力较强,不易主动陈述;对医务工作者的尊重及环境生疏,使患者通常表现得过分顺从,有时对问题回答"是"不过是一种礼貌的表示,实际上可能并不理解,也不一定是同意或肯定的回答,对此应特别注意。语言不通者,最好是找人翻译,并请如实翻译,勿带倾向性,更不应只是解释或总结。有时通过肢体语言,加上不熟练的言语交流也可抓住主要问题。此外,反复核实很重要。

7. 多种症状并存 有的患者多种症状并存,医务工作者问及的所有症状似乎都有,尤其是慢性过程又无侧重时,应注意抓住主要问题。另一方面,在注意排除器质性疾病的同时,亦考虑其可能由精神因素引起,一经核实,不必深究;必要时可建议其做精神方面的检查。初学者在判断功能性问题时应特别谨慎。

（二）特殊患者问诊

1. 老年人 年龄一般不妨碍患者正常提供病史,但老年患者往往存在不同程度的体力、视力和听力减退,部分患者甚至还有反应缓慢或思维障碍,对问诊的顺利进行产生一定的影响。需要注意以下技巧:①先进行简单清楚、通俗易懂的一般性问题提问,同时注意观察患者的反应,判断其是否听懂,有无思维障碍和精神失常,注意其精神状态、外貌、言行、与家庭及子女的关系等,必要时请患者家属和朋友补充病史;②减慢问诊速度,使其有足够时间回忆和思索,必要时作适当的重复;③耐心仔细地进行系统回顾,以便发现重要线索;④仔细询问既往史、用药史及个人史,重点询问个人嗜好、生活习惯改变等。

2. 儿童 儿童大多不能自述病史,需要由最了解情况、最能早期发现其病情变化的家长或保育人员代述。但是要注意,家长或保育人员因子女患病常常情绪焦虑、烦躁,询问病史时应注意体谅他们的情绪,态度要和蔼,认真地对待家长或保育人员所提供的每条线索。不过,代述者所提供的病史材料是否可靠、翔实,与他们对患儿观察的能力、接触的密切程度有关,对此应予注意并在病历记录中说明。对稍大一点儿的患儿,可让患儿补充叙述一些有关病情的细节,有些患儿由于惧怕住院、打针等而不肯说出真实病情的心理状况,在与其交谈时应注意其记忆及表达的准确性,仔细观察并全面分析,有助于判断病史的可靠性。

3.残疾人 医务工作者在接诊有残疾的患者时,除了应给予更多的关心、同情和耐心外,还需要花更多时间收集病史,与其谈话时声音应洪亮清晰,态度应和蔼友善,避免歧视。①对听力损害或聋哑人,可用简单明了的手势或其他肢体语言进行沟通;必要时作书面提问和交流;请患者亲属或朋友解释或代述病情时,应注意患者表情,揣测他们欲表达的意思。②对于盲人,应先搀扶患者就座,向患者做自我介绍并介绍现场情况,告诉患者其他现场人员和室内家具或装置情况,尽量保证患者有舒适体位,以减轻患者的恐惧,获得患者的信任。仔细聆听患者的病史叙述并及时做出语言的应答,使患者能够放心积极地进行配合。

4.精神疾病患者 自知力属于自我意识的范畴,是人们对自我心理、生理状态的认识能力,在医学上表示患者对自身疾病的认识能力。对有自知力精神疾病的患者,问诊对象是患者本人。对缺乏自知力的患者,其病史是从患者的家属或相关人员中获得。由于不是本人的患病经历和感受,且家属对病情的了解程度不同,有时家属会提供大量而又杂乱无章的资料,医生应结合医学知识综合分析,归纳整理后记录。对缺乏自知力患者的交谈、询问与观察属于精神检查的内容,但有时所获得的一些资料可以作为其病史的补充。

5.急诊患者 急诊患者的共同特点为:起病急、病情重甚至危及生命,须紧急抢救处理。主要包括急性心血管疾病、急性脑血管病、急性肺栓塞、休克、急腹症、大出血、中毒及损伤等。因此对急诊患者或知情人的问诊应注意以下几点。

(1)分清轻重、先急后缓 在接诊不同患者时注意分清其所患疾病的轻重缓急,首先处理病情危重、紧急,有生命危险的患者。如内科急诊患者中,同时有急性心肌梗死、发热待查等患者就诊,应先处理心肌梗死患者。

(2)稳定情绪、陈述要害 有的患者由于突然发生意外事故而表现为表情漠然、无主诉的"情绪休克"状态,接诊医务工作者要及时注意到,并熟练而有条不紊地工作,边询问、边安慰、边处置,尽快使患者及其家属消除紧张情绪,加快和患者及其家属的沟通,稳定其情绪,陈述疾病的要害及重点,尽早获取全面、准确的临床资料,便于进行下一步诊断和处理。

(3)抓紧时机,果断处理 对病情虽急但不严重的患者,可嘱患者按医嘱回家服药;对症状较重或有潜在危险的患者应进行留观治疗;对病情危重者则收治入院进一步治疗。

6.重危和晚期患者 重危患者需要高度浓缩的病史及体格检查,并可将其同时进行。病情重危者反应变慢,甚至迟钝,不应催促患者,应予理解。经初步处理,病情稳定后,可详细询问病史。重症晚期患者可能因治疗无望有拒绝、孤独、违拗、懊丧、抑郁等情绪,应特别关心,引导其做出反应。对诊断、预后等回答应恰当和力求中肯,避免造成伤害,更不要与其他医务工作者的回答发生矛盾。如不清楚、不理解,应妥善交代或做出适当承诺,待以后详细说明。亲切的语言、真诚的关心、在床旁多待些时间,对患者都是极大的安慰和鼓励,且有利于获取准确而全面的信息。

课堂互动

案例 患者,女,39 岁,烦躁不安、畏热、消瘦 2 个月余。患者于 2 个月前因工作紧张,烦躁性急,常因小事与人争吵,难以自控。着衣不多,仍感燥热多汗,在外就诊服用安神药物,收效不十分明显。发病以来饭量有所增加,体重却较前下降。睡眠不好,常需服用安眠药。成形大便每日增为 2 次,小便无改变,近 2 个月来月经量较前少。既往体健,无结核或肝炎病史,家族中无精神病或高血压患者。查体:T 37.2 ℃,P 92 次/min,R 20 次/min,BP 130/70 mmHg。发育营养可,神情稍激动,眼球略凸出,眼裂增宽,瞬目减少。两叶甲状腺可及、轻度肿大、均匀,未扪及结节,无震颤和杂音,浅表淋巴结不大,心肺(-),腹软,肝脾未触及。

思考

1. 针对此患者,应该采用哪一些技巧来进行问诊?

2. 针对此型患者,医务工作者在问诊时应该注意哪些细节?

知识链接

中医问诊十问歌

一问寒热二问汗,三问头身四问便,

五问饮食六胸腹,七聋八渴俱当辨,

九问旧病十问因,再兼服药参机变,

妇女尤必问经期,迟速闭崩皆可见,

再添片语告儿科,天花麻疹全占验。

本节小结

本节详细介绍了问诊的方法、技巧和特殊情况下的问诊。对医学生走上工作岗位后的问诊提出了具体的要求:要有同理心,对患者的病痛感同身受;要视患者如亲人,创造和谐的医患关系;灵活运用问诊的方法和技巧,不死搬教条;每次问诊后要及时总结经验、吸取教训,不断提高自己的问诊技能。

课后思考

案例 医生:您哪里不舒服?

患者:头痛。

医生:多长时间了?

患者:一周。

医生:您感觉是怎么痛法?

患者:胀胀的痛。

医生:主要在头的哪个部位痛?

患者:左半侧头部。

医生:以前痛过吗?

患者:痛过,从2年前开始,常常在工作压力大、精神紧张的时候复发。

医生:您的睡眠如何?

患者:最近睡眠也不好,有时入睡困难,做梦多,第2天感到没睡够。

医生:您最近的情绪如何?

患者:最近脾气容易急躁、发火。

医生:您的胃口好吗?

患者:还可以。

医生:平时感到口干吗? 喜欢喝水吗?

患者:最近总觉得口干,早晨起来感到口苦,喜欢喝水。

医生:大便正常吗?

患者:大便偏干,2 d 1 次。

思考

1.结合本案例分析问诊的作用。

2.结合本案例分析问诊的方法。

链接 2-2-3
问诊的方法与技巧
自测题参考答案

链接 2-2-4
问诊的方法与技巧
课堂互动案例解析

链接 2-2-5
问诊的方法与技巧
课后思考案例解析

(徐耀琳)

第三节　问诊的内容与要点

课前预习

　　1. 学生在线自主学习　使用数字化教学资源服务云平台,教师将课程制作成 PPT 上传至在线平台,让学生自主探究、讨论交流,激发学生主动学习的积极性。设立临床真实案例讨论论坛,师生互动、解析答疑,加强师生之间的对话与交流,实现线上、线下授课相结合,使学生掌握问诊的内容,不断提高临床基本能力。

链接 2-3-1
问诊的内容与要点 PPT

　　2. 学生在线自我检测　结合授课内容给出单选题 5 道、多选题 2 道,学生扫码完成自测,考核学生相关理论知识掌握情况。

学习目标

　　1. 掌握　问诊的内容。
　　2. 熟悉　各系统的问诊要点。
　　3. 了解　问诊的注意事项。

链接 2-3-2
问诊的内容与要点基本知识自测题

课程思政

　　通过学习问诊的内容、各系统的问诊要点,帮助医学生掌握临床问诊的基本技能,通过强调问诊的注意事项帮助医学生在问诊中营造良好的沟通氛围,使患者感到温暖亲切,赢得患者的信任,为融洽的医患关系打下良好的基础。

案例导入

　　案例　患者,女,59 岁,晨起跑步途中突然出现胸骨后疼痛伴大汗。持续 5 min 后缓解,急诊入院。查体:T 37 ℃,P 45 次/min,R 16 次/min,BP 90/60 mmHg。口唇轻度发绀,胸廓对称,双肺呼吸音清。心界叩诊不大,HR 45 次/min,心律规则,各瓣膜区未及病理性杂音。腹部平软,肝脾未触及,双下肢无明显水肿。实验室检查:血常规示 WBC $10×10^9$/L,N 0.67,L 0.23,心电图示窦性心律,ST 段压低。

　　综合患者病史思考
　　1. 对该患者应着重问诊哪些内容?
　　2. 在问诊的过程中,如何进行有效的医患沟通?

学习内容

一、问诊的内容

(一)一般项目

1. 姓名　记录应真实,并注意音同字不同的情况,以免引起医保、法律或其他医疗纠纷。

2. 性别　可以帮助论断,如甲状腺疾病、系统性红斑狼疮,女性较男性多发。

3. 年龄　许多疾病与年龄有一定的关系,如肺结核多见于青年,动脉硬化、癌多见于中年以上的人。应按患者实际年龄填写,不允许笼统写作"儿童"或"成"字。

4. 籍贯　一般填写出生地。

5. 民族　可以帮助了解生活习惯,作为诊断某些疾病的参考。如长江流域的血吸虫病;东北、陕西等地区的克山病;牧区容易患的布鲁氏菌病。

6. 婚姻　结婚与否对诊断妊娠、流产、宫外孕等不可缺少。

7. 住址　现住址应详细准确,以便随访。

8. 工作单位　了解实际工作环境。

9. 职业　某些工种应写清楚从事工作的年限,可供诊断参考。如坑道作业和矿井工作与硅肺等可能有关。

10. 记录日期　入院日期、病史记录日期(年、月、日),急诊或危重应注明时、分。

11. 病史陈述者及其可靠性　若病史陈述者不是本人,则应注明与患者的关系。为避免问诊初始过于生硬,可将某些一般项目的内容如职业、婚姻史等放在个人史中穿插询问。

(二)主诉

1. 主诉的定义　患者感受最明显的症状,就诊的主要原因,包括患者感觉最痛苦的一个或数个主要症状(体征)及持续时间。

2. 书写主诉的基本要求

(1)主诉的形式　主诉=部位(性质)主要症状+持续时间。

1)持续时间。起病至就诊或入院的时间。

2)主要症状。①功能异常:咳嗽、呼吸困难、腹泻、瘫痪;②感觉异常:发冷、发热、麻木、疼痛、心悸;③形态异常:水肿、肿块、腹部膨胀、皮肤黄染;④其他:外伤、烧伤等意外致病因素;⑤有无症状:高血压、蛋白尿、血尿、高脂血症。

3)性质特征。发作性(呼吸困难、头痛)、阵发性(腹痛、咳嗽)、间歇性(发热、血尿)、进行性(吞咽困难、呼吸困难)、持续性(高热、腹痛)、频繁性(呕吐、腹泻)、游走性(关节痛)、劳力性(心前区痛、呼吸困难)、剧烈(头痛、呕吐)。

4)部位特征。局部症状。

(2)记录的要求　言简意赅,文字简练,用一两句话概括疾病的主要问题,一般主要症状不超过3条,总字数不超过20个,主诉包括几个发生时间不同的症状,按发生先后依次叙述。一般用症状学名称,不能用诊断、检查、检查结果代替症状。特殊情况下,患者确定无临床症状时,也可将异常检查结果作为主诉。如"体检发现血压升高 1 个月""肺癌术后 1 个月,为行第 2 次化疗入院"等。主诉的时间描述应明确,避免"数天";对于急性起病、短时间内入院者,主诉时限应以小时、分钟计算。

(3)主诉的范例　发热、咽痛 2 d;寒战、发热、咳嗽、右侧胸痛 3 d;左乳房无痛性肿块 4 个月余;右下肢跌伤、疼痛、活动障碍 3 h;火焰烧伤周身 2 h;活动后心慌、气短 2 年,双下肢水肿 1 周;上腹部反复疼痛 4 年余,大量呕血 1 h。

(三)现病史

1. 现病史的定义　现病史就是指患者本次疾病的发生、演变、诊疗等方面的详细情况,应按时间顺序书写,是病史的主体部分。

2. 现病史的内容　内容包括发病情况、主要症状特点及其发展、变化情况、伴随症状、发病后诊治经过及结果、睡眠与饮食等一般情况的变化,以及与鉴别诊断有关的阳性或阴性资料等。

(1)起病情况与患病时间　每种疾病的起病或发作都有各自的特点,详细询问起病的情况对疾病的诊断具有重要的鉴别作用。有的疾病起病急骤,如脑栓塞、心绞痛、动脉瘤破裂和急性胃穿孔等;有的疾病则起病缓慢,如肺结核、肿瘤、风湿性心脏病等。起病常与某些因素有关,如脑血栓形成常发生于睡眠时;脑出血、高血压危象常发生于激动或紧张状态时。患病时间是指从起病到就诊或入院的时间。如先后出现几个症状,则需追溯到首发症状的时间,并按时间顺序询问整个病史后分别记录,如心悸 3 个月,反复夜间呼吸困难 2 周,双下肢水肿 4 d。从以上症状及其发生的时间顺序可以看出是心脏病患者逐渐出现心力衰竭的发展过程。时间长短可按数年、数月、数日计算,发病急骤者可按小时、分钟计算。

(2)主要症状的特点　包括主要症状出现的部位、性质、持续时间和程度,缓解或加剧的因素,了解这些特点对判断疾病所在的系统或器官以及病变的部位、范围和性质有很大帮助。如上腹部痛多为胃、十二指肠或胰腺的疾病;右下腹急性腹痛则多为阑尾炎,若为女性,还应考虑卵巢或输卵管疾病;全腹痛则提示病变广泛或腹膜受累。对症状的性质也应做有鉴别意义的询问,如灼痛、绞痛、胀痛、隐痛及症状为持续性或阵发性,发作及缓解的时间等。以消化性溃疡为例,其主要症状的特点为上腹部疼痛,可持续数日或数周,在几年之中可以表现为时而发作时而缓解,呈周期性发作或有一定季节性发病等特点。

(3)病因与诱因　尽可能了解与本次发病有关的病因(如外伤、中毒、感染等)和诱因(如气候变化、环境改变、情绪、起居、饮食失调等),有助于明确诊断与拟定治疗措施。患者对直接或近期的病因容易提出,当病因比较复杂或病程较长时,患者往往记不清、说不明,也可能提出一些似是而非或自以为是的因素,这时医务工作者应进行科学的归纳和分析,不可不假思索地记入病历。

(4)病情的发展与演变　包括患病过程中主要症状的变化或新症状的出现。如肺结核合并肺气肿的患者,在衰弱、乏力、轻度呼吸困难的基础上,突然感到剧烈的胸痛和严重的呼吸困难,应考虑自发性气胸的可能。如有心绞痛病史的患者,本次发作疼痛加重而且持续时间较长时,则应考虑急性心肌梗死的可能。如肝硬化患者出现表情、情绪和行为异常等新症状,可能是早期肝性脑病的表现。

(5)伴随病状 在主要症状的基础上又同时出现一系列的其他症状。这些伴随症状常常是鉴别诊断的依据,或提示出现了并发症。如腹泻可能为多种病因的共同症状,单凭这一症状还不能诊断某病,如问明伴随的症状则诊断的方向会比较明朗。如腹泻伴呕吐,则可能为饮食不洁或误食毒物引起的急性胃肠炎;腹泻伴里急后重,结合季节和进餐情况更容易考虑痢疾。又如急性上腹痛,原因可能很多,若患者同时伴有恶心、呕吐、发热,特别是又出现了黄疸和休克,就应该考虑到急性胰腺炎或急性胆道感染的可能。反之,按一般规律在某一疾病应该出现的伴随症状而实际上没有出现时,也应将其记述于现病史中以备进一步观察,或作为诊断和鉴别诊断的重要参考资料,这种阴性表现有时称为阴性症状。一份好的病史不应放过任何一个主要症状之外的细小伴随迹象,因为它们在明确诊断方面有时会起到很重要的作用。

(6)诊治经过 患者于本次就诊前已经接受过其他医疗单位诊治时,则应询问已经接受过什么诊断措施及其结果;若已进行治疗则应问明使用过的药物名称、剂量、时间和疗效,为本次诊治疾病提供参考。但不可以用既往的诊断代替自己的诊断。

(7)病程中的一般情况 在现病史的最后应记述患者患病后的精神、体力状态,食欲及食量的改变,睡眠与大小便的情况等。这部分内容对全面评估患者病情的轻重和预后以及采取什么辅助治疗措施十分有用,有时对鉴别诊断也能够提供重要的参考资料。

3. 书写现病史的注意事项

1)现病史是病历的核心部分,内容要求全面、完整与系统。

2)现病史应与主诉一致。

3)书写时要注意逻辑性,描述要确切,用词要恰当,语言要精练,力求客观,如实记录,不得主观揣测或评论。

4)与本次疾病虽无紧密关系,但仍需治疗的其他情况,可在现病史后另起一段记录。

(四)既往史

1. 既往史的定义 既往史是记录患者住院以前的健康状况与疾病情况(包括各种传染病)、外伤手术、预防注射、过敏,特别是与目前所患疾病有密切关系的情况,以及与本次发病无直接关联,或有关联但能独立成病的过程。

2. 既往史的内容

(1)既往一般健康状况。

(2)疾病史。

(3)传染病史。

(4)预防接种史 儿童应当注意询问预防接种、传染病与传染病接触史。儿童6个月至5周岁之间,从母体获得的免疫力逐渐消失,而获得性免疫尚未形成,故易感染水痘、麻疹等急性传染病。预防接种可帮助儿童建立获得性免疫,避免感染发病。患过某些传染病,如麻疹、百日咳、甲型病毒性肝炎等,可获得终身免疫力,一般不会再患此病。如正值麻疹流行之际,患儿出现类似麻疹的表现,通过询问患儿既往是否患过麻疹,以及是否接受过麻疹预防接种,即可做出判断。成人也应询问预防接种史,如乙肝疫苗、甲肝疫苗、麻疹疫苗等。

（5）手术、外伤史　应记录手术或外伤的名称、日期及有无后遗症或记为：无手术、外伤史。

（6）输血史。

（7）药物与食物等过敏史。

3. 书写系统回顾的注意事项

（1）注意区别既往史与现病史的界线。过去疾病与目前症状有关系，时断时续、迁延至今的为现病史。多为慢性病，如溃疡（可时好时坏持续几年）、支气管哮喘（往往为终身疾病）、风湿性心脏病、慢性支气管炎。过去疾病与目前症状相似，但已治愈应为既往史。多为可治愈的疾病，如过去患肺炎，本次又咳嗽；过去患肠炎，这次又发生腹泻。

（2）预防接种史应记录其接种种类及最近一次接种的日期。

（3）手术、外伤史应写明因何种疾病做手术、手术日期及手术结果；外伤的受伤日期、部位、程度、诊疗及结果等。

（4）过敏史应写明过敏原名称、发生时间、反应类型及程度、结果。

（五）个人史

1. 社会经历　包括出生地、居住地和居留时间（尤其是疫源地和地方病流行区）、受教育程度、经济生活和业余爱好等。不同传染病有不同潜伏期，应根据考虑的疾病，询问过去某段时间是否去过疫源地。

2. 职业及工作条件　包括工种、劳动环境、对工业毒物的接触情况及时间。

3. 习惯与嗜好　起居与卫生习惯、饮食规律与质量。烟酒嗜好时间与摄入量，以及其他异嗜物和麻醉药品、毒品等。

4. 有无冶游史　是否患过淋菌性尿道炎、尖锐湿疣、下疳等。

（六）婚育史

未婚或已婚，结婚年龄，配偶健康状况、性生活情况、夫妻关系等。

（七）月经史与生育史

月经初潮的年龄、月经周期和经期天数，经血的量和颜色，经期症状，有无痛经与白带，末次月经日期，闭经日期，绝经年龄。记录格式如下。

初潮年龄，末次月经时间（LMP）或绝经年龄：14 岁，2006 年 1 月 8 日（或 50 岁）。

妊娠与生育次数，人工或自然流产的次数，有无死产、手术产、围生期感染、计划生育、避孕措施（安全期、避孕药、避孕环、子宫帽、避孕套等）等。对男性患者应询问是否患过影响生育的疾病。

（八）家族史

询问双亲与兄弟、姐妹及子女的健康与疾病情况，特别应询问是否有与患者同样的疾病，有无与遗传有关的疾病，如血友病、白化病、遗传性球形红细胞增多症、遗传性出血性毛细血管扩张症、家族性甲状腺功能减退症、糖尿病、精神病等。对已死亡的直系亲属要问明死因与年龄。某些遗传性疾病还涉及父母双方亲属，也应了解。若在几个成员或几代人中皆有同样疾病发生，可绘出家谱图显示详细情况。

诊断学基础

重点注意：遗传性疾病,血友病、白化病;多基因遗传病,糖尿病、高血压、肿瘤、变态反应性疾病、精神病等;传染病,肺结核等。

二、各系统的问诊要点

各系统的问诊可以帮助医务工作者在短时间内,扼要地了解患者除现在所患疾病以外的其他各系统是否发生目前尚存在或已痊愈的疾病,以及这些疾病与本次疾病之间是否存在着因果关系。主要情况应分别记录在现病史或既往史中。系统问诊涉及的临床疾病很多,医学生在学习采集病史之前,必须对各系统可能出现的症状和体征的病理生理意义有比较清晰的理解。实际应用时,可对每个系统询问 2~4 个症状,如有阳性结果,再全面深入地询问该系统的症状;如均为阴性,一般来说可以过渡到下一个系统。在针对具体患者时,可以根据情况变通调整一些内容。

(一)呼吸系统

有无咳嗽及咳嗽的性质,发生和加剧的时间,咳嗽程度、频率与气候变化及体位改变的关系。有无咳痰及咳痰的特点、色、量、黏稠度、气味等。有无咯血及咯血的时间、量、颜色、诱因,以及咯血后有无头晕、心慌、休克等。有无呼吸困难及呼吸困难发生的时间、性质、程度。有无胸痛,胸痛的部位、性质及与呼吸、咳嗽、体位的关系。有无与结核患者接触史。吸烟情况,有无职业性或环境工业空气污染等。

(二)循环系统

有无心悸,发生时间与诱因;有无心前区疼痛及其性质、程度以及出现和持续的时间,有无放射及放射的部位,引起疼痛发作的诱因和缓解方法。有无呼吸困难及其发生的时间、性质和程度,发作时与体力活动和体位的关系。有无咳嗽、咯血、咯痰等;有无水肿及出现的部位和时间;尿量多少,有无腹水;有无突然黑蒙、晕厥等。既往有无风湿热、高血压病、动脉硬化等病史。女性患者在妊娠、分娩时有无水肿、心功能不全。

(三)消化系统

有无腹痛及发生时间、部位、性质、程度、放射及与饮食和药物的关系;是否伴有腹胀、反酸、嗳气、恶心、呕吐、腹泻、呕血、便血、发热、皮肤黏膜黄染等。腹部是否发现肿块,肿块部位及大小,有无疼痛与压痛。有无便秘或腹泻与便秘交替。有无恶心呕吐及发生的时间、次数与饮食的关系;有无呕血及其量和颜色,是否伴有食物及胃液;有无腹泻及其次数,粪便颜色,有无黏液、脓血及不消化的食物;有无黄染及是否间歇性或持续加重,小便颜色是否正常。

(四)泌尿系统

有无腰痛、尿频、尿急、尿痛、血尿、脓尿、少尿,夜尿有无增加。有无水肿及其部位、程度、时间;是否有腹痛,疼痛的部位,有无放射痛及尿流中断。有无贫血及其特点,既往有无咽喉痛、高血压、出血等病史。

(五)血液系统

有无头昏眼花、皮肤黏膜苍白、虚弱等。有无出血、瘀斑、皮肤黄染、水肿、发热、淋巴结肿大和肝脾肿大等。有无药物中毒、过敏、放射性物质接触史和长期习惯性用药等情况。

（六）代谢与内分泌系统

有无畏寒、怕热、多汗、乏力、心悸、多饮、多食、多尿、水肿等。有无肌肉震颤及痉挛。有无性器官发育、骨骼、甲状腺、体重、皮肤、毛发、性格、智力、体格的异常与改变。有无外伤、手术、产后大出血。亲属的健康状况。

（七）神经系统

有无头痛及其部位、性质、时间，有无进行性加重。有无失眠、意识障碍、记忆力减退、晕厥、抽搐、痉挛、瘫痪、感觉异常、运动异常及性格改变。

（八）运动系统

关节有无肿胀、疼痛、变形，活动是否受限。有无肌肉麻木、萎缩，骨折，脱位，先天性身体缺陷等。

三、问诊的注意事项

（一）注意问诊的态度

医务工作者良好的愿望，美好的心灵，热情的态度，真挚的关心，都是通过语言表达出来并在行为中得以体现。因此，医务人员的行为是否端庄，语言是否优美，反映了本人的道德观念和道德修养，并成为患者及家属评价其工作的一个重要标准。医务工作者问诊时行为端庄，语言亲切，热情周到，就能在患者心中建立信任感，给患者创造一个良好的心理环境，积极配合治疗，促进其早日康复。

（二）注意患者的期望

医务工作者应明白患者的期望，了解患者就诊的确切目的和要求。有时患者被询问病情时一直处于被动的局面，实际上他可能还有其他目的，如咨询某些医学问题、因长期用药需要与医生建立长期关系等。在某些情况下，咨询和宣教是患者治疗成功的关键，甚至本身就是治疗的目标。医务工作者应判断患者最感兴趣的、想要知道的及每一次可理解的信息量，从而为他提供适当的信息或指导。

（三）注意仪表和礼节

友善的举止有助于发展与患者的和谐关系，使患者感到温暖亲切，获得患者的信任，甚至能使患者讲出原想隐瞒的敏感事情。适当的时候应微笑或赞许地点头示意。问诊时记录要尽量简单、快速，不要只埋头记录，不顾与患者必要的视线接触。交谈时采取前倾姿势以表示正在注意倾听。另外，当患者谈及他的性生活等敏感问题时，询问者可用两臂交叉等姿势，显示出能接受和理解他问题的肢体语言。其他友好的举止还包括语音、语调、面部表情和不偏不倚的言语，以及一些鼓励患者继续谈话的短语，如"我明白""接着讲""说得更详细些"。

（四）注意问诊的情景

问诊可能在很多场景下进行，如诊室、病房、家庭、工作场所等。对问诊环境的要求：

没有噪声、保持清静与整洁、相对隔音、患者对保密程度满意、光线明亮但柔和、温度适宜、设施舒适、卫生状况良好等。参与者的多少取决于是否尊重患者的隐私权,是否影响问诊的效果。老年人、儿童、听力语言障碍者、极度虚弱甚至神志不清的患者、精神异常的患者必须有人陪同,其他情况下最好只有医务工作者与患者参与,这样不仅有利于沟通与理解,更有利于保护患者的隐私,鼓励患者提供真实的病史。

(五)注意位置、姿势、距离

患者应坐在医务工作者的右边,医务工作者的身体应该稍稍侧向右边,这样有利于双方进行面对面的交流,医务工作者用右手去检查、接触患者比较方便,一边询问一边记录比较自然,目光接触比较直接,也有利于调整医务工作者与患者的距离。如果患者坐在医务工作者的左边,医务工作者用右手去检查、接触患者时就会很别扭,一边询问一边记录时,医务工作者要不时地斜着眼看患者,会让患者感觉不舒服。医务工作者的身体应该稍稍前倾,眼睛不时地注视患者,传递重视、鼓励、同情、共鸣、关心的信息。同时,应停止其他一切无关的活动,不能一边接手机、电话一边问诊,更不能一会儿站、一会儿出去,最好没有别人打扰。医务工作者与患者的距离应该保持在 0.5 m 左右,太近了双方都不舒服,太远了不利于沟通。

(六)注意把握问诊节奏

问诊的节奏可快可慢:急诊患者简单快速问诊,慢性病患者可以详细全面问诊;文化程度高、表达能力强的患者可以适当加快问诊节奏,文化程度低、表达能力弱的患者则要适当放慢问诊节奏,给患者足够的时间来理解、回忆和表述自己的病情。事实上,绝大多数患者就诊时都会紧张甚至害怕,因此就要求医务工作者要把握好问诊的节奏,使病史采集得以顺利进行。

(七)避免使用医学术语

医务工作者在选择问诊的用语和判断患者的叙述时应注意,不同文化背景的患者对各种医学词汇的理解有较大的差异。与患者交谈,必须用常人易懂的词语代替难懂的医学术语。不要因为患者有时用了一两个医学术语,就以为他有较高的医学知识水平。例如:有的患者曾因耳疾而听说并使用中耳炎这个词,但实际上患者很可能并不清楚中耳炎的含义,甚至连中耳在哪里可能都不知道。由于患者不愿承认他不懂这一提问,使用术语就可能引起误解。有时,询问者应对难懂的术语做适当的解释后再使用,如"你是否有过血尿,换句话说有没有尿颜色变红的情况?"

(八)注意突出重点

在问诊的时候,医务工作者既要全面问诊,尽可能客观、详细地获得患者病情资料并做好记录,又要懂得分析判断患者所提供的各种信息,初步概括出当前病情的主要矛盾在哪里,并以此为重点进行下一步问诊。有重点的问诊有助于重点病史的顺利采集,医务工作者也就有条件尽快选择重点的体格检查内容和项目,以此来支持、修正或否定病史中建立的诊断假设。

(九)避免暗示性套问

问诊的目的是得到患者客观准确的病史信息,可以有目的、有计划地进行询问,以引导患者提供有助于临床诊断的病史资料。但是,医务工作者在问诊时切忌暗示性地套问和有意识地诱问,这样只能得到询问者凭主观印象想要得到的病史资料,与患者的真实情况存在一定的差距,极易导致漏诊、误诊的发生。

(十)避免主观臆断

患者因本身的恐惧在就诊时可能隐瞒真相或夸大病情、不讲实话、编造病情、弄虚作假,这就要求医务工作者对患者的讲述客观分析、正确判断,对于有疑点的病史需要进行多角度询问,才可以获得相对可靠的病史。医务工作者切忌凭主观臆断轻易下"结论",既不能随便告诉患者所患为何种疾病,更不可时刻对患者持怀疑的态度。

必须指出,只有理论学习结合实际反复训练,才能较好地掌握问诊的方法与技巧。像人类交往与交流的其他形式一样,不能采用机械的、一成不变的问诊模式和方法,应机敏地关注具体情况灵活把握。初学者有时思维紊乱、语涩词穷,难以提出恰当的问题,问诊进展不够顺利时,应不断总结经验,吸取教训。必要时可以反问自己:患者此时是否特别难受?患者是否不能表达?有无语言障碍?患者是否被疾病吓倒?医生自己是否太紧张?自己的言行是否影响了医患关系?患者对自己的信任度是否不够?努力去发现影响问诊的原因,予以解决,才能不断提高问诊水平。

课堂互动

案例　医生:您哪里不舒服?

患者:我最近咳嗽很厉害。

医生:多长时间了?

患者:快 1 个月了。

医生:白天咳嗽得厉害,还是晚上咳嗽得厉害?

患者:晚上较厉害。

医生:有痰吗?

患者:有。

医生:什么样的痰?

患者:黄色的,比较稠,早晨起来比较多。

医生:发病一开始就只有咳嗽吗?

患者:不是。当时由于变天未及时加衣服,出现怕冷、发热、头痛、嗓子痛及轻微咳嗽,就去附近的一个医院看病,大夫说是"感冒",就给我开了一些中成药及抗生素。吃了 3 d 药,热退了,头痛及嗓子痛也缓解了,中药吃了 7 付,其他症状差不多都好了,但是咳嗽一直没好,还有些加重。

医生:您目前除咳嗽外,还有其他什么不舒服吗?

患者:有时胸闷,咳得厉害时还有点胸痛。

医生:您的饮食、睡眠、两便有什么异常吗?

患者:睡眠还行,就是最近老觉着口干,比以前喜欢喝水。大便干燥,有时好几天才大便 1 次。

医生:您平时身体如何？以前得过什么病吗？

患者:平时身体还不错,没得过什么大病。

医生:您平时喜欢什么样的饮食？

患者:我喜欢吃辣的。

思考

1. 试归纳本案例患者的主诉、现病史、既往史及个人史。

2. 请描述本案例患者的现有症状。

知识链接

线上问诊和远程医疗

就像当年因 SRAS 疫情崛起的淘宝、京东等电商平台一样,这次疫情让国内医疗信息化系统,远程诊断、在线问诊等与互联网医疗健康相关领域被按下激活键,迎来了久违的一次出圈机会。

据悉,截至 2021 年 2 月 1 日,春雨医生针对新冠疫情义诊活动累计解答超 53 万例咨询,2 月 14 日,微医集团已有 32 978 名在线医生提供医疗咨询服务 129.6 万人次。京东健康的日均在线问诊量达到 10 万人次,阿里健康每小时的咨询量近 3 000 人次。截至 2 月 11 日,平安好医生 APP 累计访问人次 11.1 亿,疫情期间新注册用户增长 10 倍。疫情也给了远程医疗一剂催化剂,除了在线问诊外,不少地区也开展了更加直接有效的远程医疗。据浙江之声报道,2 月 2 日浙江省人民医院远程超声医学中心通过 5G 网络,远程控制着距离杭州 60 km 的桐乡市第一人民医院感染病科床旁的超声机器人,对一名疑似感染新冠肺炎的患者进行超声检查。卫宁健康旗下纳里健康移动远程会诊平台也可远在千里之外享受优质医疗专家资源,随时随地与武汉火神山医院的一线医务人员一起对病患进行远程会诊。另外,这次疫情让很多医院对在线问诊远程医疗的态度从排斥变成了试着去接受并从中受益。根据中国国际医疗器械博览会(CMEF)在疫情期间不完全统计,超过 200 家公立医院开展新冠肺炎免费互联网问诊/线上咨询服务项目。

未来在线问诊和远程医疗会将会进一步普及,尤其对于缺少医疗资源的地方,线上问诊和远程医疗都是分级诊疗的有效补充。

本节小结

本节详细介绍了问诊的内容和各系统问诊的要点,帮助医学生掌握基本的临床问诊技能,要求医学生通过理论学习结合实际反复训练,才能更好地掌握问诊的方法与技巧。另外,本节概括归纳了临床问诊时的注意事项,帮助医学生规避一些容易被忽略的细节,力争创造更好的就诊环境,建立更和谐的医患关系。

课后思考

案例　医生:您的孩子不舒服吗?

患儿母亲:吃饭一直不好,而且晚上总爱哭闹。

医生:孩子多大了?

患儿母亲:25个月。

医生:大便情况如何?

患儿母亲:偏干。

医生:孩子看起来较瘦,让我看看孩子的头部(前囟未完全闭合,轻度方颅,有枕秃)。孩子爱出汗吗?

患儿母亲:晚上睡觉时经常出汗。我的孩子是否缺钙?

医生:是的。是足月顺产吗? 您怀孕期间的身体情况如何?

患儿母亲:孩子早产1个月。我怀孕期间身体还不错。

医生:是母乳(喂养)还是人工喂养?

患儿母亲:我的奶水不多,母乳喂养1个月后就改喂牛奶了。

医生:平时给他服用钙片吗?

患儿母亲:按时服用,但好像吸收不好。

医生:跟同龄孩子相比,您的孩子在站立、走路、说话(等)方面有什么不一样吗?

患儿母亲:比别的孩子都晚些。

医生:孩子的疫苗都按时接种了吗? 得过什么传染病吗?

患儿母亲:按时接种了。1岁时得过水痘。

讨论　本案例中,除常规问诊内容外,还根据患儿特点询问了哪些内容?

链接2-3-3
问诊的内容与要点
自测题参考答案

链接2-3-4
问诊的内容与要点
课堂互动案例解析

链接2-3-5
问诊的内容与要点
课后思考案例解析

(徐耀琳　刘红霞)

第四节 常见临床症状与问诊要点

◀ 课前预习

1. 学生在线自主学习 使用数字化教学资源服务云平台,教师将课程制作成 PPT 上传至在线平台,让学生自主探究、讨论交流,激发学生主动学习的积极性。设立临床真实案例讨论论坛,师生互动、解析答疑,加强师生之间的对话与交流,实现线上、线下授课相结合,使学生掌握常见临床症状的内容与问诊要点,不断提高临床基本能力。

链接 2-4-1
常见临床症状与
问诊要点 PPT

2. 学生在线自我检测 结合授课内容给出单选题 20 道、多选题 10 道,学生扫码完成自测,考核学生相关理论知识掌握情况。

◀ 学习目标

1. 掌握 常见临床症状的内容与问诊要点。
2. 熟悉 常见临床症状的学习方法。
3. 了解 常见临床症状的学习目的和要求。

链接 2-4-2
常见临床症状与
问诊要点自测题

◀ 课程思政

通过学习诊断学常见临床症状与问诊要点,培养医学生科学严谨、实事求是的工作态度,通过问诊培养良好的医德医风和行为准则,培养树立"以患者为中心"的思想理念。新时代背景下做一名具有高尚的医德修养的医务工作者,必须具备良好的职业道德、医患沟通能力和团队协作精神,全心全意为患者服务。

案例导入

案例 患者,男,49 岁,患乙型病毒性肝炎 15 年,间歇性乏力、纳差 8 年,黑便、呕血 3 d,意识不清、乱言、狂躁 4 h。查体:T 37 ℃,P 120 次/min,BP 86/60 mmHg,神志不清,躁动不安,时间、地点、人物的定向力均障碍,重病容,呼气有腥臭味,皮肤苍白,无出血点,颈部见蜘蛛痣 2 个,浅表淋巴结不大,巩膜轻度黄染,心、肺无异常。全腹无压痛、肌紧张,肝肋下未触及,脾肋下 8 cm,质硬,腹部可见轻度腹壁静脉曲张,移动性浊音阳性,肝掌明显,双下肢凹陷性水肿,肠鸣音 3~5 次/min。

思考

1. 该患者有无意识障碍?诊断依据是什么?
2. 该患者意识障碍类型是什么?诊断依据是什么?

◤**学习内容**

症状是指患者主观感受到不适或痛苦的异常感觉或某种客观病态感觉。症状表现有多种形式,例如有些是主观感受,如疼痛、眩晕等;有些既有主观感受,也有客观检查发现,如发热、黄疸、呼吸困难等;有些主观无异常感受,通过客观检查才发现,如黏膜出血、肝脾肿大等;还有些生命现象发生了质量变化(不足或超过),如肥胖、消瘦、多尿、少尿等,需通过客观评定才能确定。以上这些,广义上均可视为症状,即广义的症状,包括了一些体征,体征是指医师或其他人客观检查到的改变。

一、发热

正常人体温受体温调节中枢调控,并通过神经、体液因素使产热和散热过程保持动态平衡,保持体温在相对恒定的范围内。腋窝温度为 36 ~ 37 ℃左右,口腔温度为 36.2 ~ 37.2 ℃左右,直肠温度为 36.5 ~ 37.7 ℃。正常体温在不同个体之间稍有差异,且常受机体内、外因素的影响有所波动。例如:24 h 内下午体温较早晨稍高,剧烈运动、劳动或进餐后体温也可略升高,但一般浮动不超过 1 ℃;妇女月经前和妊娠期体温略高于正常人;老年人因代谢率偏低,体温相对低于青壮年;在高温环境下体温也会略升高。当机体在致热源作用下或各种原因引起体温调节中枢的功能障碍时,体温升高超出正常范围,称为发热。

(一)发生机制

在正常情况下,人体的产热和散热保持动态平衡。由于各种原因导致产热增加或散热减少,会出现发热。

1.致热源性发热　致热源包括外源性和内源性两大类。外源性致热源的种类较多,各种微生物病原体及其产物,例如细菌、病毒、真菌及支原体等。内源性致热源又称白细胞致热源,例如白介素、肿瘤坏死因子(TNF)和干扰素等。

2.非致热源性发热　常见于以下几种情况。

(1)体温中枢直接受损　如中暑、炎症、出血、颅脑外伤等。

(2)产热过多　如甲状腺功能亢进症、癫痫持续状态等。

(3)散热减少　如汗腺缺乏或破坏、严重脱水等。

(二)病因与分类

发热病因很多,临床上分为感染性与非感染性两大类,感染性发热较为常见。

1.感染性发热　各种病原体如病毒、细菌、支原体、立克次体、螺旋体、真菌、寄生虫等引起的感染均可出现发热。

2.非感染性发热　主要有下列几种。

(1)无菌性坏死物质的吸收　如内出血、大血肿、大面积烧伤、癌、白血病、淋巴瘤、溶血反应等。

(2)抗原-抗体反应　如风湿热、血清病、输血反应、结缔组织病等。

(3)内分泌与代谢障碍性疾病　如甲状腺功能亢进、重度脱水等。

（4）皮肤散热减少　如广泛性皮炎、鱼鳞癣等而引起发热，一般为低热。

（5）体温调节中枢功能失衡　如中暑、重度安眠药中毒、脑出血、脑震荡、颅骨骨折等。

（6）自主神经功能紊乱　①原发性低热：自主神经功能紊乱所致的体温调节障碍或体质异常，低热可持续数月甚至数年之久。②感染后低热：由于病毒、细菌、原虫等感染致发热后，低热不退，而原有感染已愈。③夏季低热：低热仅发生于夏季，秋凉后自行退热，每年如此反复出现，连续数年后多可自愈。常见于营养不良或脑发育不良的幼儿。④生理性低热：如精神紧张、剧烈运动后均可出现低热。月经前及妊娠初期也可有低热现象。

（三）临床表现

1. 发热的分度　按发热的高低可分为：低热37.3～38.0℃；中等度热38.1～39.0℃；高热39.1～41.0℃；超高热41℃以上。

2. 发热的临床过程及特点　发热的临床过程一般分为以下3个阶段。

（1）体温上升期　体温上升期常有疲乏无力、肌肉酸痛、皮肤苍白、畏寒或寒战等现象。该期产热大于散热使体温上升。①骤升型：体温在几小时内达39～40℃或以上，常伴有寒战。见于疟疾、大叶性肺炎、败血症、流行性感冒、急性肾盂肾炎等。②缓升型：体温逐渐上升在数日内达高峰，多不伴寒战，如伤寒、结核病等。

（2）高热期　指体温上升达高峰之后保持一定时间，持续时间的长短可因病因不同而有差异。如疟疾可持续数小时，大叶性肺炎、流行性感冒可持续数天，伤寒则可为数周。

（3）体温下降期　此期表现为出汗多，皮肤潮湿。病因消除，致热源的作用逐渐减弱或消失，体温中枢的体温调定点逐渐降至正常水平，产热相对减少，散热大于产热，使体温降至正常水平。①骤降：体温在数小时内迅速下降至正常，有时可略低于正常，常伴有大汗淋漓。如疟疾、急性肾盂肾炎、大叶性肺炎及输液反应等。②渐降：体温在数天内逐渐降至正常，如伤寒、风湿热等。

（四）热型分类

发热患者在一天之内不同时间点测得的体温数值分别记录在体温单上，将每个体温数值点连接起来为体温曲线，该曲线的不同形态（形状）称为热型。不同的病因所致发热的热型也常不同。临床上常见的热型有以下几种。

1. 稽留热　体温持续在39～40℃以上，达数天或数周，24 h内体温波动范围不超过1℃。常见于大叶性肺炎、斑疹伤寒或伤寒高热期等（图2-4-1）。

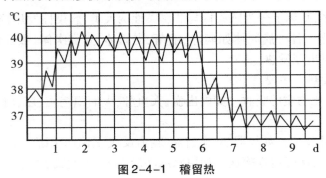

图2-4-1　稽留热

2. 弛张热 又称败血症热型。体温波动幅度大,24 h 内波动范围超过 2 ℃,常在 39 ℃以上。常见于败血症、风湿热、重症肺结核及化脓性炎等(图 2-4-2)。

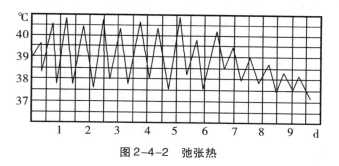

图 2-4-2 弛张热

3. 间歇热 体温骤升达高峰后持续数小时,又骤然降至正常水平,可持续 1 d 至数天,如此高热期与无热期反复交替出现。常见于疟疾、急性肾盂肾炎等(图 2-4-3)。

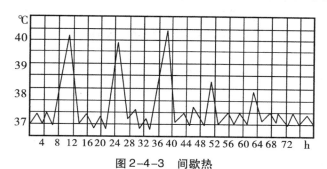

图 2-4-3 间歇热

4. 回归热 体温骤然上升至 39 ℃以上,持续数天后又骤降至正常水平,高热期与无热期各持续若干天后规律性交替 1 次。常见于回归热、霍奇金病等(图 2-4-4)。

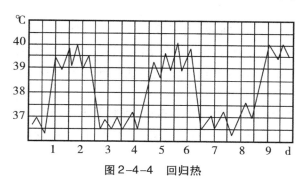

图 2-4-4 回归热

5. 不规则热 发热的体温曲线无一定规律,常见于结核病、风湿热、渗出性胸膜炎等(图 2-4-5)。

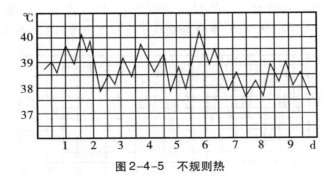

图 2-4-5 不规则热

(五)伴随症状

1. 寒战　常见于大叶性肺炎、败血症、急性胆囊炎、急性肾盂肾炎、流行性脑脊髓膜炎、疟疾、药物热、急性溶血或输血反应等。

2. 结膜充血　常见于流行性出血热、麻疹、斑疹、伤寒、钩端螺旋体病等。

3. 单纯疱疹　常见于大叶性肺炎、流行性脑脊髓膜炎、间日疟、流行性感冒等。

4. 淋巴结肿大　常见于传染性单核细胞增多症、风疹、淋巴结结核、局灶性化脓性感染、白血病、淋巴瘤、转移癌等。

5. 肝脾肿大　常见于病毒性肝炎、肝及胆道感染、疟疾、结缔组织病、白血病、急性血吸虫病等。

6. 关节肿痛　常见于败血症、风湿热、结缔组织病、痛风等。

7. 皮肤黏膜出血　常见于重症感染及某些急性传染病,如流行性出血热、病毒性肝炎、斑疹伤寒、败血症等。

8. 皮疹　常见于麻疹、猩红热、风疹、水痘、斑疹伤寒、风湿热、结缔组织病、药物热等。

9. 昏迷　先发热后昏迷者常见于流行性乙型脑炎、斑疹伤寒、流行性脑脊髓膜炎、中暑等。

(六)问诊要点

1. 病因、诱因　有无畏寒、寒战、大汗或盗汗。是否伴有咳嗽、咳痰、咯血、胸痛;腹痛、恶心、呕吐、腹泻;尿频、尿急、尿痛;皮疹、出血、头痛、肌肉关节痛等。

2. 发病特点　时间、季节、起病情况(缓急)、病程(长短)、程度(热度高低)、频度(间歇性或持续性)。

3. 一般情况　如精神状态、食欲、体重改变、睡眠及大小便情况。

4. 相关病史　传染病接触史、疫水接触史、手术史、流产或分娩史、职业特点,诊治经过(药物种类、剂量、疗效)。

二、皮肤黏膜出血

皮肤黏膜出血是指由于机体止血或凝血功能障碍,通常以全身性或局限性皮肤黏膜自发性出血或损伤后难以止血为临床特征。出血范围按直径大小可分为出血点、紫癜、瘀斑、血肿。

（一）病因与发生机制

1. 血小板减少或功能异常　骨髓造血功能衰竭、肿瘤浸润、原发免疫性血小板减少症（ITP）、血栓性血小板减少性紫癜（TTP）、弥散性血管内凝血（DIC）、脾功能亢进、药物或饮酒等。

2. 血管性　①先天性：遗传性出血性毛细血管扩张症；②获得性：老年性紫癜、糖尿病、糖皮质激素治疗、维生素 C 缺乏症、结缔组织病。

3. 凝血性　①先天性：血管性血友病、血小板功能异常、血友病 A 和血友病 B；②获得性：弥散性血管内凝血（DIC）、维生素 K 缺乏。

4. 血黏度过高　骨髓瘤、巨球蛋白血症、白血病（白细胞明显增高）。

（二）临床表现

皮肤黏膜出血表现为血液瘀积于皮肤或黏膜下，形成红色或暗红色斑。压之不褪色，视出血面积大小可分为瘀点、紫癜和瘀斑。血小板与血管异常，出血点、紫癜和瘀斑、鼻出血、牙龈出血、月经过多、血尿及黑便等，严重者可导致脑出血。血管壁功能异常引起的出血特点是皮肤黏膜的瘀点、瘀斑，如过敏性紫癜表现为四肢或臀部有对称性、高出皮肤（荨麻疹或丘疹样）紫癜，可伴有痒感、关节痛及腹痛，累及肾时可有血尿。因凝血功能障碍引起的出血常表现有内脏、肌肉出血或软组织血肿，亦常有关节腔出血，且常有家族史或肝病史。

（三）伴随症状

（1）四肢对称性紫癜伴有关节痛及腹痛、血尿者见于过敏性紫癜。

（2）紫癜伴有广泛性出血，如鼻出血、牙龈出血、血尿、黑便等多见于血小板减少性紫癜、弥散性血管内凝血。

（3）紫癜伴有黄疸见于肝病。

（4）自幼有轻伤后出血不止、关节肿痛和畸形者见于血友病。

（四）问诊要点

1. 病因、诱因　有无鼻出血、牙龈渗血、咯血、便血、血尿等出血症状。有无皮肤苍白、乏力、头晕、眼花、耳鸣、记忆力减退、发热、黄疸、腹痛、骨关节痛等贫血及相关疾病症状。

2. 起病特征　询问时间、缓急、部位、范围、特点（自发性或损伤后）。

3. 职业特点及病史　有无化学药物及放射性物质接触史、服药史、过敏史、外伤、感染、肝肾病史、易出血疾病家族史。

三、水肿

水肿指人体组织间隙有过多的液体积聚使组织肿胀。水肿可分为全身性与局部性。当液体在体内组织间隙呈弥漫性分布时呈全身性水肿（常为凹陷性）；液体积聚在局部组织间隙时呈局部水肿；发生于体腔内称积液，如胸腔积液、腹腔积液、心包积液。

（一）病因与发生机制

维持体液平衡的因素发生障碍，出现组织间液的生成大于重吸收时，可产生水肿。

产生水肿的主要因素:①钠与水的潴留,如继发性醛固酮增多症等;②毛细血管滤过压升高,如右心衰竭等;③毛细血管通透性增高,如急性肾炎等;④血浆胶体渗透压降低,如血清蛋白减少;⑤淋巴回流受阻,如丝虫病等。

(二)临床表现

1. 全身性水肿　引起全身性水肿的原因主要有心源性水肿和肾源性水肿,二者鉴别要点见表2-4-1。另外,还有一些其他原因也可导致全身性水肿:肝源性、营养不良性、特发性、黏液性、临床表现也不同。①肝源性全身性水肿临床表现:发生缓慢,常以腹腔积液为主要表现,也可首先出现踝部水肿,逐渐向上蔓延,而头、面部及上肢常无水肿。②营养不良性全身性水肿:水肿分布从组织疏松处开始,然后扩展至全身,以低垂部位显著,立位时下肢明显。水肿发生前常有体重减轻。③特发性全身性水肿:水肿与体位有明显关系,主要在身体下垂部位,于直立时或劳累后出现,休息后减轻或消失。④黏液性全身性水肿:非凹陷性水肿,以口唇、眼睑及下肢胫前较明显。

表2-4-1　心源性水肿与肾源性水肿的鉴别

项目	心源性水肿	肾源性水肿
开始部位	从足部开始,向上延及全身或从眼睑、颜面开始而延及全身	从眼睑、颜面开始延及全身
发展快慢	发展较为缓慢	发展非常迅速
水肿性质	比较坚实,移动性较小	软而移动性大
伴随病症	伴有心功能不全病症,如心脏增大、心脏杂音、肝大、静脉压升高等	伴有其他肾病病症,如高血压、蛋白尿、血尿、管型尿、眼底改变等

2. 局部性水肿　某些疾病可导致身体局部发生水肿,见表2-4-2。

表2-4-2　局部性水肿

病因	病史	体征
充血性心力衰竭	呼吸困难、疲乏无力、端坐呼吸、心脏病史和严重慢性阻塞性肺疾病(COPD)	颈静脉压升高,心尖搏动最强点移位,S3,在肺底部可闻及湿啰音,音调较低
肾病综合征	糖尿病、服用某种药物、吸毒	无颈静脉怒张,除末端水肿外,体格检查正常,可有弥散性水肿(全身水肿)
肝硬化	肝病史、长期酗酒,前期有黄疸,接触过肝毒性物质	肝掌、蜘蛛痣、瘀斑、腹膜腔积液、脾大
静脉或淋巴管阻塞	体重减轻或发热(恶性肿瘤)	淋巴结肿大,流向头部的静脉扩张(与门脉高压的方向相反)
静脉关闭不全	静脉曲张病史、下肢疼痛,水肿在晚上缓解,起床后加剧	静脉曲张、皮肤色素沉着(瘀积性皮炎),无其他异常

（三）伴随症状

1.肝大 见于心源性、肝源性与营养不良性,而同时有颈静脉怒张者则为心源性。

2.重度蛋白尿 常为肾源性,而轻度蛋白尿也可见于心源性。

3.呼吸困难与发绀者 常提示由于心脏病、上腔静脉阻塞等所致。

4.月经周期有明显关系者 可见于经前期综合征。

5.消瘦、体重减轻者 可见于营养不良。

（四）问诊要点

1.病因、诱因 有无心、肾、肝、内分泌及过敏性疾病病史及其相关症状,如头晕、头痛、心悸、气促、咳嗽、咳痰、咯血、失眠、腹胀、腹痛、食欲、体重及尿量变化等。

2.起病特点 水肿出现时间、急缓、部位(开始部位及蔓延情况)、全身性或局部性、是否对称性、是否凹陷性,与体位变化及活动关系。

3.相关病史 水肿与药物、饮食、月经及妊娠的关系。

四、咳嗽与咳痰

咳嗽与咳痰是临床最常见的症状之一。咳嗽是一种反射性防御动作,通过咳嗽可以清除呼吸道分泌物及气道内异物。但是咳嗽也可使呼吸道内感染扩散,剧烈的咳嗽可导致呼吸道出血,甚至诱发自发性气胸等。因此,如果咳嗽频繁影响工作与休息,则为病理状态。痰是气管、支气管的分泌物或肺泡内的渗出液,借助咳嗽将其排出称为咳痰。

（一）病因与发生机制

1.病因

（1）呼吸道疾病 呼吸道(如咽喉、气管、支气管和肺)异物、炎症、肿瘤、出血及刺激性气体吸入等;胸膜疾病:各种病因所致的胸膜炎、胸膜间皮瘤、自发性气胸或胸膜腔穿刺等。

（2）心血管疾病 二尖瓣狭窄或其他原因所致左心衰竭引起的肺瘀血与肺水肿,右心或体循环静脉栓子脱落引起的肺栓塞。肺泡及支气管内有浆液性漏出液,刺激肺泡壁及支气管黏膜等。

（3）消化系统疾病 由于反流物的刺激和损伤,少数患者以咳嗽与哮喘为首发或主要症状。个别患者因反流物吸入气道,可引起吸入性肺炎,甚至肺间质纤维化。

（4）中枢神经病变 如脑炎、脑膜炎,可影响大脑皮质或延髓咳嗽中枢引起咳嗽。

（5）神经、精神因素 ①神经反射性:膈神经反射刺激,如膈下脓肿、肝脓肿、肝或脾周围炎等;迷走神经耳支反射刺激,如外耳道异物或炎症等;②神经症:如习惯性咳嗽、癔症。

（6）其他 上气道咳嗽综合征(UACS):鼻炎、鼻窦炎等患者鼻腔炎性分泌物倒流,经后鼻孔流入鼻咽部、口咽部、下咽部,甚至反流入声门或气管,引起以咳嗽为主要表现的综合征。

2.发生机制

（1）咳嗽 由耳、鼻、咽、喉、气管、胸膜等感受区的刺激传入延髓咳嗽中枢,该中枢再将冲动传向运动神经,即喉下神经、膈神经和脊髓神经,分别引起咽肌、膈肌和其他呼吸肌的运动来完成咳嗽动作,表现为深吸气后,声门关闭后又突然剧烈地呼气,冲出狭窄的声门裂隙产生咳嗽动作和声响。

(2)咳痰　正常支气管黏膜腺体和杯状细胞只分泌少量黏液,以保持呼吸道黏膜的湿润。咳痰是一种病态现象。当呼吸道发生炎症时,黏膜充血、水肿,黏液分泌增多,毛细血管壁通透性增加,浆液渗出。此时含红细胞、白细胞、巨噬细胞、纤维蛋白等的渗出物与黏液、吸入的尘埃和某些组织破坏物等混合而成痰,随咳嗽动作排出。

(二)临床表现

1. 咳嗽、咳痰性质　咳嗽无痰或痰量极少,称为干性咳嗽。干咳或刺激性咳嗽常见于病毒感染、气管受压、支气管异物、支气管肿瘤、胸膜疾病等。咳嗽伴有咳痰称为湿性咳嗽,常见于慢性支气管炎、支气管扩张、肺炎等。

2. 咳嗽时间与规律　长期慢性咳嗽,多见于慢性支气管炎、支气管扩张、肺脓肿及肺结核。骤发性咳嗽常见于吸入刺激性气体或异物、淋巴结或肿瘤压迫气管或支气管分叉处。发作性咳嗽可见于百日咳、支气管内膜结核等。夜间咳嗽常见于左心衰竭和肺结核患者。

3. 咳嗽时音色　指咳嗽声音的特点:①声音嘶哑,多为声带的炎症或肿瘤压迫喉返神经所致;②声音低微或无力,见于严重肺气肿、声带麻痹及极度衰弱者;③鸡鸣样,表现为连续阵发性剧咳伴有高调吸气回声,多见于百日咳、会厌、喉部疾患或气管受压;④金属音,常见于因纵隔肿瘤、主动脉瘤或支气管肺癌直接压迫气管所致的咳嗽。

4. 咳痰性质　痰的性质可分为黏液性、浆液性、脓性和血性等。黏液性痰多见于急性支气管炎、支气管哮喘及大叶性肺炎的初期,也可见于慢性支气管炎、肺结核等。浆液性痰见于肺水肿。脓性痰见于化脓性细菌性下呼吸道感染。血性痰是由于呼吸道黏膜受侵害、损害毛细血管或血液渗入肺泡所致。恶臭痰提示有厌氧菌感染。铁锈色痰为典型肺炎球菌肺炎的特征;黄绿色或翠绿色痰,提示有铜绿假单胞菌感染;痰白黏稠且牵拉成丝难以咳出,提示有真菌感染;大量稀薄浆液性痰中含粉皮样物,提示棘球蚴病(包虫病);粉红色泡沫痰是肺水肿的特征。

(三)伴随症状

1. 发热　多见于急性上、下呼吸道感染,肺结核,胸膜炎等。

2. 胸痛　常见于肺炎、胸膜炎、支气管肺癌、肺栓塞和自发性气胸等。

3. 呼吸困难　见于喉头水肿、喉肿瘤、支气管哮喘、慢性阻塞性肺疾病、重症肺炎、肺结核、大量胸腔积液、气胸、肺瘀血、肺水肿及气管或支气管异物。

4. 大量脓痰　常见于支气管扩张、肺脓肿、肺囊肿合并感染和支气管胸膜瘘。

5. 咯血　常见于支气管扩张、肺结核、肺脓肿、支气管肺癌、二尖瓣狭窄、肺含铁血黄素沉着症等。

6. 哮鸣音　多见于支气管哮喘、慢性喘息性支气管炎、心源性哮喘、弥漫性泛细支气管炎、气管与支气管异物等。

7. 杵状指(趾)　常见于支气管扩张、慢性肺脓肿、支气管肺癌和脓胸等。

（四）问诊要点

1. 发病年龄与性别　如异物吸入或支气管淋巴结肿大是儿童呛咳的主要原因。长期咳嗽对青壮年来说，首先须考虑的是肺结核、支气管扩张。而对男性 40 岁以上吸烟者，则须考虑慢性支气管炎、肺气肿、支气管肺癌。对青年女性患者，须注意支气管结核和支气管腺瘤等。

2. 咳嗽程度与音色　咳嗽程度是重是轻，是单声还是连续性咳，或者发作性剧咳，是否嗅到各种不同异味时咳嗽加剧，对咳嗽原因的鉴别有重要意义。如单声咳常出现在干性胸膜炎、大叶性肺炎等患者。声嘶多出现在声带的炎症或肿瘤压迫喉返神经的患者。鸡鸣样咳嗽多出现在百日咳、喉部疾患患者。金属音咳嗽多为胸部肿瘤患者的表现。发作性咳嗽或嗅到不同异味时咳嗽加剧多见于支气管哮喘患者。慢性干咳（3 个月以上）需注意有无后鼻部分泌物滴流、变异性哮喘、慢性支气管炎和胃食管反流的存在及是否服用降压药物所致。

3. 伴随症状是鉴别诊断的重要依据　如肺炎、肺脓肿、脓胸、胸膜炎等患者咳嗽可伴高热、胸痛。支气管扩张、肺结核（尤其是空洞型）、支气管肺癌患者可伴咯血。伴大量脓臭痰，将痰收集静置后出现明显分层现象多见于支气管扩张和肺脓肿患者。伴随有进行性体重下降患者，须考虑有无支气管肺癌或结核等。

五、咯血

喉及喉部以下的呼吸道任何部位的出血，经口腔咯出称为咯血。少量咯血有时仅表现为痰中带血，大咯血时血液从口鼻涌出，常可阻塞呼吸道，造成窒息死亡。呕血是指上消化道出血经口腔呕出，出血部位多见于食管、胃及十二指肠。咯血与呕血可根据病史、体征及其他检查方法进行鉴别（表2-4-3）。

表2-4-3　咯血与呕血的鉴别

项目	咯血	呕血
病因	肺结核、支气管扩张、肺癌、肺炎、肺脓肿、心脏病等	消化性溃疡、肝硬化、急性胃黏膜病变、肠道出血、胃癌等
出血前症状	喉部痒感、胸闷、咳嗽等	上腹部不适、恶心、呕吐等
出血方式	咯出	呕出，可为喷射状
咯出血颜色	鲜红	暗红色、棕色，有时为鲜红色
血中混合物	痰、泡沫	食物残渣、胃液
酸碱反应	碱性	酸性
黑便	无，若咽下血液量较多时可有	有，可为柏油样便，呕血停止后仍可持续数日
出血后痰的性状	常有血痰数日	无痰

（一）病因与发生机制

1.支气管疾病 常见有支气管扩张、支气管肺癌、支气管结核和慢性支气管炎等。其发生机制主要是炎症、肿瘤、结石导致支气管黏膜或毛细血管通透性增加，或黏膜下血管破裂所致。

2.肺部疾病 常见有肺结核、肺炎、肺脓肿等。在我国，引起咯血的首要原因仍为肺结核。发生咯血的肺结核多为浸润型、空洞型肺结核和干酪样肺炎，急性血行播散型肺结核较少出现咯血。肺结核咯血的机制为结核病变使毛细血管通透性增高，血液渗出，导致痰中带血或小血块。

3.心血管疾病 较常见于二尖瓣狭窄，其次为先天性心脏病所致肺动脉高压或原发性肺动脉高压，其发生机制多为肺瘀血造成肺泡壁或支气管内膜毛细血管破裂和支气管黏膜下层支气管静脉曲张破裂所致。

4.其他 血液病如白血病、血小板减少性紫癜、血友病、再生障碍性贫血等；某些急性传染病，如流行性出血热、肺出血型钩端螺旋体病等；风湿性疾病如结节性多动脉炎、系统性红斑狼疮、韦氏肉芽肿病、白塞综合征等；妇科疾病如子宫内膜异位症等均可引起咯血。

（二）临床表现

1.年龄 青壮年咯血常见于肺结核、支气管扩张、二尖瓣狭窄等。40岁以上有长期吸烟史（纸烟20支/d×20年）者，应高度注意支气管肺癌的可能性。儿童慢性咳嗽伴少量咯血与低色素贫血，须注意特发性含铁血黄素沉着症的可能。

2.咯血量 咯血量多少的标准尚无明确的界定，但一般认为每日咯血量在100 mL以内为少量，100~500 mL为中等量，500 mL以上或一次咯血100~500 mL为大量。大量咯血主要见于空洞性肺结核、支气管扩张和慢性肺脓肿。支气管肺癌少有大咯血，主要表现为痰中带血，呈持续或间断性。

3.颜色和性状 肺结核、支气管扩张、肺脓肿和出血性疾病咯血为鲜红色；肺炎球菌肺炎咯铁锈色血痰；肺炎克雷伯菌肺炎咯砖红色胶冻样痰。二尖瓣狭窄咯血多为暗红色；左心衰竭所致咯血为浆液性粉红色泡沫痰；肺栓塞引起咯血为黏稠暗红色血痰。

（三）伴随症状

1.发热 多见于肺结核、肺炎、肺脓肿、流行性出血热、肺出血型钩端螺旋体病、支气管肺癌等。

2.呛咳 多见于支气管肺癌、支原体肺炎等。

3.胸痛 多见于肺炎球菌肺炎、肺结核、肺栓塞（梗死）、支气管肺癌等。

4.脓痰 多见于支气管扩张、肺脓肿、空洞性肺结核继发细菌感染等。其中干性支气管扩张则仅表现为反复咯血而无脓痰。

5.黄疸 须注意钩端螺旋体病、肺炎球菌性肺炎、肺栓塞等。

6.杵状指 多见于支气管扩张、肺脓肿、支气管肺癌等。

7.皮肤黏膜出血 见于血液病、风湿病及肺出血型钩端螺旋体病和流行性出血热等。

（四）问诊要点

1. 病因、诱因 首先鉴别是咯血还是呕血,注意询问出血有无明显病因及前驱症状,出血的颜色及其血中有无混合物等。

2. 起病特点 仔细询问发病年龄及咯血性状,对分析咯血病因有重要意义。

3. 伴随症状 询问有无伴随症状是进行鉴别诊断的重要步骤。如伴有发热、胸痛、咳嗽、咳痰须首先考虑肺炎、肺结核、肺脓肿等;伴有呛咳、杵状指须考虑支气管肺癌;伴有皮肤黏膜出血须注意血液病、风湿病及肺出血型钩端螺旋体病和流行性出血热等。

4. 相关病史 有无结核病接触史、吸烟史、职业性粉尘接触史、生食海鲜史及月经史等。如肺寄生虫病所致咯血、子宫内膜异位症所致咯血均须结合上述病史做出诊断。

六、胸痛

（一）病因与发生机制

各种化学、物理因素及刺激因子均可刺激胸部的感觉神经纤维产生痛觉冲动,并传至大脑皮层的痛觉中枢引起胸痛。除患病器官的局部疼痛外,还可见远离该器官某部体表或深部组织疼痛,称放射痛或牵涉痛。引起胸痛的原因主要为胸部疾病。常见的有以下几种。

1. 胸壁疾病 急性皮炎、皮下蜂窝织炎、带状疱疹、肋骨骨折、多发性骨髓瘤、急性白血病等。

2. 心血管系统疾病 冠状动脉硬化性心脏病(心绞痛、心肌梗死)、心肌病、二尖瓣或主动脉瓣病变、胸主动脉瘤(夹层动脉瘤)、肺栓塞(梗死)等。

3. 呼吸系统疾病 自发性气胸、支气管炎、支气管肺癌、胸膜炎、胸膜肿瘤等。

4. 其他 食管炎、食管癌、纵隔疾病(纵隔炎、纵隔气肿、纵隔肿瘤)等。

（二）临床表现

1. 发病年龄 青壮年胸痛多考虑结核性胸膜炎、自发性气胸、心肌炎、心肌病、风湿性心脏病,40岁以上注意心绞痛、心肌梗死和支气管肺癌。

2. 胸痛部位 胸痛常固定于疾病部位。胸壁疾病所致的胸痛常固定在病变部位,且局部有压痛,若为胸壁皮肤的炎症性病变,局部可有红、肿、热、痛表现;肋软骨炎引起胸痛,常在第一、二肋软骨处见单个或多个隆起,局部有压痛、但无红肿表现;夹层动脉瘤引起疼痛多位于胸背部,向下放射至下腹、腰部与两侧腹股沟和下肢;胸膜炎引起的疼痛多在胸侧部;食管及纵隔病变引起的胸痛多在胸骨后;肝胆疾病及膈下脓肿引起的胸痛多在右下胸,侵犯膈肌中心部时,疼痛放射至右肩部等。

3. 胸痛性质 胸痛的程度可呈剧烈、轻微和隐痛。胸痛的性质可多种多样。例如食管炎多呈烧灼痛。肋间神经痛为阵发性灼痛或刺痛。胸膜炎常呈隐痛、钝痛和刺痛。气胸在发病初期有撕裂样疼痛。夹层动脉瘤常呈突然发生胸背部撕裂样剧痛或锥痛。

4. 疼痛持续时间 炎症、肿瘤、栓塞或梗死呈持续性疼痛,平滑肌痉挛或血管狭窄缺血疼痛为阵发性。如心绞痛发作时间短暂(持续1~5 min),而心肌梗死疼痛持续时间很长(数小时或更长)且不易缓解。

5.影响疼痛因素　胸膜炎及心包炎的胸痛可因咳嗽或用力呼吸而加剧。食管疾病多在进食时发作或加剧,服用抗酸剂和促动力药物可减轻或消失。心绞痛发作由劳累或精神紧张诱发,休息后或含服硝酸甘油或硝酸异山梨酯后于 1 ~ 2 min 内缓解,而对心肌梗死所致疼痛则服上述药物无效。

(三)伴随症状

1.呼吸困难　常提示病变累及范围较大,如大叶性肺炎、自发性气胸、渗出性胸膜炎和肺栓塞等。

2.咳嗽、咳痰和(或)发热　常见于气管、支气管和肺部疾病。

3.吞咽困难　多提示食管疾病,如反流性食管炎等。

4.苍白、大汗、血压下降或休克　多见于心肌梗死、夹层动脉瘤、主动脉窦瘤破裂和大块肺栓塞。

5.胸痛伴咯血　主要见于肺栓塞、支气管肺癌。

(四)问诊要点

1.病因、诱因　是否运动、情绪激动等。

2.起病特点　胸痛部位、性质、程度、持续时间,有无放射性疼痛等。

3.伴随症状　包括呼吸、心血管、消化及其他各系统症状和程度。

4.诊疗经过　用药情况,治疗效果,做过哪些检查(如心电图、X 射线片、心肌酶等)。

5.相关病史　药物过敏史、有无糖尿病、高血压等。

七、发绀

发绀,又称紫绀,是指血液中还原血红蛋白增多使皮肤和黏膜呈青紫色改变的一种表现。这种改变主要发生于皮肤较薄、色素较少和毛细血管较丰富的部位,如口唇、口腔黏膜、耳垂、指(趾)、甲床等。

(一)病因与发生机制

血液中还原血红蛋白的绝对量增加导致发绀。还原血红蛋白浓度可用血氧的未饱和度来表示。当毛细血管内的还原血红蛋白超过 50 g/L(5 g/dL)时(即血氧未饱和度超过 6.5 vol/dL)皮肤黏膜可出现发绀。严重贫血(Hb<60 g/L)时,虽 SaO_2 明显降低,但不能显示发绀,而在临床上发绀并不能完全确切地反映动脉血氧下降的情况。根据引起发绀的原因分类如下。

1.血液中还原血红蛋白增加(真性发绀)

(1)中心性发绀　原因多为心、肺疾病引起呼吸功能衰竭、通气与换气功能障碍、肺氧合作用不足。特点为全身性,除四肢及颜面外,也累及躯干和黏膜的皮肤,但受累部位的皮肤是温暖的。一般可分为:①肺性发绀,即由于呼吸功能不全、肺氧合作用不足所致。常见于各种严重的呼吸系统疾病,如喉、气管、支气管的阻塞、肺炎、阻塞性肺气肿、肺淤血、肺水肿等。②心性混合性发绀,部分静脉血未通过肺进行氧合作用而通过异常通道直接进入体循环动脉。

(2)周围性发绀　由于周围循环血流障碍所致。发绀部位皮肤是冷的,但若给予按摩或加温,使皮肤转暖,发绀可消退。特点为发绀常出现于肢体的末端与下垂部位。

(3)混合性发绀　中心性发绀与周围性发绀同时存在。常见于心力衰竭等。

2.血液中含有异常血红蛋白衍生物

(1)高铁血红蛋白血症　由于各种化学物质或药物中毒引起血红蛋白分子中二价铁被三价铁所取代,致使失去与氧结合的能力。当血中高铁血红蛋白量达到 30 g/L(3 g/dL)时可出现发绀。因大量进食含亚硝酸盐的变质蔬菜而引起的中毒性高铁血红蛋白血症,也可出现发绀,称肠源性发绀,又称肠源性青紫症。

(2)硫化血红蛋白血症　后天获得性。一般认为本病患者须同时有便秘或服用含硫药物在肠内形成大量硫化氢为先决条件。服用某些含硫药物或化学品后,使血液中硫化血红蛋白达到 5.0 g/L(0.5 g/dL)即可发生发绀。

(3)先天性高铁血红蛋白血症　一般无心、肺疾病及引起异常血红蛋白的其他原因,有家族史,身体一般状况较好。

(二)临床表现

1.中心性发绀　除四肢与面颊外,亦可见于舌及口腔黏膜与躯干皮肤,且发绀的皮肤温暖。

2.周围性发绀　发绀常出现于肢体下垂部分及周围部位(如肢端、耳垂及颜面),皮肤冰冷,经按摩或加温发绀可消失。

3.高铁血红蛋白血症　急骤、暂时性发绀,病情严重,若静脉注射亚甲蓝溶液或大量维生素 C,发绀可消退。

4.硫化血红蛋白血症　持续时间长,可达数月以上,血液呈蓝褐色。

5.特发性高铁血红蛋白血症　见于女性,发绀与月经周期有关,为阵发性,发生机制未明。

(三)伴随症状

1.呼吸困难　常见于重症心、肺疾病及急性呼吸道梗阻、大量气胸等,而高铁血红蛋白血症虽有明显发绀,但无呼吸困难。

2.意识障碍及衰竭　主要见于某些药物或化学物质中毒、休克、急性肺部感染或急性心功能衰竭等。

3.杵状指(趾)　见于发绀型先天性心脏病及某些慢性肺部疾病。

(四)问诊要点

1.发病年龄与性别　自出生或幼年即出现发绀者,常见于发绀型先天性心脏病,或先天性高铁血红蛋白血症。特发性阵发性高铁血红蛋白血症可见于育龄期女性,且发绀出现多与月经周期有关。

2.发绀部位及特点　用以判断发绀的类型。如为周围性,则须询问有无心脏和肺部疾病症状,如心悸、晕厥、气促、胸痛、咳嗽等。

3.发病诱因及病程　急性起病又无心肺疾病表现的发绀,须询问有无摄入相关药物、化学物品、变质蔬菜及在有便秘情况下服用含硫化物病史。

八、呼吸困难

呼吸困难指患者主观感到空气不足、呼吸费力,客观上表现为呼吸频率、节律与深度异常,严重时可出现张口呼吸、鼻翼翕动、端坐呼吸、发绀、辅助呼吸肌参与呼吸运动。

(一)病因与发生机制

1. 呼吸系统疾病　常见于以下几种情况。①气道阻塞:如急性喉炎、喉水肿、肿瘤或异物所致的气道狭窄或阻塞及支气管哮喘等;②肺部疾病:如慢性阻塞性肺疾病、肺水肿、肺脓肿、肺结核等;③胸膜疾病:如胸腔积液、气胸、广泛胸膜粘连外伤等;④膈运动障碍:如膈麻痹、大量腹腔积液、腹腔巨大肿瘤、胃扩张和妊娠末期;⑤神经肌肉疾病:如脊髓灰质炎病变累及颈髓、急性多发性神经根神经炎和重症肌无力累及呼吸肌,药物导致呼吸肌麻痹等。

2. 循环系统疾病　左心衰竭引起高血压性心脏病、原发性心肌病等,右心衰竭引起风湿性心脏病二尖瓣狭窄、慢性心包积液等。

3. 神经精神性疾病　如脑出血、脑肿瘤、脑膜炎、脑脓肿等颅脑疾病引起呼吸中枢功能障碍和精神因素所致的呼吸困难,如癔症等。

4. 中毒性疾病　如有机磷杀虫药中毒、糖尿病酮症酸中毒、吗啡类药物中毒、氰化物中毒和急性一氧化碳中毒等。

5. 血液病　常见于高铁血红蛋白血症、重度贫血、硫化血红蛋白血症等。

(二)临床表现

1. 肺源性呼吸困难

(1)吸气性呼吸困难　吸气费力、"三凹征"、干咳及高调吸气性喉鸣。

(2)呼气性呼吸困难　呼气费力、呼气缓慢、呼吸时间延长、呼气期哮鸣音。

(3)混合性呼吸困难　吸气期及呼气期均感呼吸费力、呼吸频率增快、深度变浅、呼吸音异常或病理性呼吸音。

2. 心源性呼吸困难

(1)有引起左心衰竭的基础病因。

(2)呈混合性呼吸困难,活动时呼吸困难出现或加重,休息时减轻或消失,卧位明显,坐位或立位时减轻。

(3)两肺底部或全肺出现湿啰音。

(4)应用强心剂、利尿剂和血管扩张剂改善左心功能后呼吸困难症状随之好转。

3. 中毒性呼吸困难

(1)代谢性酸中毒　有引起代谢性酸中毒的基础病因;酸中毒深大呼吸。

(2)药物中毒　有药物中毒史;呼吸缓慢、变浅伴有呼吸节律异常的改变。

(3)化学毒物中毒　有化学毒物中毒史;呼吸缓慢、变浅伴有呼吸节律异常的改变。

4. 神经精神性呼吸困难

(1)神经性呼吸困难　呼吸慢而深,并常伴有呼吸节律的改变。

(2)精神性呼吸困难　呼吸快而浅,伴有叹息样呼吸或出现手足搐搦。

5. 血源性呼吸困难　呼吸浅,心率快。

（三）伴随症状

1. 发热　多见于肺炎、肺脓肿、肺结核、胸膜炎、急性心包炎等。

2. 咳嗽、咳痰　见于慢性支气管炎、支气管扩张、肺脓肿等;伴大量泡沫痰可见于有机磷中毒;伴粉红色泡沫痰见于急性左心衰竭。

3. 一侧胸痛　见于大叶性肺炎、肺栓塞、自发性气胸、急性心肌梗死等。

4. 意识障碍　见于脑出血、脑膜炎、糖尿病酮症酸中毒、尿毒症等。

（四）问诊要点

1. 病因、诱因　包括有无引起呼吸困难的基础病因和直接诱因,如心、肺疾病,肾病,意识障碍,颅脑外伤史。

2. 起病情况及特点　突然发生、缓慢发生,还是渐进发生或者有明显的时间性。

3. 伴随症状　如发热、咳嗽、咳痰、咯血、胸痛等。

4. 诊疗经过　用药情况,治疗效果,做过哪些检查(如心电图、肺功能、X 射线片、心肌酶等)。

5. 相关病史　药物过敏史,有无头痛、意识障碍、脑外伤等。

九、心悸

心悸是一种自觉心脏跳动的心慌感或不适感。心悸时,心率可快、可慢,也可有心律失常,心率和心律正常者亦可有心悸。当心率加快时感到心脏跳动不适,心率缓慢时则感到搏动有力。

（一）病因与发生机制

一般认为心脏活动过度是心悸发生的基础,常与心率及心搏出量改变有关。心悸与心律失常及存在时间长短有关,如突发阵发性心动过速,心悸往往较明显,而在慢性心律失常,如心房颤动可因逐渐适应而无明显心悸。心悸可见于心脏病者,但与心脏病不完全等同,心悸不一定有心脏病,反之心脏病患者也可不发生心悸,如无症状的冠状动脉粥样硬化性心脏病就无心悸发生。

1. 心脏搏动增强　生理性者见于:①健康人在剧烈运动或精神过度紧张时;②饮酒、喝浓茶或咖啡后;③应用某些药物,如肾上腺素、麻黄碱、咖啡因、阿托品、甲状腺片等。病理性者见于:①心室肥大,高血压性心脏病、主动脉瓣关闭不全、动脉导管未闭;②脚气性心脏病也可出现心悸。其他引起心脏搏动增强的疾病:发热、甲状腺功能亢进、贫血、低血糖症等。

2. 心律失常　心动过速(如阵发性室上性或室性心动过速);心动过缓(如Ⅱ、Ⅲ度房室传导阻滞,窦性心动过缓或病态窦房结综合征);期前收缩、心房扑动或颤动等。

3. 心脏神经症　心脏本身并无器质性病变,由自主神经功能紊乱所引起,多见于青年女性。除心悸外,临床常见心率加快、心前区或心尖部隐痛,以及疲乏、失眠、头晕、头痛、耳鸣、记忆力减退等神经衰弱表现,且在焦虑、情绪激动等情况下更易发生。

（二）临床表现

患者自觉心跳或心慌，可有撞击感、跳动感、转动感、扑动感、漏跳及停跳。当心率加快时感到心脏跳动不适，心率缓慢时则感到心脏跳动有力。常伴有头晕、晕厥、呼吸困难、胸痛、出冷汗、手足冰冷、麻木、恐惧等。部分患者可无阳性体征，部分患者有原发病的体征，或有心率异常或心律失常。当出现头重脚轻、晕厥、胸痛、新出现的不规律性心脏节律不整、休息时心率低于 45 次/min 或高于 120 次/min、有基础性心脏病、有猝死家族史者，是病情的危险信号，应特别注意。

（三）伴随症状

1. 发热　见于急性传染病、风湿热、心包炎、感染性心内膜炎等。
2. 心前区痛　见于心绞痛、心肌梗死、心包炎、心脏神经症等。
3. 晕厥或抽搐　见于重度房室传导阻滞、心室颤动或阵发性室性心动过速、病态窦房结综合征等。
4. 呼吸困难　见于急性心肌梗死、心包炎、心力衰竭、重症贫血等。
5. 贫血　见于急性失血，此时常有虚汗、脉搏微弱、血压下降或休克，慢性贫血，心悸多在劳累后较明显。
6. 消瘦及出汗　见于甲状腺功能亢进症。

（四）问诊要点

1. 发作情况　发作时间、频率、病程。
2. 伴随症状　有无心前区疼痛、发热、头晕、头痛、晕厥、抽搐、呼吸困难、消瘦及多汗、失眠、焦虑等相关症状。
3. 相关病史　有无心脏病、内分泌疾病、贫血性疾病、神经症等病史。
4. 一般情况　有无嗜好浓茶、咖啡、烟酒情况，有无精神刺激史。
5. 诊疗经过　用药情况，治疗效果，做过哪些检查（如心电图、X 射线片、心肌酶等）。

课堂互动

案例　4 月 21 日，某污水管道维修处接到某地管道泄漏的报告，派维修师傅前去维修。在污水管道维护中，走在最前面的工人忽然晕倒在地。工友将其送入医院，经询问，其工友说有闻到明显的臭鸡蛋味。医生怀疑是某气体中毒。

讨论

1. 这有可能是哪种气体引起的中毒？该气体中毒会引起何种临床表现？
2. 如果你在现场遇到中毒工人将如何抢救？常用的解毒剂是什么？

十、恶心、呕吐

恶心、呕吐是临床常见症状。一般先恶心后呕吐，但也可仅有恶心而无呕吐，或仅有呕吐而无恶心。恶心为上腹部不适和紧迫欲吐的感觉。可伴有迷走神经兴奋的症状，如皮肤苍白、流涎、出汗、血压降低及心动过缓等,常为呕吐的前奏。

（一）病因与发生机制

呕吐中枢位于延髓,它有两个功能不同的机构。一是神经反射中枢,即呕吐中枢,位于延髓外侧网状结构的背部,接受来自消化道、大脑皮质、内耳前庭、冠状动脉以及化学感受器触发带的传入冲动,直接支配呕吐的动作。二是化学感受器触发带,位于延髓第四脑室的底面,接受各种外来的化学物质或药物,如阿扑吗啡、洋地黄、吐根碱等。

呕吐过程可分3个阶段:恶心、干呕、呕吐。恶心时胃张力和蠕动减弱,十二指肠张力增强,可伴或不伴有十二指肠液反流;干呕时胃上部放松而胃窦部短暂收缩;呕吐时胃窦部持续收缩,贲门开放,腹肌收缩,腹压增加,迫使胃内容物急速而猛烈地从胃反流,经食管、口腔而排出体外。呕吐与反食不同,后者系指无恶心与呕吐的协调动作而胃内容物经食管、口腔溢出体外。引起恶心与呕吐的病因很多,按发病机制可归纳为下列几类。

1.中枢性呕吐　常见于脑炎、尿毒症、肝昏迷、癔症,重金属、一氧化碳、有机磷农药、鼠药中毒,某些抗生素,抗癌药,洋地黄,吗啡等。

2.反射性呕吐　常见于吸烟、剧咳、鼻咽部炎症、急慢性胃肠炎、消化性溃疡、功能性消化不良、急性阑尾炎、肝硬化、肝淤血、急慢性胆囊炎或胰腺炎、急性腹膜炎、心力衰竭、青光眼等。

3.前庭功能障碍　常见于晕动病、迷路炎、梅尼埃病等。

（二）临床表现

1.呕吐物性质　上消化道出血常呈咖啡色样呕吐物。带发酵、腐败气味提示胃潴留;带粪臭味提示低位小肠梗阻;无酸味者可能为贲门狭窄或贲门失弛缓症所致,不含胆汁说明梗阻平面多在十二指肠乳头以上,含多量胆汁则提示在此平面以下;含有大量酸性液体者多有胃泌素瘤或十二指肠溃疡。

2.呕吐特点　呕吐呈喷射状,急促、猛烈。进食后立刻呕吐,恶心很轻或阙如,吐后又可进食,长期反复发作而营养状态不受影响,多为神经官能性呕吐。

3.呕吐与进食的关系　进食过程中或餐后即刻呕吐,可能为幽门管溃疡或精神性呕吐;餐后1h以上呕吐称延迟性呕吐,提示胃张力下降或胃排空延迟;餐后近期呕吐,特别是集体发病者,多由食物中毒所致;餐后较久或数餐后呕吐,见于幽门梗阻,呕吐物可有隔夜宿食。

（三）伴随症状

1.头痛及喷射性呕吐者　常见于颅内高压症或青光眼。

2.腹痛、腹泻者　多见于急性胃肠炎或细菌性食物中毒、霍乱及各种原因的急性中毒。

3.右上腹痛及发热、寒战或有黄疸者　应考虑胆囊炎或胆石症。

4.眩晕、眼球震颤者　见于前庭器官疾病。

（四）问诊要点

1.病因、诱因　如体位、进食、药物、精神因素、咽部刺激等。

2.起病与症状特点　急起或缓起、有无酗酒史、晕车晕船史及以往同样的发作史、过去腹部手术史、女性患者的月经史等。症状发作频率、持续时间、严重程度等。

3.诊疗情况　是否做 X 射线钡餐、胃镜、腹部 B 超、CT、血糖、血尿素氮等检查。

4.相关病史　有无高血压、糖尿病、心脑血管疾病、有无酗酒史、有无月经史等。

十一、呕血

呕血是上消化道疾病(指屈氏韧带以上的消化道,包括食管、胃、十二指肠、肝、胆、胰疾病)或全身性疾病所致的上消化道出血,血液经口腔呕出。

(一)病因与发生机制

1.消化系统疾病

(1)食管疾病　大量呕血常由门脉高压所致的食管静脉曲张破裂所致,食管异物戳穿主动脉可造成大量呕血,并危及生命。常见于反流性食管炎、食管憩室炎、食管癌、食管异物、食管-贲门黏膜撕裂(Mallory-Weiss)综合征、食管损伤等。

(2)胃及十二指肠疾病　最常见为消化性溃疡,其次有急性糜烂出血性胃炎、胃癌、胃泌素瘤[佐林格-埃利森(Zollinger-Ellison)综合征],胃血管异常如胃恒径动脉综合征(胃 Dieulafoy 病)等亦可引起呕血。

2.消化系统　胆道结石、胆囊癌、胆管癌及壶腹癌出血均可引起大量血液流入十二指肠导致呕血。

3.全身性疾病　常见于过敏性紫癜、白血病、血友病、霍奇金病、流行性出血热、登革热、败血症、系统性红斑狼疮、皮肌炎、尿毒症、肺源性心脏病、呼吸衰竭等。

(二)临床表现

1.呕血　呕血前常有上腹不适和恶心,随后呕吐血性胃内容物。其颜色视出血量的多少及在胃内停留时间的久暂以及出血的部位而不同。出血量多、在胃内停留时间短、出血位于食管则血色鲜红或混有血凝块,或为暗红色;当出血量较少或在胃内停留时间长,则因血红蛋白与胃酸作用形成酸化正铁血红蛋白,呕吐物可呈咖啡渣样,为棕褐色。

2.便血或黑便　呕血的同时因部分血液经肠道排出体外,可形成黑便。

3.出血量　占循环血容量 10% 以下时,一般无明显临床表现;出血量占循环血容量的 10%~20% 时,可有头晕、无力等症状,多无血压、脉搏等变化;出血量达循环血容量的 20% 以上时,则有冷汗、四肢厥冷、心慌、脉搏增快等急性失血症状;若出血量在循环血容量的 30% 以上,则有神志不清、面色苍白、心率加快、脉搏细弱、血压下降、呼吸急促等急性周围循环衰竭的表现。

4.血液学改变　出血早期可无明显改变,出血 3~4 h 以后由于组织液的渗出及输液等情况,血液被稀释,血红蛋白及血细胞比容逐渐降低。

(三)伴随症状

1.上腹痛　中青年人慢性反复发作的上腹痛,具有一定周期性与节律性,多为消化性溃疡;中老年人慢性上腹痛,疼痛无明显规律性并伴有贫血、厌食、消瘦,多为胃癌。脾肿大,皮肤有蜘蛛痣、肝掌、腹壁静脉曲张或有腹水,实验室检查有肝功能障碍,提示肝性门静脉高压症;肝区疼痛、肝大、质地坚硬、表面凹凸不平或有结节,血清甲胎蛋白(AFP)

阳性者多为肝癌。黄疸、寒战、发热伴右上腹绞痛而呕血者,可能由胆道疾病引起;黄疸、发热及全身皮肤黏膜有出血倾向者,如败血症及钩端螺旋体病等。

2. 皮肤黏膜出血　常与血液疾病及凝血功能障碍性疾病有关。

3. 剧烈呕吐后继而呕血　应注意食管-贲门黏膜撕裂。酗酒史、大面积烧伤、颅脑手术、脑血管疾病和严重外伤伴呕血者,应考虑急性胃黏膜病变。

(四)问诊要点

1. 病因、诱因　有否饮食不节、大量饮酒、毒物或特殊药物摄入史。确定是否为口腔、鼻咽部出血和咯血。

2. 呕血的颜色　根据颜色推测出血的部位和速度,如食管病变出血或出血量大、出血速度快者,多为鲜红或暗红色;胃内病变或出血量小、出血速度慢者多呈咖啡色样。

3. 呕血量　可作为估计失血量的参考。

4. 一般情况　如有无口渴、头晕、黑蒙,立位时有无心悸、心率变化,有无晕厥或昏倒等。

5. 相关病史　是否有慢性上腹部疼痛、反酸、胃灼热、嗳气等消化不良病史,是否有肝病和长期药物摄入史,并注意药名、剂量及反应等。

十二、便血

便血是指消化道出血,血液由肛门排出。便血颜色可呈鲜红、暗红或黑色。少量出血不造成粪便颜色改变,须经隐血试验才能确定者,称为隐血。

(一)病因与发生机制

1. 上消化道出血　一般是呕血,伴有黑便,出血量大、速度快、出血部位较低时,可有暗红或红色血便。便血的发生机制:黏膜的炎症或溃疡、肿瘤的破溃与浸润、血管的损伤与畸形、凝血功能障碍、血液再灌注激发的一系列黏膜病变和凝血功能障碍等。

2. 下消化道出血

(1)小肠疾病　肠结核、肠伤寒、急性出血性坏死性肠炎、克罗恩(Crohn)病、钩虫病、小肠血管瘤、小肠肿瘤、空肠憩室炎或溃疡、麦克尔(Meckel)憩室炎或溃疡、肠套叠等。

(2)结肠疾病　急性细菌性痢疾、阿米巴痢疾、血吸虫病、溃疡性结肠炎、结肠癌、结肠息肉、缺血性结肠炎等。

(3)直肠肛管疾病　直肠肛管损伤、放射性直肠炎、直肠息肉、直肠癌、痔、肛裂、肛瘘等。

(4)血管病变　如血管瘤、毛细血管扩张症、血管畸形、血管退行性变、静脉曲张等。

3. 全身性疾病　白血病、血小板减少性紫癜、维生素 C 及维生素 K 缺乏症、肝病、尿毒症、流行性出血热、败血症等。

(二)临床表现

便血多为下消化道出血,可表现为急性大出血、慢性少量出血及间歇性出血。便血颜色可因出血部位不同、出血量的多少及血液在肠腔内停留时间的长短而异。如出血量多、速度快则呈鲜红色;若出血量小、速度慢,血液在肠道内停留时间较长,则可呈暗红色。粪便可全为血液或混合有粪便,也可仅黏附于粪便表面或于排便后肛门滴血。一般的隐血试验虽敏感性高,但有一定的假阳性,使用抗人血红蛋白单克隆抗体的免疫学检测,可以避免其假阳性。

(三)伴随症状

1. **发热** 常见于传染性疾病,如败血症、流行性出血热、钩端螺旋体病或部分恶性肿瘤(如肠道淋巴瘤、白血病)等。

2. **腹痛** 慢性反复上腹痛,且呈周期性与节律性,出血后疼痛减轻。见于消化性溃疡;上腹绞痛或有黄疸伴便血者,应考虑胆道出血;腹痛时排血便或脓血便,便后腹痛减轻,见于细菌性痢疾、阿米巴痢疾或溃疡性结肠炎;腹痛伴便血还见于急性出血性坏死性肠炎、肠套叠、肠系膜血栓形成或栓塞、膈疝等。

3. **腹部肿块便血伴腹部肿块者** 应考虑肠道恶性淋巴瘤、结肠癌、肠结核、肠套叠及克罗恩病等。

4. **里急后重** 即肛门坠胀感。感觉排便未净,排便频繁,但每次排便量甚少,且排便后未感轻松,提示为肛门、直肠疾病,见于痢疾、直肠炎及直肠癌。

5. **皮肤改变** 皮肤有蜘蛛痣及肝掌者,便血可能与肝硬化门脉高压有关。皮肤黏膜有毛细血管扩张,提示便血可能由遗传性毛细血管扩张症所致。

6. **全身出血倾向** 便血伴皮肤黏膜出血者,可见于急性传染性疾病及血液疾病,如重症肝炎、流行性出血热、白血病、过敏性紫癜、血友病等。

(四)问诊要点

1. **病因、诱因** 是否有饮食不节、进食生冷、辛辣刺激等。有否服药史或集体发病。便血的颜色及其与大便的关系,可以帮助推测出血的部位、速度及可能的病因。

2. **便血量** 可作为估计失血量的参考。由于粪便量的影响,需结合患者全身表现才能大致估算失血量。

3. **患者一般情况** 是否伴有头晕、眼花、心慌、出汗等,均有助于判断血容量丢失情况。

4. **相关病史** 过去有无腹泻、腹痛、肠鸣、痔、肛裂病史,有无使用抗凝药物,有无胃肠手术史等。

十三、腹痛

腹痛是临床极其常见的症状,常是患者就诊的原因。腹痛的性质和程度,既受病变性质和刺激程度的影响,也受神经和心理因素的影响。

(一)病因与发病机制

1. **病因**

(1)**急性腹痛** 腹腔器官急性炎症:急性胃炎、急性肠炎、急性胰腺炎、急性出血坏死性肠炎、急性胆囊炎、急性阑尾炎等;腹膜炎症:多由胃肠穿孔引起,少部分为自发性腹膜炎;腹壁疾病:腹壁挫伤、脓肿及腹壁皮肤带状疱疹;腹腔内血管阻塞:缺血性肠病、夹层腹主动脉瘤和门静脉血栓形成;脏器扭转或破裂:肠扭转、肠绞窄、胃肠穿孔、肠系膜或大网膜扭转、卵巢扭转、肝破裂、脾破裂,异位妊娠破裂等;空腔脏器阻塞或扩张:肠梗阻、肠套叠、胆道结石、胆道蛔虫症、泌尿系统结石梗阻等;胸腔疾病所致的腹部牵涉性痛:肺炎、肺梗死、心绞痛、心肌梗死、急性心包炎、胸膜炎、食管裂孔疝、胸椎结核等;全身性疾病所致的腹痛:腹型过敏性紫癜、糖尿病酸中毒、尿毒症、铅中毒、血卟啉病等。

(2)慢性腹痛 腹腔脏器慢性炎症:慢性胃炎、十二指肠炎、慢性胆囊炎及胆道感染、慢性胰腺炎、结核性腹膜炎、溃疡性结肠炎、克罗恩病等;消化性溃疡:胃、十二指肠溃疡;消化道运动障碍:功能性消化不良、肠易激综合征及胆道运动功能障碍等;腹腔脏器扭转或梗阻:慢性胃、肠扭转、慢性肠梗阻等;脏器包膜的牵张:肝淤血、肝炎、肝脓肿、肝癌等;中毒与代谢障碍:铅中毒、尿毒症等;肿瘤压迫及浸润:以恶性肿瘤居多,与肿瘤不断生长、压迫和侵犯感觉神经有关。

2. 发生机制 临床上不少疾病的腹痛涉及多种发生机制,如阑尾炎早期疼痛在脐周或上腹部,常有恶心、呕吐,为内脏性疼痛。随着疾病的发展,持续而强烈的炎症刺激影响相应脊髓节段的躯体传入纤维,出现牵涉痛,疼痛转移至右下腹麦氏(McBurney)点;当炎症进一步发展波及腹膜壁层,则出现躯体性疼痛,程度剧烈,伴以压痛、肌紧张及反跳痛。腹痛的机制可分为 3 种,即内脏性腹痛、躯体性腹痛和牵涉痛。

(1)内脏性腹痛 腹内某一器官的痛觉信号由交感神经传入脊髓引起,其疼痛特点为:①疼痛部位不确切,接近腹中线;②疼痛感觉模糊,多为痉挛、不适、钝痛、灼痛;③常伴恶心、呕吐、出汗等其他自主神经兴奋症状。

(2)躯体性腹痛 是由来自腹膜壁层及腹壁的痛觉信号,经体神经传至脊神经根,反映到相应脊髓节段所支配的皮肤所引起。其特点是:①定位准确,可在腹部一侧;②程度剧烈而持续;③可有局部腹肌强直;④腹痛可因咳嗽、体位变化而加重。

(3)牵涉痛 指内脏性疼痛牵涉身体体表部位,即内脏痛觉信号传至相应脊髓节段,引起该节段支配的体表部位疼痛。特点是定位明确,疼痛剧烈,有压痛、肌紧张及感觉过敏等。

(二)临床表现

1. 腹痛部位 一般腹痛部位多为病变所在部位。了解神经分布与腹部脏器的关系可帮助疾病的定位诊断(表2-4-4)。

表 2-4-4 内脏神经分布

部位	传入神经	相应的脊髓节段	体表感应部位
胃	内脏大神经	胸脊节 6～10	上腹部
小肠	内脏大神经	胸脊节 7～10	脐部
升结肠	腰交感神经与主动脉前神经丛	胸脊节 12 与腰脊节(胸脊节 11)	下腹部与耻骨上区
乙状结肠与直肠	骨盆神经及其神经丛	骶脊节 1～4	会阴部与肛门区
肝与胆囊	内脏大神经	胸脊节 7～10	右上腹及右肩胛

续表 2-4-4

部位	传入神经	相应的脊髓节段	体表感应部位
肾与输尿管	内脏最下神经及脊神经丛	胸脊节 12,腰脊节 1、2	腰部与腹股沟部
膀胱底	上腹下神经丛	胸脊节 11、12,腰脊节 1	耻骨上区及下背部
膀胱颈	骨盆神经及其神经丛	骶脊节 2～4	会阴部及阴茎
子宫底	上腹下神经丛	胸脊节 11、12,腰脊节 1	耻骨上区及背部
子宫颈	骨盆神经及其神经丛	骶脊节 2～4	会阴部

2.**诱发因素** 胆囊炎或胆石症发作前常有进食油腻食物史,急性胰腺炎发作前则常有酗酒、暴饮暴食史,部分机械性肠梗阻多与腹部手术有关,腹部受暴力作用引起的剧痛并有休克者,可能是肝、脾破裂所致。

3.**腹痛性质和程度的临床意义** 腹痛的性质和程度与病变性质密切相关。中上腹突发剧烈刀割样痛、烧灼样痛,例如胃、十二指肠溃疡穿孔;中上腹持续性隐痛,例如慢性胃炎及胃、十二指肠溃疡;上腹部持续性钝痛或刀割样疼痛呈阵发性加剧,例如急性胰腺炎;阵发性剧烈绞痛,患者辗转不安,例如胆石症或泌尿系统结石;阵发性剑突下钻顶样疼痛,例如胆道蛔虫症;持续性、广泛性剧痛伴腹壁肌紧张或板样强直,如急性弥漫性腹膜炎;隐痛或钝痛,多为内脏性疼痛,多由胃肠张力变化或轻度炎症引起;胀痛,考虑为实质脏器包膜牵张所致。临床常见有肠绞痛、胆绞痛、肾绞痛,鉴别要点见表2-4-5。

表 2-4-5 3种绞痛鉴别要点

类别	疼痛的部位	其他特点
肠绞痛	多位于脐周、下腹部	常伴有恶心、呕吐、腹泻、便秘、肠鸣音亢进等
胆绞痛	位于右上腹,放射至右背与右肩胛	常有黄疸、发热,肝可触及或墨菲(Murphy)征阳性
肾绞痛	位于腰部并向下放射,达腹股沟、外生殖器及大腿内侧	常有尿频、尿急,小便含蛋白质、红细胞等

4.**疼痛与发作时间或体位** 临床常见疾病疼痛的发作与时间或体位有关。餐后痛常见于胆胰疾病、胃部肿瘤或消化不良;周期性、节律性上腹痛常见于胃、十二指肠溃疡,子宫内膜异位者腹痛与月经来潮相关;左侧卧位可使疼痛减轻常见于胃黏膜脱垂;膝胸或俯卧位可使症状缓解常见于十二指肠淤滞症;仰卧位时疼痛明显,前倾位或俯卧位时减轻,常见于胰腺癌;躯体前屈时明显,直立位时减轻,常见于反流性食管炎。

(三)伴随症状

1.**发热、寒战** 考虑有炎症存在,常见于急性胆道感染、胆囊炎、肝脓肿、腹腔脓肿,也可见于腹腔外感染性疾病。

2. 黄疸　考虑与肝、胆、胰疾病有关。急性溶血性贫血也可出现腹痛与黄疸。

3. 呕吐、反酸、腹泻　提示食管、胃肠病变,呕吐量大提示胃肠道梗阻;伴反酸、嗳气者提示胃、十二指肠溃疡或胃炎;伴腹泻者提示消化吸收障碍或肠道炎症、溃疡或肿瘤。

4. 血尿　可能为泌尿系疾病(如泌尿系结石)所致。

5. 休克　腹痛有贫血者可能是腹腔脏器破裂(如肝、脾或异位妊娠破裂);无贫血者则见于胃肠穿孔、绞窄性肠梗阻、肠扭转、急性出血坏死性胰腺炎等。腹腔外疾病如心肌梗死、肺炎也可有腹痛与休克,应特别警惕。

(四)问诊要点

1. 病因、诱因　有无饮食、外科手术等诱因,急性起病者要特别注意各种急腹症的鉴别,因其涉及内、外科处理的方向,应仔细询问、寻找诊断线索。缓慢起病者涉及功能性与器质性及良性与恶性疾病的区别,除注意病因、诱因外,应特别注意缓解因素。

2. 腹痛的部位与时间　腹痛的部位多代表疾病部位,对牵涉痛的理解更有助于判断疾病的部位和性质。特别是与进食、活动、体位的关系,如前文所述。饥饿性疼痛,进食后缓解,多考虑高酸分泌性胃病,如十二指肠溃疡。

3. 相关病史　幼儿常见原因有先天畸形、肠套叠、蛔虫病等;青壮年以急性阑尾炎、胰腺炎、消化性溃疡等多见;中老年以胆囊炎、胆石症、恶性肿瘤、心血管疾病多见;育龄期妇女要考虑卵巢囊肿扭转、宫外孕等;有长期铅接触史者要考虑铅中毒;有消化性溃疡病史要考虑溃疡复发或穿孔;有心血管意外史要考虑血管栓塞。

十四、腹泻

腹泻指排便次数增多,粪质稀薄,或带有黏液、脓血或未消化的食物。每天 3 次以上,或每天粪便总量大于 200 g 液状便,其中粪便含水量大于 80% ,则可认为是腹泻。

(一)病因与发生机制

当某些病因引起胃肠分泌增多、吸收障碍或肠道蠕动亢进时,均可致腹泻。排便次数因人而异,每天 2~3 次或每 2~3 天 1 次等,每天因排便排出的水分为 100~200 mL。腹泻可分为急性腹泻与慢性腹泻。

1. 急性腹泻　常见于肠道疾病:克罗恩病或溃疡性结肠炎急性发作、急性缺血性肠病、抗生素相关性小肠、结肠炎等;急性中毒:食用毒蕈、桐油、河豚、鱼胆及化学药物如砷、磷、铅、汞等;全身性感染:败血症、伤寒或副伤寒、钩端螺旋体病等;变态反应性疾病:变态反应性肠炎、过敏性紫癜;内分泌疾病:肾上腺皮质功能减退危象、甲状腺功能亢进危象。

2. 慢性腹泻　分为消化系统疾病和全身性疾病。消化系统疾病常见于胃部疾病,如慢性萎缩性胃炎、胃大部切除后胃酸缺乏等;肠道感染,如肠结核、慢性细菌性痢疾、慢性阿米巴痢疾、血吸虫病、肠鞭毛原虫病、钩虫病、绦虫病等;肠道非感染性病变,如克罗恩病、溃疡性结肠炎、结肠多发性息肉、吸收不良综合征等;肠道肿瘤,如结肠绒毛状腺瘤、肠道恶性肿瘤;胰腺疾病,如慢性胰腺炎、胰腺癌、胰腺切除术后等;肝胆疾病,如肝硬化、胆汁瘀积性黄疸、慢性胆囊炎与胆石症。全身性疾病常见于内分泌及代谢障碍疾病,如甲状腺功能亢进、肾上腺皮质功能减退、胃泌素瘤、胰性霍乱综合征、类癌综合征及糖尿病性肠病;药物副作用,如利血平、甲状腺素、洋地黄类药物、消胆胺等。

(二)临床表现

1.急性腹泻　起病骤然,病程较短,多为感染或食物中毒所致。急性感染性腹泻常有不洁饮食史,于进食后24 h内发病,每天排便数次甚至数十次。多呈糊状或水样便,少数为脓血便。急性腹泻常有腹痛,尤以感染性腹泻较为明显。小肠疾病的腹泻疼痛常在脐周,便后腹痛缓解不明显。结肠病变疼痛多在下腹,便后疼痛常可缓解。分泌性腹泻往往无明显腹痛。

2.慢性腹泻　起病缓慢,病程较长,多见于慢性感染、非特异性炎症、吸收不良、消化功能障碍、肠道肿瘤或神经功能紊乱等。慢性腹泻表现为每天排便次数增多,可为稀便,亦可带黏液、脓血,见于慢性痢疾、炎症性肠病及结肠、直肠癌等。阿米巴痢疾的粪便呈暗红色或果酱样。粪便中带黏液而无病理成分者,常见于肠易激综合征。

(三)伴随症状

1.发热　急性细菌性痢疾、伤寒或副伤寒、肠结核、肠道恶性淋巴瘤、克罗恩病、溃疡性结肠炎急性发作期、败血症等。

2.里急后重　结肠直肠为主,如痢疾、直肠炎、直肠肿瘤等。

3.皮疹或皮下出血　败血症、伤寒或副伤寒、麻疹、过敏性紫癜、糙皮病等。

4.腹部包块　胃肠道恶性肿瘤、肠结核、克罗恩病及血吸虫性肉芽肿。

5.明显消瘦　胃肠道恶性肿瘤、肠结核及吸收不良综合征。

6.重度失水者　霍乱、细菌性食物中毒或尿毒症等。

7.关节痛或关节肿胀　克罗恩病、溃疡性结肠炎、系统性红斑狼疮、肠结核等。

(四)问诊要点

1.病因、诱因　是否有不洁饮食、旅行、聚餐等病史,是否与摄入脂肪餐有关或与紧张、焦虑有关。腹泻的次数及大便量有助于判断腹泻的类型及病变的部位,分泌性腹泻粪便量常超过每天1 L,而渗出性腹泻粪便远少于此量。次数多而量少,多与直肠刺激有关。

2.腹泻特点　腹泻加重、缓解的因素,如与进食油腻食物的关系及抗生素使用史等。除仔细观察大便性状外,配合大便常规检查,可大致区分感染与非感染、炎症渗出性与分泌性、动力性腹泻。大便奇臭多有消化吸收障碍,无臭多为分泌性水泻。

3.相关情况变化　功能性腹泻、下段结肠病变对患者一般情况影响较小,而器质性疾病(如炎症、肿瘤、肝胆胰疾病)、小肠病变对混杂影响则较大。

4.相关病史　了解上述情况对诊断食物中毒、流行病、地方病及遗传病具有重要价值。

课堂互动

案例　患儿,男,1岁,发热、呕吐、腹泻3 d,3 d前开始发热39 ℃,起病半天,即开始吐泻,每日约呕吐3～5次,为胃内容物,非喷射性,大便10余次/d,

为黄色稀水便,蛋花汤样,无黏液及脓血,无特殊臭味,偶有轻咳。发病后食欲差,2 d 来尿少,10 h 来无尿,曾用新霉素治疗好转。既往常有夜惊。

查体:T 38.3 ℃,P 138 次/min,R 40 次/min,BP 80/50 mmHg,体重 9 kg,身长 75 cm。急症病容,面色发灰,精神萎靡,烦躁,全身皮肤无黄染,未见皮疹,皮肤弹性差,右颈部可触及黄豆大小淋巴结 1 个,轻度方颅,前囟 1 cm×1 cm,明显凹陷,肋串珠(+),心率 138 次/min,律齐,心音低钝,肺(−),腹稍胀,肝肋下 1 cm,肠鸣音存在。眼窝明显凹陷,哭无泪。肢端凉,皮肤略发花,呼吸深、急促,口唇樱桃红,牙 3 枚,神经系统检查无异常。化验:血 Hb 110 g/L,WBC 8.6×10^9/L,PLT 250×10^9/L,大便常规偶见白细胞。

讨论

1. 该患者被诊断为什么疾病?诊断依据是什么?

2. 面对无法主诉的孩童应该如何应对?

十五、便秘

便秘是指大便次数减少或排便困难、粪便干结,一般每周少于 3 次。便秘多长期持续存在,症状扰人,影响生活质量。

(一)病因与发生机制

1. 功能性便秘

(1)进食量少或食物缺乏纤维素或水分不足,对结肠运动的刺激减少。

(2)工作紧张、生活节奏过快、工作性质和时间变化、精神因素等忽视或抑制便秘。

(3)肠易激综合征,系由结肠及乙状结肠痉挛引起,部分患者可表现为便秘与腹泻交替。

(4)老年人体弱,活动过少,肠痉挛导致排便困难。

(5)腹肌及盆腔肌张力不足,排便推动力不足,难以将粪便排出体外。

(6)滥用泻药,形成药物依赖,造成便秘。

2. 器质性便秘

(1)直肠与肛门病变引起肛门括约肌痉挛、排便疼痛造成惧怕排便,如痔疮、肛裂、肛周脓肿和溃疡、直肠炎等。

(2)局部病变导致排便无力,如大量腹水、膈肌麻痹、系统性硬化症、肌营养不良等。

(3)结肠良恶性肿瘤、先天性巨结肠症。各种原因引起的肠粘连、肠扭转、肠套叠等。

(4)腹腔或盆腔内肿瘤的压迫,如子宫肌瘤。

(5)全身性疾病使肠肌松弛、排便无力,如尿毒症、糖尿病、甲状腺功能低下、脑血管意外、截瘫、多发性硬化、皮肌炎等。

(6)血卟啉病及铅中毒引起肠肌痉挛,亦可导致便秘。

(7)应用吗啡类药、抗胆碱能药、钙通道阻滞剂、镇静剂、抗抑郁药等使肠肌松弛引起便秘。

(二)临床表现

急性便秘患者多有腹痛、腹胀,甚至恶心、呕吐,多见于各种原因的肠梗阻;慢性便秘多无特殊表现,部分患者诉口苦、食欲减退、腹胀、下腹不适或有头晕、头痛、疲乏等神经功能症状,但一般不重。

(三)伴随症状

1.呕吐、腹胀、肠绞痛等　引起肠梗阻。

2.腹部包块　应注意结肠肿瘤(注意勿将左下腹痉挛的乙状结肠或其内之粪便块误诊为肿瘤)、肠结核及克罗恩病。

3.便秘与腹泻交替者　应注意肠结核、溃疡性结肠炎、肠易激综合征。

4.生活环境改变、精神紧张　出现便秘,多为功能性便秘。

(四)问诊要点

1.病因、诱因　询问便秘的起病与病程、持续或间歇发作、是否因精神紧张、工作压力诱发。询问患者大便的性状、频度、排便量、排便是否费力,以确定是否便秘。

2.相关信息　了解患者年龄、职业、生活习惯、食物是否含足量纤维素、有无偏食等。

3.既往病史　询问其他疾病情况,如代谢性疾病、内分泌病、慢性铅中毒等。有无服用引起便秘的药物史,如吗啡、鸦片制剂、可待因、肠道吸收剂等。询问是否长期服用泻药,药物种类及疗程,是否有腹部、盆腔手术史。

十六、黄疸

黄疸是由于血清中胆红素升高致使皮肤、黏膜和巩膜黄染。正常血清总胆红素为 $1.7 \sim 17.1 \ \mu mol/L(0.1 \sim 1 \ mg/dL)$。当胆红素在 $17.1 \sim 34.2 \ \mu mol/L$ $(1 \sim 2 \ mg/dL)$,临床不易察觉,称为隐性黄疸;超过 $34.2 \ \mu mol/L(2 \ mg/dL)$ 时为显性黄疸。引起黄疸的疾病很多,发生机制各异,全面理解胆红素代谢过程对黄疸的鉴别诊断有重要意义。

(一)病因与发生机制

1.溶血性黄疸　由于大量红细胞的破坏,形成大量的非结合胆红素,超过肝细胞的摄取、结合、转化与排泄能力。另一方面,由于溶血造成的贫血、缺氧和红细胞破坏产物的毒性作用,削弱了肝细胞对胆红素的代谢功能,使非结合胆红素在血中潴留,超过正常水平而出现黄疸。主要包括下面几种:先天性溶血性贫血黄疸常见于海洋性贫血、遗传性球形红细胞增多症;血红蛋白异常症多见于镰状细胞贫血、珠蛋白生成障碍性贫血;新生儿溶血性黄疸多见于不同血型输血后的溶血;红细胞膜异常多见于遗传性球形红细胞增多症、遗传性椭圆形红细胞增多症、阵发性睡眠性血红蛋白尿症(PNH)。

2.肝细胞性黄疸　肝细胞的损伤致肝细胞对胆红素的摄取、结合功能降低,因而血中的非结合胆红素(UCB)增加。而未受损的肝细胞仍能将部分 UCB 转变为结合胆红素(CB)。CB 部分仍经毛细胆管从胆道排泄,另一部分则由于毛细胆管和胆小管因肝细胞肿胀压迫,炎性细胞浸润或胆栓的阻塞使胆汁排泄受阻而反流入血液循环中,致血中 CB 亦增加而出现黄疸。主要的急性肝炎有:①病毒性肝炎、巨细胞病毒肝炎、腺病毒肝炎、传染性单核细胞增多症等;②细菌性肝炎;③先天性梅毒;④弓形虫病;⑤慢性肝炎和肝硬化,慢性乙型病毒性肝炎、慢性丙型病毒性肝炎、肝炎后肝硬化;⑥其他,心源性黄疸、钩端螺旋体病、药物性肝炎、乙醇性肝炎、自身免疫性肝炎。

3. 胆汁瘀积性黄疸 由于胆道阻塞,阻塞上方的压力升高,胆管扩张,最后导致小胆管与毛细胆管破裂,胆汁中的胆红素反流入血。肝内胆汁瘀积有些并非由机械因素引起,而是由于胆汁分泌功能障碍、毛细胆管的通透性增加,胆汁浓缩而流量减少,导致胆道内胆盐沉淀与胆栓形成。主要分为以下几种。①肝内性。阻塞性胆汁瘀积:肝内泥沙样结石、癌栓、寄生虫病;肝内胆汁瘀积:毛细胆管型病毒性肝炎、药物性胆汁瘀积、原发性胆汁性肝硬化、妊娠期复发性黄疸。②肝外性。炎症性:急性胆囊炎、胰腺炎、胆结石;肿瘤性:胆囊癌、胆管癌、胰腺癌、肝癌、胆管周围淋巴结肿大(淋巴瘤、白血病、淋巴肉芽肿)。③先天性:先天性胆管闭锁症、先天性胆道扩张症。④其他:肠蛔虫症、十二指肠憩室、良性胆管狭窄。

(二)临床表现

1. 溶血性黄疸 一般黄疸为轻度,呈浅柠檬色,不伴皮肤瘙痒,其他症状主要为原发病的表现。急性溶血时可有发热、寒战、头痛、呕吐、腰痛,并有不同程度的贫血和血红蛋白尿(尿呈酱油或茶色),严重者可有急性肾功能衰竭;慢性溶血多为先天性,除伴贫血外尚有脾肿大。实验室检查:血清 TB 增加,以 UCB 为主,CB 基本正常。由于血中 UCB 增加,故 CB 形成也代偿性增加,从胆道排至肠道也增加,致尿胆原增加,粪胆原随之增加,粪色加深。肠内的尿胆原增加,重吸收至肝内者也增加。由于缺氧及毒素作用,肝处理增多尿胆原的能力降低,致血中尿胆原增加,并从肾排出,故尿中尿胆原增加,但无胆红素。急性溶血性黄疸尿中有血红蛋白排出,隐血试验阳性。血液检查除贫血外,尚有网织红细胞增加、骨髓红细胞系列增生旺盛等。

2. 肝细胞性黄疸 皮肤、黏膜浅黄至深黄色,可伴有轻度皮肤瘙痒,其他为肝原发病的表现,如疲乏、食欲减退,严重者可有出血倾向、腹水、昏迷等。实验室检查:血中 CB 与 UCB 均增加,黄疸型肝炎时,CB 增加幅度多高于 UCB。尿中 CB 定性试验阳性,而尿胆原可因肝功能障碍而增高。

3. 胆汁瘀积性黄疸 皮肤呈暗黄色,完全阻塞者颜色更深,甚至呈黄绿色,并有皮肤瘙痒及心动过速,尿色深,粪便颜色变浅或呈白陶土色。实验室检查:血清 CU 增加,尿胆红素试验阳性,因肠肝循环途径被阻断,故尿胆原及粪胆素减少或阙如,血清碱性磷酸酶及总胆固醇增高。

4. 先天性非溶血性黄疸 临床表现为吉尔伯特(Gilbert)综合征、杜宾-约翰逊(Dubin-Johnson)综合征、克里格勒-纳贾尔(Crigler-Najjar)综合征、Rotor 综合征。

溶血性黄疸、肝细胞性黄疸、胆汁瘀积性黄疸实验室检查结果鉴别,见表 2-4-6。

表 2-4-6 3种类型黄疸实验室检查鉴别

项目	溶血性	肝细胞性	胆汁瘀积性
TB	增加	增加	增加
CB	正常	增加	明显增加
CB/TB	<15%～20%	>30%～40%	>60%
尿胆红素	-	+	++
尿胆原	增加	轻度增加	减少或消失
ALT、AST	正常	明显增高	可增高
ALP	正常	增高	明显增高
GGT	正常	增高	明显增高
对维生素 K 反应	无	差	好
胆固醇	正常	轻度增加或降低	明显增加
血浆蛋白	正常	白蛋白降低，球蛋白升高	正常

（三）辅助检查

1.X 射线检查　腹部平片可发现胆道结石、胰腺钙化等。胆道造影可发现胆管结石,并可判断胆囊收缩功能及胆管有无异常。

2.上腹部 CT 扫描　对显示肝、胆、胰等病变及鉴别引起黄疸的疾病较有帮助。

3.磁共振成像(MRI)　对肝的良、恶性肿瘤的鉴别优于 CT,诊断胆管扩张不比 CT 优越,但诊断胆石相当敏感。

4.B 超检查　对肝的大小、形态、肝内有无占位性病变、胆囊大小及胆道系统有无结石及扩张、脾有无肿大、胰腺有无病变等有较大的帮助。

5.放射性核素　检查应用[198]金或[99m]锝肝扫描可了解肝有无占位性病变,用[131]碘玫瑰红扫描,对鉴别肝外阻塞性黄疸与肝细胞性黄疸有一定的帮助。

6.肝穿刺活检及腹腔镜检查　对疑难黄疸病例的诊断有重要的帮助。但肝穿刺活检用于胆汁瘀积性黄疸时,可发生胆汁外溢造成腹膜炎。伴肝功能不良者,亦可因凝血机制障碍而导致内出血,故应慎重考虑指征。

（四）伴随症状

1.寒战高热　见于急性胆管炎、肝脓肿、败血症、大叶性肺炎。

2.上腹剧烈疼痛　见于胆道结石、肝脓肿或胆道蛔虫病。持续性右上腹钝痛或胀痛可见于病毒性肝炎、肝脓肿或原发性肝癌。

3.肝大　见于病毒性肝炎、急性胆道感染或胆道阻塞。明显肿大,质地坚硬,表面凹凸不平有结节者,见于原发或继发性肝癌。肝大不明显,而质地较硬、边缘不整,表面有小结节者见于肝硬化。

4.胆囊肿大　提示胆总管有梗阻,常见于胰头癌、胆总管癌、胆总管结石等。

5. **脾大**　见于病毒性肝炎、肝硬化、各种原因引起的溶血性贫血及淋巴瘤等。

6. **腹水**　见于重症肝炎、肝硬化失代偿期、肝癌等。

（五）问诊要点

1. **病因、诱因**　有无群集发病、感染、外出旅游,有无不洁饮食、滥服用药物,有无长期酗酒。

2. **起病情况与特点**　起病缓急,仔细检查巩膜有无黄染及尿色有无改变,黄疸的时间与波动情况。

3. **一般情况**　饮食习惯、睡眠、大小便情况等。

4. **诊疗过程**　就诊情况、检查结果等,如血常规、尿常规、肝肾功能、B超等。

5. **相关病史**　有无群集发病、外出旅游史、药物使用史,有无长期酗酒或肝病史。

十七、腰背痛

腰背痛是常见的临床症状之一。全身或局部病变均可引起腰背痛,其中局部病变占多数,可能与腰背部长期负重,其结构易于损伤有关。邻近器官病变波及或放射性腰背痛也极为常见。

（一）病因与发生机制

腰背痛的病因复杂多样,可分为6大类:外伤性、炎症性、退行性、先天性、肿瘤性、代谢性。①外伤性分为急性损伤与慢性损伤。急性损伤因各种直接或间接暴力、肌肉拉力所致的腰椎骨折、脱位或腰肌软组织损伤,见于腰椎骨折、脱位等。慢性损伤因长期不良体位,劳动姿势,搬运重物等,见于软组织损伤、慢性积累性损伤。②炎症性分为感染性与无菌性。感染性可见于结核菌、化脓菌或伤寒菌对腰部及软组织的侵犯形成感染性炎症。无菌性见于寒冷、潮湿、变态反应和重手法推拿,可引起骨及软组织炎症,导致骨膜、韧带、筋膜和肌纤维的渗出,肿胀变性。③退行性见于腰椎滑脱和移位、椎间盘突出症。④先天性见于隐性脊柱裂、腰椎骶化或骶椎腰化、椎管狭窄和椎体畸形。⑤肿瘤性见于原发性或继发性骨肿瘤。⑥代谢性见于甲状旁腺功能亢进症、骨质疏松、骨软化症。

腰背部的组织,自外向内包括皮肤、皮下组织、肌肉、韧带、脊椎、肋骨和脊髓。腰背痛的病因按解剖部位可分为4大类:脊椎、脊柱旁软组织、脊神经根、内脏。①脊椎常见于脊椎骨折、椎间盘突出、增生性脊柱炎、感染性脊柱炎、脊椎肿瘤、先天性畸形等。②脊柱旁软组织常见于腰肌劳损、腰肌纤维组织炎、风湿性多肌炎。③脊神经根常见于脊髓压迫症、急性脊髓炎、腰骶神经炎、颈椎炎。④内脏常见于肺胸膜病变、肾及输尿管结石、炎症、盆腔、直肠、前列腺及子宫附件炎症。

（二）临床表现

1. **脊椎病变**　椎间盘突出,青壮年多见,以腰4~骶1易发。常有搬重物或扭伤史,可突发和缓慢发病。主要表现为腰痛和坐骨神经痛,二者可同时或单独存在。有时候疼痛剧烈,咳嗽、喷嚏时疼痛加重,卧床休息时缓解。可有下肢麻木,冷感或间歇跛行。脊椎骨折有明显的外伤史,骨折部有压痛和叩击痛,脊椎可能有后突或侧突畸形,并有活动障碍。增生性脊柱炎多见于50岁以上患者,晨起时感腰痛、酸胀、僵直而活动不便,活动腰部后疼痛减轻,但过多活动后腰痛又加重。疼痛以傍晚时明显。平卧可缓解,疼痛不剧烈,敲打腰部有舒适感,腰椎无明显压痛。脊椎肿瘤、前列腺癌、甲状腺癌和乳腺癌等转移或多发性骨髓瘤累及脊椎。其表现为顽固性腰背痛,剧烈而持续,休息和药物均难缓解,并有放射性神经根痛。

2. 脊柱旁组织病变 腰肌劳损常因腰扭伤治疗不彻底或累积性损伤,患者自觉腰骶部酸痛、钝痛,休息时缓解,劳累后加重。弯腰工作时疼痛明显,伸腰或叩击腰部时可缓解疼痛。腰肌纤维组织炎常因寒冷、潮湿、慢性劳损所致腰背部筋膜及肌肉组织水肿,纤维变性。患者大多感腰背部弥漫性疼痛,以腰椎两旁肌肉及髂嵴上方为主,晨起时加重,活动数分钟后好转,但活动过多疼痛又加重。轻叩腰部则疼痛缓解。

3. 脊神经根病变 脊髓压迫症、蛛网膜下腔出血、腰骶神经根炎等,患者常感觉颈背痛或腰痛,疼痛剧烈,呈烧灼样或绞榨样痛,脊柱活动、咳嗽、喷嚏时加重。有一定定位性疼痛,并可有感觉障碍。

4. 内脏疾病 肾盂肾炎腰痛较鲜明,叩痛较明显;肾脓肿多为单侧腰痛,常伴有局部肌紧张和压痛;肾结石多为绞痛,叩痛剧烈。男性前列腺炎和前列腺癌常引起下腰骶部疼痛,伴有尿频、尿急、排尿困难;女性慢性附件炎、宫颈炎、子宫脱垂和盆腔炎可引起腰骶部疼痛,且伴有下腹坠胀感和盆腔压痛。

5. 消化系统疾病 胃、十二指肠溃疡,后壁慢性穿孔时直接累及脊柱周围组织,引起腰背肌肉痉挛出现疼痛;急性胰腺炎,常有左侧腰背部放射痛;溃疡性结肠炎和克罗恩病于消化道功能紊乱的同时,常伴有下腰痛。

6. 呼吸系统疾病 胸膜炎、肺结核和肺癌等可引起后胸部和侧胸肩胛部疼痛。背痛的同时常伴有呼吸系统症状及体征,胸膜病变时常在深呼吸时加重,而脊柱本身无病变、无压痛、运动不受限。

(三)伴随症状

1. 脊柱畸形 自幼有畸形多为先天性脊柱疾病所致;外伤后畸形则多由脊柱骨折、错位所致;缓慢起病者见于脊柱结核和强直性脊柱炎。

2. 活动受限 见于脊柱外伤、强直性脊柱炎、腰背部软组织急性扭伤。

3. 尿频、尿急、尿不尽 见于尿路感染、前列腺炎或前列腺肥大;腰背剧痛伴血尿,见于肾或输尿管结石。

4. 嗳气、反酸、上腹胀痛 见于胃、十二指肠溃疡或胰腺病变;腰痛伴腹泻、便秘见于溃疡性结肠炎或克罗恩病。

5. 长期低热 见于脊柱结核,类风湿性关节炎;伴高热者见于化脓性脊柱炎和椎旁脓肿。

6. 月经异常、痛经、白带过多 见于宫颈炎、盆腔炎、卵巢及附件炎症或肿瘤。

(四)问诊要点

1. 病因、诱因 有无劳累和活动过多、是否长期在潮湿阴冷的环境中。

2. 起病时间与缓急 外伤或感染患者可准确说出疼痛时间,慢性累积性腰部损伤,仅能述说大概时间;疼痛出现的缓急因不同疾病而异,腰背部外伤、脏器急性病变,如肾结石、胆道胰腺疾病起病急骤;腰椎结核、腰肌劳损等起病缓慢。

3.疼痛性质与部位　腰椎骨折和腰肌急性扭伤多为锐痛,化脓性炎症呈跳痛,腰肌陈旧性损伤为胀痛,肾结石则感腰部绞痛。颈胸背部疼痛应考虑是否因胸膜肺部病变所致;中腰背部疼痛应考虑胃肠、胰腺及泌尿系统疾病;腰骶疼痛则应注意前列腺、子宫、子宫附件等病变。

4.伴随症状　除腰背痛外,是否有相应脏器病变的症状。

5.职业特点　翻砂工、搬运工、井下工作的掘矿工人,因搬运负重、弯腰工作及潮湿环境工作;从事某些体育项目,如排球、体操、举重、柔道。

十八、关节痛

关节痛是关节疾病最常见的症状。关节痛根据不同病因及病程可分为急性和慢性。急性关节痛以关节及其周围组织的炎性反应为主,慢性关节痛则以关节囊肥厚及骨质增生为主。

(一)病因与发生机制

1.病因　常见于结缔组织病,如类风湿关节炎、系统性红斑狼疮;强直性脊柱炎、赖特综合征、化脓性关节炎、结核性关节炎、感染性关节炎;神经病变,如神经根炎、椎管狭窄等;代谢和内分泌疾病,如痛风、甲状腺功能亢进症;肿瘤,如骨软骨瘤、骨巨细胞瘤、骨肉瘤、骨转移瘤;骨和关节疾病,如骨质疏松、骨软化症、增生性骨关节病、椎间盘病变等;其他疾病,如外伤、血友病、药物诱发的风湿性综合征、假性关节痛等。

2.发生机制　常见于关节结构破坏,如关节结构受损刺激受损部位的神经,如骨折、关节内软骨和韧带损伤等;炎症介质,如任何损伤可刺激机体产生炎症介质,如组胺、前列腺素等,使关节及其周围组织发生变性、渗出及增生等改变,使关节局部出现红、肿、热、痛和功能障碍;感染,如葡萄球菌、肺炎球菌等直接造成关节损伤而引起疼痛免疫反应;免疫反应,如多种感染和一些不明原因的自身免疫性疾病,在体内产生多种自身抗体和细胞因子,通过免疫反应,引起关节滑膜、软骨、韧带和肌肉附着点等部位的炎症。

(二)临床表现

1.疼痛部位　好发于髋关节和脊柱关节的关节痛多见于结核性关节炎;多发于指(趾)关节的关节痛多见于类风湿关节炎;　指和第一跖趾关节红、肿、热、痛多见于痛风。

2.发病时间　外伤性、化脓性关节炎常有明显的发病时间;而系统性红斑狼疮、代谢性骨病等引起的关节疼痛常反复发作,但疼痛并不剧烈,难以确定准确的发病时间。

3.疼痛诱因　常因气候变冷、潮湿而发病的关节痛,多见于风湿性关节炎;常在饮酒或高嘌呤饮食后诱发的关节痛,多见于痛风。

4.疼痛出现的急缓程度及性质　常急剧发病,疼痛剧烈,呈烧灼样、切割样疼痛或跳痛的关节痛多见于急性外伤、化脓性关节炎及痛风;发病缓慢、疼痛比较轻、常表现为酸痛或胀痛的关节痛多见于系统性红斑狼疮、类风湿关节炎、增生性骨关节病等。

5.职业与居住环境　长期的重体力劳动者,如翻砂工、搬运工等,以及从事某些体育项目,如球类、体操、柔道、摔跤、举重运动员容易患关节痛;工作和居住在潮湿寒冷环境中的相关人员,关节痛患病率明显升高。

(三)伴随症状

1. 高热畏寒、局部红肿灼热　见于化脓性关节炎。
2. 低热、乏力、盗汗、消瘦、纳差　见于结核性关节炎。
3. 有血尿酸升高同时有局部红肿灼热　见于痛风。
4. 有皮肤红斑、光过敏、低热和多器官损伤　见于系统性红斑狼疮。
5. 有皮肤紫癜、腹痛、腹泻　见于关节受累型过敏性紫癜。

(四)问诊要点

1. 病因、诱因　风湿性关节炎常因气候变冷、潮湿而发病;痛风常在饮酒或高嘌呤饮食后诱发;增生性关节炎常在关节过度负重,活动过多时诱发疼痛。

2. 关节疼痛时间与疼痛部位　反复发作的慢性关节疼痛,疼痛不剧烈,而以其他器官受累症状为主,如系统性红斑狼疮、代谢性骨病等常难以陈述确切的起病时间。结核性关节炎多见于髋关节和脊椎;指、趾关节痛多见于类风湿关节炎。

3. 疼痛缓急程度及性质　急性外伤、化脓性关节炎及痛风起病急剧,疼痛剧烈,呈烧灼切割样疼痛或跳痛;系统性红斑狼疮、类风湿关节炎、增生性骨关节病等起病缓慢,疼痛程度较轻,呈酸痛、胀痛。

4. 伴随症状　包括局部症状如红肿灼热、功能障碍和肌肉萎缩,并询问有何全身症状,以便明确关节痛是否因全身疾病引起。

5. 职业及居住环境　长期负重的职业易患关节病,如搬运工和翻砂工,体操、举重、摔跤运动员等。工作和居住在潮湿寒冷环境中的人员,关节病的患病率明显升高。

6. 病史及用药史　注意询问有无慢性病,特别是引起关节痛的疾病,并了解用药情况,如是否长期服用镇痛药和糖皮质激素等。

十九、血尿

血尿包括镜下血尿和肉眼血尿。前者是指尿色无异常,经显微镜检查方能确定;后者是指尿呈洗肉水色或血色,肉眼即可见的血尿。

(一)病因与发生机制

1. 泌尿系统疾病　如急、慢性肾小球肾炎,血管异常,尿路憩室、息肉和先天性畸形等。

2. 全身性疾病　①感染性疾病:败血症、流行性出血热、猩红热、钩端螺旋体病和丝虫病等;②血液病:白血病、再生障碍性贫血、血小板减少性紫癜、过敏性紫癜和血友病;③免疫和自身免疫性疾病:系统性红斑狼疮、结节性多动脉炎、皮肌炎、类风湿性关节炎、系统性硬化症等引起肾损伤时;④心血管疾病:亚急性感染性心内膜炎、急进性高血压、慢性心力衰竭、肾动脉栓塞和肾静脉血栓形成等。

3. 尿路邻近器官疾病　如急慢性前列腺炎、急性盆腔炎或脓肿、宫颈癌、急性阑尾炎等。

4.化学物品或药品 引起的疾病如环磷酰胺引起的出血性膀胱炎;抗凝剂如肝素过量也可出现血尿。

5.功能性血尿 如运动量小的健康人,突然加大运动量可出现运动性血尿。

（二）临床表现

1.尿颜色的改变 血尿的主要表现是尿颜色的改变,除镜下血尿其颜色正常外,肉眼血尿根据出血量多少而呈不同颜色。出血严重时尿可呈血液状。肾出血时,尿与血混合均匀,尿呈暗红色;膀胱或前列腺出血尿色鲜红,有时有血凝块。但红色尿不一定都是血尿,需仔细辨别。如尿呈暗红色或酱油色,不混浊无沉淀,镜检无或仅有少量红细胞,见于血红蛋白尿;棕红色或葡萄酒色,不混浊,镜检无红细胞,见于卟啉尿;服用某些药物如大黄、利福平,或进食某些红色蔬菜也可排红色尿,但镜检无红细胞。

2.尿三杯试验 用3个清洁玻璃杯分别留取起始段、中段和终末段尿观察,如起始段血尿提示病变在尿道;终末段血尿提示出血部位在膀胱颈部、三角区或后尿道的前列腺和精囊腺;三段尿均呈红色即全程血尿,提示血尿来自肾或输尿管。

3.镜下血尿 尿颜色正常,但显微镜检查可确定血尿,并可判断是肾性或肾后性血尿。因红细胞从肾小球基底膜漏出,通过具有不同渗透梯度的肾小管时,化学和物理作用使红细胞膜受损,血红蛋白溢出而变形。如镜下红细胞形态单一,与外周血近似,为均一型血尿。

4.症状性与无症状性血尿 血尿的同时,患者伴有全身或局部症状,而以泌尿系统症状为主。膀胱和尿道病变则常有尿频、尿急和排尿困难。部分患者血尿既无泌尿系统症状也无全身症状,见于某些疾病的早期,如肾结核、肾癌或膀胱癌早期。

（三）伴随症状

1.肾绞痛 肾或输尿管结石的特征。

2.尿流中断 膀胱和尿道结石。

3.尿频、尿急、尿痛 膀胱炎和尿道炎,并伴有腰痛、高热、畏寒常为肾盂肾炎。

4.尿流细和排尿困难 前列腺炎、前列腺癌。

5.有水肿、高血压、蛋白尿 肾小球肾炎。

6.肾肿块 单侧可见于肿瘤、肾积水和肾囊肿;双侧肿大多见于先天性多囊肾,触及移动性肾见于肾下垂或游走肾。

7.有皮肤黏膜及其他部位出血 见于血液病和某些感染性疾病。

8.血尿合并乳糜尿 见于丝虫病、慢性肾盂肾炎。

（四）问诊要点

1.血尿特点 尿的颜色,如为红色应进一步了解是否进食引起红色尿的药品或食物,是否为女性的月经期间,以排除假性血尿;血尿出现在尿程的哪一段,是否全程血尿,有无血块。

2.伴随症状 是否伴有全身或泌尿系统症状。

3.既往病史 有无腰腹部新近外伤和泌尿道器械检查史;过去是否有高血压和肾炎史;家族中有无耳聋和肾炎史。

二十、尿频、尿急与尿痛

(一)病因与发生机制

尿频是指单位时间内排尿次数增多。正常成人白天排尿 4～6 次,夜间 0～2 次。尿急是指患者一有尿意即迫不及待需要排尿,难以控制。尿痛是指患者排尿时感觉耻骨上区、会阴部和尿道内疼痛或烧灼感。其病因及发生机制见表 2-4-7。

表 2-4-7　尿频、尿急、尿痛的病因与发生机制

类别	病因	发生机制
感染性	尿路感染、膀胱炎、尿道炎、膀胱或尿道邻近部位的感染等	膀胱黏膜充血、水肿、炎性浸润、浅层溃疡等因素刺激膀胱而致尿频
肿瘤性	膀胱、尿道及其邻近器官的肿瘤等	压迫膀胱致膀胱容量减少,或刺激膀胱、尿道,或继发感染
结石性	膀胱或尿路结石	直接刺激或减少膀胱容量
神经性	神经源性膀胱、大脑皮质或基底核部位的病变、帕金森病、多发性硬化等	膀胱排空或贮存功能紊乱,尿路感染、膀胱的高反应性等
化学性	脱水、某些药物(如环磷酰胺)	高度浓缩的高尿酸性尿刺激膀胱和尿路,药物可刺激膀胱引起出血性膀胱炎
多尿性	糖尿病、尿崩症、精神性多尿、急性肾衰竭多尿期	多尿
精神性	精神紧张、焦虑和恐惧	考试或压力增大造成的尿频等
其他	女性妊娠晚期	膀胱受压
	放射等慢性损伤	尿道慢性纤维化、瘢痕收缩、间质性膀胱炎
	尿道肉阜、膀胱憩室、尿道内异物	压迫、阻塞或刺激尿道

(二)临床表现

尿频、尿急与尿痛合称为膀胱刺激征,常见于膀胱结石、感染、增生、狭窄等。临床表现分别为:①膀胱结石,终末血尿、膀胱痉挛性疼痛(耻骨弓上方)或排尿中断;②尿路感染,尿急、尿痛、夜尿增多、尿液浑浊、尿道分泌物(男性),也可有排尿费力或困难;③前列腺增生,夜尿增多、尿流变细、强迫排尿、排尿费力、里急后重,有尿不尽或尿液不能排空感;④尿路狭窄,排尿困难、排尿里急后重、尿流变细。

(三)伴随症状

1. 尿频伴尿急和尿痛　见于膀胱炎和尿道炎,膀胱刺激征存在但不剧烈,而伴有双侧腰痛见于肾盂肾炎。

2. 尿频、尿急伴有血尿、午后低热、乏力、盗汗　见于膀胱结核。

3. 尿频伴有多饮、多尿、口渴,不伴尿急和尿痛　见于精神性多饮,糖尿病和尿崩症。

4.尿频、尿急伴无痛性血尿 见于膀胱癌。

5.老年男性尿频伴有尿线细,进行性排尿困难 见于前列腺增生。

6.尿频、尿急、尿痛伴有尿流突然中断 见于膀胱结石堵住出口或后尿道结石嵌顿。

(四)问诊要点

1.病因、诱因 劳累、受凉或月经期,是否接受导尿、尿路器械检查或人工流产,常为尿路感染的诱因。

2.尿频程度 单位时间排尿频率,如每小时或每天排尿次数,每次排尿间隔时间和每次排尿量。

3.尿痛的部位和时间 排尿时耻骨上区痛多为膀胱炎;排尿毕尿道内或尿道口痛多为尿道炎。

4.伴随症状 是否伴有全身症状,如发热、畏寒、腹痛、腰痛、乏力、盗汗、精神抑郁、肢体麻木等。

5.相关病史 有无慢性病史,如结核病、糖尿病、肾炎和尿路结石;是否做过尿培养,细菌种类及药物使用的种类和疗程。

二十一、少尿、无尿与多尿

(一)病因与发生机制

正常成人 24 h 尿量为 1 000 ~ 2 000 mL。24 h 尿量少于 400 mL,或每小时尿量少于 17 mL 称为少尿;24 h 尿量超过 2 500 mL 称为多尿;24 h 尿量少于 100 mL,12 h 完全无尿称为无尿。其病因及发生机制见表 2-4-8、表 2-4-9。

表 2-4-8 少尿、无尿的病因与发生机制

类别	病因	发生机制
肾前性	休克、重度失水、大出血、肾病综合征和肝肾综合征,大量水分渗入组织间隙和浆膜腔,血容量减少,肾血流减少	有效血容量减少
	心功能不全,严重的心律失常,心肺复苏后体循环功能不稳定。血压下降所致肾血流减少	心脏排血功能下降
肾性	肾血管狭窄或炎症,肾病综合征,狼疮性肾炎;高血压危象、急性肾衰竭	长期卧床不起所致的肾动脉栓塞或血栓形成;妊娠期高血压疾病等引起肾动脉持续痉挛,肾缺血导致
肾后性	结石、血凝块、坏死组织阻塞输尿管、膀胱进出口或后尿道;肿瘤、腹膜后淋巴瘤	各种原因引起的机械性尿路梗阻;尿路的外压

表 2-4-9　多尿的病因与发生机制

类别	病因	发生机制
内分泌疾病	中枢性尿崩症,原发性甲状旁腺功能亢进症,原发性醛固酮增多症	ADH 缺乏或分泌减少,高血钙影响肾小管浓缩功能,大量失钾,肾小管浓缩功能减退
肾病	肾性尿崩症,慢性肾盂肾炎,急性肾衰竭,高血压性肾损害,失钾性肾病	小管上皮细胞对 ADH 灵敏度降低,肾间质受损,影响肾小管重吸收,肾小管重吸收及浓缩功能障碍,肾小管缺血导致其功能障碍,肾小管空泡形成,浓缩功能减退
代谢性疾病	糖尿病	尿液葡萄糖增多导致渗透性利尿
药物性多尿	氨基糖苷类抗生素,青霉素,汞利尿剂,甲氰咪胍,两性霉素 B,糖皮质激素,噻嗪类利尿剂	直接肾毒性,使肾小管功能障碍,肾免疫性损害,改变肾血流量,损害肾小管浓缩稀释功能,血糖增高和糖尿,形成渗透性利尿

（二）临床表现

内分泌疾病、肾病及精神因素均可引起尿量改变,内分泌疾病临床表现为:①中枢性尿崩症,多饮和脱水症状;②原发性甲状旁腺功能亢进症,高血钙、低血磷,表现骨痛、压痛、行走困难等;③原发性醛固酮增多症,血压升高、肌无力和麻痹、阵发性手足搐搦和肌痉挛,烦渴、多饮、心律失常等;④糖尿病,多饮、多食、多尿。肾病临床表现:多尿逐渐变为少尿,尿比重小于 1.010,可有夜尿增多、血尿及蛋白尿。精神性多尿临床表现:神经性烦渴、癔症性多尿,液体渗入量增多,可有抑郁、头痛或视物不清。

（三）伴随症状

1.少尿伴肾绞痛　见于肾动脉血栓形成或栓塞、肾结石;伴大量蛋白尿、水肿、高脂血症和低蛋白血症,见于肾病综合征;伴心悸气促、胸闷不能平卧,见于心功能不全;伴有乏力、纳差、腹水和皮肤黄染,见于肝肾综合征;伴血尿、蛋白尿、高血压和水肿,见于急性肾炎、急进性肾炎;伴有发热、腰痛、尿频、尿急、尿痛,见于急性肾盂肾炎;伴有排尿困难,见于前列腺肥大。

2.多尿伴有酸中毒、骨痛和肌麻痹　见于肾小管性酸中毒;伴神经症状可能为精神性多饮;伴有高血压、低血钾和周期性麻痹,见于原发性醛固酮增多症;伴有烦渴多饮、排低比重尿,见于尿崩症;伴有多饮、多食和消瘦,见于糖尿病;少尿数天后出现多尿,可见于急性肾小管坏死恢复期。

（四）问诊要点

1.病因、诱因　有无引起少尿的病因如休克、大出血、脱水或心功能不全等;多尿者是否服用利尿剂。

2.少尿或多尿情况　出现少尿或多尿的时间与尿量。

3. 相关病史 过去和现在是否有泌尿系统疾病如慢性肾炎、尿路结石、前列腺肥大等;有无烦渴、多饮和全天水摄入量增加;有无慢性病史、用药史及疗效情况等。

二十二、头痛

(一)病因与发生机制

头痛是指额、顶、颞及枕部的疼痛。发生机制常见于血管因素:各种原因引起的颅内外血管的收缩、扩张及血管受牵引或伸展(颅内占位性病变对血管的牵引、挤压);脑膜受刺激或牵拉;具有痛觉的脑神经(V、IX、X 3 对脑神经)和颈神经被刺激、挤压或牵拉;头、颈部肌肉的收缩;五官和颈椎病变引起;生化因素及内分泌紊乱;神经功能紊乱。其病因及临床意义见表2-4-10。

表2-4-10 头痛的病因与临床意义

类别	病因	临床意义
颅脑病变	感染	脑膜炎、脑膜脑炎、脑炎、脑脓肿等
	血管病变	蛛网膜下腔出血、脑出血、脑血栓形成、脑栓塞、高血压脑病、脑供血不足、脑血管畸形、风湿性脑脉管炎和血栓闭塞性脑脉管炎等
	颅脑外伤	脑震荡、脑挫伤、硬膜下血肿、颅内血肿、脑外伤后遗症
	占位性病变	脑肿瘤、颅内转移瘤、颅内囊虫病或包虫病等
	其他	偏头痛、丛集性头痛、头痛型癫痫、腰椎穿刺后及腰椎麻醉后头痛
颅外病变	颅骨疾病	颅底凹入症、颅骨肿瘤
	颈部疾病	颈椎病及其他颈部疾病
	神经痛	三叉神经、舌咽神经及枕神经痛
	其他	眼、耳、鼻和齿疾病所致的头痛
全身性疾病	急性感染	流感、伤寒、肺炎等发热性疾病
	心血管疾病	高血压病、心力衰竭
	中毒	铅、酒精、一氧化碳、有机磷、药物(如颠茄、水杨酸类)等中毒
	其他	尿毒症、低血糖、贫血、肺性脑病、系统性红斑狼疮、月经及绝经期头痛、中暑等
神经症		神经衰弱及癔症性头痛

(二)临床表现

头痛的表现,往往根据病因不同而有其不同的特点。

1. 发病情况 急性起病并有发热者常为感染性疾病所致。急剧的头痛,持续不减,并有不同程度的意识障碍而无发热者,提示颅内血管性疾病,如蛛网膜下腔出血。慢性进行性头痛并有颅内压增高的症状,如呕吐、缓脉、视神经乳头水肿。长期的反复发作头痛或搏动性头痛,多为血管性头痛(如偏头痛)或神经官能症。

2.头痛部位　单侧、双侧、前额或枕部、局部或弥散、颅内或颅外对病因的诊断有重要价值。如偏头痛及丛集性头痛多在一侧。高血压引起的头痛多在额部或整个头部。全身性或颅内感染性疾病的头痛,多为全头部痛。

3.头痛的程度与性质　头痛的程度一般分轻、中、重3种。三叉神经痛、偏头痛及脑膜刺激的疼痛最为剧烈。脑肿瘤的痛多为中度或轻度。神经功能性头痛也颇剧烈。神经痛多呈电击样痛或刺痛,肌肉收缩性头痛多为重压感、紧箍感或钳夹样痛。

4.头痛出现时间与持续时间　头痛可发生在特定时间,如颅内占位性病变往往清晨加剧,鼻窦炎的头痛也常发生于清晨或上午,丛集性头痛常在晚间发生。脑肿瘤的头痛多为持续性可有长短不等的缓解期。

(三)伴随症状

1.发热　常见于感染性疾病,包括颅内或全身性感染。

2.眩晕　常见于小脑、脑干肿瘤。

3.剧烈呕吐　常见于颅内压增高,头痛在呕吐后减轻者见于偏头痛。

4.慢性头痛伴精神症状　常见于脑肿瘤。

5.突然加剧并有意识障碍　提示可能发生脑疝。

6.视力障碍　常见于青光眼或脑肿瘤。

7.脑膜刺激征　常见于脑膜炎或蛛网膜下腔出血。

8.癫痫发作　常见于脑血管畸形、脑内寄生虫病或脑肿瘤。

9.神经功能紊乱症状　常见于神经功能性头痛。

(四)问诊要点

1.病因、诱因　有无失眠、焦虑、剧烈呕吐(是否喷射性)、头晕、眩晕、晕厥、出汗、抽搐、视力障碍、感觉或运动异常、精神异常、意识障碍等相关症状。

2.起病特点　时间、急缓、病程、部位与范围、性质、程度、频度(间歇性、持续性)、激发或缓解因素。

3.一般情况　有无感染、高血压、动脉硬化、颅脑外伤、肿瘤、精神病、癫痫病、神经症及眼、耳、鼻、齿等部位疾病史。

4.相关病史　职业特点、毒物接触史、诊疗经过及治疗效果。

二十三、眩晕

(一)病因、发生机制与临床症状

眩晕是患者感到自身或周围环境物体旋转或摇动的一种主观感觉障碍,常伴有客观的平衡障碍,一般无意识障碍。主要由内耳迷路、前庭神经、脑干及小脑病变引起,亦可由其他系统或全身性疾病而引起。眩晕分类、病因与临床表现见表2-4-11。

表 2-4-11 眩晕分类、病因与临床表现

类别	疾病	病因与临床表现
周围性眩晕 （耳性眩晕）	梅尼埃病	以发作性眩晕伴耳鸣、听力减退及眼球震颤为主要特点，严重时可伴有恶心、呕吐、面色苍白和出汗，发作多短暂，很少超过2周。具有复发性特点
	迷路炎	多由于中耳炎并发，症状同上，检查发现鼓膜穿孔，有助于诊断
中枢性眩晕 （脑性眩晕）	前庭 神经元炎	多在发热或上呼吸道感染后突然出现眩晕，伴恶心、呕吐，一般无耳鸣及听力减退，持续时间较长，数周或数月内可自行缓解，痊愈后很少复发
其他原因眩晕	内耳药物 中毒	多为渐进性眩晕伴耳鸣、听力减退，常先有口周及四肢发麻等
	位置性 眩晕	患者于某种头位时出现眩晕和眼球震颤，症状持续数十秒，重复该头位时眩晕可再度出现，一般无听力和其他神经系统障碍

（二）伴随症状

1. 耳鸣、听力下降 可见于前庭器官疾病、肿瘤。
2. 恶心、呕吐 可见于梅尼埃病、晕动病。
3. 共济失调 可见于小脑、颅后凹或脑干病变。
4. 眼球震颤 可见于脑干病变、梅尼埃病。

（三）问诊要点

1. 病因、诱因 有无发热、耳鸣、听力减退、恶心、呕吐、出汗、口周及四肢麻木、视力改变、平衡失调等相关症状。
2. 起病特点 询问发作时间、病程，有无复发性特点。
3. 相关病史 有无急性感染、中耳炎、颅脑疾病及外伤、心血管疾病、严重肝肾病、糖尿病等病史。有无晕车、晕船及服药史。

二十四、晕厥

（一）病因与发生机制

1. 病因 晕厥又称昏厥，是由于一时性广泛性脑供血不足所致的短暂意识丧失状态，发作时患者因肌张力消失不能保持正常姿势而倒地。一般为突然发作，迅速恢复，很少有后遗症。常见病因有血管舒缩障碍、心源性晕厥、脑源性晕厥、血液成分异常。

2. 发生机制

（1）血管舒缩障碍 ①单纯性：由于各种刺激通过迷走神经反射，引起短暂的血管扩张，回心血量减少、心排出量减少、血压下降导致脑供血不足；②体位性：由于下肢静脉张力低、血液蓄积于下肢、周围血管扩张淤血或血液循环反射性调节障碍等，使回心血量减少、心排血量减少、血压下降继而导致脑供血不足；③颈动脉窦综合征：由于颈动脉窦附

近病变或颈动脉窦受刺激,导致迷走神经兴奋、心率减慢、心排血量减少、血压下降等;④排尿性:自主神经不稳定,体位骤变(夜间起床),排尿时屏气动作或迷走神经反射致心排血量减少、血压下降、脑缺血等;⑤咳嗽性:剧烈咳嗽时胸腔内压力增加,静脉血回流受阻,心排血量减少、血压下降、脑缺血;⑥锁骨下动脉窃血综合征:动脉狭窄可引起同侧椎动脉压力降低,对侧椎动脉的血液可逆流入狭窄侧的椎动脉和锁骨下动脉。当患侧上肢活动时,加重局部缺血,而发生一过性晕厥。其他因素:血管舒缩功能障碍或迷走神经兴奋。

(2)心源性晕厥　因心脏疾病致心排出量突然减少或心脏停搏,导致脑组织缺氧。

(3)脑源性晕厥　由于脑部血管或供应脑部血液的主要血管发生循环障碍,导致一过性广泛的脑供血不足。

(4)血液成分异常　①低血糖综合征:是由于血糖减低影响大脑的能量供应所致;②通气过度综合征:是由于情绪紧张或癔症发作时,呼吸急促、通气过度,二氧化碳排出增加,导致呼吸性碱中毒,使脑部毛细血管收缩致脑缺氧;③重度贫血:由于血氧低下,在运动或应激时发生晕厥;④高原晕厥:由于短暂缺氧引起。

(二)临床表现

临床上常见的晕厥有心源性晕厥、血管神经性晕厥、癫痫发作等,其临床表现见表2-4-12。

表2-4-12　晕厥分类及临床表现

项目	心源性晕厥	血管神经性晕厥	癫痫发作
发病情况	突然发病,发病前有胸痛、心悸,或其他心脏症状或心脏病病史	晕厥前常有恶心、肢体无力和出汗	短暂前兆或无前兆,突然发病
诱因	瓣膜性心排血量减少可导致疲劳,而动力性心排血量减少可由疲劳引起	毒性物质、疼痛或感情因素	有时可由发光或单调音乐引起
发病体位	任何体位	站立位	任何体位
体征	面色苍白,如果有心律失常,则脉率和节律异常;瓣膜性疾病可发现心脏异常	面色苍白、出汗、心动过缓	重复痉挛、严重僵硬、抽搐、咬舌、不能自控
发作后表现	恢复时间取决于血流灌注不足的持续时间	较快恢复,站立时可再发生晕厥	发作后意识不清,有神经性异常(不对称性反射或Todd麻痹)

(三)伴随症状

1. 面色苍白、出冷汗、恶心、乏力　见于血管神经性晕厥、低血糖性晕厥。

2. 心率与心律明显改变　见于心源性晕厥。

3. 面色苍白、发绀、呼吸困难　见于急性左心衰竭。

4. 抽搐　见于中枢神经系统疾病、心源性晕厥。

5. 头痛、呕吐、视力障碍　　见于中枢神经系统疾病。

6. 发热、水肿、杵状指　　见于心肺疾病。

7. 呼吸深而快、手足发麻、抽搐　　见于通气过度综合征、癔症。

（四）问诊要点

1. 病因、诱因　　晕厥发生年龄、性别、诱因、与体位关系、与咳嗽及排尿关系、用药关系。

2. 起病特点　　晕厥发生速度、发作持续时间、发作时面色、血压及脉搏情况。

3. 晕厥伴随的症状　　如上所述。

4. 既往有无相同发作史及家族史　　如有无心、脑血管病史。

二十五、抽搐与惊厥

抽搐与惊厥均属于不随意运动。抽搐是指全身或局部成群骨骼肌非自主地抽动或强烈收缩,常可引起关节运动和强直。当肌群收缩表现为强直性和阵挛性时,称为惊厥。惊厥表现的抽搐一般为全身性、对称性、伴有或不伴有意识丧失。惊厥的概念与癫痫有相同点也有不同点。癫痫大发作与惊厥的概念相同,而癫痫小发作则不应称为惊厥。

（一）病因与发生机制

抽搐与惊厥的病因可分为特发性与症状性。特发性抽搐与惊厥常由于先天性脑部不稳定状态所致。症状性抽搐与惊厥发生机制尚未完全明了,认为可能是运动神经元的异常放电所致。常见的病因见表2-4-13。

表2-4-13　抽搐与惊厥的病因

类别	疾病	病因
脑部疾病	感染	脑炎、脑膜炎、脑脓肿、脑结核瘤、脑灰质炎等
	外伤	产伤、颅脑外伤等
	肿瘤	原发性肿瘤、脑转移瘤
	寄生虫病	脑型疟疾、脑血吸虫病、脑包虫病、脑囊虫病等
	血管疾病	脑出血、蛛网膜下腔出血、高血压脑病、脑栓塞、脑血栓形成、脑缺氧等
	其他	先天性脑发育障碍、结节性硬化、播散性硬化等
全身疾病	感染	急性胃肠炎、链球菌败血症、中耳炎、百日咳、狂犬病、破伤风等
	中毒	①内源性,如尿毒症、肝性脑病;②外源性,如酒精、苯、铅、砷、汞、氯喹、阿托品、樟脑、白果、有机磷等中毒
	心血管疾病	高血压脑病或 Adams-Stokes 综合征等
	代谢障碍	低血糖、低钙及低镁血症、急性间歇性血卟啉病、子痫、维生素 B_6 缺乏等
	风湿病	系统性红斑狼疮、脑血管炎等
	其他	突然撤停安眠药、抗癫痫药,还可见于热射病、溺水、窒息、触电等
	神经症状	癔症性抽搐和惊厥

(二)临床表现

1. 全身性抽搐　以全身骨骼肌痉挛为主要表现,典型者为癫痫大发作(惊厥),表现为患者突然意识模糊或丧失,全身强直,呼吸暂停,继而四肢发生阵挛性抽搐,呼吸不规则,尿便失控,发绀,发作约半分钟自行停止,也可反复发作或呈持续状态。发作时可有瞳孔散大、对光反射消失或迟钝、病理反射阳性等。发作停止后不久意识恢复。

2. 局限性抽搐　以身体某一局部连续性肌肉收缩为主要表现,大多见于口角、眼睑、手足等。而手足搐搦症则表现为间歇性双侧强直性肌痉挛,以上肢手部最典型,呈"助产士手"表现。

(三)伴随症状

1. 发热　多见于小儿的急性感染,也可见于胃肠功能紊乱、生牙、重度缺水等。

2. 脑膜刺激征　见于脑膜炎、脑膜脑炎、假性脑膜炎、蛛网膜下腔出血等。

3. 血压增高　见于高血压病、肾炎、子痫、铅中毒。

4. 瞳孔扩大与舌咬伤　见于癫痫大发作。

5. 惊厥发作前有剧烈头痛　见于高血压、急性感染、蛛网膜下腔出血、颅脑外伤等。

6. 意识丧失　见于癫痫大发作、重症颅脑疾病等。

(四)问诊要点

1. 病因、诱因　发生年龄、病程。发作的诱因、持续时间、是否为孕妇。部位是全身性还是局限性、性质呈持续强直性还是间歇阵挛性。

2. 发作特点　有无大小便失禁、舌咬伤、肌痛等。

3. 相关病史　有无脑部疾病、全身性疾病、癔症、毒物接触、外伤等病史及相关症状,小儿应询问分娩史、生长发育异常史。

二十六、意识障碍

(一)病因与发生机制

1. 病因

(1)感染性因素　常见于颅内感染:各种脑炎、脑膜炎、脑型疟疾等;全身严重感染:败血症、伤寒、中毒性肺炎、中毒型菌痢。

(2)非感染性因素　常见于颅脑疾病:脑血管疾病如脑出血、脑栓塞、脑血栓形成、蛛网膜下腔出血、高血压脑病等;脑肿瘤;颅脑外伤如脑挫裂伤、脑震荡、颅骨骨折等;癫痫。内分泌与代谢障碍如甲状腺危象、糖尿病酮症酸中毒、低血糖昏迷、肝性脑病、肺性脑病、尿毒症、妊娠中毒。心血管疾病如阿-斯(Adams-Stokes)综合征、严重休克等。中毒如安眠药、有机磷杀虫剂、乙醇、一氧化碳、氰化物、吗啡等。

2. 发生机制　意识障碍是指人对周围环境及自身状态的识别和觉察能力出现障碍。多由于高级神经中枢功能活动(意识、感觉和运动)受损所引起,可表现为嗜睡、意识模糊和昏睡,严重的意识障碍为昏迷,意识活动包括意识内容和觉醒两方面。当脑干上行网状激活系统和大脑皮质广泛损害时,可导致以觉醒水平改变为主的意识障碍;当大脑皮质病变时,可导致以意识内容改变为主的意识障碍。意识障碍是由于脑缺血、缺氧、葡萄糖供给不足、酶代谢异常等因素引起脑细胞代谢紊乱,从而导致脑干网状激活系统损害和脑活动功能减退。

(二)临床表现

1.嗜睡 嗜睡是最轻的意识障碍,是一种病理性睡眠,患者陷入持续的睡眠状态,可被唤醒,并能正确回答和做出各种反应,但当刺激去除后很快又再入睡。

2.意识模糊 意识模糊是意识水平轻度下降,较嗜睡为深的一种意识障碍。患者能保持简单的精神活动,但对时间、地点、人物的定向能力发生障碍。

3.昏睡 昏睡是接近于人事不省的意识状态。患者处于熟睡状态,不易唤醒。虽在强烈刺激下(如压迫眶上神经,摇动患者身体等)可被唤醒,但很快又再入睡。醒时答话含糊或答非所问。

4.昏迷 昏迷是严重的意识障碍,表现为意识持续的中断或完全丧失。按其程度可分为3个阶段。①轻度昏迷:意识大部分丧失,无自主运动,对声、光刺激无反应,对疼痛刺激尚可出现痛苦的表情或肢体退缩等防御反应。角膜反射、瞳孔对光反射、眼球运动、吞咽反射等可存在。②中度昏迷:对周围事物及各种刺激均无反应,对于剧烈刺激可出现防御反射。角膜反射减弱,瞳孔对光反射迟钝,眼球无转动。③深度昏迷:全身肌肉松弛,对各种刺激全无反应。深、浅反射均消失。

5.谵妄 谵妄是一种以兴奋性增高为主的高级神经中枢急性活动失调状态。临床上表现为意识模糊、定向力丧失、感觉错乱(幻觉、错觉)、躁动不安、言语杂乱。谵妄可发生于急性感染的发热期间,也可见于某些药物中毒(如颠茄类药物中毒、急性酒精中毒)、代谢障碍(如肝性脑病)、循环障碍或中枢神经疾患等。

(三)伴随症状

1.发热 见于脑出血、蛛网膜下腔出血、巴比妥类药物中毒等。

2.呼吸缓慢 见于吗啡、巴比妥类、有机磷杀虫药等中毒、银环蛇咬伤等。

3.瞳孔缩小 见于吗啡类、巴比妥类、有机磷杀虫药等中毒。

4.瞳孔散大 见于酒精、氰化物等中毒以及癫痫、低血糖状态等。

5.心动过缓 见于颅内高压症、房室传导阻滞以及吗啡类、毒蕈等中毒。

6.低血压 见于休克。

7.高血压 见于高血压脑病、脑血管意外、肾炎尿毒症等。

8.皮肤黏膜改变 见于出血点、瘀斑和紫癜,严重感染和出血性疾病。口唇呈樱红色提示一氧化碳中毒。

(四)问诊要点

1.病因、诱因 起病时间、发病前后情况、诱因、病程、程度。

2.相关病情 有无发热、头痛、呕吐、腹泻、皮肤黏膜出血及感觉与运动障碍等相关伴随症状,有无急性感染性休克、高血压、动脉硬化、糖尿病、肝肾病、肺源性心脏病、癫痫、颅脑外伤、肿瘤等病史。

3.有无服毒及毒物接触史。

知识链接

成年人常见心理问题

工作适应疾病:过度成就压力、物质金钱关系不当(如致富后的空虚症、吝啬癖等)。

职业性心理疾病:教师的精神障碍、单调作业产生的心理障碍、噪声和心理疾病、夜班和心理问题、高温作业的神经心理影响。

性心理疾病:花痴(色情狂)、露阴癖、窥阴癖、窥淫癖、异装癖、自恋癖、性厌恶、恋物癖、阳痿、早泄、过度手淫等。

中老年常见疾病:更年期精神病、更年期综合征、阿尔茨海默病、阿尔采莫氏病、老年期谵妄、退离休综合征。

除此之外,可按照疾病的性质和发生原因分类。①不良习惯及嗜好:偷窃癖、纵火狂、神经性呕吐、物质依赖、洁癖。②神经症:神经衰弱、焦虑症、疑病性神经症(疑病症)、癔症、强迫性神经症、恐怖性神经症、抑郁性神经症。

本节小结

本节主要介绍了临床常见的 26 个症状,疾病的症状很多,同一疾病可有不同的症状,不同的疾病又可有某些相同的症状。学习常见症状,同学们可初步掌握常见症状的临床表现,熟悉其病因和了解其发生机制,从而进一步掌握常见症状的伴随症状,为诊断和鉴别诊断疾病提供翔实的病史资料。临床医务人员不仅要诊断治疗身体上的疾病,也要及时观察患者心理上的变化,患者至上,从了解患者病因、病情、病史开始,耐心听取主观叙述、认真查阅客观检查结果,综合分析,救死扶伤。

课后思考

案例 患者,男,王某,21 岁,身高 191 cm,体重 65 kg,喜好运动,2 h 前与同学打篮球时突然感觉右侧胸部疼痛,呈刀割样,吸气时明显,伴咳嗽,气急出汗,无咳痰、咯血、晕厥等,回宿舍休息,但胸痛、气急症状逐渐加重,并出现右侧胸廓饱满,遂送医院就诊。该患者平素身体健康,无心肺疾病等病史。

讨论 王某最可能的诊断是什么? 其诊断依据是什么?

链接2-4-3
常见临床症状与问诊要点
自测题参考答案

链接2-4-4
常见临床症状与问诊要点
课堂互动案例解析

链接2-4-5
常见临床症状与问诊要点
课后思考案例解析

（张红艳　刘红霞）

第三章
体格检查

第一节 基本方法

课前预习

1.学生在线自主学习　使用数字化教学资源服务云平台,教师将课程制作成PPT上传至在线平台,让学生自主探究、讨论交流,激发学生主动学习的积极性。设立临床真实案例讨论论坛,师生互动、解析答疑,加强师生之间的对话与交流,实现线上、线下授课相结合,使学生掌握体格检查的基本方法及适用情况,不断提高临床基本能力。

2.学生在线自我检测　结合授课内容给出单选题5道、多选题2道,学生扫码完成自测,考核学生相关理论知识掌握情况。

链接3-1-1
基本方法PPT

学习目标

1.掌握　体格检查的基本方法及适用情况。
2.熟悉　体格检查的注意事项。
3.了解　叩诊音的常见临床意义,嗅诊异常气味的临床意义。

链接3-1-2
基本方法自测题

课程思政

通过学习体格检查的基本方法,培养医学生实践动手能力、严谨认真的工作作风、实事求是的工作态度;树立"以患者为中心"的思想理念,具备关心爱护患者的职业精神和良好的职业道德。

案例导入

案例　患者,男,70岁。慢性阻塞性肺气肿病史10年,今晨起一阵剧烈咳嗽后,突发左侧胸痛、呼吸急促、急诊入院。患者疼痛随呼吸运动加重,患侧卧位时减轻,伴明显胸闷。患者情绪不稳,夜间失眠。经体格检查后,初步诊断:左侧气胸。

综合患者病史思考

1.体格检查的方法都有哪些?
2.叩诊患侧胸部会出现哪种叩诊音?

◀ **学习内容**

　　体格检查是检查者运用自己的感官或简单的辅助器具(如听诊器、叩诊锤、血压计、体温计、压舌板等)了解被检查者身体状况的一系列基本的检查方法。检查所发现的临床现象称为体征,是许多疾病临床诊断的重要依据。体格检查基本方法分为视诊、触诊、叩诊、听诊、嗅诊。

一、视诊

　　视诊指检查者用视觉诊断疾病的方法。视诊能观察到全身一般状态和全身、局部的一些体征,如年龄、发育、营养、意识状态、面容、表情、体位、步态、姿势等。局部视诊是对被检查者身体某一局部进行更为细致和深入的观察,如皮肤、黏膜、舌苔、头颈、胸廓、腹形、四肢、肌肉、骨骼、关节外形等。但对特殊部位(如眼底、呼吸道、消化道等)则需用某些仪器(如耳镜、检眼镜、内窥镜等)帮助检查。

　　视诊适用范围很广,能提供重要的诊断资料和信息。视诊最好在自然光线下进行,夜间在普通灯光下常不易辨别黄疸和发绀,苍白和皮疹也不易看清楚。侧面光线对观察搏动或肿物的轮廓很有帮助。

二、触诊

　　触诊是检查者通过手的触觉进行检查的一种方法。触诊的应用范围很广,可遍及身体各部,尤以腹部更为重要。触诊既进一步确定视诊所见,又可补充视诊所不能察觉的变化,如体温、湿度、波动感、摩擦感、弹性及包块的位置、压痛、大小、轮廓、表面性质、硬度、移动度等。手的感觉以指腹和掌指关节掌面的皮肤最敏感,因此触诊时多用这两个部位。

(一)触诊方法

按触诊部位及检查目的不同,分浅部触诊法和深部触诊法。

　　1. 浅部触诊法　用一手轻轻放在被检查的部位,利用掌指关节和腕关节的协同动作,轻柔地进行滑动触摸,深度为 1～2 cm。浅部触诊适用于体表浅在病变、关节、软组织以及浅部的动脉、静脉、神经、阴囊、精索等。浅部触诊一般不会引起被检查者痛苦,也不致引起肌肉紧张,因此更有利于检查腹部有无压痛、抵抗感、搏动、包块和某些肿大内脏器官(图3-1-1)。

　　2. 深部触诊法　检查时用右手或左右手重叠(右手在下,左手在上),由浅入深,逐渐

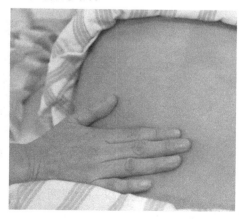

图3-1-1　浅部触诊法

加压以达深部。深部触诊主要用于腹部检查。根据检查目的和手法不同又可分为下面几种。

（1）深部滑行触诊法　检查时嘱被检查者张口平静呼吸，或与被检查者谈话以转移其注意力，双下肢屈曲，尽量使腹肌松弛。检查者手稍弯曲并以自然并拢的 2、3、4 指末端逐渐触向腹腔器官或包块，并在其上做上、下、左、右的滑动触摸。如为肠管或条索状包块，则应作与长轴相垂直方向的滑动触诊。深部滑行触诊法常用于腹腔深部包块和胃肠病变的检查（图 3-1-2）。

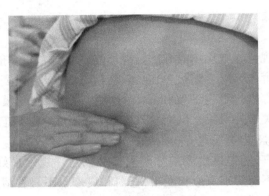

图 3-1-2　深部滑行触诊法

（2）双手触诊法　检查者将左手置于被检查腹腔器官或包块的后部，并将被检查部位推向右手方向，同时起固定作用，以便触摸（图 3-1-3）。此法常用于肝、脾、肾、子宫和腹腔肿块的检查。

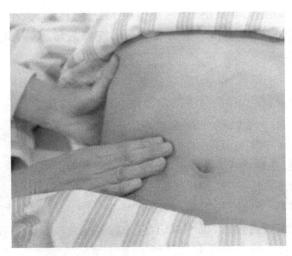

图 3-1-3　双手触诊法

（3）深压触诊法　以一个或两个手指垂直地逐渐用力深压腹腔病变部位，以确定腹腔内的压痛点，如阑尾压痛点、胆囊压痛点等。当检查深部压痛点时，若将深压的手指迅速松开,被检查者感到疼痛加重或面部出现痛苦表情,即为"反跳痛"。

图 3-1-4
冲击触诊法

(4)冲击触诊法　又称浮沉触诊法。此法一般仅用于大量腹水被检查者肝的触诊。检查时以右手并拢的 3～4 个手指呈 70°～90°,置放于腹壁上拟检查的相应部位,作数次急速而较有力的冲击动作。因急速冲击可使腹水在腹腔器官表面暂时移去,器官随之浮起并与指端接触,从而易于触及肿大的肝。冲击触诊时会使被检查者感到不适,操作时应避免用力过猛(图 3-1-4)。

(二)注意事项

1. 检查前应向被检查者说明检查目的和配合动作。检查者手要温暖,动作轻柔,由浅入深,由轻到重,由远及近。

2. 被检查者一般取仰卧位,双腿稍屈,腹肌尽量放松。检查脾脏时也可采取右侧卧位。

3. 行下腹部检查时,应嘱被检查者排尿、必要时排便,以免将充盈的膀胱和粪团误认为腹腔肿块。

4. 触诊时检查者要手脑并用,结合病变的解剖部位和毗邻关系,边触边思考,反复斟酌,以判断病变的性质和来源。

课堂互动

案例　患者,男,31 岁,平时空腹会出现上腹部隐痛不适,进食后缓解,未接受消化道检查及正规药物治疗。2 h 前因饥饿又出现中上腹灼伤样疼痛,然后大量进食,在进食过程中,疼痛突然加剧,呈刀割样,且由中上腹迅速扩展到全腹部,伴恶心、呕吐、发热、大汗等表现,被送至医院就诊。经检查,初步诊断为消化性溃疡穿孔。

思考

1. 对该患者进行体格检查时主要运用哪种检查方法?

2. 对该患者进行腹部检查,会出现哪些异常体征?

三、叩诊

叩诊是指检查者用手指叩击被检查者体表使之产生音响,由于人体各种组织结构的密度、弹性各异而发出不同的声音,借助叩击发出的不同音响来判断体内器官状况的检查方法。

(一)方法

叩诊通常分为直接叩诊法和间接叩诊法。

1. 直接叩诊法　检查者用右手中间 3 指并拢的手指掌面或指端直接拍击被检查的部位,借拍击所产生的反响和指下的震动感来判断病变情况的方法。这种方法适用胸部或腹部面积较广的病变,如气胸、胸膜广泛粘连和增厚、大量胸水和腹水。

2. 间接叩诊法　临床最常用的叩诊方法。其手法是:检查者的左手中指第二指节紧贴于叩诊部位,其他手指稍微抬起,勿与体表接触;右手指自然弯曲,以中指指端叩击左手中指第二指骨的前端,叩击方向应与被叩诊部位的体表垂直。叩诊时应以腕关节与指掌关节的活动为主,避免肘关节及肩关节参与运动。叩击动作要灵活、短促、富有弹性。叩击后右手应立即抬起,以免影响音响的振幅与频率。一个部位每次连续叩击 2 ~ 3 下,叩击力量要均匀适中,使产生的声响一致,才能正确判断叩诊音的变化(图 3-1-5)。

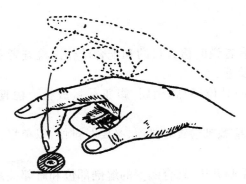

图 3-1-5　间接叩诊法

(二)叩诊音

叩诊时因被叩击部位的组织或器官密度、弹性、含气量以及与体表距离的不同可产生不同的音响。根据音响强弱、长短、高低的不同,临床上分为清音、浊音、鼓音、实音、过清音等 5 种。

1. 清音　是一种音调低、音响较强、震动时间较长的叩诊音。正常肺部的叩诊音为清音,提示肺组织弹性良好、含气量正常。

2. 浊音　是一种音调较高,音响较弱,震动时间较短的叩诊音。正常情况下,在叩诊心脏和肝被肺组织所覆盖的部分时为浊音;病理状态下,可见于各种原因所致的肺组织含气量减少,如肺炎。

3. 鼓音　是一种和谐的乐音,如同击鼓声,与清音相比音响更强,震动持续时间更长,在叩击含有大量气体的空腔器官时出现。正常见于左下胸的胃泡区及腹部。病理情况下可见于肺内空洞、气胸、气腹。

4. 实音　是一种音调较浊音更高、音响更弱、震动持续时间更短的非乐音,如叩击实质脏器心或肝所产生的音响。在病理状态下,见于大量胸腔积液或肺实变。

5. 过清音　属于鼓音范畴的变音,介于鼓音与清音之间,音调较清音低,音响较清音强。正常儿童可叩出过清音,病理状态下常见于肺组织含气量增多、弹性减弱时,如肺气肿。

四、听诊

听诊是用听觉听取身体各部发出的声音而判断正常与否的一种诊断方法。广义的听诊包括身体所能发出的任何声音,如呼吸声、咳嗽、嗳气、肠鸣音、关节活动音、骨摩擦音、呻吟、啼哭等,这些声音有时对临床诊断会提供相当有用的线索。一般体检时,用听诊器或直接用耳经体表听取体内或有关部位所发出的声音。

(一)听诊方法

可分为直接和间接两种。

1. 直接听诊法　检查者用耳郭直接贴附在被检查者的体壁上进行听诊,这种方法所听得的体内声音很微弱。

2. 间接听诊法　即用听诊器进行听诊的检查方法。此法方便,可在任何体位时使用,而且对器官运动的声音还能起到放大作用。间接听诊法的使用范围很广,除心、肺、腹外,还可听取身体其他部位的血管音、皮下气肿音、肌束颤动音、关节活动音、骨折面摩擦音等。

听诊器由耳件、体件及软管三部分组成(图3-1-6)。体件有两种:一是钟型,适于听取低调声音,如二尖瓣狭窄的隆隆样舒张期杂音;一种是膜型,这种类型的听诊器适于听高调的声音,如主动脉瓣关闭不全的杂音。用听诊器进行听诊是一项基本功,是诊断心、肺疾病的重要手段,用以听取肺部的正常与病理呼吸音、心脏的各种心音与杂音。

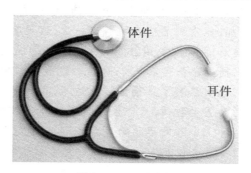

图3-1-6　听诊器

(二)注意事项

1. 听诊环境要安静,避免干扰;要温暖、避风以免患者由于肌束颤动而出现附加音。

2. 切忌隔着衣服听诊,听诊器体件直接接触皮肤以获取确切的听诊结果。

3. 应根据病情和听诊的需要,嘱患者采取适当的体位。

五、嗅诊

嗅诊是通过嗅觉来判断发自被检查者的异常气味与疾病之间关系的一种诊断方法。这些异常气味来自患者的皮肤、黏膜、口腔、呼吸道、呕吐物、排泄物、脓液与血液。嗅诊时检查者将被检查者散发的气味扇向自己的鼻部,然后仔细判断气味的特点和性质。临床上常见的异常气味有以下几种。

1. 呼吸气味　浓烈酒味见于饮酒后或酒精中毒;刺激性蒜味见于有机磷农药中毒;烂苹果味见于糖尿病酮症酸中毒;氨味见于尿毒症;肝腥味见于肝昏迷;苦杏仁味见于氰

化物中毒。

2. 口腔气味　口臭见于口鼻部病变、肺脓肿、支气管扩张、消化不良、胃炎、吸烟等。

3. 汗液　正常人汗液无明显气味,酸性汗液见于活动性风湿热患者或长期服用水杨酸或阿司匹林等解热止痛药者。特殊的狐臭见于腋臭。

4. 痰液　血腥味见于大量咯血的患者;恶臭味提示可能患支气管扩张或肺脓肿。

5. 脓液　脓液无特殊臭味,如有恶臭应考虑气性坏疽或厌氧菌感染可能。

6. 呕吐物　单纯饮食性胃内容物略带酸味;幽门梗阻、胃潴留患者胃内容物因发酵产酸,呕吐物有强烈酸味;肠梗阻及胃结肠瘘者,呕吐物有粪臭味。酒味主要见于饮酒和醉酒。

7. 尿液　在大量吃蒜或有机磷中毒时,尿液可有大蒜味;浓烈的氨味见于膀胱炎,是尿液在膀胱内被细菌发酵所致。

知识链接

叩诊的由来

300 多年前,奥地利南部格拉兹镇上有个酒店,终日顾客盈门。酒店老板有个儿子名叫奥延布斯加,他常到酒店来玩。有一次,奥延布斯加发现父亲在酒桶上用力拍打,甚为纳闷,便向父亲请教。父亲向他解释说,根据拍打所发出的不同声响,可以估计酒桶里究竟有多少酒;还告诉他假如酒桶上部声音响亮,而酒桶下部却声音沉闷,说明只剩下半桶酒了。后来,奥延布斯加并没有继承父业,而是当了医生。当时医生看病,只能根据患者的体征和表象来观察判断病情,因此常造成误诊。善于思考的奥延布斯加想起儿时父亲拍打酒桶的情形,便产生一个念头:为何不用这种方法来帮助诊断疾病呢? 于是,他先后在家人、患者身上进行叩打试验,终于发现健康人与患者的腹部、胸部在叩打时所发出的声音截然不同。根据这个原理,他在 1761 年写作并出版了《新的诊断法》一书,详尽阐述了叩诊法。

本节小结

本节介绍了体格检查的基本方法,视诊、触诊、叩诊、听诊、嗅诊,以及在检查中的注意事项。在学习过程中要强化实践操作练习,提高实践动手能力,同时培养良好的医患沟通能力,以及关心爱护患者的医者精神。

课后思考

案例　患者,男,61 岁,高血压病史 20 余年,最高达 220/110 mmHg,血压控制不良。近 1 年来经常有头晕发生,稍加活动即感到胸闷,无心前区疼痛。1 周前感冒后出现心悸、胸闷、气短,活动后加重,偶有夜间憋醒,坐起后可缓解。查体:T 37.4 ℃,P 126 次/min,R 22 次/min,BP 160/100 mmHg。神志清,口唇略发绀,两肺底可闻及湿啰音。

思考

1. 综合分析该患者的病史资料,初步考虑为哪方面的疾病?

2. 对该患者进行体格检查时应重点检查哪个部位或脏器?

链接 3-1-3　　　　链接 3-1-4　　　　链接 3-1-5
基本方法　　　　　基本方法　　　　　基本方法
自测题参考答案　　课堂互动案例解析　课后思考案例解析

第二节　一般检查

课前预习

1. 学生在线自主学习　使用数字化教学资源服务云平台,教师将课程制作成PPT上传至在线平台,让学生自主探究、讨论交流,激发学生主动学习的积极性。设立临床真实案例讨论论坛,师生互动、解析答疑,加强师生之间的对话与交流,实现线上线下授课相结合,使学生掌握全身状态、淋巴结检查、头颈部检查的内容及意义;胸部检查,尤其是心脏、肺脏检查的内容与方法、意义;腹部检查,尤其是腹部触诊的内容与方法、意义,不断提高临床基本能力。

链接 3-2-1
一般检查PPT

2. 学生在线自我检测　结合授课内容给出单选题5道、多选题2道,学生扫码完成自测,考核学生相关理论知识掌握情况。

链接 3-2-2
一般检查自测题

学习目标

1. 掌握　全身状态、淋巴结检查、头颈部检查的内容及意义;胸部检查,尤其是心脏、肺脏检查的内容与方法、意义;腹部检查,尤其是腹部触诊的内容与方法、意义。

2. 熟悉　皮肤、生殖器、肛门、直肠、脊柱与四肢、神经系统检查的内容与方法、意义。

3. 了解　全身体格检查的主要内容。

课程思政

通过学习一般检查的内容、方法、临床意义以及注意事项,强化实践动手能力的同时,锻炼临床思维能力,并培养医学生严谨认真、实事求是的工作态度,树立"以患者为中心"的思想理念,具备关心爱护患者的职业精神和良好的职业道德。

診断学基础

案例导入

案例 患者,女,22 岁。近 2 个月来无明显诱因出现乏力、心慌、怕热,且家人发现其性格改变,暴躁易怒,食欲增大,且双眼增大突出,颈前突起,遂来院。查体:T 37.4 ℃,P 110 次/min,R 19 次/min,BP 130/70 mmHg。体格消瘦,皮肤湿润。双眼眼裂增宽,眼球中度外突,结膜无充血、水肿。甲状腺Ⅱ度肿大,质软,无压痛,无结节,可闻及血管杂音。

综合患者病史思考

1.患者发生了什么疾病?体格检查依据为什么?

2.如何进行甲状腺触诊?

学习内容

一、全身状态

全身状态检查的内容包括性别、年龄、生命体征、发育与体型、营养状态、面容与表情、语调与语态、体位与步态。

(一)性别

通常以性征区别性别。健康成人性征明显,不难判断。某些疾病可引起性征发生改变,如肾上腺皮质肿瘤可致男性女性化。有些疾病的发生与性别有一定的关系,如甲状腺疾病和系统性红斑狼疮以女性多见,胃癌、食管癌多见于男性。

(二)年龄

年龄与疾病的发生及预后关系密切,如佝偻病、麻疹、百日咳、猩红热、龋齿等多发生于儿童,结核病、风湿热多发生于青少年,恶性肿瘤、高血压、冠心病多发生于中老年人。判断年龄一般以观察皮肤黏膜的弹性与光泽、肌肉状态、毛发的颜色及分布情况、牙齿状态等为依据,也可通过问诊获得。环境因素导致的发育速度和衰老程度的差异、某些疾病对机体状态的影响是年龄不易判断的原因。

(三)生命体征

生命体征包括体温(temperature,T)、脉搏(pulse,P)、呼吸(respiration,R)、血压(blood pressure,BP),是评价生命活动存在与否及其质量的重要指标。

1.**体温** 正常人体温 24 h 内略有波动,一般情况下不超过 1 ℃。生理情况下,早晨略低,下午或运动和进食后稍高。老年人体温略低,妇女在经期前或妊娠时略高。体温测量方法及正常值如下。

(1)口测法 先用 75% 酒精消毒体温表,放在舌下,紧闭口唇,放置 5 min 后拿出来读数,正常值为 36.3~37.2 ℃。此法禁用于神志不清患者和婴幼儿。

(2)腋测法 此法是测量体温最常用的方法。擦干腋窝汗液,将体温表的水银端放

90

于腑窝顶部,用上臂半体温表夹紧,10 min 后读数,正常值为 36~37 ℃。

(3)肛测法 多用于昏迷患者或小儿。患者取仰卧位,将肛表头部用油类润滑后,慢慢插入肛门,深达肛表的 1/2 为止,放置 5 min 后读数,正常值为 36.5~37.7 ℃。

体温高于正常原因详见本书第二章第三节;体温低于正常多见于休克、大出血、慢性消耗性疾病、年老体弱、甲状腺机能低下、重度营养不良、在低温环境中暴露过久等。

2. 脉搏 随着心脏的收缩和舒张,动脉管壁有节奏地起伏称为脉搏。检查脉搏最常选用桡动脉搏动处,先让患者安静休息 5~10 min,手平放。检查者将右手示指、中指、环指并齐按在患者手腕段的桡动脉处,压力大小以能感到清楚的动脉搏动为宜,数半分钟的脉搏数,再乘以 2 即得 1 min 脉搏次数。正常成人脉搏为 60~100 次/min。脉搏受活动、代谢等影响而波动,白天快些,夜间慢些;小儿偏快,老年人偏慢。

3. 呼吸 呼吸是呼吸道和肺的活动。

(1)呼吸频率 呼吸的计数可观察患者胸腹部的起伏次数,一吸一呼为 1 次呼吸,计数 1 min。正常成人平静呼吸时频率为 16~20 次/min,小儿呼吸偏快,老年人呼吸偏慢。呼吸与脉搏的比例为 1:4。

(2)呼吸深度 正常人呼吸深浅适度。呼吸变浅常见于呼吸肌麻痹、肺气肿等;呼吸加深多见于重度代谢性酸中毒,如尿毒症、糖尿病酮症酸中毒时,呼吸深长,称库斯莫尔呼吸。

(3)呼吸节律 正常人平静状态下呼吸节律均匀而整齐。病理状态下可出现以下呼吸节律的变化。潮式呼吸:又称陈-施呼吸,是一种由浅慢逐渐变为深快,然后再由深快变浅慢,随之出现一段呼吸暂停后,又再次开始如上变化的周期性呼吸。间停呼吸:又称比奥呼吸,是有规律呼吸几次后,突然停止一段时间,又开始呼吸,即周而复始的间停呼吸。以上两种呼吸节律变化均表现为呼吸中枢兴奋性降低,见于中枢神经系统疾病,如脑炎、脑膜炎、颅内压增高及某些中毒等。间停呼吸比潮式呼吸更为严重,预后多不良,常发生在临终前。

4. 血压 血液在血管内流动并作用于血管壁的压力称为血压,一般指动脉血压。心室收缩时,动脉内最高的压力称为收缩压;心室舒张时,动脉内最低的压力称为舒张压。收缩压与舒张压之差为脉压。成人正常血压值范围为:收缩压 90~139 mmHg,舒张压 60~89 mmHg。

(1)测量方法 血压测量一般选用上臂肱动脉,被检查者取坐位,暴露并伸直肘部,手掌心向上,打开血压计,使患者的位置与被测量的动脉和血压计上的水银柱的零点在同一水平线上。放尽袖带内的气体,将袖带缚臂,下缘距肘窝上约 2.5 cm,松紧度以能插入 1~2 个手指为宜,戴上听诊器,在肘窝内摸到动脉搏将听诊器胸件放在该处,并用手按住稍加压力。打开水银槽开关,手握橡胶球,关闭气门后打气,注意柱高度,待肱动脉搏动消失,继续充气,使水银柱升高 20~30 mmHg,然后微开气门,慢慢放出气体,当听到第一个微弱声音时,水银柱上的刻度就是收缩压。继续放气,当声音突然变弱或消失时水上的刻度为舒张压。如未听清,将袖带内气体放完,使水银柱降至零位,稍停片刻,再重新测量。血压用完毕后应将其倾斜 45°以上,使水银反流回贮汞瓶中后再合上开关。

(2)临床意义 高血压,血压测量受多种因素的影响,若在安静清醒条件下采用标准测量方法,至少 3 次非同日测量收缩压≥140 mmHg 和(或)舒张压≥90 mmHg,即可认为有高血压。临床上高血压大多数为原发性高血压,少数为继发性高血压。后者可见于肾病、肾动脉狭窄、肾上腺皮质或髓质肿瘤等。高血压是动脉粥样硬化和冠心病的重要危险因素,也是心力衰竭的重要原因。低血压:血压低于 90/60 mmHg 时称低血压。持续的低血压多见于严重疾病,如休克、心肌梗死、心力衰竭、急性心包填塞等。低血压也可有体质原因,一般无明显症状。脉压大于 40 mmHg 为脉压增大,常见于甲状腺功能亢进、主动脉瓣关闭不全和动脉硬化等;脉压小于 30 mmHg 为脉压减小,常见于主动脉瓣狭窄、休克、心包积液及严重衰竭患者。

(四)发育与体型

1. 发育　常依据年龄、智力、体格成长状态(如身高、体重、第二性征)的关系综合判断,发育正常者相互间关系均衡一致。

成人发育正常的判断指标:①胸围约等于身高的一半。②双上肢展开的长度约等于身高。③坐高约等于下肢的长度。但正常发育与遗传、内分泌、营养代谢、体育锻炼等因素相关,要注意综合分析。

临床上的病态发育与内分泌疾病密切相关。如在发育成熟前,若甲状腺功能减退,则可导致体格矮小伴智力低下,称呆小病;若腺垂体功能减退,可致体格常矮小,但智力正常,称生长激素缺乏性侏儒症;若腺垂体功能亢进,可导致体格发育异常高大,称巨人症。

2. 体型　是身体各部发育的外观表现,包括骨骼、肌肉的生长与脂肪分布状态等。成年人的体型分为以下 3 种。

(1)正力型(均称型)　身体各部结构匀称适中,见于多数正常人。

(2)无力型(瘦长型)　体高肌瘦、颈长肩窄、胸廓扁平、腹上角<90°。

(3)超力型(矮胖型)　体格粗壮、颈短肩宽、胸廓宽厚、腹上角>90°。

(五)营养状态

营养状态与食物的摄入、消化、吸收和代谢等因素密切相关,是判断机体健康状况、疾病程度以及转归的重要指标之一。

1. 检查方法　营养状态常以综合判断皮肤黏膜、皮下脂肪、肌肉、毛发的发育情况为依据。最方便、快捷的方法是判断皮下脂肪的充实程度,由于脂肪的分布存在个体差异,男女也各有不同,因此判断脂肪充实程度最方便、最适宜的部位是前臂屈侧或上臂背侧下 1/3 处。营养最直接、可靠的检测是测量体重。首先根据被检查者的身高计算出其标准体重,再将实际体重与标准体重进行比较。实际体重在标准体重±10% 范围内属于正常。

成人标准体重及体重指数的粗略计算公式:标准体重(kg)=身高(cm)-105(男性);标准体重(kg)=身高(cm)-107.5(女性);体重指数(BMI)=体重(kg)/身高^2(m^2)。BMI<18.5 为体重过低,18.5≤BMI<24.0 为体重正常,24.0≤BMI<28.0 为超重,BMI≥28.0 为肥胖。

2. 营养状态分级　通常用良好、不良、中等 3 个等级进行描述。

（1）良好　黏膜红润、皮肤光泽、弹性良好、皮下脂肪丰满、肌肉结实、毛发和指甲润泽。

（2）不良　皮肤黏膜干燥、弹性减退、皮下脂肪菲薄、肌肉松弛无力、毛发稀疏、干枯、易脱落、指甲粗糙无光泽。

（3）中等　介于良好与不良之间。

3. 营养状态异常　临床上常见的营养状态异常包括以下两方面。

（1）营养不良　因摄入不足、消耗增多所致。当体重低于标准体重达10%以上时，称为消瘦，极度消瘦者，称恶病质。

常见原因：①长期摄食障碍，多见于食管、胃肠道等疾病引起的严重恶心、呕吐等；②长期消化障碍，见于胃肠道、胰腺、肝等疾病引起的消化吸收障碍；③慢性消耗性疾病，慢性活动性肺结核、恶性肿瘤及代谢性疾病（如糖尿病）等。

（2）营养过度　体内中性脂肪积聚过多，主要表现为体重增加，当实际体重高于标准体重达20%以上时，称为肥胖。也可按 BMI 大于 28.0 即为肥胖。肥胖的常见原因为摄入热量大于消耗量，常与内分泌、遗传、生活方式、运动和精神因素有关。

临床上将肥胖按病因分为外源性肥胖和内源性肥胖两种。①外源性肥胖（单纯性肥胖）：主要因摄食过多或运动过少所致，常有一定的遗传倾向，其全身脂肪分布均匀，儿童期生长较快，青少年时期可见外生殖器发育迟缓，一般无其他异常表现。②内源性肥胖（继发性肥胖）：多见于内分泌疾病。如肾上腺皮质功能亢进［库欣（Cushing）综合征］者呈向心性肥胖，特征性表现为面部、肩背部、腰腹部最明显，而四肢不明显。

（六）意识状态

意识状态是大脑功能活动的综合表现，是对环境的知觉状态。意识状态多通过交谈了解其思维、反应、情感活动、计算力以及定向力等情况进行判断。必要时，可进行痛觉试验、瞳孔对光反射、腱反射等检查以确定意识障碍的程度。

（七）面容与表情

健康人表情自然、神态安怡。疾病可引起面容与表情的变化，特别是某些疾病发展到一定程度时，患者可出现特征性的面容与表情。临床常见的典型面容与表情有以下几种。

1. 急性病容　面色潮红、表情痛苦、兴奋不安、呼吸急促、鼻翼扇动、口唇疱疹。见于急性感染性疾病，如肺炎球菌性肺炎、疟疾、流行性脑脊髓膜炎等。

2. 慢性病容　面容憔悴、面色灰暗或苍白、目光暗淡、消瘦无力。见于慢性消耗性疾病，如恶性肿瘤、肝硬化、严重结核病等。

3. 贫血面容　面色苍白、唇舌色淡、表情疲惫。见于各种原因引起的贫血。

4. 二尖瓣面容　面色晦暗、双颊紫红、口唇轻度发绀。见于风湿性心脏病二尖瓣狭窄。

5. 甲状腺功能亢进面容　面容惊愕、眼裂增宽、眼球凸出、目光炯炯、兴奋不安、烦躁易怒。见于甲状腺功能亢进（图3-2-1）。

6. 黏液水肿面容　面色苍黄、颜面水肿、睑厚面宽、目光呆滞、反应迟钝、毛发稀疏。

见于甲状腺功能减退。

7.肝病面容 面色晦暗、额部、鼻背、双颊有褐色色素沉着。见于慢性肝病。

8.肾病面容 面色苍白、眼睑、颜面水肿,舌色淡。见于慢性肾病。

9.满月面容 面如满月、皮肤发红、常伴痤疮和小须。见于库欣综合征及长期应用糖皮质激素者(图3-2-2)。

10.肢端肥大症面容 头颅增大、面部变长、下颌增大、向前凸出、眉弓及两颧隆起,唇舌肥厚、耳鼻增大。见于肢端肥大症(图3-2-3)。

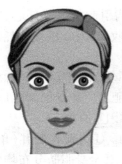 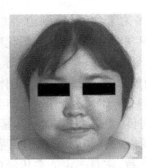 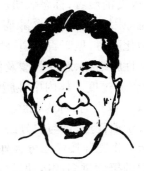

图3-2-1 甲亢面容　　　图3-2-2 满月面容　　　图3-2-3 肢端肥大症面容

(八)体位

指身体在休息时所处的状态。体位的改变对某些疾病的诊断具有一定的意义。临床常见的体位有以下几种。

1.自动体位 身体活动自如、不受限制。见于正常人或轻症患者。

2.被动体位 患者自己不能随意调整或变换肢体位置。见于极度衰弱或意识障碍及瘫痪患者。

3.强迫体位 患者为减轻病痛,而被迫采取的某种特殊体位。临床常见类型有以下几种。

(1)强迫仰卧位 患者仰卧,双腿屈曲,减轻腹肌的紧张度,以利缓解病痛。见于急性腹膜炎等。

(2)强迫俯卧位 患者俯卧以减轻背部肌肉的紧张度。见于脊柱病变等。

(3)强迫侧卧位 胸膜病变的患者多采取患侧卧位,以减轻疼痛,并有利于健侧代偿性呼吸。如一侧胸膜炎或胸膜腔积液。

(4)强迫坐位(端坐呼吸) 患者坐位,双手置于膝盖或扶持床边,上身稍前倾。此体位既利于膈肌下移,增加肺换气量,又利于减少下肢回心血量,减轻心脏负荷。最常见于左心功不全,也可见于肺功能不全。

(5)强迫蹲位 患者在活动过程中,因呼吸困难和心悸而停止活动并采取蹲位或膝胸位以缓解症状。见于先天性发绀型心脏病。

(6)强迫停立位 患者在步行时,因突然心前区疼痛而被迫立即站住,并以右手按抚心前区,待症状缓解后,才继续行走。见于心绞痛。

（7）辗转体位　腹痛发作时,辗转反侧,坐卧不安。见于胆石症、胆道蛔虫症、肾绞痛、肠绞痛等。

（8）角弓反张位　患者颈及脊背肌肉强直、头向后仰、胸腹前凸、背过伸、躯干呈弓形。见于破伤风及儿童脑膜炎。

（九）姿势与步态

1.姿势　姿势指举止的状态,主要靠骨骼结构和各部肌肉的紧张度来保持,并受健康状况及精神状态的影响。健康成人躯干端正,肢体动作灵活适度。疲劳或情绪低落时可表现为垂肩、弯背、步态拖拉等。某些疾病时可出现特殊的姿势,如胃肠痉挛性疼痛者常捧腹而行,充血性心力衰竭患者多喜坐位。颈椎病者多呈颈部活动受限姿势等。

2.步态　步态指人走路时的姿态。健康人的步态因年龄、机体状态及所受训练等因素影响,表现不同。某些疾病可使步态发生具有一定特征的变化。临床常见的异常步态有以下几种。

（1）蹒跚步态　走路时身体左右摇摆如鸭行,故又称鸭步。见于佝偻病、大骨节病、进行性肌营养不良、双侧先天性髋关节脱位等。

（2）醉酒步态　走路时躯干重心不稳,步态紊乱不准确,似醉酒状。见于小脑疾病、酒精或巴比妥中毒。

（3）共济失调步态　起步时一脚高抬,骤然垂落,且双目向下注视,两足间距宽,以防身体倾斜,闭目时则无法保持平衡。见于脊髓病变。

（4）慌张步态　起步后小步急速前冲,身体前倾,难以止步。见于帕金森病。

（5）剪刀步态　移步时下肢内收过度,两腿交叉呈剪刀状,原因是双下肢肌张力增高,特别是内收肌张力增高明显所致。见于脑瘫、截瘫。

（6）间歇性跛行　走路时常因下肢突发酸痛乏力而被迫停止行进,需休息片刻方能继续。见于高血压、动脉硬化者。

（7）保护性跛行　走路时患侧足刚一落地,健侧足便迅速起步前移。导致患侧足着地时间短,健侧足着地时间长,患肢负重小,健肢负重大。多见于下肢损伤或疼痛者。

二、皮肤

皮肤检查内容主要包括皮肤颜色、湿度、弹性、皮疹、皮下出血、水肿等。检查主要靠视诊,有时需配合触诊才能获得更清楚的印象。检查时不要遗漏黏膜、毛发等部位。

（一）颜色

皮肤颜色与色素量、血液充盈度及皮下脂肪的厚薄有关。

1.苍白　由于贫血、末梢毛细血管痉挛或充盈不足所致。见于惊恐、寒冷、休克、虚脱以及主动脉瓣关闭不全。

2.发红　由于毛细血管扩张、血流加速或红细胞量增多所致。生理情况下,见于饮酒、运动等;病理情况下见于发热性疾病,或阿托品、一氧化碳中毒等。

3.发绀　皮肤黏膜呈青紫色,主要为单位容积血液中还原血红蛋白量增高所致。唇、舌、耳郭、面颊、肢端是常见部位。

4. 黄染　指皮肤黏膜发黄。常见的原因:①黄疸,指血清中胆红素浓度增高而使皮肤黏膜甚至体液及其他组织黄染的现象,如血中胆红素超过 34 μmol/L,可出现黄疸。早期见于巩膜和软腭黏膜,明显时才见于皮肤。②胡萝卜素增多,过多食用胡萝卜、南瓜、橘子等可引起血中胡萝卜素增多,表现于手掌、足底、前额及鼻部皮肤黄染,一般不发生于巩膜及口腔黏膜;且血中胆红素不增高,可与黄疸鉴别。③长期服用含黄色素的药物,如阿的平、呋喃类等含黄色素的药物可引起皮肤黄染,严重者可出现巩膜黄染,但以巩膜周围最明显。

5. 色素沉着　因表皮内层黑色素增加所致部分或全身皮肤色泽加深,称色素沉着。全身性色素沉着见于慢性肾上腺皮质功能减退症,也见于肝硬化、肝癌晚期以及长期使用砷剂、马利兰等药物。妊娠妇女面部、额部可发生色素沉着,称妊娠斑。老年人全身或面部可有散在色素沉着,称老年斑。

6. 色素脱失　皮肤丧失原有色素称色素脱失,由于酪氨酸酶缺乏以致体内酪氨酸不能转化为多巴胺而形成黑色素所引起。常见有白癜风、白斑及白化症。

(二) 湿度

皮肤湿度与汗腺分泌功能有关,在气温高、湿度大的环境中,出汗增多是正常的生理调节功能。病理情况下可有出汗过多或无汗。出汗增多见于风湿病、结核病、甲状腺功能亢进、佝偻病等。手脚皮肤发凉而大汗淋漓称为冷汗,见于休克、虚脱等。夜间睡后出汗称为盗汗,是结核病的重要征象。无汗时皮肤异常干燥,见于维生素 A 缺乏症、硬皮病、尿毒症和脱水。

(三) 温度

检查者以指背触摸被检查者皮肤感受皮肤温度。全身皮肤发热见于发热、甲状腺功能亢进症。发凉见于休克、甲状腺功能减退症等。局部皮肤发热见于疖肿、丹毒等炎症。肢端发冷可见于雷诺病。

(四) 弹性

皮肤弹性即皮肤紧张度,与年龄、营养状态、皮下脂肪及组织间隙所含液体量有关。儿童、青年人弹性好,中年以后弹性减低,老年人弹性差。检查时常取手背或上臂内侧部位,用示指和拇指将皮肤捏起,正常人于松手后皮肤皱折迅速平复。弹性减弱时皮肤皱折平复缓慢,见于长期消耗性疾病或重度脱水的。

(五) 皮疹

多为全身性疾病征象之一,常见于传染病、药物过敏和皮肤病。发现皮疹时应注意其部位、出现与消失的时间、发展顺序、形态大小、平坦或隆起、颜色、压之是否褪色及有无瘙痒脱屑。常见皮疹如下。

1. 斑疹　只有局部皮肤颜色变化而不隆起的皮疹,见于丹毒、风湿性多形性红斑。玫瑰疹为鲜红色圆形斑疹,直径为 2 ~ 3 mm,多出现于胸、腹部,是伤寒或副伤寒的特征性皮疹。

2. 丘疹　局部皮肤颜色改变,坚实突出于皮肤表面,见于麻疹、药物疹、猩红热等。

3. 斑丘疹　丘疹周围有皮肤发红的底盘,称斑丘疹,见于风疹、药物疹、猩红热等。

4.荨麻疹　为隆起皮面,苍白色或红色、大小不等的水肿性的皮疹,常伴瘙痒,由速发性皮肤变态反应所致,常见于异体蛋白质性食物或药物过敏。

（六）压疮

压疮又称压力性溃疡,为局部组织长期受压,发生持续缺血、缺氧、营养不良所致的皮肤损害。易发生于枕部、耳郭、肩胛部、脊柱、肘部、髋部、骶尾部、膝关节内外侧、内外踝、足跟等身体受压较大的骨突部位。

（七）皮下出血

皮肤、黏膜出血,可呈不同形态,直径小于 2 mm 称为瘀点,直径 3～5 mm 为紫癜,直径 5 mm 以上为瘀斑,片状出血伴皮肤显著隆起者为血肿。瘀点及紫癜压之不褪色。皮肤黏膜出血见于出血性疾病、重症感染、某些中毒及外伤。

（八）蜘蛛痣与肝掌

蜘蛛痣为皮肤小动脉末端分支性扩张所形成的血管痣,直径从帽针头至数厘米不等,形似蜘蛛。主要出现于上腔静脉分布的区域内,如面、颈、手背、上臂、前胸和肩部等处。检查时用火柴杆压迫痣中心,可见其辐射状小血管网消失,去除压力后又复出现。其发生一般认为与体内雌激素增高有关,见于慢性肝炎、肝硬化（图3-2-4）。此外,慢性肝病者手掌的大小鱼际处常发红,压之褪色,称肝掌。其发生机制同蜘蛛痣。

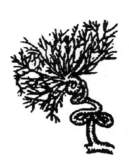

图3-2-4　蜘蛛痣

（九）水肿

皮下组织细胞及组织间隙液体积聚过多称为水肿。临床上可分为凹陷性及非凹陷性水肿,后者多见于黏液性水肿及象皮肿（丝虫病）。根据水肿的轻重,可分为轻、中、重三度。

1.轻度　仅见于眼眶下软组织、胫骨前及踝部皮下组织,指压后组织轻度下陷,平复较快。

2.中度　全身组织均见明显水肿,指压后组织下陷较深,平复缓慢。

3.重度　全身组织严重水肿,身体低垂部位紧张发亮,甚至有液体渗出。胸腔、腹腔等浆膜腔内可有积液。

（十）皮下结节

较大的皮下结节视诊时即可发现,较小的皮下结节必须通过触诊才能查及。检查时应注意结节的大小、部位、质地、硬度、活动度及有无压痛等。常见的有类风湿性结节、痛风结节、结节性红斑等。

三、淋巴结

正常浅表淋巴结直径多在 0.2～0.5 cm 之间,质地柔软,表面光滑,不易触及,与周围组织无粘连,无压痛。

（一）浅表淋巴结的分布

人体浅表淋巴结分为以下几个组群,收集一定区域淋巴液(图3-2-5)。

图3-2-5
浅表淋巴结的
分布

1. 耳后、乳突　收集头皮范围的淋巴液。

2. 颌下淋巴结　收集口底、颊部黏膜、牙龈等处的淋巴液。

3. 颏下淋巴结　收集颏下三角区组织、唇、舌部的淋巴液。

4. 颈深淋巴结　上群收集鼻咽部淋巴液,下群收集咽喉、气管、甲状腺等处的淋巴液。

5. 锁骨上淋巴结　左侧收集食管、胃等器官的淋巴液,右侧收集气管、胸膜和肺的淋巴液。

6. 腋窝淋巴结　收集乳房、前后胸壁及臂部淋巴液。

7. 腹股沟淋巴结　收集会阴部及下肢的淋巴液。

分析淋巴结收集淋巴液的区域对判断病变来源有一定意义。如局部炎症或肿瘤可引起相应区域的淋巴结肿大。

（二）检查方法

检查者主要用滑动触诊,检查顺序为耳前、耳后、乳突区、枕骨下区、颈后三角、颈前三角、锁骨上窝、腋窝、滑车上、腹股沟、腘窝等。触及肿大的淋巴结时应注意其大小、数目、硬度、压痛、活动度、有无粘连,局部皮肤有无红肿、瘢痕、瘘管等,注意寻找引起淋巴结肿大的原发病灶。常用部位检查方法有以下几种。

1. 颈部淋巴结　被检查者最好取坐位,头稍低或偏向检查者一侧,以使检查部位皮肤或肌肉放松。检查者面对被检查者,用双手进行触诊,四指并拢,紧贴检查部位,左手触诊右侧,右手触诊左侧,由浅入深进行滑动触诊。

2. 锁骨上窝淋巴结　被检查者可取坐位或仰卧位,检查者面对被检查者,双手进行触诊,左手触诊右侧,右手触诊左侧,示指与中指并拢,由浅入深逐渐触摸至锁骨后部。

3. 腋窝淋巴结　检查者面对被检查者,以右手检查左侧,以左手检查右侧,由浅入深达腋窝顶部,再沿腋窝侧壁向下触诊。

（三）淋巴结肿大的临床意义

1. 局限性淋巴结肿大

(1)非特异性淋巴结炎　急性炎症初期,肿大的淋巴结一般质软、表面光滑、有压痛、无粘连。慢性炎症时,肿大淋巴结质地较硬,最终可缩小或消失,是由于所属部位的急、慢性炎症引起。

(2)淋巴结结核　常发生在颈部血管周围,呈多发性,质稍硬,大小不等,可相互粘连,或与周围组织粘连,晚期破溃后形成瘘管,愈后可形成瘢痕。

(3)恶性肿瘤淋巴结转移　转移淋巴结质地坚硬,与周围组织粘连,一般无压痛。如肺癌多向右锁骨上淋巴结转移;胃癌或食管癌多向左锁骨上淋巴结转移;腋下淋巴结肿大见于乳腺癌转移。

2. 全身性淋巴结肿大　肿大淋巴结遍及全身,大小不等,无粘连,质地与病变性质有关,可见于急慢性淋巴结炎、淋巴瘤、白血病及传染性单核细胞增多症等。

四、头部

(一)头发
注意头发颜色、数量、分布、质地、有无脱发。

(二)头皮
注意有无头屑、头癣、疖痈、外伤及瘢痕等。

(三)头颅
注意头颅大小、形态、压痛、有无异常运动及隆起。

1. 头颅大小及形态　头颅大小以头围来衡量，测量时以软尺自眉间绕到颅后通过枕骨粗隆1周的长度。新生儿头围平均为34 cm，18岁以后达53 cm或以上不再变化。头颅畸形常见以下几种。①小颅：头围小于正常值，为囟门过早闭合所致，常伴智力障碍。②巨颅：头颅增大，头皮静脉怒张，对比之下颜面很小，见于脑积水。由于颅内压增高，压迫眼球，形成双目下视，巩膜外露的特殊表情，称落日现象(图3-2-6)。③方颅：头顶平坦呈方形，见于佝偻病等。

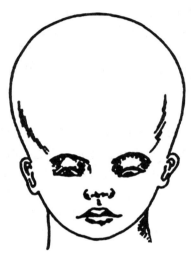

图3-2-6　巨颅

2. 头部运动异常　运动受限见于颈椎病；头部不随意颤动见于帕金森病；与颈动脉搏动一致的点头运动称Musset征，见于严重主动脉瓣关闭不全。

(四)面部及其器官
检查面部及其器官对面部病变及某些全身性疾病的诊断具有重要意义。

1. 眼　通常由外向内，按一定顺序依次进行。

(1)眼睑　①眼睑水肿：眼睑组织疏松，轻度水肿即可在眼睑表现出来，可见于肾炎、慢性肝病、贫血、营养不良、血管神经性水肿等。水肿从眼睑、颜面开始是肾源性水肿特征之一。②上睑下垂：双侧上睑下垂见于先天性上睑下垂，重症肌无力；单侧上睑下垂见于各种原因引起的动眼神经麻痹，如蛛网膜下腔出血等。若一侧上睑下垂，眼球下陷，瞳孔缩小及同侧面部无汗，称霍纳(Horner)综合征，为该侧颈部交感神经麻痹所致。③眼睑闭合障碍：双侧眼睑闭合障碍可见于甲状腺功能亢进，单侧闭合障碍见于面神经麻痹。

(2)结膜　结膜分睑结膜、穹隆部结膜和球结膜3部分。检查时注意观察结膜有无充血、出血、苍白等。检查上结膜时，嘱受检对象向下看，用示指和拇指捏起上睑中部边缘，轻轻向前下方牵拉，然后拇指将睑缘向上捻转的同时示指轻轻下压，注意动作要轻柔。检下睑结膜时，嘱受检对象向上看，以示指将下眼睑向下翻开。结膜苍白见于贫血，充血见于结膜炎，颗粒与滤泡见于沙眼。出现大小不等散在出血点时，可见于亚急性感染性心内膜炎、败血症;出现大片出血时,可见于高血压、动脉硬化。

(3)巩膜 巩膜为不透明的瓷白色。黄疸时,以巩膜部黄染出现最早和最明显。

(4)角膜 角膜表面有丰富的感觉神经末梢,故角膜的感觉十分灵敏。检查时采用斜照光更易观察其透明度,注意有无白斑、云翳、溃疡、软化及新生血管等。角膜软化见于维生素 A 缺乏;角膜周围血管增生见于严重沙眼。角膜边缘及周围出现灰白色混浊环,多见于老年人,故称老年环,是类脂质沉着的结果。

(5)眼球 检查时应注意眼球的外形和运动。①眼球突出:双侧眼球突出,见于甲状腺功能亢进症;单侧眼球突出,多见于局部炎症或眶内占位性病变。②眼球下陷:双侧眼球下陷,见于严重脱水或眼球萎缩;单侧眼球下陷见于霍纳(Horner)综合征。③眼球运动:眼球运动受动眼、滑车、外展 3 对脑神经支配,由 6 条眼外肌的协调运动实现。检查方法为嘱被检查者头部固定,眼球随其眼前 30～40 cm 处的目标物(检查者手指)移动。一般按左→左上→左下,右→右上→右下 6 个方向依次进行,观察有无斜视、复视或震颤。

眼球震颤是指双侧眼球发生的一系列有节律的快速往返运动。运动方向以水平方向多见,垂直和旋转方向少见。检查方法为嘱被检查者随检查者所示方向运动数次,观察是否出现震颤。自发的眼球震颤见于耳源性眩晕、小脑病变、视力严重低下者。

(6)瞳孔 检查时应注意瞳孔大小、形状、双侧是否对称,同时检查对光反射、调节反射及集合反射。是危重患者的重要检查项目。

1)大小。正常人两侧瞳孔等大,成人自然光线下直径一般为 3～4 mm,若大于 6 mm 为瞳孔扩大,小于 2 mm 为瞳孔缩小。瞳孔缩小(瞳孔括约肌收缩)由动眼神经的副交感神经支配;瞳孔扩大(瞳孔开大肌收缩)由交感神经支配。双侧瞳孔缩小,见于虹膜炎、有机磷农药中毒、吗啡及氯丙嗪等药物过量;双侧瞳孔扩大,见于青光眼、视神经萎缩、阿托品药物反应等;双侧瞳孔大小不等,提示为颅内病变,如脑疝、脑外伤、脑肿瘤等;双侧瞳孔大小不等,且变化不定,可能是中枢神经和虹膜的神经支配障碍;双侧瞳孔大小不等且伴有反射减弱或消失以及神志不清,多见于中脑功能损害;两侧瞳孔散大伴对光反射消失为濒死的表现。

2)形状。正常人两侧瞳孔等圆。青光眼或眼内肿瘤时可呈椭圆形,虹膜粘连可致形状不规则。

3)对光反射。瞳孔对光反射分直接对光反射和间接对光反射。

检查者用手电光突然迅速照射一侧瞳孔,该侧瞳孔立即缩小,移开光源后,瞳孔迅速复原,称直接对光反射,另一侧瞳孔亦发生同样的动态变化,称间接对光反射。检查间接对光反射时,为避免光线照射被检查眼,应以一手置于两眼之间加以遮挡。瞳孔对光反射迟钝或消失,可见于昏迷、危重、临终患者。

(7)视功能检查 包括视力、视野、色觉等。

1)视力。常用国际标准视力表检查。常用的有两种:远距离视力表,在距视力表 5 m 处,能看清"1.0"行视标者为正常视力;②近距离视力表,在距视力表 33 cm 处,能看清"1.0"行视标者为正常视力。检查视力时,应遮盖未检查眼。若不能在 1 m 处看见视力表上最大一行视标,则检查其能否数清手指或判断手动。若仍不能,则可用手电筒直接照射眼球,询问有无光感。

2)视野。指眼球向正前方凝视不动所见的空间范围,为黄斑中心凹以外的视力。可采用手试对比检查法粗略测定。检查者与被检查者相对而坐,距离1 m。检查右眼时,嘱被检查者用手遮住左眼,右眼注视检查者左眼,检查者遮住自己的右眼,将手指置于两者中间等距离处,分别以不同的方向自外周逐渐移向中央,嘱被检查者发现手指时立即示意。若被检查者在各个方向均与检查者同时看见手指,可大致判断视野正常。同理检查左眼。视野的左或右的一半缺失,称为偏盲。如粗略法检查视野异常,可用视野计进一步精确测量视野缺失情况。

3)色觉。异常可分为色弱(对某种颜色的识别能力降低)和色盲(对某种颜色的识别能力完全丧失)两种。先天性色盲为遗传性疾病,以红绿色盲最常见,男性发病率高于女性;后天性色盲多由视网膜病变、视神经萎缩和球后神经炎所致。

(8)眼底检查 眼底检查需借助检眼镜。重点观察视神经乳头、眼底血管、黄斑区、视网膜颜色以及有无水肿、出血等。视神经乳头水肿、剧烈头痛、喷射样呕吐合称为颅内高压三大症状;视网膜动脉痉挛变细,反光增强,有动静脉交叉压迫现象,见于原发性高血压、糖尿病、慢性肾炎及白血病。

2.耳

(1)外耳 注意耳郭有无畸形、外耳道是否通畅,有无分泌物或异物。

(2)乳突 与中耳道相通,其内为大小不等的骨松质小房。

(3)听力 ①粗略法:在安静室内嘱被检查者闭目坐于椅上,用手指堵塞非受检耳道,检查者立于背后,手持机械手表从1 m以外逐渐移向被检侧耳部,嘱被检查者听到声音立即示意。同法检查另一侧耳。比较两耳的检测结果并与检查者的听力比较。听力正常时,约在1 m处即可听到机械表声。②精细法:使用规定频率的音叉或电测听器进行的测试,对明确诊断更有价值。听力减退见于外耳道耵聍或异物、听神经损害、中耳炎、局部或全身血管硬化等。

3.鼻

(1)鼻外形 注意皮肤颜色及外形有无改变。

(2)鼻翼翕动 吸气时鼻孔扩大,呼气时回缩,称鼻翼翕动,提示呼吸困难。

(3)鼻出血 单侧鼻出血多见,可见于外伤、鼻腔感染、局部血管损伤、鼻咽癌等。双侧出血多因全身性疾病所致,如血液系统疾病、高血压、流行性出血热、肝硬化、维生素C或维生素K缺乏等。

(4)鼻腔黏膜 鼻腔黏膜充血肿胀伴黏液性分泌物者,见于急性鼻炎;慢性黏膜组织肥厚,见于慢性鼻炎;黏膜萎缩、鼻腔分泌物减少、鼻甲缩小,鼻腔增大,见于慢性萎缩性鼻炎。

(5)鼻腔分泌物 鼻腔黏膜受到各种刺激时可致分泌物增多。清稀无色的分泌物为卡他性炎症,黏稠发黄的脓性分泌物为鼻或鼻窦化脓性炎症。

(6)鼻窦 鼻窦共4对(图3-2-7),均有窦口与鼻腔相通,引流不畅时易发生鼻窦炎,表现为鼻塞、流涕、头痛和鼻窦压痛。①检查上颌窦:双

图 3-2-7
鼻窦

手拇指置于鼻侧颧骨下缘向后向上按压,其余 4 指固定在两侧耳后;②检查额窦:检查者双手拇指置于眉骨内下缘,用力向后向上按压,其余 4 指固定在头颅颞侧作为支点;③检查筛窦:双侧拇指分置于鼻根部与眼内眦之间向后按压,其余 4 指固定在两侧耳后。蝶窦在体表不能检查。

4.口 从外向内依次进行。

(1)口唇 注意口唇颜色,有无干裂、疱疹及口角糜烂等。

(2)口腔黏膜 正常口腔黏膜光洁呈粉红色。

(3)牙齿 检查时注意牙齿颜色,有无龋齿、缺齿、义齿或残根等。

(4)牙龈 注意牙龈颜色,有无肿胀、溢脓及出血等。

(5)舌 注意观察舌质颜色、舌苔厚薄、舌体大小及舌的运动状态等。舌的异常表现有以下几种。①胖大舌:舌体增大,可见于舌炎、血管神经性水肿、黏液性水肿等;②镜面舌:舌乳头萎缩,舌体较小,舌面光滑,呈粉红色或红色,见于缺铁性贫血、恶性贫血或慢性萎缩性胃炎;③草莓舌:舌色鲜红伴舌乳头肿胀似草莓状凸起,见于猩红热或长期发热患者;④干燥舌:舌面干燥,舌体缩小,称干燥舌,见于严重脱水、阿托品作用或放射治疗后;⑤毛舌:舌面、敷有黑色或黄褐色毛,为丝状乳头缠绕了真菌丝以及其上皮细胞角化所致,见于久病衰弱或长期使用广谱抗生素的患者;⑥伸舌有细微震颤:见于甲状腺功能亢进;⑦伸舌偏斜:可见于舌下神经麻痹。

(6)咽部及扁桃体 咽部分为鼻咽、口咽及喉咽 3 部分,口咽部为检查重点。检查时,嘱被检查者坐于椅上,头稍后仰,张口发“啊”音,在照明的配合下,检查者用压舌板迅速下压舌前2/3 与舌后1/3 交界处。此时,软腭上抬,可见软腭、腭垂、扁桃体、咽后壁等。注意观察黏膜颜色,有无充血、肿胀及分泌物,扁桃体有无肿大等。咽部黏膜充血、红肿、黏液腺分泌增多,见于急性咽炎。咽部黏膜充血,表面粗糙,并可见淋巴滤泡呈簇状增殖,见于慢性咽炎。

扁桃体发炎时,可见腺体肿大,扁桃体隐窝内有黄白色分泌物,或渗出物形成苔状假膜,但易于拭去,以此可与咽白喉相鉴别。扁桃体肿大分为 3 度,不超过咽腭弓者为 I 度;超过咽腭弓但未达咽后壁中线者为 II 度;达到或超过咽后壁中线者为 III 度(图3-2-8)。

图3-2-8
扁桃体肿大分度

(7)口腔气味 健康人口腔无特殊气味。口腔若有特殊气味,称为口臭,见于牙龈炎、牙周炎、龋齿、消化不良等。糖尿病酮症酸中毒者有烂苹果味;有机磷农药中毒者可有大蒜味;尿毒症者有尿味;肝性脑病患者可有肝臭味。

(8)腮腺 腮腺位于耳屏、下颌角、颧弓所构成的三角区内。腮腺导管开口位于上颌第二磨牙所对的颊黏膜上。检查时,注意腮腺有无肿大,导管开口有无红肿及分泌物。正常腺体薄而软,不能触及其轮廓。腮腺肿大时可见以耳垂为中心的隆起,并可触及边缘不清的包块。①急性流行性腮腺炎时,单侧腮腺肿胀迅速,继而累及对侧,有压痛。②急性化脓性腮腺炎时,腮腺肿大多为单侧,导管口可红肿,加压后可有脓性分泌物溢出。③腮腺混合瘤,质韧呈结节状,边界清楚,可移动。

五、颈部

(一)颈部外形与活动

正常人颈部直立,两侧对称,活动自如。颈向前倾,甚至头不能抬起,见于重度消耗性疾病晚期、重症肌无力等;颈偏向一侧称斜颈,见于先天性颈肌挛缩或颈外伤。颈部活动受限伴疼痛,见于颈椎病变、软组织炎症、颈肌扭伤等。颈强直为脑膜刺激征之一,见于脑膜炎、蛛网膜下腔出血等。

(二)颈部血管

1.颈静脉怒张　正常人立位或坐位时,颈外静脉不显露,平卧时稍见充盈,仅限于锁骨上缘至下颌角距离的下 2/3 内。若取 45°半卧位,颈静脉充盈超过正常水平,或坐位、立位时见颈静脉充盈明显,称为颈静脉怒张,提示静脉压增高,见于右心衰竭、心包积液、缩窄性心包炎、上腔静脉阻塞综合征等。

2.颈动脉搏动　正常人静息状态下看不见颈动脉搏动,但可触及明显搏动。触诊颈动脉搏动消失,是判断心搏骤停的重要指标之一。如在静息状态下看见明显的颈动脉搏动,提示脉压增大。见于高血压、主动脉瓣关闭不全、甲状腺功能亢进、严重贫血等。

(三)甲状腺

甲状腺位于甲状软骨下方,正常人甲状腺外观:表面光滑、柔软不易触及。女性在青春期可略大,属正常现象,在做吞咽动作时可随吞咽上下移动。凡能看到或能触及甲状腺均提示甲状腺肿大。甲状腺检查按视、触、听诊的顺序进行。

1.视诊　被检查者取坐位,头稍后仰,做吞咽动作,观察甲状腺有无肿大及是否对称。

2.触诊　①用后面触诊法时,检查者位于被检查者背后,双手拇指置于被检查者颈部,检查右叶时,左手示指及中指将甲状腺轻推至右侧,用右手示、中、无名指触甲状腺。换手同法检查左侧。②用前面触诊法时,位于被检查者前面,检查者左手拇指置于甲状软骨下气管右侧向左轻推右叶,左手三指触摸甲状腺右叶,换手同法检查左叶(图3-2-9)。

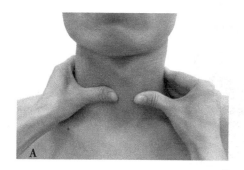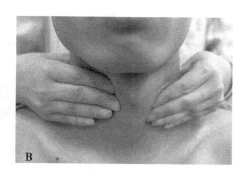

A.前面;B.后面。

图 3-2-9　甲状腺触诊法

如检查甲状腺时,触及肿物,欲判断是否为甲状腺肿大,一定要嘱被检查者做吞咽动作,如为甲状腺肿大,则肿物可随吞咽动作上下移动。应注意肿大的程度、质地、表面是否光滑、有无震颤及压痛。

甲状腺肿大分为:Ⅰ度,看不到但能触及者;Ⅱ度,能看到又能触及,但在胸锁乳突肌以内者;Ⅲ度,为超过胸锁乳突肌外缘者。

3. 听诊 当触及肿大的甲状腺时,用钟型听诊器直接放于肿大的甲状腺上听诊。甲状腺功能亢进时,可闻及连续性血管杂音,是甲状腺功能亢进特征性改变之一。

甲状腺肿大常见于单纯性甲状腺肿、甲状腺功能亢进或甲状腺肿瘤等。

(四)气管

被检查者取坐位或仰卧位,检查者将右手示指与无名指分置于两侧胸锁关节上,中指置于胸骨上窝触及气管,观察中指与示指和无名指间的距离。正常人两侧间距相等,示气管居中。两侧间距不等示气管移位。一侧胸腔积液、积气、纵隔肿瘤时,气管移向健侧;肺不张、肺纤维化、胸膜增厚粘连时,气管移向患侧。

六、胸部

胸部是指颈部和腹部之间的区域。骨性胸廓由 12 对肋骨和 12 个胸椎、锁骨及胸骨共同组成。胸部检查的内容包括胸廓外形、胸廓、乳房、肺与胸膜、心脏检查等。胸部检查应在安静、温暖,光线充足的环境中进行。被检查者根据病情及检查需要采取坐位或卧位,尽可能暴露整个胸廓。按视诊、触诊、叩诊、听诊的顺序依次检查前胸部、侧胸部和背部,注意前后、两侧对比。

(一)胸部的体表标志

胸部体表标志包括骨骼标志(图 3-2-10)、自然陷窝、人工画线和分区,熟悉这些标志,有助于标记或描述胸腔脏器的位置和轮廓,以及异常体征的位置和范围。

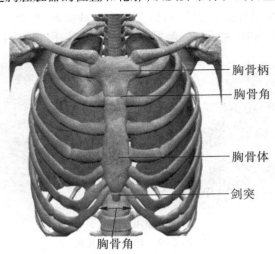

图 3-2-10 胸廓骨骼标志

胸骨柄
胸骨角
胸骨体
剑突
胸骨角

1.骨骼标志

（1）胸骨 位于前胸壁的正中,由胸骨柄、胸骨体和剑突三部分组成。

（2）胸骨角（Louis 角） 由胸骨柄与胸骨体交界处向前突起而成。其两侧分别与左、右第 2 肋软骨相连,为前胸壁计数肋骨和肋间隙的重要标志。胸骨角还相当于气管分叉部、主动脉弓上缘等。

（3）剑突 为胸骨体下端的突出部分,呈三角形,其底部与胸骨体相连。

（4）腹上角 由两侧肋弓下缘在胸骨下端汇合处所形成的夹角,又称胸骨下角。正常 70°~110°,体型瘦长者较锐,矮胖者较钝。

（5）脊柱棘突 为后正中线的标志。位于颈根部的第 7 颈椎棘突最为突出,其下为胸椎起点,可以此作为计数胸椎的标志。

（6）肩胛骨 位于后胸壁脊柱两侧第 2~8 肋骨之间,其最下端为肩胛下角。肩胛下角平第 7 肋间隙,为后胸壁计数肋骨的重要标志。

（7）肋脊角 为第 12 肋骨与脊柱构成的夹角,其前方为肾和输尿管上端所在的区域。

2.自然陷窝和解剖区域

（1）胸骨上窝 为胸骨柄上方的凹陷部,气管位于其后。

（2）锁骨上窝 为锁骨上方的凹陷部,相当于两肺尖的上部。

（3）锁骨下窝 为锁骨下方的凹陷部,相当于两肺尖的下部。

（4）腋窝（左、右） 为上肢内侧与胸壁相连的凹陷部。

（5）肩胛上区（左、右） 为肩胛冈以上的区域。

（6）肩胛下区（左、右） 为两肩胛下角的连线与第 12 胸椎水平线之间的区域。

（7）肩胛间区 为两肩胛骨内缘之间的区域。

3.人工画线标志 见图 3-2-11。

（1）前正中线 即胸骨中线,为通过胸骨正中的垂直线。

（2）锁骨中线（左、右） 为通过锁骨肩峰端与锁骨胸骨端的中点的垂直线。

（3）腋前线 为通过腋窝前皱襞沿前侧胸壁向下的垂直线。

（4）腋后线（左、右） 为通过腋窝后皱襞沿后侧胸壁向下的垂直线。

（5）腋中线 为自腋窝顶端于腋前线和腋后线之间向下的垂直线。

（6）后正中线 为通过椎骨棘突或沿脊柱正中下行的垂直线。

（7）肩胛线（左、右） 为上肢自然下垂时,通过肩胛下角所作的垂直线。

（二）胸壁、胸廓

检查胸壁、胸廓和乳房时,要求照明良好,被检查者采取坐位或仰卧位,尽量暴露胸廓。采用视诊和触诊,先检查前胸部,再侧胸部和背部,并注意前后、左右相应部位的对比。

1.胸壁

（1）静脉 正常胸壁静脉多无明显显露。当上腔、下腔静脉回流受阻时可见胸壁静脉充盈或曲张。

（2）皮下气肿 气体积存于胸部皮下组织时称为皮下气肿。用手按压皮下气肿的皮

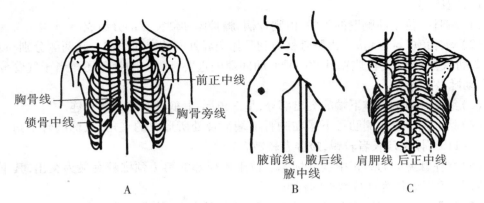

A：正面；B.侧面；C.背面。

图 3-2-11　胸部标志线

肤有握雪感,听诊可闻及类似捻发的声音。皮下气肿多由自发性气胸、胸部外伤、纵隔气肿、产气杆菌感染等引起。

（3）胸壁压痛　正常胸壁无压痛。肋间神经炎、肋软骨炎、胸壁软组织炎症、肋骨骨折等,局部胸壁可有压痛。急性白血病患者常有胸骨下端压痛或叩击痛。

图 3-2-12
常见胸廓外形改变

2.胸廓　正常胸廓呈椭圆形,两侧基本对称。成年人胸廓的前后径与左右径比例约为 2∶3。小儿和老年人前后径略小于或等于左右径,呈圆柱形。常见胸廓外形的改变见图 3-2-12。

（1）桶状胸　胸廓前后径增大与左右径相等甚至超过左右径,呈圆桶状。可见于老年人或矮胖体型者,也可见于肺气肿或哮喘发作期。

（2）扁平胸　胸廓前后径不及左右径的一半,呈扁平状。可见于瘦长体型者,亦可见于慢性消耗性疾病,如肺结核、肿瘤晚期等。

（3）佝偻病胸　为佝偻病所致的胸廓改变,多见于儿童。常表现为以下几种。①鸡胸:胸骨下部显著前凸,胸廓前侧壁肋骨凹陷,胸廓的上下径较短,前后径略长于左右径,形似鸡的胸廓。②佝偻病串珠:为前胸部各肋软骨与肋骨交界处的串珠状隆起。③肋膈沟:为下胸部前面的肋骨外翻,沿膈肌附着部位的胸壁向内凹陷形成的沟状带。④漏斗胸:胸骨剑突处显著内陷呈漏斗状。

（4）胸廓单侧或局部变形

1）胸廓单侧变形。胸廓一侧膨隆多见于大量胸腔积液、气胸等;胸廓一侧凹陷多见于肺不张、肺纤维化及广泛性胸膜增厚、粘连等。

2）胸廓局部隆起。多见于心脏明显增大、心包大量积液、主动脉瘤、胸内或胸壁肿瘤、肋软骨炎和肋骨骨折等。

3）脊柱畸形。脊柱结核、肿瘤、外伤时,均可导致脊柱畸形如前凸、后凸或侧凸,使胸廓两侧不对称,肋间隙增宽或变窄,严重者可影响呼吸、循环功能。

（三）乳房

乳房检查时,光线应充足,被检查者取坐位或仰卧位,充分暴露前胸部。检查者按视诊、触诊顺序检查乳房及引流乳房部位的淋巴结。

1. 视诊 正常儿童及成年男性乳房不明显,乳头位置较固定,大约位于锁骨中线第4肋间隙。正常女性乳房在青春期逐渐增大,呈半球形,乳头呈圆柱状。同时要注意以下几个方面。

（1）对称性 正常女性两侧乳房基本对称,如一侧乳房明显增大,可见于先天畸形、囊肿形成、炎症或肿瘤等。一侧乳房明显缩小,则多因发育不全。

（2）表面 注意乳房皮肤的颜色,有无破溃、色素沉着、瘢痕或局部回缩。皮肤发红、脚、热、痛提示局部炎症;癌性淋巴管炎皮肤呈深红色,不伴热痛。癌肿侵犯致乳房浅表淋巴管堵塞引起淋巴回流障碍时,毛囊和毛囊孔明显下陷,局部皮肤外观呈"橘皮"样改变。

（3）皮肤回缩 可因外伤或炎症使局部脂肪坏死、纤维细胞增生、受累区域表层和深层间悬韧带纤维缩短所致,如无确切的急性乳腺炎病史,常提示恶性肿瘤。早期发现乳房皮肤回缩的检查方法是被检查者双手上举过头或两手叉腰,背部后伸,使乳房悬韧带拉紧。

（4）乳头 注意位置、大小、对称性、有无倒置或内翻。乳头回缩如系自幼发生,为发育异常;如为近期发生则可能为乳腺癌。乳头出现分泌物,提示乳腺导管有病变,血性最常见于良性乳头状瘤,亦可见于乳腺癌,分泌物由清亮变为绿色或黄色,常见于慢性囊性乳腺炎等。

2. 触诊 为便于描述和记录,触诊时以乳头为中心作一水平线和垂直线,将乳房分为内上、内下、外上、外下4个象限(图3-2-13)。

被检查者多取坐位,先双臂下垂,然后双臂高举超过头部或双手叉腰接受检查。先检查健侧乳房再检查患侧。检查者的手指和手掌并拢平置在乳房上,轻轻向胸壁按压,以旋转滑动的方式进行触诊,不可用手指将乳房提起来触摸。检查左侧乳房时由外上象限开始,按顺时针方向由浅入深触诊4个象限,最后触诊乳头。以同样的方法触诊对侧乳房,但沿逆时针方向进行。触诊乳房时须注意以下几个方面。

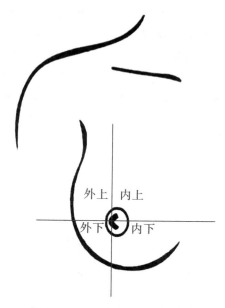

图3-2-13 乳房的4个象限

（1）质地与弹性 正常乳房柔软有弹性。老年女性及哺乳期可呈结节样感,月经期有紧张感。乳房硬度增加、弹性消失,提示皮下组织被炎症或新生物所浸润。

（2）压痛 乳房局部压痛提示炎症存在,而恶性病变则很少出现压痛。

（3）包块　发现乳房包块时，应注意其部位、大小、外形、硬度、压痛和活动度。良性肿块外形多规则，表面光滑，质地柔软或囊性感，活动度较大；炎性包块压痛明显，较固定；恶性肿瘤包块表面和边缘凸凹不平、坚硬、固定，压痛不明显。

触诊乳房后，还应仔细触诊腋窝、锁骨上窝和颈部的淋巴结有无肿大及其他异常情况。此处常为乳房炎症或恶性肿瘤扩展和转移之所在。

（四）肺和胸膜

1. 视诊

（1）呼吸运动　呼吸运动是通过膈和肋间肌的收缩和舒张来完成的。以膈肌运动为主的呼吸称腹式呼吸；以肋间肌运动为主的呼吸称胸式呼吸。成年男性及儿童以腹式呼吸为主，成年女性以胸式呼吸为主。正常的呼吸运动是稳定而有规律。某些疾病可使呼吸运动发生改变。肺炎、胸膜炎或肋骨骨折时，胸式呼吸减弱而腹式呼吸增强；大量腹水、巨大卵巢囊肿、肝脾极度肿大及妊娠晚期，腹式呼吸减弱而胸式呼吸增强。

（2）呼吸频率和深度　正常成人静息状态下，呼吸频率为 12～20 次/min，呼吸与脉搏的比例约为 1∶4。新生儿的呼吸频率约为 44 次/min，随着年龄的增长而逐渐减慢。常见的呼吸类型及特点如下（图 3-2-14）。

1）呼吸过速。指呼吸频率超过 20 次/min。见于剧烈运动、发热、贫血、甲状腺功能亢进症及心力衰竭等。体温每上升 1 ℃，呼吸频率约增加 4 次/min。

2）呼吸过缓。指呼吸频率低于 12 次/min。见于颅内高压、麻醉剂或镇静剂过量等。

3）呼吸深度变化。呼吸浅快，见于呼吸肌麻痹、肺炎、胸膜炎及大量腹水等。呼吸深快，见于剧烈运动、情绪激动或过度紧张。代谢性酸中毒时，可见到节律均匀、深而慢的呼吸，称为酸中毒大呼吸（Kussmaul 呼吸）。

（3）呼吸节律　正常人静息状态下，呼吸节律均匀而整齐。病理状态下，可出现呼吸节律的改变（图 3-2-15）。

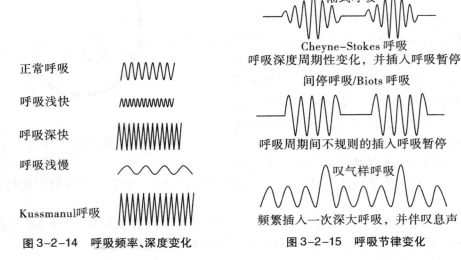

正常呼吸

呼吸浅快

呼吸深快

呼吸浅慢

Kussmanul呼吸

潮式呼吸

Cheyne-Stokes 呼吸
呼吸深度周期性变化，并插入呼吸暂停

间停呼吸/Biots 呼吸

呼吸周期间不规则的插入呼吸暂停

叹气样呼吸

频繁插入一次深大呼吸，并伴叹息声

图 3-2-14　呼吸频率、深度变化　　　　图 3-2-15　呼吸节律变化

1)潮式呼吸:又称 Cheyne-Stokes 呼吸。表现为呼吸由浅慢逐渐变为深快,然后再由深快转为浅慢,随之出现一段呼吸暂停,又开始如上变化的周期性呼吸。

2)间停呼吸:又称 Biots 呼吸。表现为规律呼吸几次后,突然停止一段时间,又开始呼吸,周而复始。

以上两种呼吸的产生是由于呼吸中枢兴奋性降低,使调节呼吸的反馈系统失常所致。多见于脑炎、脑膜炎、脑干损伤、颅内高压及某些中毒(如糖尿病酮中毒、巴比妥中毒)等。间停呼吸更为严重,常在临终前出现,提示预后不良。

3)叹气样呼吸:即在一段正常呼吸节律中,出现一次深大呼吸,常伴有叹息声。多为功能性改变,见于神经衰弱、精神紧张或抑郁症。

2. 触诊

(1)胸廓扩张度 指呼吸时的胸廓动度。检查者两手掌平放在被检查者胸廓前下部的两侧对称部位,两手拇指分别沿两侧肋缘指向剑突,拇指尖置于前正中线的对称部位,让被检查者做深呼吸,观察比较两手的动度是否一致。一侧胸廓扩张度减弱,见于该侧大量胸腔积液、气胸、肺不张、胸膜增厚等。

(2)语音震颤 是指被检查者发出语音时,声波沿气管、支气管及肺泡传到胸壁所引起共鸣的振动,可用手触及,又称触觉语颤。检查者将两手掌的尺侧缘或掌面轻放在两侧胸壁的对称部位,嘱被检查者用同等强度重复发"yi"长音,自上而下、由内到外,反复比较两侧对应部位的语音震颤是否相同,注意有无增强或减弱。

语音震颤的强度与音调的高低、发音的强弱、胸壁的厚薄以及气道通畅程度等因素有关。一般来说,发音强,音调低,胸壁薄,以及支气管距胸壁的距离近者语音震颤强,反之则弱。病理情况下,凡能增强或阻碍声波向胸壁传导的疾病,均可出现语音震颤的增强或减弱。语音震颤增强,主要见于:①肺实变,如肺炎实变期、大片肺梗死等。②接近体表的肺内巨大空腔,如肺结核空洞、肺脓肿等。③压迫性肺不张,如胸腔积液上方被压迫的肺组织。语音震颤减弱或消失。

(3)胸膜摩擦感 正常人无胸膜摩擦感。当胸膜有炎症时,胸膜表面因纤维蛋白沉积而变得粗糙,呼吸时两层胸膜相互摩擦,触诊时有类似皮革摩擦的感觉,称为胸膜摩擦感。以前胸下前侧最易触及。吸气末与呼气初较明显,屏气时则消失。

3. 叩诊

(1)叩诊方法 有间接叩诊和直接叩诊两种方法,前者较为普遍。叩诊时板指与肋间隙平行或与脊柱平行(叩诊肩胛间区时),叩击力量要均匀,轻重适宜,按自上而下、由内向外的顺序,依次叩诊前胸、侧胸、背部,注意上下、左右对比。

(2)正常胸部叩诊音 叩诊音与肺内含气量、胸壁厚薄及邻近器官的影响有关(图3-2-16)。

(3)肺界的叩诊 包括肺上界、肺下界及肺下界移动度的叩诊。

1)肺上界:自斜方肌前缘中央部开始叩诊,此处为清音,逐渐叩向外侧,当由清音变为浊音时即为肺上界的外侧终点。再由斜方肌前缘中央部向内侧叩诊,直到清音变为浊音,即为肺上界的内侧终点。两点之间的距离为肺上界的宽度,正常为 5 cm。肺上界变窄或肺尖部叩诊呈浊音常见于肺结核浸润肺尖,肺尖组织纤维化或萎缩。肺上界变宽或肺尖部叩诊呈过清音见于肺气肿。

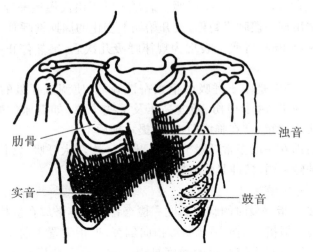

图 3-2-16　正常胸部叩诊音

2)肺下界:两肺下界大致相等,平静呼吸时分别位于锁骨中线第6肋间隙、腋中线第8肋间隙、肩胛线第10肋间隙。肺下界的位置可因体型、发育情况的不同而有差异,如矮胖体型者肺下界可上移1肋间隙;瘦长体型者肺下界可下移1肋间隙。病理情况下,肺下界下移见于肺气肿、腹腔内脏下垂;肺下界上移见于肺不张、大量腹水、气腹、腹腔内巨大肿瘤等。

3)肺下界的移动范围:相当于呼吸时膈肌的移动范围。方法是:分别于深呼气、深吸气后屏气,于肩胛线上叩出肺下界,二者之间的距离即为肺下界的移动范围。正常人肺下界移动范围为6~8 cm。

4)胸部异常叩诊音:正常肺部清音范围内出现过清音、浊音、实音或鼓音称为异常叩诊音,提示肺、胸膜、胸壁或膈存在病理性改变。①浊音或实音:肺部大面积含气量减少、肺内不含气的占位病变或胸膜腔病变阻碍叩诊音的传导时,叩诊呈浊音或实音。见于肺炎、肺不张、肺梗死、肺纤维化、肺肿瘤、未液化的肺脓肿、胸腔积液、胸膜增厚等。若实变区域广泛、胸腔内巨大肿物、大量胸腔积液则呈实音。病灶范围小、较深或积液量较少可呈浊音。②鼓音:肺内有病理性大空腔形成,且靠近胸壁时,叩诊呈鼓音。如肺结核空洞、液化破溃后的肺脓肿、癌性空洞及气胸等。③过清音:肺张力减弱而含气量增多时,叩诊呈过清音,见于肺气肿等。

4.听诊　肺部听诊时,被检查者取坐位或卧位,微张口做均匀呼吸。听诊顺序一般由肺尖开始,自上而下,由前胸到侧胸再到背部,注意左右对称部位的比较。

(1)正常呼吸音　包括支气管呼吸音、肺泡呼吸音和支气管肺泡呼吸音3种(图3-2-17)。

1)支气管呼吸音:为吸入或呼出的气流在声门、气管及主支气管内形成湍流所产生的声音,类似抬舌后经口腔呼气所发出"哈"的音响。该呼吸音强而高调。由于吸气为主动运动,吸气时声门增宽,气流进入速度快,故吸气时相较短;而呼气时声门较窄,且呼气为被动运动,气体呼出较慢,所占时间较长。且呼气音较吸气音强而高调。正常人在喉

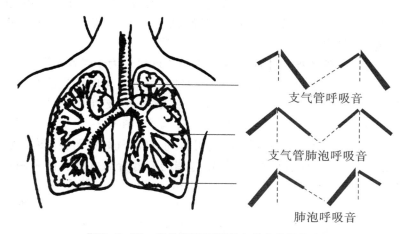

支气管呼吸音

支气管肺泡呼吸音

肺泡呼吸音

图3-2-17 正常情况下呼吸音的分类及特点

部、胸骨上窝、背部第6、7颈椎及第1、2胸椎附近均可听到支气管呼吸音。

2)肺泡呼吸音:为呼吸时进出肺泡的气体使肺泡壁产生周期性的紧张、松弛,肺泡壁的这种弹性变化和气流的振动形成肺泡呼吸音,似上齿咬下唇叹气时发出的"呋"的声音。其音调相对较低,吸气时音响较强、音调较高、时间较长。正常人除了支气管呼吸音和支气管肺泡呼吸音部位以外,肺部的其他部位均可听到肺泡呼吸音,尤其以乳房下部、肩胛下区、腋窝下部最清楚。

3)支气管肺泡呼吸音:为兼有支气管呼吸音与肺泡呼吸音特点的混合呼吸音。其吸气音的性质与肺泡呼吸音相似,但音调稍高且较为响亮,呼气音的性质与支气管呼吸音相似,但强度稍弱,音调稍低。正常人在胸骨两侧第1、2肋间,肩胛间区第3、4胸椎水平及肺尖前后部均可闻及支气管肺泡呼吸音。

(2)异常呼吸音

1)异常肺泡呼吸音。①肺泡呼吸音减弱或消失:由于进出肺泡内的空气流量减少和流速减慢或呼吸音传导障碍所致。可在双侧、单侧或局部出现。常见于:胸廓活动受限,如胸痛;呼吸肌疾病,如重症肌无力;上、下呼吸道阻塞,如喉头水肿、气管肿瘤、炎症等;压迫性肺膨胀不全,如胸腔积液、气胸等;腹部疾病影响膈肌下降,如大量腹腔积液、腹腔巨大肿瘤等。②肺泡呼吸音增强:由于肺泡通气功能增强,气体流速加快所致。双侧增强见于剧烈运动、发热、贫血、代谢亢进等。当一侧肺组织有病变使呼吸音减弱时,健侧肺代偿性通气增强,肺泡呼吸音增强。③呼气音延长:由于下呼吸道部分阻塞、痉挛或肺组织弹性减弱所致,见于慢性支气管炎、支气管哮喘或阻塞性肺气肿。④呼吸音粗糙:为支气管黏膜轻度水肿或炎症浸润使内壁不光滑或狭窄,气流通过不畅所致,见于支气管或肺部炎症的早期。

2)异常支气管呼吸音。在正常肺泡呼吸音听诊部位闻及支气管呼吸音,即为异常支气管呼吸音,又称管状呼吸音。常见于肺组织实变,如肺炎实变期;肺内大空腔,如肺脓肿或空洞型肺结核;压迫性肺不张。

3）异常支气管肺泡呼吸音。在正常肺泡呼吸音听诊部位闻及支气管肺泡呼吸音,为异常支气管肺泡呼吸音。见于支气管肺炎、肺结核、大叶性肺炎早期或胸腔积液上方肺膨胀不全的区域。

（3）啰音　是呼吸音之外的附加音,据其性质不同可分为干啰音和湿啰音两种。

1）干啰音:是由于气管、支气管或细支气管狭窄,气流进出时产生湍流或黏稠分泌物振动所产生的声音。当支气管黏膜充血、黏稠分泌物增多、支气管平滑肌痉挛及管腔内有异物或管壁受压等致使呼吸道狭窄,均可产生干啰音（图3-2-18）。①干啰音的特点:音调较高,持续时间较长;吸气时和呼气时均可听到,以呼气时更明显;啰音的强度、性质易改变,部位易变化。②干啰音的分类:根据音调的高低分为低调和高调两种。低调干啰音:又称鼾音,音调低而响亮,类似熟睡时的鼾声,多发生于气管或主支气管;高调干啰音:又称哨笛音,音调高似乐音,多发生于较小的支气管或细支气管。弥漫性小支气管狭窄或痉挛引起的伴呼气延长的高调干啰音称哮鸣音。③干啰音的临床意义:双侧肺部干啰音,常见于支气管哮喘、慢性支气管炎、心源性哮喘等;局限性干啰音,常见于支气管内膜结核或肿瘤等。

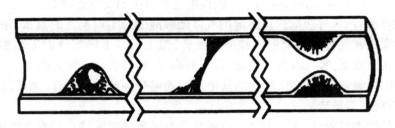

图3-2-18　干啰音发生机制

2）湿啰音:是由于气流通过含有稀薄分泌物（渗出液、血液、黏液、脓液）的呼吸道时,形成的水泡破裂所产生的声音,又称水泡音。或认为是小支气管被分泌物黏着陷闭后,在吸气时重新张开充气时所产生的声音。①湿啰音的特点:断续而短促,一次常连续多个出现;吸气相和呼吸相都可出现,以吸气末最响;性质不易变化,部位较恒定;中、小湿啰音可同时存在,咳嗽后可减少或消失。②湿啰音的分类见表3-2-1。③湿啰音的临床意义:肺部局限性湿啰音,见于肺炎、肺结核、支气管扩张等;两肺底湿啰音,见于心力衰竭引起的肺瘀血、支气管肺炎等;两肺野满布湿啰音,见于急性肺水肿和严重支气管肺炎等。

表3-2-1　湿啰音的分类及特点

分类	特点
粗湿啰音	又称大水泡音。发生于气管、主支气管或空洞部位,多出现在吸气早期
中湿啰音	又称中水泡音。发生于中等支气管,多出现在吸气的中期
细湿罗音	又称小水泡音。发生于小支气管或肺泡,多出现在吸气末期
捻发音	极细而均匀一致,类似在耳边用手指捻搓头发时发出的声音,发生于细支气管或肺泡,多出现在吸气终末

（4）语音共振 又称听觉语音,其产生机制与语音震颤基本相同,但更敏感。检查时嘱被检查者发"yi"长音,同时用听诊器听取。听诊时应上下、左右比较。正常情况下,听到的语音共振音节含糊难辨,其临床意义与语音震颤相同。

（5）胸膜摩擦音 当发生胸膜炎症时,由于纤维素渗出,造成胸膜表面粗糙,呼吸时可听到脏层和壁层胸膜相互摩擦的声音,称为胸膜摩擦音。胸膜摩擦音如同用一手掩耳,以另一手指摩擦其手背时听到的声音。在吸气相和呼气相均可听到,以吸气末或呼气初最为明显,屏气时消失。前下侧胸壁为最佳听诊部分。见于纤维素性胸膜炎、胸膜肿瘤、肺梗死和尿毒症等。

课堂互动

案例 患者,刘某,男,63岁。慢性支气管炎、慢性阻塞性肺气肿病史20余年,今晨起咳嗽、咳痰后突然左侧胸部剧烈疼痛,呼吸困难,前来就诊。检查后发现患者呼吸急促,气管向右侧移位,左侧胸廓饱满,呼吸运动减弱,叩诊呈鼓音。

思考

1. 该患者并发了什么疾病?

2. 判断依据是什么?

（五）心脏检查

1. 视诊

（1）心前区外形 正常人心前区外形与右侧相应部位对称,无异常隆起或凹陷。儿童时期患心脏疾病伴心脏增大者,可将发育中的胸壁向外挤推而致心前区隆起,成人患有大量心包积液时,心前区可饱满。

（2）心尖搏动 主要代表左心室搏动,心脏收缩时,心尖向前冲击前胸壁相应部位,使肋间软组织向外搏动而形成。

1）正常心尖搏动:位于左侧第5肋间锁骨中线内0.5~1.0 cm处,搏动范围的直径为2.0~2.5 cm。观察心尖搏动时,需注意其位置、强度、范围、节律及频率。部分正常人可看不到心尖搏动(胸壁厚或被乳房遮盖)。

2）心尖搏动移位:①生理性因素。心尖搏动的位置可因体位和体型的影响而有所变化。体型及体位对心尖搏动位置有一定影响。体型瘦长者,心脏呈垂位,心尖搏动向内下方移位,可达第6肋间;体型矮胖者,心脏呈横位,心尖搏动向外上方移位,可达第4肋间左锁骨中线外。仰卧位时,心尖搏动稍上移;左侧卧位时,心尖搏动可左移2.0~3.0 cm;右侧卧位时,心尖搏动可右移1.0~2.5 cm。②病理性因素。心脏疾病,左心室增大时,心尖搏动向左下移位;右心室增大时,心尖搏动向左移位;全心增大时,心尖搏动向左下移位,并伴心界向两侧扩大。肺和胸膜疾病,一侧胸腔积液或气胸,心尖搏动随心脏移向健侧;一侧肺不张或胸膜粘连,心尖搏动移向患侧。腹部疾病:大量腹腔积液或腹腔巨大肿瘤等使横膈抬高,心尖搏动随之向上移位。③心尖搏动强度及范围的改变。生理情况下,胸壁厚或肋间隙窄者,心尖搏动较弱,范围缩小;胸壁薄或肋间隙宽者,心尖搏动较强,范围较大;儿童、剧烈运动或情绪激动时,心尖搏动增强,搏动范围增大。在病理情况下,心尖搏动减弱或消失见于心肌炎、心肌梗死、肺气肿、心包积液、左侧胸腔大量积液等疾病;心尖搏动增强、范围增大见于左心室肥大、甲亢、发热和严重贫血等。④负性心尖搏动。心脏收缩时,心尖搏动内陷,主要见于粘连性心包炎或心包与周围组织有广泛粘连。

(3)心前区异常搏动　正常人心前区无异常搏动,以下是临床上常见的异常搏动。胸骨左缘3～4肋间出现异常搏动,见于右心室肥大。剑突下搏动,见于肺源性心脏病伴右心室肥大、腹主动脉瘤。胸骨右缘第2肋间异常搏动,见于升主动脉扩张或升主动脉瘤。胸骨左缘第2肋间异常搏动,见于肺动脉扩张或肺动脉高压。

2.触诊　心脏触诊除可进一步确定视诊检查的心尖搏动和心前区异常搏动的结果外,尚可发现心脏病特有的震颤及心包摩擦感。触诊时手要温暖,检查者先用右手全手掌置于心前区开始检查,然后逐渐缩小到手掌尺侧(小鱼际)或示指、中指和环指指腹并拢进行触诊,注意心尖搏动的位置、强度,有无震颤和心包摩擦感。

(1)心尖搏动及心前区搏动　检查心尖搏动的位置、强弱和范围,触诊较视诊更准确,尤其在视诊看不清心尖搏动的情况下,触诊常能发现。由于心尖搏动的凸起标志着心室收缩期的开始,故可用触诊来判断震颤、心音和杂音出现的时相,亦可了解心率和心律。左心室肥大时,心尖搏动徐缓、有力,可使触诊的手指被抬起,称抬举性心尖搏动,为左心室肥大的重要体征。对视诊所发现的心前区其他异常搏动也可运用触诊进一步确定或鉴别。

(2)震颤　用手触诊时感觉到的一种微细振动称为震颤,与猫喉部摸到的呼吸震颤类似,又称猫喘,为器质性心血管疾病的特征性体征。震颤是血液经狭窄的口径或循异常的方向流动形成湍流造成瓣膜、血管壁或心腔壁振动传至胸壁所致。发现震颤后应注意其部位、发生的时期(收缩期、舒张期或连续性),然后分析其临床意义。由于触诊对低频振动较灵敏,而听诊对高频振动较灵敏,因此,有震颤时一定可以听到杂音,但有杂音时不一定能触到震颤。临床上凡触及震颤均可认为心脏有器质性病变,常见于某些先天性心血管疾病及狭窄性瓣膜病变(表3-2-2)。

表3-2-2　心前区震颤的临床意义

时相	部位	常见疾病
收缩期	胸骨右缘第2肋间	主动脉狭窄
	胸骨左缘第2肋间	肺动脉狭窄
	胸骨左缘第3～4肋间	室间隔缺损
舒张期	心尖区	二尖瓣狭窄
连续性	胸骨左缘第2肋间及其附近	动脉导管未闭

(3)心包摩擦感　是心前区以胸骨左缘第3、4肋间触及的一种粗糙摩擦感,在收缩期及舒张期均能触及,以收缩期、前倾体位或呼气末更为明显。心包摩擦感是由于急性

心包炎时心包膜纤维素渗出致表面粗糙,心脏收缩时脏层与壁层心包摩擦产生的振动传至胸壁所致。

3. 叩诊　心脏叩诊用于确定心界的大小及其形状。心脏浊音界包括相对浊音界和绝对浊音界两部分。心脏左右缘被肺遮盖的部分,叩诊呈浊音,其边界为相对浊音界,而不被肺遮盖的部分叩诊呈浊音,其边界为绝对浊音界。通常心脏相对浊音界反映心脏的实际大小(图3-2-19)。

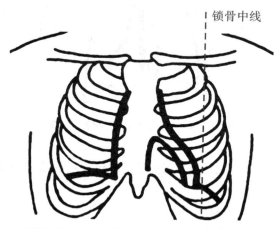

图 3-2-19　心脏绝对浊音界和相对浊音界

(1)叩诊方法　叩诊时,采用间接叩诊法,受检者取仰卧位或坐位。平卧位时,检查者板指与肋间平行;取坐位时,板指与心缘平行而与肋间垂直。叩诊力度适当,用力均匀,按先左后右,由外向内,自下而上的顺序,以听到声音由清音变为浊音来确定心界。叩诊心脏左界时,从心尖搏动最强点外2~3 cm处开始,由外向内逐渐叩诊,当叩诊音由清音变为浊音时,示已达心脏边界,用笔做一标记,如此逐个肋间自下向上叩诊直至第2肋间。叩诊心脏右界时,先沿锁骨中线叩出肝上界,然后于其上一肋间(通常为第4肋间)开始,由外向内叩出浊音界,做标记,按肋间依次向上叩至第2肋间。用硬尺测量前正中线至各标记点的垂直距离,再测量左锁骨中线距前正中线的距离,以记录心脏相对浊音界的位置。

(2)正常心浊音界　正常成人心脏相对浊音界至前正中线的距离见表3-2-3。

表 3-2-3　正常成人心脏相对浊音界

右/cm	肋间	左/cm
2~3	II	2~3
2~3	III	3.5~4.5
3~4	IV	5~6
	V	7~9

注:左锁骨中线距前正中线8~10 cm。

（3）心浊音界各部的组成　心脏左界第2肋间处相当于肺动脉段，第3肋间为左心耳，第4、5肋间为左心室，其中血管与左心室交接处向内凹陷，称心腰。右界第2肋间相当于升主动脉和上腔静脉，第3肋间以下为右心房（图3-2-20）。

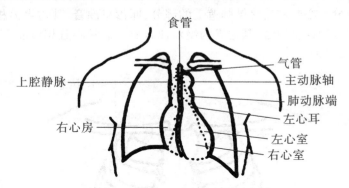

图3-2-20　心浊音界各部分的组成

（4）心浊音界的改变　心浊音界大小、形状和位置可因心脏病变或心外因素的影响而发生改变。

1）心脏因素。①左心室增大：心浊音界向左下扩大，心腰加深，心界呈靴形。常见于高血压性心脏病，主动脉瓣关闭不全，又称主动脉型心（图3-2-21）。②右心室增大：轻度增大时仅使绝对浊音界增大；显著增大时，相对浊音界向左右两侧扩大，以向左扩大明显。常见于肺心病。③左、右心室增大：心浊音界向两侧增大，且左界向左下增大，称普大型心。常见于扩张型心肌病、克山病等。④左心房与肺动脉扩张：心腰部饱满或膨出，心界呈梨形，常见于二尖瓣狭窄，又称二尖瓣型心（图3-2-22）。⑤心包积液：心包积液达一定量时，心界向两侧扩大，并随体位改变而发生变化。坐位时心浊音界呈三角烧瓶样，仰卧位时心底部浊音区明显增宽呈球形，此种变化为心包积液的特征性体征。

2）心外因素。大量胸腔积液或气胸时，患侧的心界叩不出，健侧心界向外移位；肺气肿时，心浊音界变小或叩不出；腹腔大量积液或巨大肿瘤时，膈肌上抬，心脏呈横位，心界向左扩大。

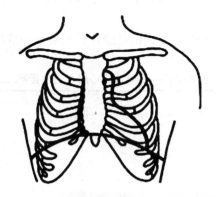

图3-2-21　主动脉瓣关闭不全的心浊音界（靴形心）

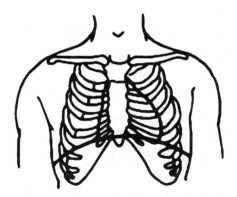

图 3-2-22　二尖瓣狭窄的心浊音界(梨形心)

4.听诊　听诊是心脏检查最重要的组成部分。要求环境必须安静,被检查者一般采取仰卧位或坐位或根据需要改变体位。听诊内容包括心率、心律、心音、额外心音、心脏杂音和心包摩擦音等。

(1)心脏瓣膜听诊区　心脏各瓣膜开放与关闭时所产生的声音传导至体表最易听清的部位称心脏瓣膜听诊区,与其解剖位置不完全一致,通常有5个心脏瓣膜听诊区(图3-2-23)。

二尖瓣区:位于心尖搏动最强点,又称心尖区。

肺动脉瓣区:胸骨左缘第2肋间。

主动脉瓣区:胸骨右缘第2肋间。

主动脉瓣第二听诊区:胸骨左缘3、4肋间。

三尖瓣区:胸骨体下端左缘(即胸骨左缘第4、5肋间隙)。

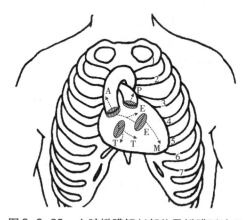

图 3-2-23　心脏瓣膜解剖部位及瓣膜听诊区

(2)听诊顺序　通常自二尖瓣区开始,依次听诊肺动脉瓣区、主动脉瓣区、主动脉瓣第二听诊区和三尖瓣区。

(3)听诊内容

1)心率:为每分钟心搏的次数。一般在心尖部听取第一心音,计数 1 min。正常成人在安静、清醒的状态下,心率多为 60~100 次/min,3 岁以下儿童多在 100 次/min 以上,老年人多偏慢。成人心率超过 100 次/min,婴幼儿超过 150 次/min 称为心动过速。心率低于 60 次/min 称为心动过缓。

2)心律:为心脏跳动的节律。正常成人心律规则,部分青少年可出现随呼吸改变的心律,吸气时心率增快,呼气时减慢,称窦性心律不齐,一般无临床意义。听诊能够发现的心律失常以期前收缩(早搏)和心房纤颤(房颤)最常见。

期前收缩:是在规则心律基础上突然提前出现的心音。听诊特点:①在规则心律基础上,突然提前出现一次心跳,后有一较长间歇;②提前出现的心跳的第一心音增强,第二心音减弱或难以听到。生理情况下,情绪激动、酗酒、疲劳等可出现一过性期前收缩;病理情况下见于各种器质性心脏病,如洋地黄中毒、低钾血症、心脏手术等。期前收缩可以规律的形式出现,每一次正常心脏搏动之后出现一次期前收缩,称为二联律;每两次正常心脏搏动之后出现一次期前收缩,称为三联律。

心房纤颤:由心房内异位节律点发出异位冲动产生的多个折返所致。听诊特点:①心律绝对不规则;②第一心音强弱不等;③心率大于脉率,称脉搏短绌。心房纤颤常见于二尖瓣狭窄、冠心病、高血压性心脏病、甲状腺功能亢进症等。

3)心音:生理情况下心音图记录到每一心动周期有 4 个心音。通常听到的是第一心音(S_1)和第二心音(S_2),第三心音(S_3)在部分健康青少年中可听见,第四心音(S_4)一般听不到,如能听到多属于病理性。S_1 标志着心室收缩开始,主要是由于二尖瓣和三尖瓣骤然关闭引起振动而产生的音响。S_2 标志着心室舒张开始,主要是由于肺动脉瓣和主动脉瓣骤然关闭引起振动而产生的音响。心脏听诊最基本的技能是判定 S_1 和 S_2,由此才能正确判定收缩期和舒张期,确定额外心音或杂音出现的时期。S_1 和 S_2 的听诊特点见表 3-2-4。

I.心音强度改变:S_1 改变:与心肌收缩力、心室充盈情况、瓣膜弹性及位置有关。S_1 增强常见于二尖瓣狭窄,这主要是由于舒张期心室充盈减慢、减少,以致在心室开始收缩时二尖瓣位置低垂,加之心室收缩时间缩短、左室内压上升加速,造成瓣膜关闭振动幅度大,因而 S_1 亢进。另外,高热、贫血、甲状腺功能亢进症等疾病时,由于心肌收缩加快、增强可使 S_1 增强。S_1 减弱见于二尖瓣关闭不全,由于左心室舒张期过度充盈,二尖瓣位置较高,活动幅度减小所致。其他如心肌炎、心肌病、心肌梗死和心力衰竭等疾病由于心肌收缩力减弱致 S_1 低钝。S_2 改变:S_2 的强弱主要取决于主动脉和肺动脉内压力、半月瓣的弹性和完整性。S_2 有两个主要部分即主动脉区第二心音(A_2)和肺动脉瓣区第二心音(P_2),通常 A_2 在主动脉瓣区最清楚,P_2 在肺动脉瓣区最清晰。一般情况下,青少年 $P_2 > A_2$,成年人 $P_2 = A_2$,而老年人 $P_2 < A_2$。A_2 增强,由主动脉压力增高所致,主要见于高血压、动脉粥样硬化。P_2 增强,由肺动脉压力增高所致,主要见于肺心病、二尖瓣狭窄等疾病。A_2 减弱是由于主动脉压力降低所致,主要见于主动脉瓣狭窄、主动脉瓣关闭不全等。P_2 减弱,为肺动脉压力降低所致,主要见于肺动脉瓣狭窄、肺动脉瓣关闭不全等。S_1 和 S_2 同时改变:S_1、S_2 同时增强见于劳动、情绪激动、贫血等使心脏活动增强时;S_1、S_2 同时减弱见于心肌炎、心肌病、左侧胸腔大量积液、肺气肿等。

Ⅱ.心音性质改变:心肌严重病变时,S_1失去原有的特征而与S_2极相似,可形成"单音律"。当心率增快,收缩期与舒张期时限几乎相等,听诊类似钟摆声,称为"钟摆律"。由于此音也与胎儿心音类似,故又称"胎心律"。常见于重症心肌炎、心肌病、急性心肌梗死等。

Ⅲ.心音分裂:听诊时出现一个心音分裂为两个心音的现象称为心音分裂。S_1分裂是由于左、右心室收缩明显不同步,二尖瓣和三尖瓣的关闭时间相距0.03 s以上所致,在三尖瓣区听诊较清楚。常见于右束支传导阻滞;S_2分裂是由于主动脉瓣和肺动脉瓣关闭明显不同步所致,在肺动脉瓣区听诊较明显。临床上较常见,生理情况下见于健康儿童和青少年,于深吸气末可闻及,病理情况下见于二尖瓣关闭不全,室间隔缺损等。

表3-2-4　第一心音与第二心音的听诊特点

心音	特点
第一心音(S_1)	音调较低,音响较强,性质较钝,时间较长(持续约0.1 s),与心尖搏动同时出现,心尖部听诊最清楚
第二心音(S_2)	音调较高,音响较弱,性质较清脆,时间较短(持续约0.08 s),在心尖搏动后出现,心底部听诊最清楚

4)额外心音:指在正常心音之外听到的附加心音,多属病理性。多出现在舒张期,也可出现在收缩期。①奔马律:在S_2之后出现的响亮额外音,当心率增快时,与原有的S_1、S_2组成的韵律类似马奔跑时的蹄声,故称奔马律。奔马律是心肌严重受损的体征。按其出现时间的早晚可分为舒张早期奔马律、舒张晚期奔马律、重叠型奔马律。其中以舒张早期奔马律最常见。一般认为舒张早期奔马律是由于心室舒张期负荷过重,心肌张力减低与顺应性减退,以致心室舒张时血液充盈引起室壁振动。它的出现提示心脏功能失去代偿,是心肌受损的重要体征。由于发生机制与生理性S_3相似,也称为病理性S_3或第三心音奔马律。②开瓣音:又称二尖瓣开放拍击音,见于二尖瓣狭窄时,舒张早期血液自左心房迅速流入左心室时,弹性尚好的瓣叶迅速开放后又突然停止使瓣叶振动引起的拍击样声音,是S_2后高调清脆的附加音,在心尖内侧尤为清楚。开瓣音的存在提示二尖瓣瓣叶弹性及活动尚好。③心包叩击音:见于缩窄性心包炎者,为舒张早期心室快速充盈时,由于心包增厚,阻碍心室舒张使心室在舒张过程中被迫骤然停止,导致室壁振动而产生的声音。在S_2后约0.1 s出现,为一较强而短促的额外心音,心尖部和胸骨下端左缘听诊清楚。

5)心脏杂音:心脏杂音是指在心音与额外心音之外出现的具有不同频率、不同强度,持续时间较长的夹杂声音。它可与心音分开或相连续,甚至完全掩盖心音。杂音对某些心血管疾病的诊断具有重要意义。

Ⅰ.杂音的产生机制:杂音是由于血流速度加快、瓣膜口狭窄或瓣膜关闭不全、异常通道、心腔内漂浮物、血管腔扩大或狭窄时,血流产生湍流,使心壁、瓣膜或血管壁产生振动所致(图3-2-24)。

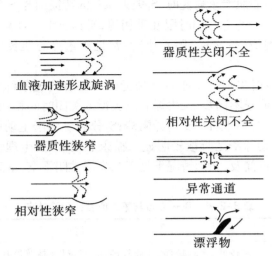

图 3-2-24　心脏杂音产生机制示意

Ⅱ.杂音听诊要点:当听到杂音时,应根据其最响部位、出现时期、性质、传导方向、强度以及与呼吸、体位和运动的关系等方面来分析判断其临床意义。①部位:杂音的最响部位常与病变部位有关。一般来说,杂音在某瓣膜听诊区最响,则提示该瓣膜有病变。②时期:发生在 S_1 和 S_2 之间的杂音,称为收缩期杂音;发生在 S_2 与下一心动周期的 S_1 之间者,称为舒张期杂音;杂音在收缩期和舒张期连续出现者,称为连续性杂音。一般认为,舒张期杂音和连续性杂音均为器质性杂音,而收缩期杂音则有器质性和功能性两种可能。③性质:常以吹风样、隆隆样、叹气样、机器样、喷射样、乐音样等形容。按音调高低可形容为柔和、粗糙。一般而言,功能性杂音较柔和,器质性杂音较粗糙。不同音色与音调的杂音,反映不同的病理变化。临床上可根据杂音的性质推断不同的病变,如心尖区舒张期隆隆样杂音是二尖瓣狭窄的特征;心尖区粗糙的吹风样全收缩期杂音,常提示二尖瓣关闭不全;心尖区柔和的吹风样杂音常为功能性杂音;主动脉瓣区舒张期叹气样杂音为主动脉瓣关闭不全等。④传导:杂音常沿血流方向传导,根据杂音最响部位及其传导方向,可判断杂音来源及其病理性质。如二尖瓣关闭不全的杂音向左腋下传导,主动脉瓣狭窄的杂音向颈部传导,而二尖瓣狭窄的心尖区隆隆样杂音则较局限,不向他处传导。⑤强度:即杂音的响度。杂音的强弱与多种因素有关。a.狭窄程度,一般狭窄越重,杂音越强,但若严重狭窄以致通过的血流极少,杂音反而减弱或消失。b.血流速度,血流速度增快时杂音可增强。c.压力阶差,狭窄口两侧压力阶差越大,杂音越强。d.心肌收缩力,推动血流的力量越大杂音越强,心力衰竭时心肌收缩力减弱,杂音减弱。收缩期杂音强度通常采用 Levine 6 级分级法分为 6 级(表 3-2-5)。记录杂音强度时,以杂音的级别为分子,6 为分母,例如杂音强度为 3 级,应记录为 3/6 级杂音。一般认为 3/6 级及以上的收缩期杂音多为器质性。舒张期杂音多为器质性,一般不分级。⑥体位呼吸和运动对杂音的影响:经体位改变、运动或深吸气、呼气及屏气等动作可使某些杂音增强或减弱,有助于杂音的判别。a.体位改变:左侧卧位可使二尖瓣狭窄的舒张期杂音更明显;

前倾坐位可使主动脉瓣关闭不全的舒张期杂音更明显;仰卧位可使二尖瓣、三尖瓣关闭不全的舒张期杂音更明显。b. 呼吸影响:深吸气时,胸腔负压增加,回心血量增加,从而使与右心相关的杂音增强;深呼气时起源于左心的杂音增强;深吸气后紧闭声门并用力作呼气动作(Valsalva动作)时,胸腔压力增高,回心血减少,经瓣膜产生的杂音多数都减轻。c. 运动:运动时心率增快,血流加速,心肌收缩力增强,心排血量增加,可使器质性杂音增强。

表3-2-5 Levine 6 级分级法

级别	响度	听诊特点	震颤
1	很轻	很弱,安静环境下仔细听诊才能听出	无
2	轻度	较易听到的弱杂音	无
3	中度	明显的杂音	无
4	中度	明显的杂音	有
5	响亮	响亮的杂音,但听诊器离开胸壁即听不到	明显
6	响亮	响亮的杂音,即使听诊器稍离开胸壁也能听到	明显

Ⅲ. 杂音的特点及临床意义。①收缩期杂音。a. 二尖瓣区杂音:根据产生杂音的部位有无器质性病变可分为功能性杂音和器质性杂音。功能性杂音较常见,可见于部分正常人、剧烈运动等生理情况下,也可见于发热、贫血、甲状腺功能亢进症等病理情况下。听诊特点为性质柔和、吹风样,一般在2/6级以下。相对性杂音如二尖瓣相对性关闭不全,因左心室扩大所致,亦属于功能性杂音,见于高血压性心脏病、扩张型心肌病、冠心病等,杂音特点为吹风样,性质较粗糙。而器质性杂音主要见于风湿性心脏病二尖瓣关闭不全,听诊特点为吹风样,性质粗糙、响亮、高调,可占据全收缩期,强度常在3/6级以上,并向左腋下或左肩胛下传导。b. 三尖瓣区杂音:大多由于右心室扩大所致的三尖瓣相对性关闭不全引起,极少数为器质性病变。c. 主动脉瓣区杂音:为粗糙喷射性收缩期杂音,向颈部传导,常伴有震颤,见于主动脉瓣狭窄。d. 肺动脉瓣区杂音:肺动脉高压、肺动脉扩张所致的肺动脉瓣相对性狭窄时,可产生相对性杂音。e. 其他部位杂音:室间隔缺损时,可在胸骨左缘第3、4肋间闻及响亮而粗糙的收缩期杂音,常伴震颤。生理性与器质性收缩期杂音鉴别见表3-2-6。②舒张期杂音。多数是由于瓣膜器质性损害所致。a. 二尖瓣区杂音:可因器质性或相对性二尖瓣狭窄引起。器质性主要见于风湿性心脏病二尖瓣狭窄,听诊特点为舒张中晚期隆隆样杂音,常伴震颤及S_1增强。相对性杂音最常见于主动脉瓣关闭不全引起的二尖瓣相对性狭窄。听诊特点为性质柔和,无震颤,不伴S_1增强。b. 主动脉瓣区杂音:主要见于主动脉瓣关闭不全,听诊特点为舒张早期叹气样杂音,于主动脉瓣第二听诊区最清晰,杂音向心尖部传导。c. 肺动脉瓣区杂音:器质性病变引起者少见,多由肺动脉高压、肺动脉扩张致肺动脉瓣相对关闭不全引起,听诊特点为吹风样或叹气样,常见于二尖瓣狭窄伴明显肺动脉高压,肺源性心脏病等。

表 3-2-6 生理性与器质性收缩期杂音的鉴别

项目	生理性收缩期杂音	器质性收缩期杂音
年龄	儿童、青少年多见	不定
部位	肺动脉瓣区和(或)心尖区	不定
性质	柔和、吹风样	粗糙、吹风样,常呈高调
持续时间	短促	较长、常为全收缩期
强度	≤2/6 级	常≥3/6 级
震颤	无	3/6 级以上可伴有震颤
传导	局限	沿血流方向传导较远而广

6)心包摩擦音:指脏层与壁层心包由于生物或理化因素致纤维蛋白沉积而粗糙,在心脏搏动时产生摩擦而出现的声音。心包摩擦音性质粗糙、音调较高、呈搔抓样,近在耳边,与心脏活动一致,与呼吸无关,屏气时摩擦音仍存在,可据此与胸膜摩擦音相鉴别。心包摩擦音可在整个心前区闻及,但以胸骨左缘 3、4 肋间最响亮,坐位前倾及呼气末更明显。心包摩擦音见于心包炎、尿毒症、肿瘤、心肌梗死等。

课堂互动

案例 患者,女,52 岁。心慌气短23 年,1 d 前突然咳粉红色泡沫痰约 160 mL。查体:面色轻度发绀,心率 90 次/min,心尖搏动向左移位,心尖部可触及舒张期震颤,叩诊心浊音界呈梨形,听诊心尖部可闻较局限的隆隆样舒张期杂音。

思考

1.应首先考虑的疾病是什么?

2.听诊心脏杂音时应注意分析哪些内容?

(六)血管检查

1.视诊

(1)肝颈静脉回流征 右心衰竭引起肝淤血肿大时,用手压迫肝可使颈静脉充盈更明显,称为肝颈静脉回流征阳性,为右心衰竭的重要体征之一,也可见于渗出性或缩窄性心包炎。

(2)毛细血管搏动征 用手指轻压检查对象甲床末端,或以玻片轻压口唇黏膜,若见受压部分的边缘有红、白交替节律性搏动现象,即为毛细血管搏动征阳性,见于脉压增大。

2.触诊 触诊常见的脉搏异常及临床意义如下。

(1)速脉 指脉率超过100 次/min。见于发热、贫血、甲状腺功能亢进症、心功能不全、休克等。

（2）缓脉　指脉率低于 60 次/min。见于颅内高压、阻塞性黄疸、病态窦房结综合征、二度以上房室传导阻滞等。

（3）细脉　指心排出量减少、脉压减小、外周阻力增高,导致脉搏减弱而振幅小。见于心力衰竭、主动脉瓣狭窄、休克等。

（4）水冲脉　指脉搏骤起骤落,急促而有力,犹如潮水涨落。检查时,紧握被检查者手腕掌面,将其举过头顶,可感受到急促有力的冲击,见于脉压增大。

（5）交替脉　指节律规则而强弱交替出现的脉搏,为心肌收缩力强弱交替所致,是左心衰竭的重要体征之一。见于高血压性心脏病、急性心肌梗死等。

（6）奇脉　指平静吸气时脉搏明显减弱或消失。见于大量心包积液和缩窄性心包炎等,是心包压塞的重要体征之一。

（7）无脉　指脉搏消失。见于严重休克、多发性大动脉炎等。

3. 听诊

（1）枪击音　将听诊器体件放在浅表大动脉如肱动脉、股动脉等处,听到与心跳一致而短促如同射枪的声音,称为枪击音。

（2）杜若兹埃（Duroziez）双重杂音　将听诊器体件稍加力置于股动脉上,可闻及收缩期及舒张期双期吹风样杂音。毛细血管搏动征、水冲脉、枪击音、周围血管征（Duroziez 双重杂音称为周围血管征）多由脉压增大而引起,主要见于主动脉瓣关闭不全、甲状腺功能亢进症等疾病。

七、腹部

腹部检查是身体检查的重要组成部分,主要有消化、泌尿、血液、内分泌、生殖及血管系统,检查方法以触诊最为重要。

（一）腹部的体表标志与分区

为准确描述和记录脏器及病变的位置,常借助人体自然标志及人工画线对腹部进行适当分区,以便熟悉腹部脏器的部位和其体表投影。

1. 体表标志　见图 3-2-25。

（1）胸骨　胸骨位于前胸壁的正中。由胸骨体、胸骨柄、剑突 3 部分组成。

（2）肋弓下缘　由 8～10 肋软骨连接构成,其下为体表腹部的上界,常用于腹部分区,肝、脾的测量及胆囊定位。

（3）脐　为腹部中心,平对 3～4 腰椎间隙,可作为阑尾压痛点及腰椎穿刺点的定位标志。

（4）髂前上棘　为髂嵴前方的突出点,为腹部九区法、阑尾压痛点、骨髓穿刺的定位标志。

（5）腹直肌外缘　相当于锁骨中线的延续,为手术切口和胆囊点的定位标志。右侧腹直肌外缘与肋弓下缘的交界处为胆囊点。

（6）腹中线　为前正中线的延续,为腹部四分区法的垂直线。

（7）肋脊角　背部两侧第 12 肋骨与脊柱的交角,为检查肾叩击痛的位置。

（8）耻骨联合　为腹中线最下部的骨性标志。

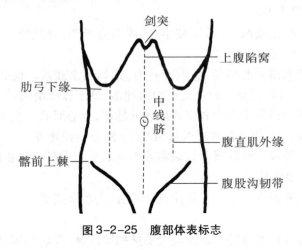

图 3-2-25　腹部体表标志

2.腹部分区

（1）四区法　以脐为中心，做一水平线和一垂直线，将腹部分为四区（图 3-2-26）。各脏器分布情况如下。①右上腹：肝、胆、胰头、幽门、十二指肠、部分升结肠、结肠肝曲、部分横结肠、右肾及右肾上腺、腹主动脉、大网膜。②右下腹：盲肠、阑尾、部分升结肠、部分小肠、右输尿管、胀大的膀胱、女性右侧卵巢及输卵管、男性右侧精索等。③左上腹：脾、肝左叶、胰体、胰尾、左肾及左肾上腺、胃、小肠、结肠脾曲、部分横结肠和降结肠、部分小肠、腹主动脉、大网膜。④左下腹：乙状结肠、部分降结肠、部分小肠、左输尿管、女性左侧卵巢及输卵管、男性左侧精索。

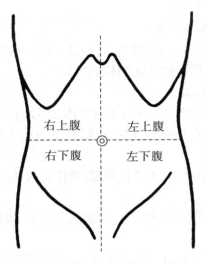

图 3-2-26　腹部分区——四区法

（2）九区法　由两条水平线和两条垂直线将腹部分为九区。上面的水平线为两肋弓下缘连线,下面的水平线为两侧髂前上棘连线,两条垂直线分别为通过左、右髂前上棘至腹中线连线中点的垂直线。上述四线相交将腹部分为九区(图3-2-27)。各脏器分布情况如下。①右上腹部(右季肋部):肝右叶、胆囊、结肠肝曲、右肾及右肾上腺。②右侧腹部(右腰部):升结肠、部分空肠、右肾下极。③右下腹部:盲肠、阑尾、回肠下段、女性右侧卵巢及输卵管、男性右侧精索。④上腹部:胃体、幽门、肝左叶、十二指肠、胰头、胰体、横结肠、腹主动脉、大网膜。⑤中腹部(脐部):十二指肠、空肠、回肠、下垂的胃或横结肠、肠系膜及淋巴结、输尿管、腹主动脉、大网膜。⑥下腹部:回肠、乙状结肠、输尿管、胀大的膀胱、女性增大的子宫。⑦左上腹部(左季肋部):脾、胃、胰尾、结肠脾曲、左肾及左肾上腺。⑧左侧腹部(左腰部):降结肠、左肾下极、空肠、回肠。⑨左下腹部:乙状结肠、淋巴结、女性左侧卵巢及输卵管、男性左侧精索。

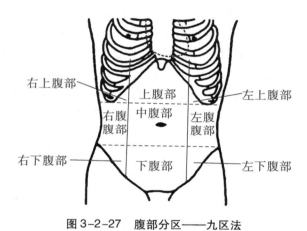

图3-2-27 腹部分区——九区法

(二)腹部检查方法

为了避免叩诊和触诊引起胃肠蠕动增加,使肠鸣音发生变化,腹部检查顺序为视诊、听诊、触诊、叩诊。

1. 视诊 腹部视诊时,室内需温暖,最好采取自然光线,视诊前,告诉患者排空膀胱,取仰卧位,充分暴露全腹,检查者站在患者右边,上至剑突,下至耻骨联合,躯体其他部位应遮盖,暴露时间不宜过长,以免腹部受凉引起不适。按一定的顺序做全面的观察,保持视线与腹部在同一平面上。腹部视诊的主要内容有腹部外形、呼吸运动、腹壁皮肤、腹壁静脉、脐部改变、蠕动波、腹部搏动及疝等。腹部视诊内容如下。

(1)腹部外形 检查时应注意腹部外形是否对称,有无隆起或凹陷。健康正常成人平卧位时,前腹壁处于肋缘至耻骨联合平面或略低,称腹部平坦。肥胖者及小儿腹部外形可高于肋缘至耻骨联合的平面,称腹部饱满。消瘦者皮下脂肪少,腹部下凹,称腹部低平。老年人腹肌松弛,但皮下脂肪较多,腹形稍大或宽扁,这些都属于正常腹部外形,只有腹部明显膨隆或凹陷才具有病理意义。腹部外形异常可表现如下。

1)腹部膨隆。仰卧时前腹壁明显高于肋缘至耻骨联合的平面。生理情况下见于妊娠、肥胖等;病理情况见于腹水气腹及鼓肠等。腹部膨隆可分为全腹膨隆和局部膨隆。

全腹膨隆：腹部弥漫性隆起，呈球形或椭圆形，常见于肥胖、腹腔积液（大量腹水而腹壁张力减低时，腹部外形可随体位而变化，取仰卧时，腹壁松弛，液体下沉于腹腔两侧，呈蛙腹）、积气、腹内巨大包块等。

局部膨隆：见于腹内有增大的脏器、肿瘤、炎性包块、局部积液或局部肠曲胀气，以及腹壁上的肿物和疝等。右上腹膨隆：见于肝肿瘤、肝脓肿、淤血性肝大、胆囊肿大积液或结肠肝曲胀气等。上腹膨隆：见于各种原因所致肝大、胃扩张、胃癌和胰腺囊肿等。左上腹膨隆：多见于脾肿大。右下腹膨隆见于阑尾周围脓肿、回盲部结核或肿瘤并高度肿大、降结肠或乙状结肠癌。左下腹膨隆：见于左肾下垂。下腹部膨隆：多见于尿潴留，经导尿后膨隆可立即消失。女性患者应想到妊娠子宫、子宫肌瘤和卵巢囊肿的可能。腰部膨隆：见于患侧多囊肾、巨大肾上腺瘤、巨大肾盂积水或积脓。

2）腹部凹陷。仰卧位前腹壁明显低于肋缘至耻骨联合的水平面称腹部凹陷，见于显著消瘦、严重脱水、恶病质等。腹部向下塌陷几乎贴近脊柱，肋弓、髂嵴和耻骨联合显露，常可看到腹主动脉搏动及胃肠轮廓，称舟状腹，见于恶病质，如结核病、恶性肿瘤等慢性消耗性疾病。吸气时出现腹凹陷见于上呼吸道梗阻和膈肌麻痹。早期急性弥漫性腹膜炎引起腹肌痉挛性收缩，膈疝时腹内脏器进入胸腔，都可导致全腹凹陷。局部凹陷较少见，多由于手术后腹壁瘢痕收缩所致，患者立位或加大腹压时，凹陷更为明显。

（2）呼吸运动　腹壁随呼吸运动而上下起伏称为腹式呼吸。正常人可以见到呼吸时腹壁上下起伏、吸气时上抬、呼气时下陷。正常时，男性及儿童以腹式呼吸为主；女性则以胸式呼吸为主，胸壁起伏不明显。当腹膜有炎症、大量腹水、巨大肿块时，膈肌及腹肌运动受限或膈肌麻痹，则腹式呼吸运动减弱或消失。腹式呼吸增强不多见，常为胸腔疾病（胸腔积液）或癔症性呼吸。

（3）腹壁静脉　正常人腹壁静脉一般看不清楚。较瘦和皮肤较白的人，腹壁静脉常隐约可见，皮肤较薄而松弛的老年人可见静脉显露于皮肤，但常为较直条纹，并不迂曲，是正常现象。当门静脉或上、下腔静脉回流受阻而侧支循环形成，腹壁静脉可显著扩张或纤曲，称腹壁静脉曲张。检查腹壁曲张静脉的血流方向，有利于判定静脉阻塞的部位。检查血流方向的方法：检查者用示指和中指并拢，压迫一段不分叉的曲张静脉，向两端推挤血液使血管空虚，然后交替抬起一指，观察血液从何端流入而使血管充盈，即可判断血流方向（图3-2-28）。

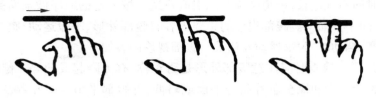

图3-2-28　判断静脉血流方向示意

正常时脐水平线以上的腹壁静脉自下向上进入上腔静脉回流入心脏；脐水平线以下的腹壁静脉自上向下进入下腔静脉回流入心脏。

1）门静脉阻塞：引起门脉高压而形成侧支循环时，曲张的静脉以脐为中心向四周伸展,称水母头。血流方向:脐水平以上的向上、脐水平以下的向下,与正常的血流方向相同(图3-2-29)。

2)下腔静脉阻塞:下腔静脉阻塞时,曲张的静脉大都分布在腹壁两侧及背后,脐部上、下的腹壁静脉血流方向均为自下而上(图3-2-30)。

3)上腔静脉阻塞:上腔静脉阻塞时,脐部上、下腹壁静脉血流方向均为由上而下。

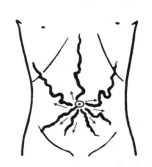

图3-2-29　门静脉梗阻时腹壁静脉血流方向示意

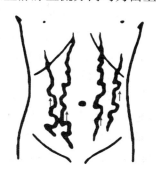

图3-2-30　下腔静脉梗阻时腹壁静脉血流方向示意

(4)胃肠型及蠕动波　正常人腹壁一般看不到胃肠的轮廓和蠕动波,除非皮肤较薄而松弛的老年人、经产妇或极度消瘦者可能见到。当胃肠道梗阻时,梗阻上端的胃肠道,由于胀气膨隆,可见到胃型和肠型,为了克服其下端梗阻,常有阵发性蠕动增强,故在腹壁上可看到蠕动波。如幽门梗阻时,上腹部可见有自左至右下的蠕动波;回盲部梗阻时,脐周可有方向不定的蠕动波及肠型;降结肠有梗阻时,可见从右至左的蠕动波。要注意有时消瘦而腹壁较薄的人,可能看到轻微的胃肠蠕动波,但在轻按时消失,相反胃肠道器质性梗阻时,用手轻弹或按摩腹壁后,微弱的蠕动波更为明显。

(5)腹壁其他体征　注意有无皮疹、色素沉着、腹纹、瘢痕、疝等。

2. 听诊

(1)肠鸣音　肠蠕动时,肠腔内气体和液体随之流动而产生一种断断续续的咕噜声,称肠鸣音。正常情况下,肠鸣音4~5次/min,全腹均可听到,其音响及音调变异较大。为准确检查肠鸣音的次数和性质,应在固定部位至少听诊1 min,通常选择右下腹。肠鸣音异常表现为如下几种情况。①肠鸣音活跃:指肠鸣音达10次/min以上,但音调不特别高亢。见于急性胃肠炎、胃肠道大出血或服用泻药后等。②肠鸣音亢进:指肠鸣音次数多,响亮、高亢,甚至呈叮当声或金属声,为机械性肠梗阻的表现。若肠梗阻持续存在,可因肠壁肌肉疲劳而致肠蠕动减弱,肠鸣音会因之而减弱。③肠鸣音减弱:指肠鸣音明显少于正常,甚至数分钟才能听到1次。见于便秘、腹膜炎、低钾血症、胃肠道动力低下等。④肠鸣音消失:指持续听诊3~5 min仍未听到肠鸣音,用手叩拍或搔弹以刺激腹部仍无肠鸣音者。主要见于急性腹膜炎、麻痹性肠梗阻或腹部大手术后。

(2)血管杂音　①动脉性杂音:中腹部的收缩期杂音,见于腹主动脉瘤或腹主动脉狭窄。前者可在该部位触及搏动性包块,后者下肢血压低于上肢血压。左、右上腹部的收缩期杂音则常为肾动脉狭窄所致,常伴有高血压。②静脉性杂音:静脉性杂音为一种柔和的、连续的嗡鸣音,无收缩期与舒张期性质,若伴有明显的腹壁静脉曲张,则提示为门静脉高压侧支循环建立。常出现于脐周或上腹部。

3.触诊 腹部触诊内容包括腹壁紧张度、压痛和反跳痛、腹部包块、肝脾等腹内脏器。触诊时,要求被检查者排尿后低枕仰卧位,两臂自然放于身体两侧,两腿屈曲稍分开,使腹部放松,作张口缓慢腹式呼吸。检查者立于被检查者右侧,手要温暖,动作要轻柔,一般自左下腹开始以逆时针方向检查。原则是先触健侧再触患侧。边触诊边观察被检查者的反应与表情,并与之交谈,可转移其注意力以减少腹肌紧张。根据情况,采用不同的触诊手法。浅部触诊法适用于检查腹壁紧张度、抵抗感、浅表压痛、包块搏动和腹壁上的肿物等。深部触诊法适用于检查腹腔脏器状况、深部压痛、反跳痛及肿物等。

(1)腹壁紧张度 正常人腹壁有一定的张力,但触之柔软,较易压陷,称腹壁柔软。某些病理情况下,腹壁紧张度可发生变化。

1)腹壁紧张度增加:按压腹壁时,阻力较大,有明显抵抗感。多为腹腔内有急性炎症,刺激腹膜引起反射性腹肌痉挛,使腹壁变硬称腹肌紧张。腹肌紧张可分弥漫性或局限性。弥漫性腹肌紧张多见于胃肠道穿孔或实质脏器破裂所致的急性弥漫性腹膜炎,此时腹壁常强直,硬如木板,称板状腹。局限性腹肌紧张多系局限性腹膜炎所致,如右下腹壁紧张多见于急性阑尾炎。腹膜慢性炎症,使腹膜增厚,全腹紧张,触诊有时如揉面团一样,称揉面感,常见于结核性腹膜炎、肿瘤的腹膜转移。

2)腹壁紧张度减低或消失:按压腹壁时,感到腹壁松软无力,多为腹肌张力降低或消失所致。全腹紧张度减低,见于慢性消耗性疾病或刚放出大量腹水者,也可见于身体瘦弱的老年人和经产妇。全腹紧张度消失,见于脊髓损伤所致腹肌瘫痪和重症肌无力等。

(2)压痛和反跳痛 正常腹部触压时不引起疼痛,重按时仅有一种压迫感。

1)压痛。腹部压痛指由浅入深触压腹部引起的疼痛。这种真正的压痛常因腹壁或腹腔内病变引起。若病变来自腹壁,抓捏腹壁或嘱被检查者将腿伸直仰卧抬头抬肩加剧;若病变来自腹腔内,此时压痛明显减轻或消失,常见于腹内脏器的炎症、肿瘤、淤血、破裂、扭转等。压痛部位常为病变所在部位。某些位置较固定的压痛点常反映特定的疾病,如位于胆囊点压常提示胆囊病变,位于脐与右髂前上棘中外1/3交界处的麦氏(McBurney)点压痛,常提示阑尾病变。此外,胸腔病变可在上腹部或肋下部出现压痛,盆腔病变可在下腹部出现压痛。腹部脏器常见的压痛区见图3-2-31。

2)反跳痛。检查者的手指在触诊压痛处稍停片刻,使压痛感觉趋于稳定,然后将手指迅速抬起,若被检查者感觉疼痛骤然加剧,并伴有痛

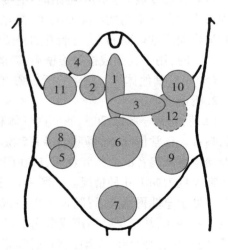

1.胃炎或溃疡压痛点;2.十二指肠溃疡压痛点;3.胰腺炎或肿瘤压痛点;4.胆囊病变压痛点;5.阑尾炎压痛点;6.小肠疾病压痛点;7.膀胱或子宫病变压痛点;8.回盲部炎症、结核压痛点;9.乙状结肠炎症或肿瘤压痛点;10.脾或结肠脾曲病变压痛点;11.肝或结肠肝曲病变压痛点;12.胰腺炎的腰部压痛点。

图3-2-31 腹部常见病压痛部位示意

苦表情或呻吟,称为反跳痛。反跳痛为腹内脏器病变累及邻近壁腹膜的标志,当手突然抬起时,壁腹膜受到激惹所致。腹膜炎患者常有腹肌紧张、压痛及反跳痛,称为腹膜刺激征。当腹内脏器炎症尚未累及壁腹膜时,可仅有压痛而无反跳痛。

(3)脏器触诊　腹腔内重要脏器较多,当其发生病变时,常可触到脏器增大、局限性包块、质地改变及压痛等,对诊断具有重要意义。

1)肝触诊。嘱被检查者仰卧位,两膝关节屈曲,腹壁放松,并做深而均匀的腹式呼吸以使肝随膈肌上下移动。①触诊方法:单手触诊法,较为常用,检查者将右手平放于右锁骨中线估计肝下缘的下方(根据估计肝下缘的位置,可选择从右上腹、脐右侧、右下腹开始),四指并拢,掌指关节伸直,用示指前外侧指腹触诊肝。深吸气时,手指向上迎触下移的肝;深呼气时,指端随之压向腹深部。如此反复,自下而上逐渐触向肋缘,直到触及肝缘或肋缘为止。同法在前正中线上,触诊肝左叶。触及肝者,需分别测量和记录在右锁骨中线及前正中线上,肝缘至肋缘或剑突根部的距离(cm)。双手触诊法,检查者右手位置同单手法,同时左手置于被检查者右腰部。触诊时,左手向上托起,使肝下缘紧贴前腹壁,并限制右下胸扩张,以增加膈肌下移的幅度,使吸气时下移的肝更易于被触及(图3-2-32)。

②肝触诊检查内容:大小,正常成人肝,一般在肋缘下触及不到,少数可触及,但应在1 cm以内。剑突下可触及者,多在3 cm以内。肝下缘超过上述标准,如肝上界正常或升高,提示肝大。弥漫性肝大见于肝炎、肝淤血、脂肪肝、早期肝硬化、白血病等;局限性肝大见于肝脓肿、肝肿瘤及肝囊肿等。质地,肝质地分为质软、质韧和质硬三级。Ⅰ度,质软如触口唇,见于正常肝;质地稍韧者见于急性肝炎、脂肪肝;Ⅱ度,质韧如触鼻尖,见于慢性肝炎、肝淤血;Ⅲ度,质硬触如前额,见于肝硬化和肝癌,后者质地最硬,

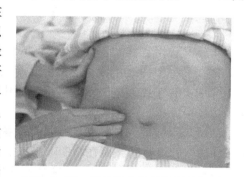

图3-2-32　肝触诊方法(双手触诊法)

质硬如石。表面及边缘:正常肝表面光滑,边缘整齐、厚薄一致。肝淤血、脂肪肝时,肝表面光滑,边缘圆钝。患肝癌时,表面不平、边缘不整、结节大小不等。压痛,正常肝无压痛。肝炎或肝淤血时,可因肝包膜有炎症反应或受到牵拉而有肝压痛。局限性剧烈压痛见于较表浅的肝脓肿。肝癌患者可有自发性肝区疼痛。

2)脾触诊。对脾明显肿大而位置又较表浅,常用浅部触诊法。若脾脏位置较深或腹壁较厚,则用双手触诊法,患者仰卧,检查者左手掌平放于患者左腰部第7至第10肋处,试将脾脏从后向前托起。右手掌平放于左侧腹部,与肋弓成垂直方向,自下而上随患者的腹式呼吸进行触诊检查。脾脏轻度肿大而仰卧位不易触到时可嘱患者改用右侧卧位检查。触诊内容及要领与肝触诊相同。

正常脾脏不能触及。内脏下垂、左侧胸腔大量积液或气胸时膈下降,可使脾向下移位而被触及,除此之外,若能触及脾脏则提示脾肿大。临床上常将肿大的脾脏分为轻度、中度、重度肿大。深吸气时,脾脏在肋下不超过3 cm者为轻度肿大。中度肿大为脾脏肿大超过3 cm至脐水平线。重度肿大为超过脐水平以下者。测量方法:脾脏肿大不超过

脐水平时,可沿左锁骨中线测量肋下缘至脾下缘的距离(cm);脾大超过脐水平时,可用三线记录法(图3-2-33)。

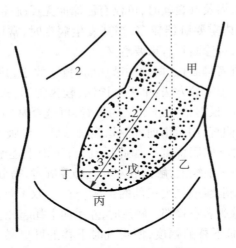

图3-2-33　脾脏肿大的测量

1线又称甲乙线　测量左锁骨中线与左肋弓交叉点至脾下缘的距离。

2线又称甲丙线　测量交叉点至脾尖的最远距离。

3线又称丁戊线　表示脾右缘到正中线的垂直的距离,超过正中线以+号表示,未超过则以-号表示。

3)胆囊触诊。正常情况下,胆囊隐藏于肝下面的胆囊窝内,不能被触及。胆囊肿大时,可超出肝缘及肋缘而在右肋下腹直肌外缘处触及,一般呈梨形或卵圆形,随呼吸而上下移动,常见于急性胆囊炎、胆囊结石或胆囊癌。胆囊触诊可采用单手滑行触诊法或钩指触诊法(图3-2-34),检查者将左手掌平放于被检查者的右胸下部,拇指指腹勾压于胆囊点处,嘱其缓慢深吸气。在吸气过程中,有炎症的胆囊下移时碰到用力按压的拇指,即可引起疼痛或因剧烈疼痛而突然屏气,称为墨菲(Murphy)征阳性。

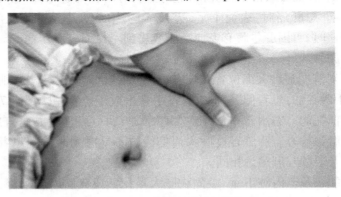

图3-2-34　胆囊触诊检查法示意

4.叩诊 腹部叩诊主要用于检查某些腹腔脏器的大小、位置、叩痛,胃肠道充气情况,腹腔肿物、积气或积液等。腹部叩诊有直接叩诊和间接叩诊,一般多采用间接叩诊法。腹部叩诊内容如下。

(1)腹部叩诊音 正常腹部叩诊除肝、脾区呈浊音或实音外,其余部位均为鼓音。鼓音的程度与胃肠道的气体有直接关系。胃肠高度胀气、人工气腹和胃肠穿孔时,腹部呈高度鼓音。实质脏器极度肿大、腹腔内肿物或大量腹水时,病变部可出现浊音或实音,鼓音范围缩小。

(2)肝叩诊 可用于检查肝的位置、浊音界大小及有无叩击痛。

1)肝界叩诊。确定肝上界时,嘱被检查者平卧,平静呼吸,沿右锁骨中线由肺部清音区向下逐一肋间叩向腹部。叩诊音由清音转为浊音时,为肝上界,又称肝相对浊音界(肺肝界)。继续向下叩1~2肋间,则浊音转为实音,称肝绝对浊音界(即右肺下界)。确定肝下界时,则由腹部鼓音区沿右锁骨中线向上叩诊。当叩诊音由鼓音转为浊音时,即为肝下界。因肝下缘较薄且与胃、结肠等空腔脏器重叠,不易叩出,故多用触诊确定。①生理改变:肝的上下界受体型等因素影响。匀称体型者的正常肝上界位于右锁骨中线上第5肋间,下界位于右肋下缘。矮胖体型者及妊娠妇女肝上、下界均可上移一个肋间,瘦长体型者则可下移一个肋间。肝上、下界之间的距离称肝上下径,一般为9~11 cm。②病理改变:肝浊音界扩大见于肝癌、肝脓肿、肝炎、肝淤血及多囊肝等;肝浊音界缩小见于肝硬化、暴发性肝衰竭和胃肠胀气等;肝浊音界上移可见于右肺纤维化、右下肺不张、右肺切除术后及气腹鼓肠等;肝浊音界下移可见于肺气肿、右侧张力性气胸等;肝浊音界消失而代之以鼓音者,多因气体覆盖于肝表面所致,是急性胃肠道穿孔的重要征象。

2)肝区叩击痛。检查者左手掌平放于肝区所在部位,右手半握拳,以轻至中等力量叩击左手手背。正常人肝区无叩击痛,阳性者见于肝炎、肝脓肿、肝淤血等。

(3)移动性浊音 当腹腔内有较多量液体时,先嘱被检查者仰卧位,此时,两侧腹部叩诊呈浊音(为聚积的液体),中腹部叩诊呈鼓音(为浮于液体表面的肠袢)。再嘱被检查者左侧卧位,下面的左侧腹部则大部分转为浊音,而上面的右侧腹部转为鼓音。同理右侧卧位再进行叩诊(图3-2-35)。这种腹部浊音区随体位的变动而变化的现象,称为移动性浊音,提示腹腔内游离液体在1 000 mL以上。

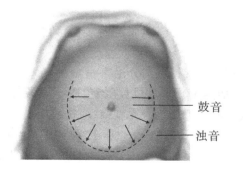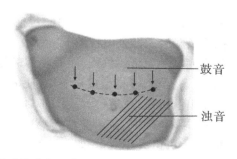

鼓音

浊音

鼓音

浊音

图3-2-35 移动性浊音叩诊

（4）肋脊角叩击痛　脊肋角对应的是肾所在部位。正常人此处无叩击痛。检查时,被检查者取坐位或侧卧位,检查者用左手掌平放在被检查者的肋脊角处（肾区）,右手半握拳以轻至中等的力量向左手手背进行叩击。肋脊角叩击痛见于肾病变,如肾炎、肾盂肾炎、肾结石、肾结核及肾周围炎等。常见肾病在体表的压痛点及叩击痛部位（图3-2-36）。

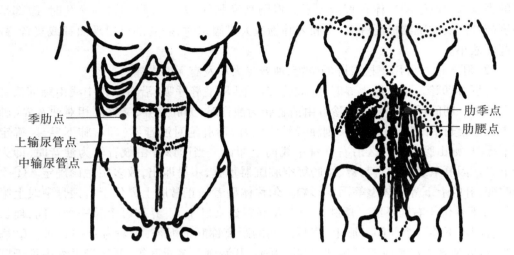

季肋点

上输尿管点

中输尿管点

肋季点
肋腰点

图3-2-36　肾病在体表的压痛点及叩击痛部位

（5）膀胱叩诊　膀胱叩诊主要用于判断膀胱的充盈程度,特别是在膀胱触诊不满意时。膀胱叩诊在耻骨联合上方进行。当膀胱空虚时,隐于耻骨联合下方,耻骨联合上方为肠管所占据,故叩诊呈鼓音。当膀胱有尿液充盈时,可在耻骨联合上方叩得圆形浊音区。排尿或导尿后,则浊音区转为鼓音。

八、生殖器、肛门、直肠

生殖器、肛门、直肠检查是身体检查的一部分,应向被检查者说明目的及重要性,解除心理上的顾虑。检查女患者需有女医务人员陪同。

（一）生殖器检查

1.男性生殖器检查　男性生殖器包括阴茎、阴囊、睾丸、附睾及精索、前列腺。检查方法为视诊及触诊。检查内容如下。

1）外生殖器的发育:是否与年龄相称,年龄不相称常提示内分泌疾病。

2）阴茎:有无包茎（指包皮口狭小,使龟头不能露出）、包皮过长（指包皮掩盖尿道口,但能上翻露出龟头）。尿道口有无压痛、黏液或脓液。龟头上有无硬结、溃疡或疤痕。

3）阴囊:阴囊皮肤是否粗糙,有无渗出、糜烂、水肿及肿块等。阴囊水肿可为全身水肿的一部分,也可由局部因素,如下腔静脉回流受阻引起。阴囊内部的变性肿块,多为腹股沟斜疝进入阴囊所致。

4）睾丸:是否缺如,其形状、大小、硬度、有无触痛。检查时用一手或双手双侧同时比较触诊。若疑有睾丸增大应做透光试验。方法:以不透光的纸卷成筒状,一端置于肿大的部位,然后由对侧以手电筒照射。正常时阴囊呈红色均匀透亮,称透光试验阳性。睾丸鞘膜积液时呈阳性。睾丸肿瘤、疝、鞘膜积血等,呈不透明的阴性反应。

　　5)附睾及精索:两侧对比注意有无结节、囊肿、压痛。如结核性附睾炎,在附睾尾部肿大、质硬,呈结节状无压痛硬块,精索静脉曲张时,在阴囊内可触及曲张的静脉如蚯蚓样的感觉,站立或腹内加压时明显、平卧即消失。

　　6)前列腺:正常前列腺质韧而有弹性,左、右两叶之间可触及正中沟。良性前列腺肥大时正中沟消失,表面光滑有韧感,无压痛及粘连,多见于老年人。前列腺肿大且有明显压痛,见于急性前列腺炎;前列腺肿大、质硬、无压痛,表面有硬结节者多为前列腺癌。

　　2. 女性生殖器检查　女性生殖器包括阴阜、大小阴唇、阴蒂、阴道前庭、阴道、子宫、输卵管、卵巢。检查方法为视诊及触诊。内容如下。

　　1)阴阜:性成熟后皮肤有阴毛,呈倒三角形分布,为女性第二性征。若阴毛先浓密后脱落而明显稀少或缺如,见于性功能减退症或希恩综合征等;阴毛明显增多,呈男性分布,多见于肾上腺皮质功能亢进。

　　2)大阴唇:性成熟后表面有阴毛,未生育妇女两侧大阴唇自然合拢遮盖外阴;经产妇两大阴唇常分开;老年人或绝经后则常萎缩。

　　3)小阴唇:表面光滑、呈浅红色或褐色,前端融合后包绕阴蒂,后端彼此会合形成阴唇系带。小阴唇炎症时常有红肿疼痛。局部色素脱失见于白斑症;若有结节、溃烂应考虑癌变可能。如有乳突状或蕈样突起见于尖锐湿疣。

　　4)阴蒂:阴蒂过小见于性发育不全;过大考虑两性畸形;红肿见于外阴炎症。

　　5)阴道前庭:如有炎症则局部红肿、硬痛并有脓液溢出。肿大明显而压痛轻,可见于前庭大腺囊肿。

　　6)阴道:黏膜呈浅红色、柔软、光滑,检查时应注意其有无瘢痕、肿块、分泌物、出血及子宫颈情况。

　　7)子宫:健康成人未孕子宫大小约 7.5 cm×4.0 cm×2.5 cm;产后子宫增大,触之较韧,光滑无压痛。子宫体积匀称性增大多见于妊娠,非匀称性增大见于各种肿瘤。

　　8)输卵管:输卵管肿胀、增粗或有结节、明显压痛,且常与周围组织粘连、固定,多见于急、慢性炎症或结核。输卵管明显增大则多为输卵管积水或积脓。

　　9)卵巢:正常卵巢有时可以触及,大小约为 4 cm×3 cm×1 cm,表面光滑、质软。绝经后卵巢变小、变硬。卵巢增大有压痛见于卵巢炎症;卵巢囊肿时卵巢常有不同程度的增大。

(二)肛门与直肠检查

1. 视诊

(1)体位　患者的体位根据具体情况,通常采用以下 3 种。①前俯位:让患者背向光线站立,上身向前弯曲匐伏床侧,使髋部弯曲呈 90° 姿势,检查者站在患者侧面,用双手拇指将臀部肌肉轻轻分开,露出肛门。此种体位适用于门诊或轻症患者。②左侧卧位:患者侧卧背向光线,下面腿伸直,上面腿向腹部屈曲,检查者站在背后检查适用于危重患者(图 3-2-37)。③膝胸位:患者背向光线,双膝跪在检查台上,弯曲上身,使前胸及一侧面紧贴检查台面,检查者站在侧旁(图 3-2-38)。

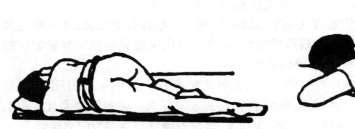

图 3-2-37　左侧卧位

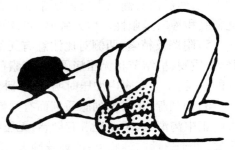

图 3-2-38　膝胸卧位

（2）视诊内容　①肛门周围皮肤：观察有无增厚、红肿、血性、脓性分泌物、皮疹及瘘管等。②痔：有无外痔及脱出的内痔（紫红色柔软肿块），并记录其部位，（记录方法按时针面，尾骨端为十二点；有无肛门皲裂。③有无直肠脱垂：检查时嘱患者取蹲位，用力屏气做排便动作，如在肛门外看到紫红突出物，即为直肠部分脱垂（直肠黏膜脱垂）或直肠完全脱垂（直肠壁全层脱垂）。

2.触诊　包括肛门及直肠指诊。

（1）体位　触诊可采用上述左侧卧位及膝胸位，也可仰卧、臀部垫高。仰卧体位适用于重症体弱患者和膀胱直肠窝的检查。

（2）检查方法　告知患者，检查者右手戴橡皮手套或指套，示指涂以润滑油或肥皂液，让患者行深呼吸，先以指腹轻按压肛门，再缓慢插入直肠内进行检查（图3-2-39）插入直肠后，有顺序地上下左右全面检查。检查完毕后取出指套，观察其上有无脓血等分泌物，必要时送检。

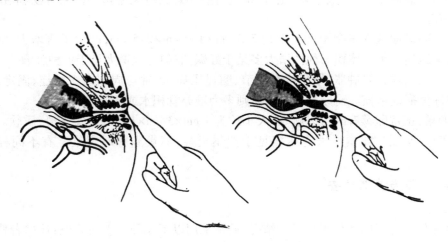

图 3-2-39　直肠指诊示意

（3）检查内容

1）肛管的病变。慢性肛裂可在肛门前或后连合处触及硬结。肛门周围脓肿或坐骨直肠窝脓肿，可在肛管内壁触及肿块并有压痛。

2)肛门括约肌紧张。脊髓神经疾病者括约肌松弛无力;肛裂患者的括约肌高度紧张呈挛缩状。

3)直肠壁管腔及邻近组织的病变。①如直肠癌在直肠内可触及质硬表面不规则的肿块,肠腔变窄。②直肠息肉为带蒂柔软而活动的肿块。③盆腔肿物可经直肠壁检查,一般注意肿物的部位、大小、硬度、表面、活动性,以及与盆腔脏器的关系。④男性经直肠前壁可触及前列腺、应注意其大小、形状、硬度、压痛、表面及中央沟是否存在等。⑤未婚女子必要时可经直肠检查内生殖器。

九、脊柱与四肢

脊柱和四肢的检查,主要是使用视诊、叩诊进行。健康成人脊柱从侧面观有 4 个生理性弯曲:颈椎前凸,胸椎后凸,腰椎明显前凸,骶椎后凸。检查方法:患者立位或坐位,检查者用手指沿脊椎的棘突尖以适当的压力从上往下划压,划压后皮肤出现一条红色充血线,以此线为标准,观察脊柱有无侧弯,正常人无侧弯。

（一）脊柱

脊柱是支持体重,维持人体正常姿势的重要支柱。脊柱病变主要表现为疼痛、姿势或形态异常及活动度受限等。

1. 脊柱弯曲度

（1）检查方法 被检查者坐位或直立位,双臂自然下垂,以手指沿脊柱棘突以适当压力自上而下划,致皮肤呈一红色充血线,以此观察脊柱有无侧弯。

（2）生理弯曲 正常人站立位时脊柱从背面观无侧弯,侧面观有 4 个生理弯曲,即颈、腰段前凸,胸、骶段后凸,呈"S"形。

（3）病理性弯曲 ①脊柱后凸:当脊柱过度后突时称脊柱后凸俗称驼背,可见于佝偻病、类风湿性脊柱炎。在脊柱结核因脊椎体破坏致使棘突明显向后突出,可称成角畸形。②脊柱前凸:当脊柱过度向前弯曲时称脊柱前凸,可见于妊娠、大量腹水及腹腔巨大肿瘤,有时在髋关节结核及先天性髋关节的脱位也出现。③脊柱侧凸:脊柱偏离正中线向两侧偏曲称脊柱侧凸,可见于先天性半椎体,脊柱结核或骨折椎体破坏时,有的腰椎间盘突出症患者常采取侧弯姿势以缓解对神经根的压迫症状。

2. 棘突的压痛、叩击痛

（1）压痛 检查者以右手示指、中指指端自上而下按压每一个脊柱棘突观察脊椎棘突或椎旁肌肉有无局限性压痛及肌肉痉挛。脊柱压痛见于脊椎结核、椎间盘、脊椎外伤或骨折。椎旁肌肉压痛见于腰肌纤维炎、急性腰肌劳损。

（2）叩击痛 ①直接叩击痛:检查者用手指或叩诊锤直接叩击棘突。②间接叩击痛:患者坐位,检查者将左手掌面置于患者头顶部,右手半握拳以小鱼际肌部位叩击左手背,观察患者有无疼痛。脊椎结核、脊椎骨折及椎间盘突出叩击痛阳性。

3. 脊柱活动度 正常人脊柱有一定活动度,但各部位的活动范围明显不同,颈、腰椎活动范围最大,胸椎段活动范围较小。让被检查者作前屈后伸,左右侧弯及旋转运动,观察其活动度是否受限。脊柱颈椎、腰椎段活动受限常见于颈部、腰部肌肉肌纤维炎及颈肌韧带劳损、颈椎、腰椎骨质增生、颈椎、腰椎骨质破坏(结核或肿瘤浸润)、颈椎、腰椎外伤、骨折、关节脱位、腰椎间盘突出等。

(二)四肢

正常人四肢与关节左右对称,形态正常,活动不受限。四肢病变主要表现为疼痛、畸形、活动障碍或异常。检查以视诊和触诊为主。

1. 形态异常

(1)匙状甲(反甲)　其特点为指甲中部凹陷,边缘翘起,指甲变薄,表面有条纹呈匙状。常见于缺铁性贫血、高原疾病,偶见于甲癣及风湿热。

(2)杵状指(趾)　表现为末端指(趾)节明显增宽增厚呈杵状膨大,指甲从根部到末端呈弧形隆起。可能与肢端慢性缺氧、代谢障碍和中毒损害有关。常见于支气管扩张、肺脓肿、慢性阻塞性肺气肿、肺癌、发绀型先天性心脏病、感染性心内膜炎等。

(3)指关节变形　①梭形关节:指关节呈梭形畸形,活动受限,重者手指及腕部向尺侧偏移,多为双侧性,见于类风湿关节炎;②爪形手:手指呈鸟爪样,见于尺神经损伤,进行性肌萎缩。

(4)关节变形　腕关节呈餐叉样畸形,见于科利斯(Colles)骨折。膝关节红、肿、热、痛及运动障碍,多见于风湿性关节炎活动期、结核性或外伤性关节炎等。当关节腔有积液时,有浮髌现象。

(5)膝内、外翻畸形　正常人两脚并拢时,双膝和双踝可靠拢。膝内翻指双踝靠拢,而双膝分离呈"O"形。膝外翻指双膝靠拢时,双踝分离呈"X"形。见于小儿佝偻病。

(6)足内、外翻畸形　指足呈固定于内翻、内收位或外翻、外展位。足内翻见于小儿麻痹后遗症等,足外翻见于胫前胫后肌麻痹。

(7)肌肉萎缩　肌肉的体积缩小,松弛无力,为肌肉萎缩现象。某一肢体萎缩主要见于脊髓灰质炎后遗症,偏瘫,周围神经损伤。双下肢同时发生,则多由多发生性神经炎、多肌炎、横贯性脊髓炎、外伤性截瘫、进行性肌萎缩等引起。

(8)下肢静脉曲张　多见于小腿,主要是下肢的浅静脉(大、小隐静脉)血液回流受阻。特点:静脉如蚯蚓状怒张、弯曲、久立者更明显。严重者有小腿肿胀感,局部皮肤暗紫、色素沉着,甚者溃疡经久不愈。常见于长期站立性工作者或栓塞性静脉炎。

2. 四肢与关节的运动检查　四肢与关节在神经的协调下,由肌肉、肌腱带动完成关节活动。嘱被检查者做各关节各方向的主动运动或检查者帮其做被动运动。观察关节活动范围及有无疼痛等。

(1)神经、肌肉组织的损害　表现为不同程度的随意运动障碍,可通过对四肢伸屈、内收、旋转及抵抗力的检查来判断。肢体的随意运动障碍称瘫痪。

(2)关节活动障碍　见于相应部位骨折、脱位、炎症、肿瘤、关节的退行性病变及肌腱、软组织损伤等。

十、神经系统

神经系统检查主要包括脑神经、运动功能、感觉功能、神经反射的检查。

（一）脑神经检查

脑神经检查对颅脑病变的定位诊断极为重要,检查时应按顺序进行,以免遗漏,同时注意两侧对比。

1.嗅神经 检查前,首先确定被检查者鼻孔是否通畅,有无鼻黏膜病变。然后嘱其闭目并用手指闭塞一侧鼻孔将人们熟知的无刺激性气体(如酒、醋或香水等)分别置于对侧鼻孔下,要求辨别其气味,同理测另一侧。一侧嗅觉减退或丧失如能排除鼻黏膜病变,则常提示同侧嗅神经损害,可见于创伤、前颅占位性病变等。

2.视神经 内容包括视力、视野和眼底检查。详见头颈部检查。

3.动眼神经、滑车神经、展神经 由于它们同时管理眼球运动,故合称眼球运动神经。

1)动眼神经:支配上睑提肌、上直肌、下直肌、内直肌及下斜肌的运动。动眼神经麻痹时,可出现上睑下垂和外斜视及调节反射消失。

2)滑车神经:支配眼球的上斜肌。滑车神经麻痹时,眼球向下及向外运动减弱。

3)展神经:支配眼外直肌。展神经受损时出现内斜视。主要检查有无眼下垂、孔对光反射、调节反射、眼球运动障碍、斜视、复视等。

4.三叉神经

1)面部感觉:三叉神经的感觉支分布在面部皮肤、眼、鼻与口腔黏膜。常用棉签检查触觉,用针刺检查痛觉,注意比较双侧感觉有无差异、减退、消失或过敏。

2)咀嚼运动:三叉神经的运动支支配咀嚼肌、翼状肌。嘱被检查者做咀嚼运动,双手触按咀嚼肌,对比两侧肌力强弱;再被检查者张口,观察下颌有无偏斜,若偏向一侧,提示该侧翼状肌麻痹。

5.面神经 主要支配面部表情肌及其运动功能。检查面部表情肌的运动功能时,嘱被检查者做皱额、闭眼、吹哨、露齿、鼓腮动作,比较两侧是否对称。面神经损害时,上述动作均有障碍且伴舌前2/3味觉丧失。

6.位听神经 位听神经包括蜗神经和前庭神经。①蜗神经主要通过检查听力测定,见头颈部检查。②前庭神经询问被检查者有无眩晕、平衡失调,检查有无自发性眼球震颤。

7.舌咽神经 嘱被检查者张口发"a"音,观察两侧软上抬是否有力、对称,腭垂是否居中。舌咽神经受损,表现为吞咽难、饮水呛咳,见于脑干病变、鼻咽癌转移等。

8.迷走神经 属被检查者张口发"a"音,如一侧软且不能随之上抬及腭垂偏向健侧,提示迷走神经麻痹。舌咽神经和迷走神经两者在解剖与功能上关系密切,常同时受损。

9.副神经 支配胸锁乳突肌及斜方肌,检查时注意肌肉有无萎缩。被检查者做耸肩及转头动作,比较两侧肌力。副神经受损时,可出现一侧肌力下降,表现为向对侧转头及病侧耸肩无力,可伴有该处肌肉萎缩。

10.舌下神经 嘱被检查者伸舌,观察有无舌偏斜、舌肌缩、肌颤动。一侧舌下神经下运动神经元受损时,病侧舌肌可见萎缩及肌震颤,舌偏向病侧。一侧舌下神经上运动神经元受损时,无舌肌萎缩及肌震颤,伸舌偏向病变对侧,多见于脑血管意外。双侧舌下神经麻痹,不能伸舌。

(二)运动功能检查

1.肌力 肌力是被检查者主动运动时肌肉的收缩力。被检查者做肢体伸屈运动,检查者从相反方向给予阻力,检查其对阻力的克服力量。注意两侧肢体的对比,两侧力量显著不等时有重要意义。肌力的记录采用0~5级的6级分级法。

(1)0级 完全瘫痪,无肌肉收缩。

(2)1级 只有肌肉收缩,但无动作。

(3)2级 肢体能在床面水平移动,但不能离床面。

(4)3级 肢体能抬离床面,但不能克服阻力。

(5)4级 能克服阻力,但较正常稍差。

(6)5级 正常肌力。

2.肌张力 是指静息状态下肌肉的紧张度。可通过触诊肌肉的硬度及根据伸屈肢体时感知肌肉对被动运动的阻力来判断。肌张力异常表现如下。

(1)肌张力增强 触摸肌肉有坚实感,被动运动时阻力增加。常见的有:①折刀现象,表现为在被动伸屈其肢体时,起始阻力大,终末阻力突然减弱。见于锥体束受损。②铅管样强直,伸肌和屈肌的张力均增高,见于锥体外系受损。

(2)肌张力减弱 触诊肌肉松软,被动运动时阻力减弱或消失,关节过伸。见于周围神经病变等。

3.随意运动 随意运动由锥体系管理,是指意识支配下的动作。随意运动功能的丧失称为瘫痪。依程度不同可分为完全性瘫痪和不完全性瘫痪。依形式可分为:①单瘫,单一肢体瘫痪,见于脊髓灰质炎。②偏瘫,一侧肢体瘫痪,伴有同侧神经损害。见于内囊损害。③交叉瘫,一侧肢体瘫痪及对侧颅神经损害。④截瘫,双下肢或四肢瘫痪。见于脊髓外伤、炎症等所致的脊髓横贯性损伤。

4.不随意运动 患者在意识清醒的情况下,随意肌不自主收缩所产生的无目的异常动作,由锥体外系和小脑管理。常见表现如下。

(1)震颤 两组拮抗肌交替收缩引起的不自主动作。①静止性震颤:静止表现明显,运动时减轻,见于帕金森病。②意向性震颤:在休息时消失,动作时发生,愈近目标愈明显,见于小脑病变。

(2)摸空症 摸空症为上肢以肘、腕、手关节为主的一种无意识摸索动作,见于高热伴意识障碍或肝性脑病患者。

(3)共济运动 正常的随意运动要依靠小脑的功能。此外,前庭神经、深感觉、锥体外系均参与作用。当上述结构发生病变,协调动作出现障碍时,称共济失调。

(4)指鼻试验 嘱被检查者手臂伸直外展,以示指触鼻尖,先慢后快,先睁眼后闭眼反复进行。正常人动作准确,共济失调者多指鼻有误。

(5)跟-膝-胫试验 被检查者取仰卧位,抬起一侧下肢将足跟置于另一侧膝盖下端,再沿胫骨直线下移,先睁眼后闭眼反复进行。共济失调者动作不稳或失误。

(6)轮替运动 被检查者伸直手掌做快速旋前旋后动作。共济失调者动作缓慢、不协调。

(7)闭目难立征　嘱被检查者闭目双足并拢站立,双手向前平伸,出现摇晃或倾斜即为阳性。仅闭目不稳者提示感觉性共济失调,闭目睁目皆不稳者提示小脑病变。

(三)感觉功能检查

1.浅感觉　主要有皮肤、黏膜的痛觉和触觉。

(1)痛觉　被检查者闭目,检查者用大头针尖部以均匀的力量轻刺被检查者的皮肤,让其回答具体的感觉,并注意左右对比。

(2)触觉　用棉絮轻触被检查者皮肤或黏膜,触觉障碍见于后索病损。

2.深感觉　包括关节觉、震动觉,深感觉障碍见于后索病损。

(1)关节觉　被检查者闭目时对其肢体所处位置及对被动屈伸时的感觉。

(2)震动觉　被检查者对置于其肢体骨突部位(如内、外踝处)震动着的音叉的震动感。

3.复合感觉　包括皮肤定位觉、两点辨别觉、实物辨别觉和体表图形觉。这些感觉是大脑综合分析的结果,故又称皮质感觉。正常人在闭目情况下可正确辨认,皮质病变时发生障碍。

(四)神经反射检查

神经反射的检查包括生理反射和病理反射及脑膜刺激征。

1.生理反射

(1)浅反射　为刺激皮肤或黏膜引起的反射。

1)角膜反射。被检查者向内上方注视,检查者用细棉签毛由角膜外缘轻触患者的角膜,正常时,被检查者眼睑迅速闭合,称为直接角膜反射。刺激一侧角膜对侧出现眼睑闭合反应称间接角膜反射。角膜反射的反射弧:传入三叉神经眼支中枢在脑桥,由面神经传出。直接与间接角膜反射皆消失:见于三叉神经病变(传入障碍);直接反射消失,间接反射存在:见于患侧面神经瘫痪(传出障碍);角膜反射完全消失:见于深昏迷患者。

2)腹壁反射(上胸髓7~8节段,中胸髓9~10节段,下胸髓11~12节段)。患者仰卧,双下肢稍屈,腹壁放松,检查者用火柴杆或钝头竹签按上、中、下3个部位轻划腹壁皮肤,受刺激的部位可见腹壁肌收缩。腹壁反射的传入、传出神经皆为肋间神经。反射中枢上部腹壁位于胸髓7~8节,中部腹壁位于胸髓9~10节,下部腹壁位于胸髓11~12节。上、中、下腹壁反射皆消失见于昏迷或急性腹膜炎患者。此外,部分肥胖患者、老年人,经产妇的腹壁过于松弛也会出现腹壁反射减弱或消失。一侧腹壁反射减弱或消失见于同侧锥体束病损;双侧腹壁反射完全消失见于昏迷、急腹症。

3)提睾反射(腰髓1~2节段)。用钝头竹签沿大腿内侧上方,至下往上轻划大腿皮肤,正常反应为同侧睾丸上提。一侧反射减弱或消失见于同侧锥体束受损、老年人或腹股沟疝、阴囊水肿、睾丸炎等局部病变者;双侧反射消失见于腰髓相应节段病损。

4)跖反射(骶髓1~2节段)。患者仰卧,髋及膝关节伸直。检查者手持被检查者踝部,用钝头竹签沿足底外侧,划向小趾根部转向内侧,正常反应为足趾屈曲。

(2)深反射　为刺激骨膜、肌腱引起的反射。

1)肱二头肌反射(颈髓5~6节段)。检查者以左手托住被检查者肘部,使前臂屈曲

90°,将拇指置于肱二头肌腱上,右手持叩诊锤叩击拇指指甲。正常反应为肱二头肌收缩,肘关节快速屈曲(图3-2-40)。

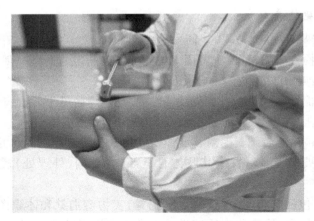

图3-2-40　肱二头肌反射检查

2)肱三头肌反射(颈髓6~7节段)。检查者以左手托住被检查者肘部,嘱其前臂屈曲,用叩诊锤叩击尺骨鹰嘴上方的肱三头肌肌腱,正常反应为肱三头肌收缩致前臂伸展(图3-2-41)。

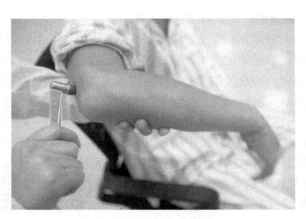

图3-2-41　肱三头肌反射检查

3)桡骨骨膜反射(颈髓5~6节段)。检查者以左手托住被检查者的腕部,嘱其前臂半屈半旋前位,使被检查者腕关节自然下垂,右手持叩诊锤叩击桡骨茎突,正常反应屈肘及前臂旋前(图3-2-42)。

4)膝腱反射(腰髓2~4节段)。坐位时,被检查者小腿完全松弛下垂,或仰卧时检查者以左手托起其膝关节使之屈曲120°,右手持叩诊锤叩股四头肌肌腱,正常反应为小腿伸展(图3-2-43)。

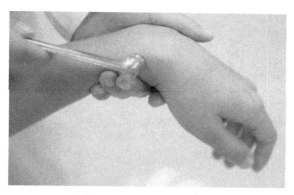

图 3-2-42　桡骨骨膜反射检查

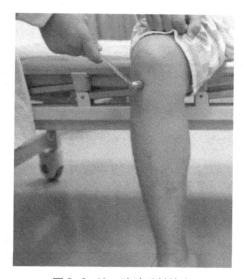

图 3-2-43　膝腱反射检查

　　5）跟腱反射（骶髓 1～2 节段）。检查者可取仰卧位或坐位,仰卧位时,使被检查者屈髋屈膝,下肢外展外旋,检查者使被检查者足部背屈过伸,叩击跟腱。正常反应为腓肠肌收缩,足向跖面屈曲（图 3-2-44）。

　　深反射减弱或消失是下运动神经元瘫痪的重要体征,如末梢神经炎、神经根炎。也可见于周期性麻痹、重症肌无力、深昏迷、脑或脊髓急性损伤休克期等。深反射亢进是上运动神经元瘫痪的重要体征,见于脑血管病等。

　　2.病理反射　指锥体束受损时,大脑失去对脑干和脊髓的抑制作用而出现的踝及趾背伸反射,称锥体束征。1 岁半以内的婴儿锥体束尚未发育完善,可出现上述反射。成人出现此类反射时则为病理性的。

　　（1）巴宾斯基（Babinski）征　检查方法同跖反射。阳性反应为拇趾缓慢背伸,其余四趾呈扇形分开（图 3-2-45）。

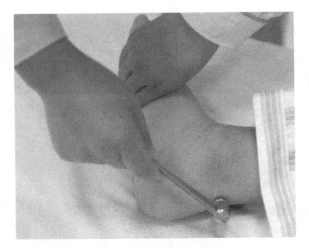

图 3-2-44　跟腱反射检查

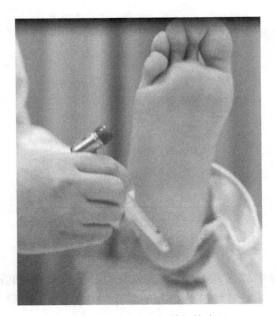

图 3-2-45　巴宾斯基征检查

（2）奥本海姆（Oppenheim）征　检查者以拇指和示指沿被检查者胫前自上而下滑压，阳性表现同 Babinski 征（图 3-2-46）

（3）戈登（Gordon）征　检查者用手以一定压力挤压腓肠肌，阳性表现同 Babinski 征（图 3-2-47）。

（4）查多克（Chaddock）征　检查者用竹签从外踝下方向前划至趾跖关节处，阳性表现同 Babinski 征（图 3-2-48）。

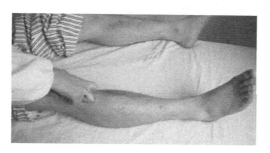

图 3-2-46　奥本海姆征检查

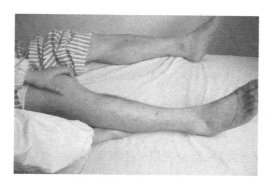

图 3-2-47　戈登征检查

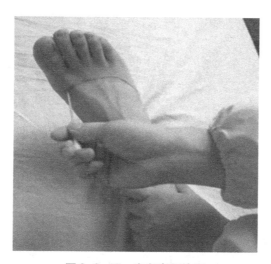

图 3-2-48　查多克征检查

　　上述各征临床意义相同,以 Babinski 征最常用,也最容易在锥体束损害时引出。

　　(5)霍夫曼(Hoffmann)征　检查者以左手持被检查者腕关节上方,右手中指与示指持被检查者中指,使被检查者腕轻度过伸而其余各手指自然弯曲,然后用拇指迅速弹刮中指指甲,引起其余四指轻微掌屈,称 Hoffmann 征阳性,较多见于颈髓病变,也可见于深反射亢进的正常人(图 3-2-49)。

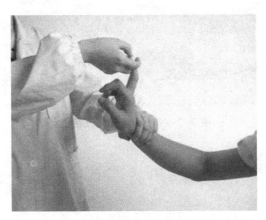

图 3-2-49 Hoffmann 征检查

3.脑膜刺激征 为脑膜受激惹的表现,见于各种脑膜炎、蛛网膜下腔出血、颅内压增高等。

(1)颈强直 被检查者仰卧,检查者以一手托被检查者枕部,另一手置于胸前作屈颈动作。颈强直表现为颈部僵直,被动屈颈时阻力增强(图 3-2-50)。也可见于颈椎或颈部肌肉病变等。

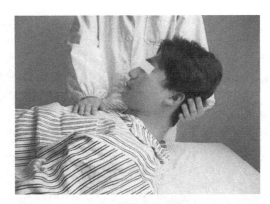

图 3-2-50 颈强直检查

(2)克尼格(Kernig)征 被检查者仰卧,检查者先将其髋关节屈呈直角,再用手抬高小腿,如在 135°以内伸膝受阻伴疼痛与屈肌痉挛,则为阳性(图 3-2-51)。

(3)布鲁津斯基(Brudzinski)征 被检查者仰卧,下肢自然伸直,检查者一手托被检查者枕部,另一手置于其胸前,当头前屈时,双膝和髋关节屈曲则为阳性(图 3-2-52)。

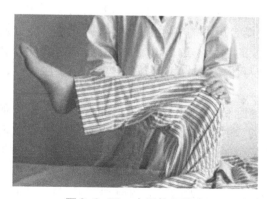

图 3-2-51　克尼格征检查

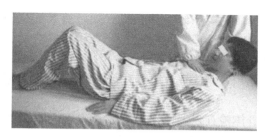

图 3-2-52　布鲁津斯基征检查

课堂互动

　　案例　患者,男,42 岁。入院前 1 h 在运动时突然出现剧烈头痛,伴频繁呕吐数次。入院查体:T 37.1 ℃,P 75 次/min,R 16 次/min,BP 140/90 mmHg,神志清,烦躁不安,经急诊颅脑 CT 检查,被诊断为"蛛网膜下腔出血"。

　　思考

　　1.为患者进行体格检查,应重点检查哪个部分或系统?

　　2.根据目前的诊断,患者还应具有哪些阳性体征?

十一、全身体格

(一)全身体格检查的原则

　　体格检查是一种采用多种检查方法获得患者健康资料的方法,检查时必须遵循以下原则。

　　1.按部位检查、按系统思考　为了检查方便,减轻患者的痛苦和增加患者的舒适度,可按照部位进行身体检查,但必须按照系统进行思考。

　　2.局部检查与全身检查相结合　在实际工作中,有些患者不需要进行系统身体检查,对局部或重点部位进行检查即可达到目的。但是,具体要进行局部身体检查,还是进行系统身体检查,一定要结合患者的实际情况,具体问题要具体分析。

3.尽量减少患者体位的改变　过多的、不恰当的体位变动都会增加患者的不适感,且浪费时间。因此,系统身体检查时患者最好只变动1~2次体位,且一般应在40 min完成系统身体检查。

4.尊重和保护患者的隐私　在进行身体检查时,要理解患者的胆怯心理,注意保护患者的隐私。采用专业的、娴熟的检查方法可以得到患者的有效配合与支持,并且可以极大地减少检查较敏感部位时(如乳房、生殖器和肛门等)所产生的误会。

5.与患者有效沟通　在进行身体检查时,要集中精力观察患者,同时患者也在注意检查者的言行。所以,要建立与患者的有效沟通和交流,特别注意面部表情与体态语言,不要随意发表评论,确保语言交流与非语言交流都能传递有效的健康信息,以取得患者的最大信任和配合。

6.坚持原则但又有灵活性　系统身体检查必须坚持系统全面、合理有序,但还要注意具体操作的灵活性。面对急诊患者、重症患者,在重点检查后,立即着手抢救或治疗,待患者的病情稳定后再补充遗留的内容。

7.检查方法娴熟规范　身体检查方法具有很强的操作性,务求规范合理、娴熟,并应用得当。

8.手脑并用　系统身体检查强调边检查边思考,正确评价检查结果。

(二)全身体格检查的项目及顺序

1.检查准备　准备和清点检查器械;自我介绍(姓名、职称),并进行简短交谈以融洽医患关系;洗手。

2.一般状态检查　观察发育、营养、面容、表情和意识等一般状态;测量体温(10 min);触诊桡动脉,至少30 s;用双手同时触诊双侧桡动脉,检查其对称性;计数呼吸频率,至少30 s;测量双上臂血压。

3.头部

(1)观察头部外形、毛发分布、异常运动等。

(2)触诊头。

(3)视诊双眼及眉毛。

(4)分别检查左右眼的近视力(用近视力表)。

(5)检查下结膜、球结膜和巩膜。

(6)检查泪囊。

(7)翻转上睑,检查上睑、球结膜和巩膜。

(8)检查面神经运动功能(皱额、闭目)。

(9)检查眼球运动(检查6个方位)。

(10)检查瞳孔直接对光反射。

(11)检查瞳孔间接对光反射。

(12)检查集合反射。

(13)观察双侧外耳及耳后区。

（14）触诊双侧外耳及耳后区。

（15）触诊颞颌关节及其运动。

（16）分别检查双耳听力（采用摩擦手指法）。

（17）观察外鼻。

（18）触诊外鼻。

（19）观察鼻前庭、鼻中隔。

（20）分别检查左右鼻道通气状态。

（21）检查上颌窦，有无肿胀、压痛、叩痛等。

（22）检查额窦，有无肿胀、压痛、叩痛等。

（23）检查筛窦，有无压痛。

（24）观察口唇、牙、舌质和舌苔。

（25）检查黏膜、牙、口底（借助压舌板）。

（26）检查口咽部及扁桃体（借助压舌板）。

（27）检查舌下神经（伸舌）。

（28）检查面神经运动功能（露齿、鼓腮或吹口哨）。

（29）检查三叉神经运动支（触双侧咀嚼肌或以手对抗张口动作）。

（30）检查三叉神经感觉支（上、中、下三支）。

（31）暴露颈部。

（32）观察颈部外形和皮肤、静脉充盈和颈动脉搏动情况。

（33）检查颈椎屈曲及左右活动情况。

（34）检查副神经（耸肩及对抗头部旋转）。

（35）触诊耳前淋巴结。

（36）触诊耳后淋巴结。

（37）触诊枕后淋巴结。

（38）触诊颌下淋巴结。

（39）触诊颏下淋巴结。

（40）触诊颈前淋巴结。

（41）触诊颈后淋巴结。

（42）触诊锁骨上淋巴结。

（43）触诊甲状软骨。

（44）触诊甲状腺峡部（配合吞咽动作）。

（45）触诊甲状腺侧叶（配合吞咽动作）。

（46）分别触诊左右颈动脉。

（47）触诊气管的位置。

（48）听诊颈部（甲状腺、血管）杂音。

4. 前胸和侧胸部

（1）暴露胸部。

（2）观察胸部外形、对称性、皮肤和呼吸运动等。

（3）触诊左侧乳房（4 个象限及乳头）。

（4）触诊右侧乳房（4 个象限及乳头）。

（5）用右手触诊左侧腋窝淋巴结。

（6）用左手触诊右侧腋窝淋巴结。

（7）触诊胸壁弹性、有无压痛。

（8）检查双侧呼吸动度。

（9）检查双侧语音震颤。

（10）检查有无胸膜摩擦感。

（11）叩诊双侧肺尖。

（12）叩诊双侧前胸和侧胸。

（13）听诊双侧肺尖。

（14）听诊双侧前胸和侧胸。

（15）检查双侧语音共振。

（16）观察心尖、心前区搏动（从切线方向观察）。

（17）触诊心尖搏动（两步法）。

（18）触诊心前区。

（19）叩诊左侧心脏相对浊音界。

（20）叩诊右侧心脏相对浊音界。

（21）听诊二尖瓣区（心率、心律、心音、杂音、摩擦音）。

（22）听诊肺动脉瓣区（心音、杂音、摩擦音）。

（23）听诊主动脉瓣区（心音、杂音、摩擦音）。

（24）听诊主动脉瓣第二听诊区（心音、杂音、摩擦音）。

（25）听诊三尖瓣区（心音、杂音、摩擦音）。

5. 背部　请患者取坐位。

（1）充分暴露背部。

（2）观察脊柱、胸廓外形及呼吸运动。

（3）检查胸廓扩张度及其对称性。

（4）检查双侧语音震颤。

（5）检查有无胸膜摩擦感。

（6）请患者双上肢交叉。

（7）叩诊双侧后胸部。

（8）叩诊双侧肺下界。

（9）叩诊双侧肺下界移动度（肩胛线）。

（10）听诊双侧后胸部。

（11）听诊有无胸膜摩擦音。

（12）检查双侧语音共振。

（13）触诊脊柱有无变形、压痛。

（14）直接叩诊法检查脊柱有无叩击痛。

（15）检查双侧肋脊点和肋腰点有无压痛。

（16）检查双侧肋脊角有无叩击痛。

6. 腹部　请患者取仰卧位。

（1）正确暴露腹部。

（2）请患者屈膝、放松腹肌,双上肢置于躯干两侧。

（3）观察腹部外形、对称性,皮肤、脐及腹式呼吸等。

（4）听诊肠鸣音。

（5）听诊有无血管杂音。

（6）叩诊全腹。

（7）叩诊肝上界。

（8）叩诊肝下界。

（9）检查肝有无叩击痛。

（10）检查移动性浊音。

（11）浅触诊全腹部(自左下腹开始、逆时针)。

（12）深触诊全腹部(自左下腹开始、逆时针)。

（13）训练患者做加深的腹式呼吸 2～3 次。

（14）在右锁骨中线上用单手法触诊肝。

（15）在右锁骨中线上用双手法触诊肝。

（16）在前正中线上用双手法触诊肝。

（17）检查肝颈静脉回流征。

（18）检查胆囊点有无压痛。

（19）双手法触诊脾,如未能触及脾,属患者右侧卧位,再触诊脾。

（20）双手法触诊双侧肾。

（21）检查腹部触觉(或痛觉)。

（22）检查腹壁反射。

7. 上肢

（1）正确暴露上肢。

（2）观察上肢皮肤、关节等。

（3）观察双手及指甲。

（4）触诊指间关节和掌指关节。

（5）检查指关节运动。

（6）检查上肢远端肌力。

（7）触诊腕关节。

（8）检查腕关节运动。

（9）触诊双肘嘴和肱骨状突。

（10）触诊滑车上淋巴结。

（11）检查肘关节运动。

（12）检查屈肘、伸肘的肌力。

（13）暴露肩部。

（14）视诊肩部外形。

（15）触诊肩关节及其周围。

（16）检查肩关节运动。

（17）检查上肢触觉（或痛觉）。

（18）检查肱二头肌反射。

（19）检查肱三头肌反射。

（20）检查桡骨骨膜反射。

（21）检查 Hoffmann 征。

8. 下肢

（1）正确暴露下肢。

（2）观察双下肢外形、皮肤、趾甲等。

（3）触诊腹股沟区有无肿块、疝等。

（4）触诊腹股沟淋巴结上群。

（5）触诊腹股沟淋巴结下群。

（6）触诊股动脉搏动（必要时进行听诊检查）。

（7）检查关节屈曲、内旋、外旋运动。

（8）检查双下肢近端肌力（屈）。

（9）触诊膝关节和浮髌试验。

（10）检查膝关节屈曲运动。

（11）触诊踝关节及跟腱。

（12）检查有无凹陷性水肿（用拇指轻轻按压胫骨远端内侧部位 10 s）。

（13）触诊双足背动脉。

（14）检查踝关节背屈、跖屈运动。

（15）检查双足背屈、跖屈肌力。

（16）检查踝关节内翻、外翻运动。

（17）检查屈趾、伸趾运动。

（18）检查下肢触觉（或痛觉）。

（19）检查膝腱反射。

（20）检查跟腱反射。

（21）检查 Babinski 征。

（22）检查 Oppenheim 征。

（23）检查 Kernig 征。

（24）检查 Brudzinski 征。

（25）检查直腿抬高试验。

9. 肛门直肠　必要时进行检查。

（1）患者取左侧卧位，右腿屈曲。

（2）观察肛门、肛周、会阴区。

（3）戴上手套,示指涂以润滑剂行直肠指诊。

（4）观察指套有无分泌物。

10. 生殖器（必要时进行检查）

（1）男性生殖器

1）视诊阴毛、阴茎、阴茎颈、阴茎龟头、包皮。

2）视诊尿道外口。

3）视诊阴囊,必要时做提睾反射

4）触诊双侧睾丸、附睾、精索。

（2）女性生殖器

1）视诊阴毛、阴阜、大小阴唇、阴蒂。

2）视诊尿道口及阴道口。

3）触诊阴、大小阴唇。

4）触诊尿道旁腺、巴氏腺。

11. 共济运动、步态与腰椎运动　请患者取站立位。

（1）指鼻试验（睁眼、闭眼）。

（2）检查双手快速轮替运动。

（3）观察步态。

（4）检查屈腰运动。

（5）检查伸腰运动。

（6）检查腰椎侧弯运动。

（7）检查腰椎旋转运动。

知识链接

听诊器的故事

　　1816 年,35 岁的法国医生雷奈克接诊了一位年轻的女性患者,她看起来有心脏疾患的症状,但还无法确诊。若要诊断正确,最好是听听心音,雷奈克也知道《希波克拉底文集》中记载了医生用耳贴近患者胸廓诊察心肺声音的诊断方法。但是,这位患者身型肥胖,即使尝试直接听诊法,也听不大清楚。这时雷奈克医生忽然想起之前看到过小孩子玩的"传声筒"的游戏,两个孩子分别在一根木头的两头,一个人在这头敲击木头,另一个人就可以在另一端收听"信号"。雷奈克医生灵机一动,马上叫人找来一张厚纸,将纸紧紧地卷成一个圆筒,一头按在患者心脏的部位,另一头贴在自己的耳朵上。果然,患者心脏跳动的声音连其中轻微的杂音都听得一清二楚。他高兴极了,告诉患者病情已经确诊,并且可以开药方了。雷奈克医生回家后,马上找人专门制作一根空心木管,长30 cm,口径 0.5 cm,为了便于携带,从中剖分为两段,有螺纹可以旋转连接,这就产生了第一个听诊器。1819 年,雷奈克出版了心肺听诊专著《间接听诊法》,

详细地记述了诊断水泡音与轻啰音经由听诊器所得的心与肺的声音。雷奈克卓越的医学事业和听诊器的发明,极大地推动了胸部疾病诊断和研究的进步。

本节小结

本节介绍了一般检查的内容、方法及临床意义。一般检查的内容较多,包括全身状态、皮肤、淋巴结、头部、颈部、胸部、腹部、生殖器、肛门、直肠、脊柱与四肢、神经系统。在检查过程中要按部位检查、按系统思考,局部检查与全身检查相结合,具体情况具体分析,做到手脑并用。在娴熟、规范操作的同时,更要注意保护、爱护患者,有效沟通,建立良好的医患关系。

课后思考

案例 患者,男,60岁,有肝硬化病史8年。近日来出现食欲不振、消化不良、腹胀、乏力,皮肤干枯粗糙。面色灰暗,轻度黄疸。查体:肝性面容,前胸部有蜘蛛痣2个,肝掌,腹部膨隆呈蛙状,腹壁静脉曲张,脾大在左肋缘下2 cm,移动性浊音阳性。

思考

1. 为患者进行体格检查,视诊、听诊、叩诊、听诊能发现哪些异常?
2. 患者腹部为什么膨隆呈蛙状?移动性浊音说明什么?

链接3-2-3
一般检查
自测题参考答案

链接3-2-4
一般检查
课堂互动案例解析

链接3-2-5
一般检查
课后思考案例解析

(刘媛媛　王赞丽)

第四章

实验诊断

第一节　概　论

◀ **课前预习**

1. 学生在线自主学习　使用数字化教学资源服务云平台,教师将课程制作成PPT上传至在线平台,让学生自主探究、讨论交流,激发学生主动学习的积极性。设立临床真实案例讨论论坛,师生互动、解析答疑,加强师生之间的对话与交流,实现线上线下授课相结合,使学生掌握实验诊断的概念及意义,不断提高临床基本能力。

2. 学生在线自我检测　结合授课内容给出单选题5道、多选题2道,学生扫码完成自测,考核学生相关理论知识掌握情况。

链接4-1-1
概论PPT

◀ **学习目标**

1. 掌握　实验诊断的概念及意义。
2. 熟悉　实验诊断质量控制。
3. 预防　感染安全规则。

链接4-1-2
概论自测题

◀ **课程思政**

预防感染在实验操作中非常重要,通过案例讲解使学生切实感受到安全规则不容忽视,切实认识到规范性操作的重要性,提高学生安全意识和规范意识,进而培养学生职业素养,增强学生职业适应能力。

案例导入

案例 患者,男,24 岁,农民。主诉:面色苍白,心慌半个月,皮下出血 10 d。现病史:半月前开始出现面色苍白、心慌、头晕,近 10 多天下肢出现出血点,偶有鼻出血,低热。既往史:健康。查体:T 37.5 ℃;R、P、BP 正常。轻度贫血貌,皮肤及黏膜无黄染;左颈及右腹股沟淋巴结可触及,质中,无压痛;胸骨压痛阳性。心肺无异常;腹软,肝、脾肋下可触及。

综合患者病史思考

1. 该患者可能是哪方面的疾病? 依据是什么?

2. 该患者应该做哪些检查?

学习内容

一、实验诊断的概念及意义

实验诊断学是涉及多专业、多学科的一门基础性、综合性、桥梁性学科,是以实验室检查结果或数据为依据,结合其他临床资料,经过综合分析,应用于临床诊断、鉴别诊断、病情观察、疗效监测和预后判断的一种临床诊断方法。

临床实验室以诊断、预防、治疗人体疾病或评估人体健康提供信息为目的,运用临床化学、免疫学、血液学、细胞学、微生物学、生理学、病理学、生物学、寄生虫学等多学科实验技术,对离体的血液、体液、分泌物、排泄物、脱落物等样品进行实验室检测,根据临床检验所得的结果或数据,结合临床相关资料和其他辅助检查,进行逻辑分析和科学思维,最后为诊断疾病、科学研究和人群保健提供客观依据。临床医师将实验室检测结果与采集的病史、查体及其他辅助检查结果相结合进行综合分析,进行疾病诊断、治疗效果监测及预后评估。

二、实验诊断的质量控制

正确的实验诊断离不开对实验室检验过程中质量体系的保证,实验诊断的质量控制对提供真实可靠、快速稳定的实验数据至关重要。采用各种科学的措施保证检查结果的准确性,为临床提供可靠的信息。

(一)室内质量控制

在实验室内部对所有影响质量的每一个环节进行系统控制。目的是控制本实验室常规工作的精密度,提高常规工作前后的一致性。其内容包括分析程序的标准化、仪器的校准和维护、统计质量控制等。一般采用临床化学室内质控中的质控图 LJ(Levey-Jenning)。

（二）室间质量控制

多家实验室分析同一标本,有外部独立机构收集、分析和反馈实验室检查结果,评定实验室常规工作的质量,观察实验的准确性,建立起各实验室分析结果之间的可比性。各实验室必须参加地区性、全国性或世界性的室间质控活动,以便及时了解本实验室检查结果的准确性。

（三）实验室质量体系

为了实现以患者为中心,为临床提供准确可靠检验结果的目标,临床实验室应建立质量管理体系,确立质量方针和提出质量目标,建立健全管理体系,对影响检验质量和实现实验室目标的主导因素包括技术、原理和人员等加以有效的控制,以预防、减少、消除质量差错,用较低的质量成本向临床及患者提供满意的检验报告。目前可申请的临床实验室国家认可体系有 ISO17025、ISO15189、CAP 等。此外,还有一些地方政府的强制性认证等都推动实验室质量体系的发展。

三、预防感染的规则

（一）个人防护

个人防护服(工作服)对工作在实验室里的工作人员是必穿的。工作服内不可放食品及个人用品,若接触传染病患者、传染性标本、特种化学品等众多微生物检验中必须穿隔离衣、戴口罩,接触传染性标本等,应使用一次性手套。如呼吸系统疾病采集样品时应遵守以下原则。

1. 采集样品时　采集人必须穿戴连体式隔离衣、防护鞋套、防护面罩或眼罩、N95 级防护口罩和乳胶手套(2 层)。

2. 样品采集完毕　首先消毒并脱掉外层手套,然后戴内层手套,依次脱掉帽子、眼罩、口罩、衣裤和鞋套,最后脱掉内层手套,再用消毒巾擦拭面部和双手。

3. 防护材料要求　应选用防水面料的防护服,具备宽阔视野、高透光度和防溅性的防护眼镜,外科手术用乳胶手套,N95 级防护口罩,密封性能好、呼吸阻力较小的全面呼吸防护器。

（二）实验室污染事故及其处理

1. 培养物渗漏或容器破损及其处理　盛有传染性标本的容器渗漏,或溅落在工作台上,或污染地面时,应以 0.5% 次氯酸钠或过氧乙酸浸泡的布覆盖至少 1 h,再用擦布擦去渗漏物,并将擦布放在污染物容器内压力灭菌。如果手和脚被微生物污染,可用碘伏洗涤消毒;受污染的工作服应立即更换。假如发生大量烈性传染病的致病菌污染,除采取以上应急措施外,必须立即封闭现场,并报主管防疫部门,请专职防疫人员参加研讨和采取相应的处理方法。若发生盛有培养物的器皿破碎,要用消毒液浸泡的布覆盖,至少半小时后才能将破碎物和用过的布放在容器中压力消毒。然后,用消毒液浸泡的布擦洗污染的台面或地面,擦布使用后也必须压力消毒。做上述处理者要戴手套。

2. 事故性刺伤、划伤或擦伤及其处理　经常使用注射器做实验动物接种等操作,可能无意中刺伤皮肤,造成有传染性液体的事故性注入。尤其对于毒性较强的病原菌,如炭疽杆菌、鼠疫耶尔森菌和乙型肝炎病毒等,可引起严重的实验室感染。一旦发生这样的意外,必须立即报告有关部门,分解不同病原体采取相应的应急措施,包括预防接种和抗生素治疗等。类似的事故必须予以较详细的登记。其他事故,如被刀剪或破碎玻璃等划伤或刺伤时,均应先清洗伤口,并给予必要的预防注射和相应的抗生素治疗。

3. 误服微生物悬液的处理　因实验操作或使用口吸吸管而误服微生物悬液并引起感染者曾有过许多报道,对于误服者必须立即用含漱、洗胃和催吐等方式处理,严重者应送往急救室,根据摄入的病原体,采取必要的预防及治疗措施,并做好事故登记。若悬液溅入眼内,应先以生理盐水冲洗,然后每隔 1 h 以抗生素眼药水滴眼,再根据具体情况,决定有无必要做针对性的预防注射或给予丙种球蛋白。

4. 装有病原体离心管破碎后的处理

(1)如果离心沉淀过程中发现离心破碎,应立即停机,并于 30 min 后打开。假如停机后发现离心管破碎,要重新盖好盖子,30 min 后打开。

(2)戴上厚橡皮手套,必要时外面再套上一层塑料手套,用镊子捡出离心碎片。

(3)全部碎管和套管等应放入无腐蚀性的消毒液中浸泡24 h 或采用压力灭菌。

(4)离心机转筒应采用无腐蚀性的消毒液擦拭干净,擦布亦需经压力灭菌。

5. 气溶胶污染室内空气的处理　实验室内因操作不慎,含有传染性液体大量喷出而形成气溶胶并污染室内空气时,室内所有人员应马上撤离污染区域,并应报告主管部门。至少在 1 h 内任何人员均不能进入污染区。待气溶胶排出和较重的传染性微粒沉淀下来,即 1 h 后再在安全员的监督下进行消毒。遭气溶胶感染的人员应做相应的预防注射和抗生素等治疗。

知识链接

空气传播

空气传播(air-borne infection)属于气溶胶传播,指病原体从传染源排出后,通过空气侵入新的易感宿主所经历的全部过程。可通过空气传播的颗粒:一般认为直径<5 μm,能在长时间远距离散播后仍有传染性的颗粒。通过空气传播的病原体也可以经接触传播。

新型冠状病毒传播途径主要为经呼吸道飞沫传播、密切接触传播和气溶胶传播。飞沫传播是空气传播的一种,飞沫在空气中停留时间较久,当吸入含有新型冠状病毒的空气时即可导致感染。接触传播是当接触了确诊患者或疑是患者、无症状携带者的分泌物,如痰液、唾液、血液、粪便、尿液均可能被传播。如果在相对密闭的环境中长时间暴露于高浓度气溶胶情况下,也可存在经气溶胶传播的可能。

(三)微生物实验室人员的保健

对临床实验室的工作人员要有详细的病史记录,包括所有职业病、外伤和一般疾病的记录,并定期进行健康检查,做各种预防接种和结核菌素试验等。对从事麻疹、风疹、鼠疫和狂犬病病原体处理的实验室人员均需做相应的预防接种。孕妇不适宜在病毒室工作,因为怀孕期间较易感染某些病毒性疾病,且易造成流产。孕妇同样也不适宜在大剂量放射性实验室工作,否则容易发生流产、死胎或胎儿畸形。必须牢记,预防接种不能取代合格的微生物实验操作和安全防护措施。一旦发生感染,应首先考虑其是否为实验室感染。保健科医生还应对实验室人员进行以下各项定期检查。

1.乙型肝炎病毒的血清学试验 尤其是新入职工作人员均必须做乙型肝炎病毒的血清学检查。

2.结核菌素试验 新入职工作人员若为阴性者,不得参加处理结核标本。要给阴性反应者接种卡介苗,经2~3个月后做结核菌素试验复查。阳性者表示对结核杆菌具有一定的免疫力,方可参加相关的微生物检验工作。

3.霉菌血清学试验 新进入霉菌室的工作人员,必须按常规进行霉菌,包括皮炎芽生菌、厌氧酷球孢子菌及荚膜组织胞质菌等血清学试验。该项试验通常应每隔半年重复1次,必要时可提前检查。

4.血常规及血小板计数 从事放射性免疫工作者应每隔6个月做1次血常规及血小板计数,白细胞低于$3×10^9$/L和血小板低于$60×10^9$/L,应暂停与放射源接触,经治疗恢复后再参加放射免疫工作。

5.胸部X射线片 新入职工作人员应进行胸部X射线检查,正常者方可录用。所有人员通常均应每隔1年复查1次;对曾患结核者更应该根据情况做定期检查。

6.一般体格检查 对新入职工作人员应进行工作前的例行查体,如发现X射线片、血清学及皮肤试验中有阳性反应者,要根据具体情况决定不予录取或进行医疗随访。对所有工作人员应定期体检;女性需要每年做一次宫颈刮片和胸部检查。

(四)严格工作制度

所有负责收集和保藏人体样品的机构必须指定专人负责样品的使用和管理,对相关工作人员进行培训,严格操作规程,提高自我防护意识。建立监测和登记制度、事故报告制度和应急预案。严格按照国家特殊生物资源保护的有关规定进行管理和保护,不得以任何形式擅自向其他机构和个人提供人体样品。

课堂互动

案例 患者,女,42岁,工人。胸疼、胸闷1周,咳嗽、发烧3 d。既往健康。查体:T 39.8 ℃,R 28 次/min,P 92 次/min,BP 110/70 mmHg。热病痛苦面容,一般状态尚可。胸部叩诊为浊音,听诊肺呼吸音减弱,胸膜摩擦音(+);心脏及肝脾无明显异常。血常规检查:RBC $4.3×10^{12}$/L,HGB 125 g/L;HCT 0.40;WBC $14.5×10^9$/L,St 0.07,Sg 0.75,L 0.15,M 0.03;胸水检查:比重1.020,蛋白34 g/L,细胞数$6.5×10^{14}$/L,N 0.89,L 0.11;革兰氏阳性球菌(+)。

讨论

1.结合病史及临床检查,该患者应考虑为哪方面的疾病?

2. 根据临床及实验室检查结果,该患者的初步诊断是什么? 为什么?

四、临床检验的报告解读

随着当前实验室技术的快速发展,检验手段和实验方法的不断进步,实验室能够为临床提供越来越多的检验项目。临床医师每天要进行大量的临床医疗活动,正确解读检验报告单应遵循以下原则。

(一)正确理解检验报告的定性结果

定性结果即报告方式为阳性和阴性。

1. 阴性 表示用某种特定的实验方法未能检出某物质。临床意义:①某物不存在,如 RH 阴性表示没有 D 抗原;②方法敏感度不够,如极微量的抗原未检出;③方法学受限,如应用老方法 HCG<10;④某物质存在但超出检测范围上限出现假阴性,如两对半 e 抗原+表面抗体阴性,抗原抗体比例不合适。

2. 阳性 表示用某种特定的实验方法检出某物质。临床意义:①某物存在;②某物不存在,试验出现特异性干扰,即假阳性。

(二)正确理解检验报告的敏感度、特异性

目前检验项目繁多,检验项目都有其不同的临床意义,除病理原因外,每项检验项目还受到生理因素及试验方法学的影响,因而根据患者病情需要和检验项目的敏感度、特异性来正确选择检验项目是保证质量的第一步。

1. 检验项目的敏感度 如肌红蛋白、肌钙蛋白、肌酸激酶(CK)都是心肌损伤标志物,但在发病不同时间,结果差异很大。每项检验的方法学不同,所表现结果的不确定度也不同,动态分析指标有无明显改变要注意结合检验的不确定度造成的差异。

2. 检验项目的特异性

(1)梅毒血清学检查甲苯胺红试验 阳性时,不能确定患者患有梅毒。应排除假阳性:①技术性,如试剂或操作技术;②生理性,如孕妇;③其他疾病,结缔组织病、自身免疫性疾病,如麻风、红斑狼疮、类风湿、风湿性心脏病,某些急性发热病后(如风疹、疟疾、水痘、肺炎、传染性单核细胞增多症和免疫接种等情况下)。必须做梅毒特异性抗原血清试验证实,如梅毒螺旋体血球凝聚试验(TPHA)等。目前,荧光梅毒螺旋体吸收试验(FTA-ABS)为诊断梅毒的"金标准"。因此,如果梅毒甲苯胺红试验(TRUST)试验阳性,不能诊断该患者感染梅毒,需进一步做确诊试验。

(2)乙肝病毒的检验 确定患者体内是否有乙肝病毒存在,不能仅做乙型肝炎表面抗原(HBsAg)或乙肝二对半试验,因为两对半检测的目的是查患者感染乙肝后体内产生的抗体。因此必须查乙肝 DNA 定量试验,通过连续监测,了解病毒复制数量以判断疗效或是否达到临床治愈,同时请注意目前定量 PCR 检测的灵敏度为 1 000 拷贝数/mL,小于这个浓度检测不出来。

(3)肝素抗凝治疗实验室监测指标 部分凝血活酶时间(APTT)是监测肝素用量最理想的试验,该实验仪器法为 26~28 s,一般用以监测肝素用量时 APTT 的预期值为参考

值的 1.5~2.5 倍,常用值为 75~100 s,小于 75 s 可能抗凝不充分,大于 100 s 可导致出血。PT 是口服抗凝药的首选监测指标。

(4)甲胎蛋白 甲胎蛋白(AFP)是诊断肝癌的特异指标。但是,原发性肝细胞癌患者血清阳性率只达到 75%~80%,还有 20%~25% 是阴性。卵黄囊肿瘤、胚胎性肿瘤和部分肝外肿瘤可合成胎儿期 AFP,从而使血清 AFP 浓度上升。所以 AFP 阳性,在排除上述肿瘤后才能考虑;同时,阴性绝对不能排除原发性肝细胞癌。

(三)检验报告数值的不确定性

检验报告数值的不确定性是指由于各种技术性或非技术性原因所形成的实验数据。检验医学中,为了使检验结果更好地反映患者的实际情况,必须对检验的全过程,包括从临床医师开出检验单,到患者准备、标本采集、标本运送、标本处理、标本分析结果处理及发出报告,直至报告结果的解读的全过程进行质量控制。因此实验室必须与医院各有关科室互相配合,采取各种行政和技术上的措施及方法,控制可能出现的各种误差和差错,这个过程称为检验医学的质量控制。由于自动化检测和标准化管理在检验科内的应用,来源于实验室外的质量问题已成为目前检验质量控制的主要问题。因此,要考虑检验报告结果的不确定性。实验结果的影响因素包括以下几种。

1. 饮食对标本采集的影响 ①多数实验尤其是血液化学的测定,采血前应禁食 8~12 h,因脂肪食物被吸收后可能形成脂血而造成光学干扰;同时食物成分也可改变血液成分,影响测定结果的准确性。②喝酒可使乳酸及尿酸升高。③粪便隐血检查患者应禁肉食 3 d 后取标本。④血脂分析,要求患者抽血前 3 周保持平时的饮食习惯,前 3 d 避免高脂饮食,24 h 不饮酒,抽血前 12~14 h 空腹。⑤剧烈运动对血脂有一定的影响,故抽血时静息 5~10 min 坐位采血。⑥采血前,最好停用影响血脂的药物(如血脂调节药、避孕药、一些降压药、激素等),如果检测结果接近或超过参考值,应间隔 1 周,在同一家医院的实验室复查。在做出高脂血症诊断及采取措施前,至少应有 2 次血脂检验的记录。

2. 标本采集及放置时间的影响

(1)标本采集的影响 血液中不少有机、无机物存在周期性变化,有的物质在一天间有波动,1 个月间有周期性变化,因此应该掌握标本采集时间,才能对每次结果进行比较。最好在同一时间采集标本,以减少由于不同时间采集标本所造成的结果波动。

(2)标本放置的影响 血标本采集后应立即送检,实验室接到标本后应尽快进行检查,若不能及时检查,应将血清或血浆分离出来,放置于冰箱中低温保存,尽可能减小对结果的影响。检查血糖的标本必须及时检验,因为放置太久,化验结果会下降很大。

3. 体力活动对检测结果的影响 运动会引起血液成分的改变。运动可使与肌肉有关的酶如 CK、乳酸脱氢酶(LDH)、谷草转氨酶(AST)可有不同程度的增加,血中白细胞(WBC)、血尿素氮(BUN)、肌酐及乳酸增加,HCO_3^- 减少。轻度活动对血糖、胰岛素的测定也有影响。因此必须嘱咐患者在安静状态下或正常活动状态下收集标本。

4. 药物影响

(1)抗生素药物 青霉素类和磺胺类药物能增加血液中尿酸浓度,常误报作"痛风阳性"。

(2)镇痛消炎药物 阿司匹林、氨基比林等有助于胆红素氧化为蓝绿色物质,故会使尿中胆红素值升高。

(3)激素类药物 雌激素类药物能影响人体中血脂的正常含量,使葡萄糖耐量试验减低,并可引起血小板和红细胞的减少。

(4)利尿药物 引起低血钾、低血容量和低血氯的临床反应。

(5)抗癌药物 绝大多数抗癌药物对人体造血系统有抑制和毒害作用,可导致血液中红细胞、白细胞、血小板和血红蛋白数量减少(少数药物可使血细胞异常升高),肝功能改变,有的使血脂值升高;等等。

总之,药物对临床检验值的影响是多方面的,包括生物学、物理学、化学、药理学和酶学等方面,往往导致实验室检测结果与临床症状严重不符合这一矛盾现象。为了得到正确的结果,必须事先停止服用某些影响实验结果的药物。

(四)及时与实验室工作人员进行沟通

实验室工作人员应该争取医院的支持,定期或不定期对新增项目、新购设备、患者和标本留取注意事项等通过各种方式进行传授,让医生了解检验项目的意义,该项目检测中药物、运动、饮食及采样时间对结果的影响;让护士明白采集标本所用的容器、标签及标本转运过程中对检验结果的影响因素,减少室外误差。通过与临床沟通,了解临床的需求开展新项目,不断将国内外研究和生产机构新开展的有价值的项目积极地介绍给临床医生,使一些最新研究成果或产品尽早应用于临床。实验室工作人员应对一些反常的结果主动与临床联系,并注意追踪,甚至主动去查阅病历。同时要求临床科室在报告发出 12 h 内对结果有异议的及时反馈到实验室,为了方便复查,实验室应在超过反馈期限之后能处理掉标本。

本节小结

本章简要介绍了实验诊断的基本概念及重要意义;通过讲述室内质量控制、室间质量控制及实验室质量体系充分理解实验诊断质量控制;强调预防感染安全规则,并做好个人防护,冷静处理实验室污染事故,定期做好微生物实验室人员的保健,严格工作制度、操作规程,提高自我防护意识。建立监测和登记制度、事故报告制度和应急预案。正确分析临床检验报告,遵循临床检验报告解读原则,充分利用信息化资源,培养学生正确的临床思维,提高诊断的正确性。

课后思考

案例 患者,女,65 岁,退休教师。近两年来自觉记忆力明显减退,时有头晕。以前体检时曾提示过高血压,但未予注意。家族中母亲有"心脏病"。查体:T 36.7 ℃,R 18 次/min,P 75 次/min,BP 170/100 mmHg。体型肥胖,一般状态较好,心、肺、肝、脾及神经系统未见异常。实验室检查:血常规检查正常。尿液检查:蛋白(±),其余均正常。血化学检查:肝肾功能及酶学检查均正常。TC 6.7 mmol/L,TG 2.1 mmol/L,LDL-C 4.0 mmol/L,HDL-C 0.7 mmol/L。

思考

1. 结合临床资料病例诊断应该从哪几方面考虑?

2. 本例实验室检查结果应如何分析?

3. 根据临床及实验室检查结果分析,本例初步诊断是什么?

链接4-1-3
概论自测题参考答案

链接4-1-4
概论课堂互动案例解析

链接4-1-5
概论课后思考案例解析

（张 影 刘红霞）

第二节 临床血液学检测

◤ 课前预习

1. 学生在线自主学习 使用数字化教学资源服务云平台,教师将课程制作成PPT上传至在线平台,让学生自主探究、讨论交流,激发学生主动学习的积极性。设立临床真实案例讨论论坛,师生互动、解析答疑,加强师生之间的对话与交流,实现线上线下授课相结合,使学生掌握红细胞、白细胞和血小板参数的正常值及临床意义,不断提高临床基本能力。

2. 学生在线自我检测 结合授课内容给出单选题5道、多选题2道,学生扫码完成自测,考核学生相关理论知识的掌握情况。

链接4-2-1
临床血液学检测
PPT

◤ 学习目标

1. 掌握 红细胞、白细胞和血小板参数的正常值及临床意义。

2. 熟悉 血细胞的正常形态学特征。

3. 了解 溶血性贫血的实验室检测及血型鉴定与交叉配血试验。

链接4-2-2
临床血液学自测题

◤ 课程思政

通过学习临床血液检测的内容、学习方法、学习要求,培养学生认真负责、细致观察的工作作风和实事求是的科学精神,怀有一颗为患者服务的崇高的心,在自己岗位上尽心尽力,要善于思考、敢于创新,树立学以致用、报效祖国、造福人类的远大理想。

案例导入

案例 患者,男,56 岁,心慌、乏力两个月,两个月前开始逐渐心慌、乏力,上楼吃力,家人发现面色不如以前红润,病后进食正常,但有时上腹不适。不挑食,大便不黑,小便正常,睡眠可,略见消瘦,既往无胃病史。查体:T 36.5 ℃,P 96 次/min,R 18 次/min,BP 130/70 mmHg,贫血貌,皮肤无出血点和皮疹,浅表淋巴结不大,巩膜无黄染,心界不大,心率 96 次/min,律齐,心尖部 1/6 级收缩期吹风样杂音,肺无异常,腹平软,无压痛,肝脾未及,下肢不肿。化验:Hb 75 g/L,RBC 3.08×10^{12}/L,MCV 76 fl,MCH 24 pg,MCHC 26%,网织红细胞 1.2%,WBC 8.0×10^9/L,分类中性分叶 69%,嗜酸 3%,淋巴 25%,单核 3%,PLT 136×10^9/L,大便隐血(+),尿常规(−),血清铁蛋白 6 μg/L,血清铁 50 μg/dL,总铁结合力 450 μg/dL。

综合患者病史思考

该患者可诊断为什么疾病? 诊断依据是什么?

学习内容

一、血液一般检测

血液一般检测是对血液成分的一些基础指标进行数字值测定、形态学描述的实验室检查。血液的一般检测包括对外周血红细胞、白细胞、血小板进行数量和质量的检查和分析(旧称血常规检查),以了解疾病的变化。近年来,快速、自动化、多指标联合的血液学分析仪器已广泛应用,不但操作简便快速,增加了实验结果的精确性,也为临床提供了更多的参数。

(一)红细胞的检测和血红蛋白的测定

单位体积每升(L)全血中红细胞数量和其主要内容物血红蛋白的变化,可反映机体生成红细胞的能力并能协助诊断与红细胞有关的疾病。

1.参考值 正常人群血红蛋白和红细胞数参考值见表 4-2-1。

表 4-2-1 血红蛋白和红细胞数参考值

人群	参考值	
	红细胞数/(×10^{12}/L)	血红蛋白/(g/L)
成年男性	4.0~5.5	120~160
成年女性	3.5~5.0	110~150
新生儿	6.0~7.0	170~200

2.临床意义

(1)红细胞及血红蛋白增多 指单位容积血液中红细胞数及血红蛋白量高于参考值高限。多次检查成年男性红细胞>$6.0×10^{12}$/L,血红蛋白>170 g/L;成年女性红细胞>$5.5×10^{12}$/L,血红蛋白>160 g/L 时即认为增多。可分为相对性增多和绝对性增多两类。

1)相对性增多是因血浆容量减少,使红细胞容量相对增加。见于严重呕吐、腹泻、大量出汗、大面积烧伤、慢性肾上腺皮质功能减退、尿崩症、甲状腺功能亢进危象、糖尿病酮症酸中毒等大量失水,使血液浓缩。

2)绝对性增多,临床上称为红细胞增多症,按发病原因可分为继发性和原发性两类。①继发性红细胞增多症是血中红细胞生成素增多所致。红细胞生成素代偿性增加是因血氧饱和度减低所引起。红细胞增多的程度与缺氧程度呈正比。生理性红细胞生成素代偿性增加见于胎儿及新生儿、高原地区居民。病理性增加则见于严重的慢性心、肺部疾病如阻塞性肺气肿、肺源性心脏病、发绀型先天性心脏病,以及携氧能力低的异常血红蛋白病等;红细胞生成素非代偿性增加:红细胞生成素增加是与某些肿瘤或肾病有关,如肾癌、肝细胞癌、卵巢癌、肾胚胎瘤、肾上腺皮质腺瘤、子宫肌瘤以及肾盂积水、多囊肾等。②原发性红细胞增多症,即真性红细胞增多症,是一种以红细胞数量增多为主的骨髓增殖性肿瘤(myeloproliferative neoplasm,MPN),其特点为红细胞持续性显著增多,可高达$(7～10)×10^{12}$/L,血红蛋白浓度达180～240 g/L,白细胞和血小板也有不同程度增多,全身总血容量也增加。

(2)红细胞及血红蛋白减少 红细胞和血红蛋白的减少指单位容积血液内 RBC 和 Hb 低于参考值的下限,称红细胞和血红蛋白减少,即贫血。根据发生的原因分为以下几种。

1)生理性贫血:①妊娠的中、晚期,为适应胎盘血循环的需要,血容量增多(25% 以上)导致血液稀释;②6 个月～2 岁的婴儿生长发育迅速,血容量增加较快,造血原料相对不足,红细胞(RBC)和血红蛋白(Hb)的生成较血容量增长的速度慢,引起贫血;③某些老年人,由于营养摄取、利用和造血功能的减退,RBC 和 Hb 较中青年人低。

2)病理性贫血:见于造血原料不足引起的缺铁性贫血和巨幼细胞性贫血、红细胞破坏过多的溶血性贫血、造血功能障碍的再生障碍性贫血及其他原因导致的贫血等。

3)根据血红蛋白减少的程度将贫血分度,见表4-2-2。

表4-2-2 根据血红蛋白减少程度的贫血分度

血红蛋白浓度	<30 g/L	30～59 g/L	60～90 g/L	>90 g/L
贫血严重程度	极重度	重度	中度	轻度

4)红细胞和血红蛋白下降不一致的判断:10 g/L 的 Hb 约相当于$0.33×10^{12}$/L 的 RBC。①红细胞和血红蛋白按比例减少,为正细胞正色素性贫血,如急性失血性贫血、溶血性贫血及再生障碍性贫血等;②红细胞减少小于血红蛋白的减少,为小细胞低色素性

贫血,如缺铁性贫血;③红细胞减少大于血红蛋白的减少,为大细胞高色素性贫血,如巨幼红细胞性贫血。

(3)红细胞形态改变　正常红细胞呈双凹圆盘形,在血涂片中呈圆形,大小较一致,直径 6~9 μm,平均 7.5 μm。红细胞的厚度边缘部约 2 μm,中央约 1 μm,染色后四周呈浅橘红色,而中央呈淡染区(又称中央苍白区),大小约相当于细胞直径的 1/3~2/5。病例情况下外周血中常见的红细胞形态异常有以下几种(图 4-2-1)。

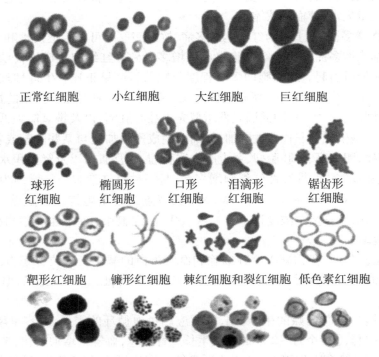

| 正常红细胞 | 小红细胞 | 大红细胞 | 巨红细胞 |

| 球形红细胞 | 椭圆形红细胞 | 口形红细胞 | 泪滴形红细胞 | 锯齿形红细胞 |

| 靶形红细胞 | 镰形红细胞 | 棘红细胞和裂红细胞 | 低色素红细胞 |

| 嗜多色性红细胞 | 嗜碱性多色红细胞 | Howell-Jolly小体 | Cabot环 |

图 4-2-1　正常及异常红细胞

1)大小异常。凡直径>10 μm 者称为大红细胞,>15 μm 者称为巨红细胞,<6 μm 者称为小红细胞。在缺铁性贫血时,以小红细胞为主,巨幼红细胞贫血时,以大红细胞为主;同一血涂片中红细胞大小不均,差异显著。

2)形态异常。红细胞可呈梨形、镰形、哑铃形、棘形、泪滴形等变异,称异形红细胞。可见于严重贫血,尤其是巨幼细胞贫血时。靶形红细胞中央淡染区扩大,中心部位又有部分色素存留而深染,状似射击的靶标,称为靶形红细胞,常见于地中海贫血。

3)染色反应异常。RBC 内 Hb 含量不足时,中心浅染区扩大,甚至呈中空现象,是低色素贫血的表现;如果红细胞着色过深,中心浅染区缩小或消失,是高色素贫血的特征;若红细胞胞质被染为灰蓝色,称为嗜多色性红细胞,它是一种未成熟的红细胞,它的增多表示骨髓造血功能活跃。

4)结构的异常。①嗜碱性点彩红细胞(basophilie stppling erythrocyte)在染色正常或嗜多色性红细胞内有大小不等、染色不定的深蓝色颗粒者称为点彩红细胞。正常人血中极少见，占0.01%。铅中毒的患者明显增多。也可见于骨髓增生旺盛的其他贫血如巨幼细胞贫血等。②染色质小体(Howell-Jolly小体)在红细胞的胞质中，出现1个或多个圆形紫红色小体，大小为0.5~1μm，称染色质小体，它是胞核的残余物。见于溶血性贫血、巨幼细胞贫血、红白血病及其他增生性贫血。③卡博(Cabot)环为一细线状环，呈圆形或"8"字形，紫红色，位于红细胞细胞质中。一般认为它是核膜残余。见于恶性贫血、巨幼细胞贫血、溶血性贫血、铅中毒及白血病等。④有核红细胞(nucleated erythrocyte)：外周血涂片中除新生儿可见到有核红细胞外，成人若出现均属病理现象，提示红细胞需求量、释放量明显增加或血髓屏障破坏。主要见于：各种溶血性贫血；白血病；髓外造血，如骨髓纤维化；骨髓转移癌；脾切除后的滤血、清除功能丧失。

课堂互动

案例　患者，女，25岁，主诉：近一个月乏力、心悸、头晕、食欲不振。查体：面色苍白，睑结膜苍白，心率100次/min；化验：RBC $3.1×10^{12}$/L，RC 0.05，HGB 7.5 g/L，HCT 0.25%，MCV 76 fl，MCHC 300 g/L。

讨论

1. 初步考虑为何种疾病？为什么？

2. 还应该做那些实验室检查？可能会有什么病理变化？

3. 分析其病因可能是什么。

(二)白细胞的检测

各种白细胞有不同的生理功能，在病理情况下，不同种类的白细胞可发生数量和质量的变化，计数和分类对明确诊断有重要意义。血液中的白细胞分为粒细胞、淋巴细胞、单核细胞，其中粒细胞又分为中性粒细胞、嗜酸性粒细胞和嗜碱性粒细胞。

1. 白细胞计数

(1)参考值　成人，$(4~10)×10^9$/L；新生儿，$(15~20)×10^9$/L；6个月~2岁，$(11~12)×10^9$/L。

(2)临床意义　白细胞总数高于参考值上限(成人$10×10^9$/L)时称白细胞增多，低于参考值下限(成人$4×10^9$/L)时称白细胞减少。在生理情况下，白细胞计数波动较大，新生儿白细胞较高：一般在$(15~20)×10^9$/L，个别可高达$30×10^9$/L以上，通常在3~4 d后下降至$10×10^9$/L，约保持3个月，以后逐渐下降至成人水平。白细胞总数增减主要受中性粒细胞的影响。

2. 白细胞的分类计数　白细胞的分类计数见表4-2-3。

3. 粒细胞临床意义

(1)中性粒细胞增多　中性粒细胞增多常引起白细胞总数增多。在生理情况下，外周血白细胞及中性粒细胞1 d内存在着波动，下午较早晨为高。妊娠后期及分娩时、剧烈运动或劳动后、饱餐或淋浴后、高温或严寒等均可使其暂时性升高。病理性增多见于以下几种。

表4-2-3 白细胞分类参考值

类别	百分数/%	绝对值/（×10⁹/L）
中性粒细胞（N）		
杆状核（st）	0～5	0.04～0.50
分叶核（sg）	50～70	2～7
嗜酸性粒细胞（E）	0.5～5.0	0.05～0.50
嗜碱性粒细胞（B）	0～1	0～0.1
淋巴细胞（L）	20～40	0.8～4.0
单核细胞（M）	3～8	0.12～0.80

1）急性感染。特别是化脓性细菌（如金黄色葡萄球菌、溶血性链球菌、肺炎双球菌等）感染时，白细胞总数可达 $20×10^9/L$ 或更多。部分病例可出现较多的中性杆状核细胞、晚幼粒细胞、中幼粒细胞，呈所谓类白血病反应，如肺炎、丹毒、阑尾炎、败血症、脓肿等。

2）急性中毒。常见于急性化学药物中毒，如安眠药、铅、汞、有机磷中毒；代谢性中毒，如糖尿病酮症酸中毒、尿毒症等；生物性中毒如蛇毒等，白细胞和中性粒细胞均可增多。

3）恶性肿瘤及白血病。见于慢性粒细胞白血病和部分急性粒细胞白血病；各类恶性肿瘤，特别是消化道的恶性肿瘤。

4）急性大出血。特别是内出血时，严重的血管内溶血后 12～36 h 及手术后。

5）心肌梗死和血管栓塞、肾移植术后的排异现象都有可能发生不同程度的中性粒细胞增多。

（2）中性粒细胞减少 白细胞总数低于 $4.0×10^9/L$ 称为白细胞减少。当中性粒细胞绝对值低于 $1.5×10^9/L$，称为粒细胞减少症，低于 $0.5×10^9/L$ 时称为粒细胞缺乏症。引起中性粒细胞减少的原因有以下几种。

1）某些革兰氏阴性杆菌感染、传染病，如伤寒、副伤寒、布鲁氏菌病、疟疾、麻疹、流行性感冒等。

2）化学药物中毒与放射线损伤。如抗癌药物、氯霉素、磺胺类药、抗糖尿病及抗甲状腺类药物，X 射线和激光照射，晚期或严重的铅、汞中毒等。

3）血液病。如再生障碍性贫血、白细胞减少性白血病、粒细胞缺乏症等。

4）单核-吞噬细胞系统功能亢进、脾功能亢进和自身免疫病：如门脉性肝硬化、淋巴瘤、系统性红斑狼疮（systemic lupus erythematosus，SLE）等。

5）过敏性休克，高度恶病质。

（3）中性粒细胞的核象变化 病理情况下，中性粒细胞核象可发生变化，出现中性粒细胞核左移或核右移现象（图4-2-2）。

1）核左移。外周血的非分叶核中性粒细胞（包括中性杆状核粒细胞、晚幼粒、中幼粒,甚至早幼粒细胞等)的百分率增高(超过5%)时,称为核左移。常见于细菌性感染,特别是急性化脓性感染、急性失血、急性中毒及急性溶血反应等。

2)核右移。外周血中性分叶核粒细胞以2~3叶为主,如果出现5叶或更多分叶,且其百分率超过3%时,称为核右移。此时常伴有白细胞总数减少。主要见于巨幼细胞贫血及造血功能衰退,也可见于应用抗代谢药物,如阿糖胞苷或6-l巯基嘌呤等。在炎症的恢复期,可出现一过性中性粒细胞核右移。如在疾病进展期突然出现中性粒细胞核右移的现象,则提示预后不良。

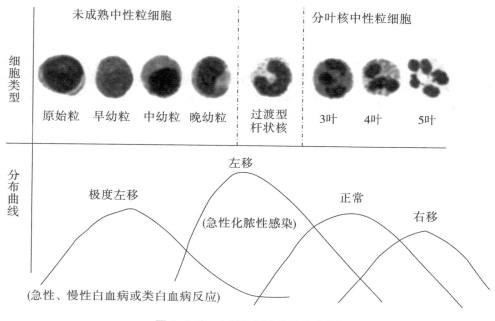

图4-2-2 中性粒细胞的核象变化

(4)中性粒细胞的中毒性改变 在严重传染性疾病(如猩红热)、各种化脓性感染、败血症、恶性肿瘤、中毒及大面积烧伤等病理情况下,中性粒细胞可发生中毒性和退行性变化。相关变化可单独出现,亦可同时出现。

1)细胞大小不均。表现为部分中性粒细胞胞体增大,大小相差悬殊,见于病程较长的化脓性炎症或慢性感染,可能是骨髓中性粒细胞发育过程中受内毒素等影响所致。

2)中毒颗粒。中性粒细胞胞质中出现粗大、大小不等、分布不均、染色呈深紫红或紫黑色中性颗粒,称中毒颗粒。此时会伴有中性粒细胞碱性磷酸酶(NAP)活性和积分显著增高。

3)空泡变性。中性粒细胞胞质或胞核中可见单个或多个,大小不等的空泡,可能是细胞质发生脂肪变性所致。

4)杜勒小体是中性粒细胞胞质因毒性变化而出现局部发育不好而保留的嗜碱性区域。外形为圆形或梨形呈云雾状,Wright-Giemsa染色呈天蓝色或蓝黑色,直径1~2 μm。杜勒(Dohle)小体亦可在单核细胞胞质中出现。

5)核变性是中性粒细胞细胞核出现固缩、溶解及碎裂的现象。

6)棒状(Auer)小体为红色细杆状物质,1个或数个,长1~6 μm,内含酸性磷酸酶及过氧化酶。此种小体存在于原粒细胞、早幼粒细胞及原单核细胞胞浆中,对鉴别急性白血病的类型有重要价值。在急性淋巴细胞白血病时,不见此小体;在急性粒细胞白血病和急性单核细胞白血病则可见到。

4. 嗜酸性粒细胞 嗜酸性粒细胞(eosinophil,E)呈圆形,直径为13~15 μm。胞质内充满粗大、整齐、均匀、排列紧密的橘黄色或橙红色嗜酸性颗粒。胞核多为两叶,呈眼镜状,深紫色。

(1)参考值 0.5%~5.0%;绝对值为(0.05~0.50)×10^9/L。

(2)临床意义

1)嗜酸性粒细胞增多。①过敏性疾病:支气管哮喘、药物过敏、荨麻疹、食物过敏、血管神经性水肿、血清病等可增多,外周血嗜酸性粒细胞可达10%以上;②寄生虫病:血吸虫病、蛔虫病、钩虫病等可增多,外周血嗜酸性粒细胞常达10%或更多;③皮肤病:如湿疹、剥脱性皮炎、天疱疮、银屑病等可见外周血嗜酸性粒细胞轻、中度增高;④血液病:如慢性髓系白血病、慢性嗜酸性粒细胞白血病等,外周血嗜酸性粒细胞可有不同程度增高,有的可伴幼稚嗜酸性粒细胞增多;⑤某些恶性肿瘤:某些上皮系肿瘤如肺癌、部分淋巴瘤和多发性骨髓瘤病例可引起嗜酸性粒细胞增高;⑥某些传染病:急性传染病时,嗜酸性粒细胞大多减少,但猩红热时可引起嗜酸性粒细胞增多;⑦其他:风湿性疾病、脑腺垂体功能减低症、肾上腺皮质功能减低症、过敏性间质性肾炎等也常伴有嗜酸性粒细胞增多。

2)嗜酸性粒细胞减少。常见于伤寒、副伤寒初期,大手术、烧伤等应激状态,或长期应用肾上腺皮质激素后,其临床意义不大。

5. 嗜碱性粒细胞 嗜碱性粒细胞(basophil,B)胞体呈圆形,直径为10~12 μm。胞质内有少量粗大但大小不均、排列不规则的黑蓝色嗜碱性颗粒,常覆盖于核面上。胞核一般为2~3叶,因被颗粒遮盖使分叶形状模糊不清。

(1)参考值 0~1%;绝对值为(0~0.1)×10^9/L。

(2)临床意义 ①过敏性疾病:过敏性结肠炎、药物、食物、吸入物超敏反应、红斑及类风湿关节炎等可见嗜碱性粒细胞增多;②血液病:慢性髓系白血病、嗜碱性粒细胞白血病、骨髓纤维化等均可见嗜碱性粒细胞增多;③恶性肿瘤:特别是转移癌时嗜碱性粒细胞增多,其机制目前不清楚;④其他:如糖尿病,传染病如水痘、流感、天花、结核等,均可见嗜碱性粒细胞增多。嗜碱性粒细胞减少无临床意义。

(二)血小板的检测

1. 血小板的计数 血小板(blood platelet,PLT)是由骨髓中成熟巨核细胞的细胞质脱落而来。血小板生成素刺激定向祖细胞生成原巨核细胞,并促进其胞质成熟和血小板的形成,每天产生的量相当于每升血中增加35×10^9个。血小板的平均寿命为7~14 d。血小板具有黏附、聚集、释放、促凝、收缩功能,在止血、凝血过程中起重要作用。

(1)参考值 血小板计数(PC)(100~300)×10^9/L。

(2)临床意义

1)生理变化。新生儿血小板较少,出生后3个月达成人水平;妇女月经早期血小板降低。运动、进食、午后血小板轻度增高。

2)血小板减少。PC 低于 $100×10^9/L$ 称为血小板减少。可见于以下几种情况。①血小板的生成障碍,见于再生障碍性贫血、放射性损伤、急性白血病、巨幼细胞贫血、骨髓纤维化晚期等;②血小板破坏或消耗增多,见于免疫性血小板减少症(ITP)、系统性红斑狼疮(SLE)、淋巴瘤、上呼吸道感染、风疹、新生儿血小板减少症、输血后血小板减少症、弥散性血管内凝血(DIC)、血栓性血小板减少性紫癜(TTP)、先天性血小板减少症;③血小板分布异常,如脾肿大(肝硬化、Banti 综合征)、血液被稀释(输入大量库存血或大量血浆)等。

3)血小板增多。血小板数超过 $400×10^9/L$ 为血小板增多。①原发性增多:见于骨髓增殖性肿瘤,如真性红细胞增多症、原发性血小板增多症、原发性骨髓纤维化早期及慢性髓系白血病等;②反应性增多:见于急性感染、急性溶血、某些癌症患者,这种增多是轻度的,多在 $500×10^9/L$ 以下。

2. 血小板平均容积

(1)参考值 血小板平均容积(MPV)为 7 ~ 11 fl。

(2)临床意义

1)增加见于:①血小板破坏增加而骨髓代偿功能良好者;②造血功能抑制解除后,MPV 增加是造血功能恢复的先兆。

2)减低见于:①骨髓造血功能不良,血小板生成减少;②有半数白血病患者 MPV 减低;③MPV 随血小板数而持续下降,是骨髓造血功能衰竭的指标之一。

(四)红细胞沉降率的测定

红细胞沉降率(erythrocyte sedimentation rate,ESR)简称血沉,指红细胞在特制的玻璃管中于一定时间内下沉的距离。红细胞下沉的快慢取决于两种力量的相互作用,在红细胞下沉的每一瞬间必须与等体积的血浆发生位置交换,这就形成了一股向上的阻逆力。正常情况下红细胞下沉的力与血浆阻逆力差不多,由于红细胞的密度大于血浆的密度,在地心引力的作用下产生自然下沉力,因此血沉很慢。

1. 参考值 男性 0 ~ 15 mm/h;女性 0 ~ 20 mm/h。

2. 临床意义

(1)生理变化 正常成年男性 ESR 变化不大。新生儿因纤维蛋白原水平低,红细胞数高,ESR 减慢。12 岁以下的儿童、60 岁以上的高龄者、妇女月经期、妊娠 3 个月以上血沉可加快,其增快可能与生理性贫血或纤维蛋白原含量增加有关。

(2)病理性增快 ①各种炎症性疾病:急性细菌性炎症时,炎症发生后 2 ~ 3 d 即可见血沉增快。②风湿热、结核病时,因纤维蛋白原及免疫球蛋白增加,血沉明显加快。③组织损伤及坏死:如急性心肌梗死时血沉增快,而心绞痛时则无改变。④恶性肿瘤:增长迅速的恶性肿瘤血沉增快,可能与肿瘤细胞分泌糖蛋白类产物(属球蛋白)、肿瘤组织坏死、继发感染或贫血等因素有关。⑤各种原因导致血浆球蛋白相对或绝对增高:血沉均可增快,如慢性肾炎、肝硬化、多发性骨髓瘤、巨球蛋白血症、一些 B 细胞淋巴瘤、系统性红斑狼疮、亚急性感染性心内膜炎、黑热病等。⑥其他:部分贫血患者,血沉可轻度增快。⑦动脉粥样硬化、糖尿病、肾病综合征、黏液性水肿等患者,血中胆固醇高,血沉亦见增快。

(3)病理性减慢 一般临床意义较小,红细胞增多症、球形红细胞增多症和纤维蛋白原含量重度缺乏者,血沉可减慢。

二、血细胞形态特征

(一)红细胞系统

1. 原始红细胞　原始红细胞(normoblast)呈圆形或椭圆形,直径 15 ~ 22 μm,细胞边缘有时可见伪足或突起。胞核正圆形,居中或稍偏位,约占细胞的4/5。核染色质呈粗糙粒状,较原始粒细胞着色深且粗密,紫红色。核仁 1 ~ 5 个,呈暗紫色。胞质量较少,呈不透明的浓厚深蓝色,有时核周围着色浅形成淡染区,胞质内无颗粒。

2. 早幼红细胞　早幼红细胞(basophilic normoblast)呈圆形或椭圆形,直径 11 ~ 20 μm。胞核正圆形,占细胞的2/3 以上,居中或稍偏位。染色质紫红色,核仁模糊或消失。胞质量稍多,呈不透明深蓝色,无颗粒。

3. 中幼红细胞　中幼红细胞(polychromatic normoblast)呈圆形,直径 8 ~ 18 μm。胞核正圆形,约占细胞的1/2。染色质凝集呈团块状或粗索状,呈深紫红色。胞质量较多,蓝色变淡。

4. 晚幼红细胞　晚幼红细胞(orthochromatic normoblast)呈圆形,直径 7 ~ 12 μm。胞核正圆形,居中,占细胞的1/2 以下。核染色质凝聚呈大块状,呈紫褐色。胞质量多,呈均匀的淡灰蓝色。

(二)粒细胞系统

1. 原始粒细胞　原始粒细胞(myeloblast)呈圆形或椭圆形,直径 11 ~ 18 μm。胞核较大,占细胞的2/3 以上,圆形或椭圆形,居中或偏位。核染色质呈淡紫红色平坦的细沙砾状。核仁 2 ~ 5 个,清楚易见。胞质量少,呈天蓝色,绕于核周。

2. 早幼粒细胞　早幼粒细胞(promyelocyte)呈圆形或椭圆形,胞体较原始粒细胞大,直径 12 ~ 22 μm。胞核大,圆形或椭圆形,居中或偏位。染色质呈粗粒状,核仁可见。胞质量增多,呈略深蓝色,核周的一侧可出现淡染区域。

3. 中性中幼粒细胞　中性中幼粒细胞(neutrophilic myelocyte)呈圆形或椭圆形,直径 10 ~ 18 μm,胞体小于早幼粒细胞。胞核椭圆或一侧开始变扁平。染色质聚集呈粗索状或小块状,紫红色,核仁消失。胞质量相对增多,淡橙红色,内含细小、分布均匀、淡紫红色的特异性中性颗粒细胞。

4. 晚幼粒细胞　晚幼粒细胞(metamyelocyte)呈圆形或椭圆形,直径 10 ~ 16 μm。胞核明显凹陷呈肾形,核染色质粗糙呈粗块状,排列紧密,深紫红色。胞质量多,内含中性、嗜酸性和嗜碱性特异性颗粒。

三、贫血的实验室检测

溶血性贫血是指各种原因导致红细胞生存时间缩短、破坏增多或加速,而骨髓造血功能不能相应代偿而发生的一类贫血。红细胞在血管内破坏者为血管内溶血,在血管外单核巨噬细胞系统丰富的组织破坏者为血管外溶血。

临床上按病因和发病机制可分为两大类,即红细胞内在缺陷所致的溶血性贫血和红细胞外因素所致的溶血性贫血。前者多为遗传疾病,如遗传性球形红细胞增多症等,但也有后天获得性疾病如阵发性睡眠性血红蛋白尿症。细胞外因素所致的溶血性贫血均为后天获得性疾病。

(一)确定有无贫血的试验

常用红细胞数、血红蛋白浓度、血细胞比容进行确定。如果低于参考值下限为贫血。

(二)明确溶血存在的试验

1.红细胞寿命缩短、破坏增加的试验 红细胞寿命测定用 ^{51}Cr 标记红细胞,测定红细胞的半衰期($T_{1/2}$)。正常红细胞半衰期为 25~32 d,溶血性贫血时常<15 d。此项目是确诊溶血性贫血最直接的证据。

2.红细胞形态改变 某些溶血性贫血的血涂片中可出现泪滴形、球形、盔形、破碎红细胞等异型红细胞,是红细胞破裂的征象。

3.血清结合珠蛋白及血浆游离血红蛋白测定

(1)参考值 血浆游离血红蛋白<50 mg/L(1~5 mg/dL);血清结合珠蛋白0.7~1.5 g/L(70~150 mg/dL)。

(2)临床意义 发生血管内溶血时血浆游离血红蛋白明显增高。血管外溶血时血浆游离血红蛋白不增高。自身免疫性溶血性贫血、珠蛋白生成障碍性贫血可轻度增高。各种溶血时血清结合珠蛋白均有减低,血管内溶血时减低显著。严重血管内溶血(血浆中游离血红蛋白超过3 g/L时)可测不出血清结合珠蛋白。肝病、传染性单核细胞增多症、先天性无结合珠蛋白血症等也可减低或消失。感染、创伤、恶性肿瘤、系统性红斑狼疮、糖皮质激素治疗、口服避孕药、肝外阻塞性黄疸等可有结合珠蛋白增高。

(三)查明溶血原因的试验

1.红细胞渗透脆性试验 红细胞在低渗氯化钠溶液中细胞逐渐膨胀甚至破裂而溶血。红细胞渗透脆性试验(erythrocyte osmotic fragility test)是测定红细胞对不同浓度低渗氯化钠溶血的抵抗力,即红细胞的渗透脆性。比值愈小,红细胞抵抗力愈小,渗透脆性增加,反之抵抗力增加,反映红细胞有无异常。

(1)参考值 开始溶血:0.42%~0.46%(4.2~4.6 g/L)NaCl 溶液。完全溶血:0.28%~0.34%(2.8~3.4 g/L)NaCl 溶液。

(2)临床意义 脆性增高主要见于遗传性球形细胞增多症。温抗体型自身免疫性溶血性贫血、遗传性椭圆形细胞增多症也可增高;脆性减低常见于海洋性贫血,也可见于缺铁性贫血、某些肝硬化及阻塞性黄疸等。

2.红细胞孵育渗透脆性试验 红细胞孵育过程中,葡萄糖的消耗增加,储备的三磷酸腺苷(ATP)减少,导致红细胞膜对阳离子的主动传递受阻,钠离子在红细胞内集聚,细胞膨胀,渗透脆性增加。

(1)参考值 未孵育:50%溶血为4.00~4.45 g/L NaCl。37 ℃孵育24 h:50%溶血为4.65~5.9 g/L NaCl。

(2)临床意义 脆性增加见于遗传性球形细胞增多症、遗传性椭圆形细胞增多症、遗传性非球形细胞溶血性贫血;脆性减低见于珠蛋白生成障碍性贫血、缺铁性贫血、镰状细胞贫血、脾切除术后。

3.高铁血红蛋白还原试验 在被检血液中加入亚硝酸钠使血红蛋白变成棕色的高铁血红蛋白,当血液中有足量还原型辅酶 H(NADPH)时,棕色的高铁血红蛋白又被高铁血红蛋白还原酶还原成亚铁型的血红蛋白。葡萄糖-6-磷酸脱氢酶(G-6-PD)含量与活性正常时,由磷酸戊糖代谢途径生成的 NADPH 的量足以完成上述还原反应。反之,则还原速度减慢,甚至不能还原。

(1)参考值 高铁血红蛋白还原率>75%;高铁血红蛋白 0.3~1.3 g/L。

(2)临床意义 蚕豆病和伯氨喹型药物溶血性贫血患者由于 G-6-PD 缺陷,高铁血红蛋白还原率明显下降。

4.酸溶血试验(Ham 试验) 正常人红细胞在其自身新鲜血中(内含补体及裂解素等),在弱酸性(pH 值 6.6~6.8)条件下孵育 1 h,不发生溶血现象。如被检者的红细胞膜有异常,对补体的溶血效应敏感,则可呈溶血现象。

(1)参考值 正常人为阴性。

(2)临床意义 阵发性睡眠性血红蛋白尿症常呈阳性。先天性球形红细胞增多症亦可阳性。其与阵发性睡眠性血红蛋白尿症的区别在于加热破坏溶解补体的血清,试验时前者仍为阳性,后者为阴性。某些自身免疫性溶血性贫血发作严重时可呈阳性。

5.抗球蛋白试验 分为直接试验和间接试验两种。直接试验是检查患者红细胞表面结合的不完全抗体,间接试验的目的是检查血清中存在的不完全抗体。

(1)参考值 直接和间接试验均为阴性。

(2)临床意义 自身免疫性溶血性贫血、冷凝集素综合征、新生儿同种免疫性溶血、阵发性冷性血红蛋白尿、药物性免疫性溶血等直接抗球蛋白试验阳性;当抗体与红细胞结合后,有过剩抗体时直接和间接试验均为阳性。

6.冷凝集素试验 冷凝集素是一种可逆性抗体,在低温时可与自身红细胞、"O"型红细胞或与患者同型红细胞发生凝集,当温度增高时,凝集现象又消失。

(1)参考值 效价<1∶40,反应最适温度为 4 ℃。

(2)临床意义 某些 AIHA 患者的冷凝集素效价很高,有的效价可达 64 000 或更高。

7.冷热溶血试验 阵发性寒冷性血红蛋白尿(PCH)患者的血清中有特殊溶血素,在 0~4 ℃时,溶血素与红细胞结合并吸附补体,但不溶血;当升温至 30~37 ℃则发生溶血。

(1)参考值 阴性。

(2)临床意义 阳性见于 PCH。某些病毒感染如麻疹、流行性腮腺炎、水痘,传染性单核细胞增多症也可有阳性反应。

四、血型鉴定与交叉配血试验

血型是人体血液的一种遗传性状,各种血液成分包括红细胞、白细胞、血小板及某些血浆蛋白在个体之间均具有抗原成分的差异,受独立的遗传基因控制。由若干个相互关联的抗原抗体组成的血型体系,称为血型系统。

(一)ABO 血型系统

1.ABO 血型系统的抗原和抗体 根据红细胞表面是否具有 A 或 B 抗原,血清中是否存在抗A或抗B抗体,ABO血型系统可分为四型。A型:红细胞上具有A抗原,血清中有抗B抗体;B型:红细胞上有B抗原,血清中有抗A抗体;AB型:红细胞上有A和B抗原,血清中不含抗A和抗B抗体者;O型:红细胞上不具有A和B抗原,而血清中有抗A和抗B抗体(表4-2-4)。

表4-2-4 ABO血型系统分型

血型	红细胞表面的抗原	血清中的抗体
A	A	抗B
B	B	抗A
AB	AB	无
O	无	抗A及抗B

2.ABO血型鉴定 ABO血型抗体能在生理盐水中与相应红细胞抗原结合而发生凝集反应。进行ABO血型鉴定时,采用标准的抗A及抗B血清以鉴定被检者红细胞上的抗原,同时用标准的A型及B型红细胞鉴定被检者血清中的抗体。只有被检者红细胞上的抗原鉴定和血清中的抗体鉴定所得结果完全相符时,才能肯定其血型类别(表4-2-5)。

表4-2-5 用标准血清及标准红细胞鉴定ABO血型结果

标准血清+被检者红细胞			标准红细胞+被检者血清			被鉴血的血型
抗A血清	抗B血清	抗AB(O型)	A型红细胞	B型红细胞	O型红细胞	
+	−	−	−	+	−	A
−	+	+	+	−	−	B
+	+	+	−	−	−	AB
−	−	−	+	+	−	O

3.ABO血型交叉配血试验 交叉配血试验常采用试管法进行。由于配血试验主要是检查受血者血清中有无破坏供血者红细胞的抗体,故受血者血清加供血者红细胞悬液相配的一管称为主侧;供血者血清加受血者红细胞相配的一管称为次侧,两者合称为交叉配血。

结果判断:同型血之间作交叉配血时,主侧管与次侧管均无凝集反应,表示配血完全相合,可以输血;无论何种原因导致主侧管有凝集时,则绝对不可输用。异型配血时(指供血者系O型,受血者为A型或B型),如主侧管无凝集及溶血,而次侧管出现凝集,但凝集较弱,效价<1:200,可以试输少量(不超过200 mL)该型血液。

(二)Rh血型系统

1.Rh血型系统的抗原和抗体 从理论上认识人类红细胞上的Rh抗原应有C、c、D、d、E、e六种。由于目前尚未发现抗d,因此也未肯定d抗原,故Rh抗原主要有5种。这

5 种抗原的抗原性强弱依次为 D、E、C、c、e,以 D 抗原性最强,其临床意义更为重要。大多数 Rh 血型不合的输血反应和新生儿 Rh 溶血病都是由于抗 D 抗体引起,所以若仅有抗 D 抗体,应作 Rh 系统血型鉴定。

2. Rh 血型系统的鉴定　依抗体的性质而定,如系完全抗体可用生理盐水凝集试验;如系不完全抗体则应用胶体介质法、木瓜酶(或菠萝蛋白酶)法或抗球蛋白法等进行检查。

知识链接

Rh 血型的由来

　　Rh 是恒河猴(Rhesus Macacus)外文名称的头两个字母。奥地利生物学家兰德·斯坦纳等科学家在 1940 年做动物实验时,发现恒河猴和多数人体内的红细胞上存在 Rh 血型的抗原物质,故而命名的。含有这种抗原者称为 Rh 阳性,不含这种抗原者称为 Rh 阴性。这样就使已发现的红细胞 A、B、O 及 AB 4 种主要血型的人,又都分别一分为二地被划分为 Rh 阳性和阴性两种。随着对 Rh 血型的不断研究,认为 Rh 血型系统可能是红细胞血型中最为复杂的一个血型系。Rh 血型的发现,对更加科学地指导输血工作和进一步提高新生儿溶血病的实验诊断和维护母婴健康,都有非常重要的作用。根据有关资料介绍,Rh 阳性血型在我国汉族及大多数民族人中约占 99.7%,个别少数民族约为 90%。在国外的一些民族中,Rh 阳性血型的人约为 85%,其中在欧美白种人中,Rh 阴性血型人约占 15%。

　　在我国,Rh 阴性血型只占 3‰～4‰。Rh 阴性 A 型、B 型、O 型、AB 型的比例是 3∶3∶3∶1。Rh 阴性者不能接受 Rh 阳性者血液,因为 Rh 阳性血液中的抗原将刺激 Rh 阴性人体产生 Rh 抗体。如果再次输入 Rh 阳性血液,即可导致溶血性输血反应。但是,Rh 阳性者可以接受 Rh 阴性者的血液。在人类红细胞上存在一种特殊的抗原,与恒河猴红细胞上的抗原相同,称"Rh"抗原,凡含有这种抗原的为 Rh 阳性,不含这种抗原的为 Rh 阴性。在白种人中 Rh 阴性者较多,占 15%,而我国汉族人群中绝大多数为 Rh 阳性,Rh 阴性者不足 1%。

本节小结

　　本章简要介绍了对外周血红细胞、白细胞、血小板进行数量和质量的检查和分析的血液一般检测;讲述了血细胞形态特征;强调了贫血的实验室检测的检查项目、参考值及临床意义,介绍了血型系统及其鉴定,分析了血型鉴定与交叉配血试验。培养学生细致观察的工作作风和实事求是的科学精神,正确的临床思维,提高诊断的正确性;强化学科间的知识联系、引导学生学会知识融合,学以致用。

课后思考

案例　患者,女,29 岁,教师。主诉:反复黄疸、乏力3年余,近3个月加重。现病史:3 年前无诱因出现巩膜发黄、全身乏力,伴头昏,口及面色苍白、皮肤瘙痒;多次出现持续性酱油色尿,但无出血表现。曾以"溶血性贫血"3次入院。近3个月来上述症状加重,并有心悸、活动后气促,不能坚持工作,故再次来医院求治。既往史:无心、肝、肾病及其他病史;无输血及特殊药物服用史。家族史:父母健在,无相同疾病史。查体:T、P、R、BP 正常。中度贫血貌,巩膜发黄、睑结膜轻度苍白;心、肺未见异常;腹软,无压痛,肝肋下两横指,脾平脐,质硬;余无异常发现。化验检查:RBC 1.04×10^{12}/L,HGB 42 g/L,WBC 8.7×10^{9}/L,PLT 95×10^{9}/L,外周血可见晚幼红细胞及晚幼粒细胞可见 RBC 形态异常(大小不一,有球形、靶形、口形、泪滴形、嗜多色性等异型 RBC)。

思考　你认为该患应考虑为溶血性贫血吗? 为什么?

链接 4-2-3
临床血液学检测
自测题参考答案

链接 4-2-4
临床血液学检测
课堂互动案例解析

链接 4-2-5
临床血液学检测
课后思考案例解析

(张　影)

第三节　血栓与止血检测

▶ **课前预习**

1.学生在线自主学习　使用数字化教学资源服务云平台,教师将课程制作成PPT上传至在线平台,让学生自主探究、讨论交流,激发学生主动学习的积极性。设立临床真实案例讨论论坛,师生互动、解析答疑,加强师生之间的对话与交流,实现线上线下授课相结合,使学生掌握血栓与止血检测常用实验室检查的原理及方法,不断提高临床基本能力。

链接 4-3-1
血栓与止血检测
PPT

2.学生在线自我检测 结合授课内容给出单选题 5 道、多选题 2 道,学生扫码完成自测,考核学生相关理论知识掌握情况。

链接 4-3-2
血栓与止血
检测自测题

◣学习目标

1. 掌握 血栓与止血检测常用实验室检查的原理及方法。
2. 熟悉 各项检查的参考值。
3. 了解 血栓与止血检测常用实验室检查的临床意义。

◣课程思政

通过学习血栓与止血检测的内容、学习方法、学习要求,培养学生认真负责、细致观察的工作作风和实事求是的科学精神,通过相关案例,指明工作粗心大意的严重后果,起到警示教育作用,告诉学生要做富有责任心和守规矩的人。

案例导入

案例 患者,罗某,男,15 岁,学生。现病史:因双膝关节肿胀、疼痛 2 d 入院。入院前因做双杠运动后双膝关节疼痛,继而肿胀;当地医院按外伤给予止痛、消炎并外敷伤湿止痛膏药无效,故来我院求治。既往史:自幼年起经常于活动或轻微损伤后出现皮下血肿,有时关节轻微肿胀;经输血、止血后可缓解。家族史:母亲家族中有类似的患者。查体:T 36.6 ℃、P 98 次/min、R 20 次/min、BP 120/80 mmHg。一般情况良好,轻度贫血貌,巩膜无黄染,皮肤无出血。心肺未见异常;腹软,无压痛,肝脾肋下未触及。余无异常。

实验室检查。血液一般检查:HGB 88 g/L,RBC 2.9×10^{12}/L,WBC 11×10^9/L,S 0.65,St 0.03,PLT 220×10^9/L,止血、凝血检查:CT 15 min,APTT 84 s,PT 12 s,TT 16 s,BT 6 min。

讨论
1. 你认为该患者应考虑为哪方面的疾病?
2. 初步诊断是什么?诊断依据是什么?

◣学习内容

一、血管壁检测

血管在初期止血中起重要作用,它包括血管损伤后的收缩、血小板的激活、凝血系统的激活和局部血黏度的提高。

（一）出血时间

将皮肤刺破后，让血液自然流出到血流自然停止所需的时间称为出血时间（bleeding time，BT）。BT 的长短反映血小板的数量、功能以及血管壁脆性和通透性的变化；也反映血小板生成的血栓烷 A_2（TXA_2）与血管壁生成的前列环素（prostaglandin I_2，PGI_2）的平衡关系；某些血液因子缺乏也会导致出血时间延长。

1. 参考值　出血时间测定器法测定：（6.9±2.1）min，超过 9 min 为异常。

2. 临床意义　BT 缩短临床意义不大。BT 延长可见于：①血小板明显减少，如原发性和继发性血小板减少性紫癜；②血小板功能异常，如血小板无力症和巨血小板综合征；③严重缺乏血浆某些凝血因子，如血管性血友病、弥散性血管内凝血；④血管异常，如遗传性出血性毛细血管扩张症；⑤药物影响，如应用抗血小板药物（阿司匹林等）、抗凝药（肝素等）和溶栓药（rt-PA 等）。

（二）束臂试验

束臂试验又称毛细血管脆性试验（capillary fragility test，CFT）。通过给手臂局部加压（标准压力）使静脉血流受阻，给予毛细血管壁额外负荷，检查一定范围内皮肤出现出血点的数目来估计血管壁的通透性和脆性。毛细血管抵抗力试验与血管的结构和功能、血小板的数量和质量以及血管性血友病因子（von willebrand factor，vWF）等因素有关。如果上述因素有缺陷，血管壁的脆性和通透性增加，新的出血点便增多。

1. 参考值　给予上臂袖带加压 8 min（压力维持在 80～120 mmHg），观察前臂屈侧皮肤在 5 cm 直径的圆圈内新的出血点数目。成年男性低于 5 个，儿童和成年女性低于 10 个。

2. 临床意义　新的出血点超过正常范围上限为该试验阳性。可见于：原发性血小板减少性紫癜、过敏性紫癜、维生素 C 或维生素 P 缺乏症、感染或中毒等因素对毛细血管壁的损伤，如败血症、亚急性感染性心内膜炎、尿毒症等。

二、血小板检测

初期止血过程中，血小板主要依靠其数量和功能发挥止血作用。血小板参数包括血小板计数、血小板平均容积和血小板分布宽度，血小板功能主要是黏附、聚集、释放、促凝和血块收缩等。

（一）血小板计数

血小板计数见本章第二节。

（二）血块收缩试验

血块收缩试验（clot retraction test，CRT）是在富含血小板的血浆中加入 Ca^{2+} 和凝血酶，使血浆凝固形成凝块。血小板收缩蛋白使血小板伸出伪足，伪足前端连接到纤维蛋白束上。当伪足向心性收缩，使纤维蛋白网眼缩小，检测析出血清的容积可反映血小板血块收缩能力。也可应用已凝固的新鲜血块，观察在血小板收缩蛋白的作用下血块收缩、血清析出的过程。

1. 参考值　①凝块法:血块收缩率(%)=[血清(mL)/全血(mL)×(100%-HCT%)]×100%,参考值为65.8%±11.0%;②血块收缩时间(h):2 h 开始收缩,18~24 h 完全收缩。

2. 临床意义　①减低(<40%)见于特发性血小板减少性紫癜(idopathic thrombocytopenic purpura,ITP)、血小板增多症、血小板无力症、红细胞增多症、低(无)纤维蛋白原血症、多发性骨髓瘤、原发性巨球蛋白血症等;②增高见于先天性和获得性因子ⅩⅢ缺陷症等。

三、凝血因子检测

凝血因子是构成凝血机制的基础,它们参与二期止血过程,各种凝血因子促凝活性(F:C)和各种凝血因子抗原含量(F:Ag)的测定常用于凝血异常所致出血性疾病的诊断。目前,临床上更常用的是(F:C)水平的测定。

(一)活化的部分凝血活酶时间测定

在受检血浆中加入活化部分凝血活酶时间试剂(接触因子激活剂和部分磷脂)和Ca^{2+}后,观察血浆凝固所需要的时间(activated partial thromboplastin time,APTT)。它是内源凝血系统较为灵敏和最为常用的筛选试验。

1. 参考值　不同方法、不同的试剂检测的结果有较大差异。本试验需设正常对照值,测定值与正常对照值比较,延长超过10 s以上为异常。

2. 临床意义　①APTT延长,见于因子Ⅻ、Ⅺ、Ⅸ、Ⅷ、Ⅹ、Ⅴ、Ⅱ、PK(激肽释放酶原)、HMWK(高分子量激肽原)和纤维蛋白原缺乏,尤其用于FⅧ、Ⅸ、Ⅺ缺乏以及它们的抗凝物质增多。此外,APTT是监测普通肝素和诊断狼疮抗凝物质的常用试验。②APTT缩短见于血栓性疾病和血栓前状态,但灵敏度和特异度差。

(二)凝血时间

静脉血放入试管中,观察血液接触试管壁开始至凝固所需的时间,称为凝血时间(clotting time,CT)。本试验是反映由因子Ⅻ被负电荷表面(玻璃等)激活到纤维蛋白形成,即反映内源凝血系统的凝血过程。

1. 参考值　①试管法:4~12 min;②硅管法:15~32 min;③塑料管法:10~19 min。

2. 临床意义　CT缩短见于高凝状态,但敏感度差。CT延长见于:①因子Ⅷ、Ⅸ、Ⅺ明显减少,即依次分别为血友病A、B和因子Ⅺ缺乏症;②凝血酶原,因子Ⅴ、Ⅹ等重度减少,如严重的肝损伤等;③纤维蛋白原严重减少,如纤维蛋白(原)减少症、DIC等;④应用肝素、口服抗凝药时;⑤纤溶亢进使纤维蛋白原降解增加时;⑥循环抗凝物质增加,如肝素和类肝素物质增多等;⑦DIC,尤其在失代偿期或显性DIC时,CT延长。

(三)血浆凝血酶原时间测定

在被检血浆中加入过量的组织凝血活酶和适量钙离子后,测定其凝固时间称为凝血酶原时间(prothrombin time,PT)。它是外源凝血系统较为灵敏和最为常用的筛选试验。

1. 参考值　11~14 s,超过正常对照值3 s以上为异常。PTR:1.0±0.05 s;INR:0.82~1.15 s;INR=PTR^{ISI}(ISI:国际敏感度指数)。

2.临床意义 ①PT 延长:见于先天性凝血因子 I (纤维蛋白原)、II (凝血酶原)、V、VII、X 缺乏;获得性凝血因子缺乏,如严重肝病、维生素 K 缺乏、纤溶亢进、DIC、使用抗凝药物(如口服抗凝剂)等。②PT 缩短:血液高凝状态如 DIC 早期、心肌梗死、脑栓死、深静脉血栓形成、多发性骨髓瘤等,但敏感性和特异性差。③监控:PTR 及 INR 是监测口服抗凝剂的首选指标。WHO 推荐用 INR,国人的 INR 以 2.0~2.5 为宜,一般不>3.0。

四、抗凝系统检测

(一)血浆凝血酶时间

凝血酶时间(thrombin time,TT)是测定在受检血浆中加入"标准化"凝血酶溶液,到开始出现纤维蛋白丝所需的时间。

1.参考值 ①手工法:16~18 s;②也可用血液凝固分析仪检测。本实验需设正常对照值。受检 TT 值延长超过正常对照值 3 s 以上为延长。

2.临床意义 ①TT 延长见于低(无)纤维蛋白原血症和异常纤维蛋白原血症中纤维蛋白(原)降解产物(FDPs)增高;血中有肝素或类肝素物质存在(如肝素治疗中、系统性红斑狼疮和肝病等)。②TT 缩短无临床意义。

课堂互动

案例 患者,男,36 岁,咽痛 3 周,发热伴出血倾向 1 周,3 周前无明显诱因咽痛,服增效联磺片后稍好转,1 周前又加重,发热 39 ℃,伴鼻出血(不多)和皮肤出血点,咳嗽,痰中带血丝。在外院验血 Hb 94 g/L,WBC 2.4×10⁹/L,血小板38×10⁹/L,诊断未明转来诊。病后无尿血和便血,进食少,睡眠差。既往健康,无肝肾病和结核病史。查体:T 37.8 ℃,P 88 次/min,R 20 次/min,BP 120/80 mmHg,皮肤散在出血点和瘀斑,浅表淋巴结不大,巩膜无黄染,咽充血(+),扁桃体 I 度肿大,无分泌物,甲状腺不大,胸骨有轻压痛,心界不大,心率 88 次/min,律齐,无杂音,肺叩清,右下肺可闻及少量湿啰音。化验:Hb 90 g/L,WBC 2.8×10⁹/L,分类:原始粒 12%,早幼粒 28%,中幼粒 8%,分叶 8%,淋巴 40%,单核4%,血小板 30×10⁹/L,骨髓增生极度活跃,早幼粒 91%,红系 1.5%,全片见一个巨核细胞,过氧化酶染色强阳性。凝血检查:PT 19.9 s(对照 15.3 s),纤维蛋白原 1.5 g/L,FDP 180 μg/mL(对照 5 μg/mL),3P 试验阳性。大便隐血(-),尿蛋白微量,RBC 多数,胸片(-)。

讨论 初步考虑为何种疾病? 诊断依据是什么?

五、纤溶活性检测

纤溶酶是一种具有降解纤维蛋白(原)功能的蛋白水解酶,它可将已形成的血凝块加以溶解,产生纤维蛋白(原)的降解产物,从而反映纤溶活性。纤溶活性增强可致出血,纤溶活性减低可致血栓形成。

(一)血浆 D-二聚体测定

将 D-二聚体(D-dimer)单抗包被于酶标反应板,加入受检血浆,血浆中的 D-二聚体(抗原)与包被在反应板的 D-二聚体单抗结合,然后再加酶标记的 D-二聚体抗体,最后加入底物显色,显色深浅与血浆中 D-二聚体含量呈正相关,所测得的 A 值可从标准曲线中计算出血浆中 D-二聚体的含量。

1. 参考值　ELISA 法:0 ~ 0.256 mg/L。

2. 临床意义　①正常:可排除深静脉血栓(deep venous thrombosis,DVT)和肺血栓栓塞(pulmorary thromboembolism,PE)。②增高见于弥散性血管内凝血(disseminated intrarascular coagulation,DIC)、恶性肿瘤、急性早幼粒细胞白血病、肺血栓栓塞、深静脉血栓形成等。临床上也利用其测定值的变化判断溶栓治疗的效果。③有血块形成的出血时,D-二聚体检测值也可增高。但在陈旧性血块存在时,本试验又可呈阴性,故其特异性低,敏感度高。

(二)血浆纤维蛋白(原)降解产物测定

在受检血浆中加入血浆纤维蛋白(原)降解产物[fibrin(ogen) degradation product,FDPs]单克隆抗体包被的胶乳颗粒悬液,若血液中 FDPs 浓度超过或等于胶乳颗粒发生凝集。根据受检血浆的稀释度可以计算出血浆 FDPs 含量。

1. 参考值　<5 mg/L。

2. 临床意义　FDPs 阳性或增高见于原发性纤溶和继发性纤溶,后者如 DIC、恶性肿瘤、急性早幼粒细胞白血病、肺栓塞、深静脉血栓形成、肾病、肝病、器官移植后的排异反应、溶栓治疗等。

(三)血浆鱼精蛋白副凝固试验

血浆鱼精蛋白副凝固试验(plasma protamine paracoagulation test,3P test):受检血浆加入鱼精蛋白溶液,如果血浆中存在可溶性纤维蛋白单体与纤维蛋白降解产物复合物,则鱼精蛋白使其解离析出纤维蛋白单体,纤维蛋白单体自行聚合成肉眼可见的纤维状物,此则为阳性反应结果。本试验常用于 DIC 的筛查,特异性强,敏感性差。

1. 参考值　正常人为阴性。

2. 临床意义　纤维蛋白溶解亢进的患者可出现阳性,多见于 DIC 早期、中期,严重创伤,大手术,咯血、呕血,以及久置冰箱的标本。DIC 晚期和原发性纤溶(因血中无 FM)为阴性。故可区别原发性和继发性纤溶。

六、血液流变学检测

血液流变学是指机体内血液具有流动性,血浆及其有形成分在流动过程中产生流体力学特征和形变规律,分析全血和血浆在切变率下的表现,了解其生理和病理意义。目前由于检测结果缺乏特异性临床意义,多作为临床血栓前状态的筛检。

(一)全血黏度测定

在 2 个共轴双圆筒、圆锥-平板或圆锥-圆锥等测量体的间隙中放入一定量的被检全血,其中一个测量体静悬,另一个则以某种速度旋转。由于血液摩擦力的作用,带动静悬测量体旋转一个角度,根据这一角度的变化可计算出全血黏度(blood viscosity)。

1. 参考值 不同的实验室和不同的仪器,参考值变化较大。

2. 临床意义 ①全血黏度增高见于冠心病、心肌梗死、脑血管疾病、静脉血栓形成、糖尿病、高脂血症、恶性肿瘤、肺源性心脏病、真性红细胞增多症、多发性骨髓瘤、原发性巨球蛋白血症、休克、烧伤等;②全血黏度减低见于贫血、严重失血和重度纤维蛋白原等凝血因子缺乏症。

(二)血浆黏度测定

根据哈根-泊肃叶定律,在一定体积、压差、毛细管管径条件下,液体的黏度与流过一定毛细管管长所需的时间呈正比。实际测量时,可分别测定纯水和血浆通过黏度计毛细管所用的时间 Tw 和 Tp,已知纯水的黏度为 μw,可按公式(μp = Tp×μw/Tw)计算出血浆黏度(μp)。

1. 参考值 不同的实验室和不同的仪器,参考值变化较大。

2. 临床意义 血浆黏度增高:常见于心脑血管疾病、糖尿病、高脂血症、多发性骨髓瘤、原发性巨球蛋白血症等。

知识链接

血友病

有关血友病的最初记载在公元 2 世纪的犹太法典中。19 世纪,血友病的携带者通过王室间的通婚使血友病在多个欧洲王室中出现。现在我们已知,在欧洲王室中流行的是血友病 B。血友病属于一种 X 染色体连锁的隐性遗传性出血性疾病,是由于体内凝血因子Ⅷ(FⅧ)基因或凝血因子Ⅸ(FⅨ)基因缺陷,导致 FⅧ 或 FⅨ 缺乏,而使患者终身凝血功能异常,终身易于出血。

血友病是一种遗传性出血性疾病,自出生时即可发病,伴随终身。如患者得不到标准规范的治疗,有很高的致残及致死率。而接受标准规范治疗的患者,可以相对正常地生长发育,避免残疾。在发达国家,血友病患者的生活质量及预期寿命基本接近正常人群。血友病绝大多数患者为男性,女性血友病患者罕见。血友病的发病率没有地区和种族差异,在男性人群中,血友病 A 的发病率为 1/5 000,血友病 B 的发病率为 1/25 000。女性血友病患者罕见。

本节小结

本章简要介绍了血管壁、血小板、凝血因子、抗凝系统、纤溶活性、血液流变学等血栓与止血检测常用实验室检查原理及方法,讲述了各项检查的参考值及临床意义。培养学生严谨、细致的工作态度,做到各项检查的精确性,为临床诊断提供更可靠、真实的依据,使得学生学有所获,真正体会到知识的实用性,学以致用的价值感。

课后思考

案例 患者,男,30岁,工人。主诉:3 d前开始周身不适,不发烧,无咳嗽、咳痰;昨日开始咽痛,自觉发热,今日加重。既往史:健康。查体:T 39.5 ℃,P 132 次/min,R 30 次/min,BP 120/80 mmHg。呼吸急促,声音嘶哑。颌下淋巴结肿大,双侧扁桃体Ⅲ度肿大,充血、水肿,有米粒大－黄豆粒大脓点3个。心、肺、肝、脾无异常。实验室检查:RBC 4.80×10^{12}/L,HGB 140 g/L;MCV 96 fl, MCH 30 pg/L,MCHC 320 g/L;WBC 12.0×10^9/L;Sg 0.72,St 0.08;L 0.19,E 0.01;PLT 320×10^9/L。中性粒细胞见少量中毒性颗粒。

思考

1. 该患者应考虑患者为何种疾病? 依据是什么?
2. 请分析实验室检查结果。

链接 4-3-3	链接 4-3-4	链接 4-3-5
血栓与止血检测	血栓与止血检测	血栓与止血检测
自测题参考答案	课堂互动案例解析	课后思考案例解析

（张　影）

第四节　体液及排泄物检测

▶ **课前预习**

1. 学生在线自主学习　使用数字化教学资源服务云平台,教师将课程制作成PPT上传至在线平台,让学生自主探究、讨论交流,激发学生主动学习的积极性。设立临床真实案例讨论论坛,师生互动、解析答疑,加强师生之间的对话与交流,实现线上线下授课相结合,使学生掌握体液及排泄物检测的常规检查内容和化学指标,不断提高临床基本能力。

2. 学生在线自我检测　结合授课内容给出单选题5道、多选题2道,学生扫码完成自测,考核学生相关理论知识掌握情况。

链接 4-4-1
体液及排泄物
检测 PPT

链接 4-4-2
体液及排泄物
检测自测题

◀ **学习目标**

1.掌握　体液及排泄物检测的常规检查内容和化学指标。
2.熟悉　各项检查的临床意义。
3.了解　体液及排泄物检测临床价值。

◀ **课程思政**

通过学习体液及排泄物检测的内容、学习方法、学习要求,培养学生认真负责、细致观察的工作作风和实事求是的科学精神,通过相关案例分析,培养学生人文关怀的职业道德和职业素养,同时进行综合判断、综合诊断的能力。

案例导入

案例　患者,女,66 岁。尿频、尿急、尿痛 5 d,发热伴腰痛 1 d。患者 5 d 前劳累后出现排尿时烧灼样痛,伴尿急、尿频,>10 次/d,无肉眼血尿。自服"呋喃坦啶"3 d,症状无缓解,1 d 前患者出现畏寒、寒战、发热,体温最高 39.5 ℃。伴右侧腰部持续性胀痛、恶心,无呕吐。

查体:T 38.2 ℃,P 102 次/min,R 22 次/min,BP 135/85 mmHg,浅表淋巴结未触及肿大。腹平软,肝脾肋下未触及,右肾区叩击痛阳性。双下肢轻度凹陷性水肿。实验室检查。血常规:Hb 125 g/L,WBC 13.8×10⁹/L,N 0.85,PLT 245×10⁹/L。尿常规:蛋白(±)、亚硝酸盐(+)、RBC 30 ～ 35/HP,WBC 40 ～ 50/HP。血生化:TP 65 g/L,Alb 38 g/L,Cr 77 μmol/L,BUN 6.5 mmol/L。

综合患者病史思考
1.初步诊断是什么,诊断依据是什么?
2.建议进一步检查项目是什么?

◀ **学习内容**

一、尿液检测

尿液是血液经过肾小球滤过、肾小管和集合管重吸收和排泌所产生的终末代谢产物,是人体体液的重要组成成分。

尿液检测主要用于:①协助泌尿系统疾病的诊断、病情和疗效观察。②协助其他系统疾病的诊断。③职业病防治。④用药的监护。⑤健康人群的普查。

(一)标本采集

尿液标本的采集和处理是否正确可直接影响检测结果的准确性。

1. 晨尿　清晨起床后的第一次尿液,其浓缩、酸化,有形成分、化学成分浓度高,适用于有形成分、化学成分和早孕检查。

2. 随机尿　可随时采集的尿液标本。其采集方便,标本易得;但影响因素多,适合于门诊、急诊。

3. 定时尿　①3 h 尿:采集上午 6~9 时时段内的尿液标本,尿液有形成分排泄率检查,如白细胞排泄率等;②12 h 尿:晚 8 时排空膀胱并弃去此次尿液,采集至次日清晨 8 时最后 1 次排出的全部尿液,12 h 尿有形成分计数,但其检查结果变化较大,已较少应用;③24 h 尿:清晨 8 时排空膀胱并弃去此次尿液,采集此后直至次日清晨 8 时的全部尿液,用于化学成分定量检查。

4. 餐后尿　午餐后 2 h 的尿液标本,用于检查病理性尿蛋白、尿糖和尿胆原。

5. 清洁中段尿　清洗外阴后,不间断排尿,弃去前、后时段的尿液,无菌容器采集中间时段的尿液,用于微生物培养。

(二)标本的保存

尿液标本采集后应及时送检,并在 1 h 内完成检查(最好在 30 min 内)。如有特殊情况不能及时检查或需进行特殊检查时,可将尿液标本冷藏保存或在尿液标本中加入防腐剂。

1. 冷藏　如果尿液标本不能及时完成检查,则将其保存于 2~8 ℃条件下,但不能超过 6 h(用于微生物学检查的标本在 24 h 内仍可进行培养)。但应注意有些尿液标本冷藏后有盐类析出,影响其显微镜检查。

2. 化学防腐　防腐剂可抑制细菌生长,维持尿液的弱酸性。可根据不同的检查目的选择适宜的防腐剂。当有多种防腐剂适用于尿液保存时,应选择危害性最小的防腐剂。例如:甲醛用于管型、细胞检查;甲苯用于尿糖、尿蛋白检查;碳酸钠用于尿卟啉、尿胆原检查;不能用于常规筛查;盐酸用于钙、磷酸盐、草酸盐、尿 17-羟皮质类固醇、17-酮类固醇、肾上腺素、儿茶酚胺等检查。

(三)一般性状检测

1. 尿量　指 24 h 内人体排出体外的尿液总量。尿量主要取决于肾功能,但也受精神、饮水量、活动量、年龄、药物应用和环境温度等因素的影响。

(1)参考值　成人 1 000~2 000 mL/24 h。儿童按体重计算排尿量,约为成年人的 3~4 倍。

(2)临床意义　成人 24 h 尿量>2 500 mL,儿童 24 h 尿量>3 000 mL 称为多尿;成人 24 h 尿量<400 mL,学龄前儿童尿量<300 mL/24 h,婴幼儿尿量<200 mL/24 h,称为少尿。成人 24 h 尿量<100 mL,小儿<30~50 mL,称为无尿。

1)多尿。①生理性多尿:当肾功能正常时,由于外源性或生理性因素所致的多尿,如饮水过多、食用含水量多的食物、静脉输液、精神紧张和癔症等,也可见于服用利尿剂、咖啡因、脱水剂等药物的患者。②病理性多尿:可见于内分泌疾病、肾病和代谢性疾病等患者。

2)少尿。①生理性少尿见于出汗过多、水分摄入不足等。②病理性少尿:肾前性少尿,见于呕吐、腹泻、烧伤等原因引起的机体脱水,大出血、休克、心功能不全等引起的肾缺血;肾性少尿,见于急、慢性肾小球肾炎、肾衰竭、肾移植后急性排斥反应、间质性肾炎等;肾后性少尿,见于输尿管结石等原因引起的尿路梗阻等。

2.外观　正常新鲜尿液呈淡黄色、清晰透明。尿液颜色受食物、尿色素、药物等影响,一般呈淡黄色至深黄色。

（1）血尿　尿液中含有一定量的红细胞,称血尿;每升尿液中含血量超过 1 mL 即可呈现淡红色,称肉眼血尿;如尿外观变化不明显,离心沉淀后,镜检时红细胞>3/高倍视野（HP）,称为镜下血尿。血尿多见于泌尿系统的炎症、结核、结石、外伤及肿瘤等,亦可见于血小板减少性紫癜等出血性疾病等。

（2）血红蛋白尿　正常尿液为淡黄色,隐血试验阴性。尿液含游离血红蛋白时,可呈浓茶色或酱油样色,隐血试验呈阳性,此时显微镜下不一定可见红细胞。主要见于严重血管内溶血,如溶血性贫血、血型不合的输血、恶性疟疾、蚕豆病、阵发性睡眠性血红蛋白尿等。

（3）胆红素尿　尿液内含大量结合胆红素,呈深黄色,胆红素定性试验呈阳性,见于胆汁瘀积性黄疸及肝细胞性黄疸等。

（4）脓尿和菌尿　当尿内含有大量的脓细胞、炎性渗出物或细菌时,新鲜尿液呈白色混浊（脓尿）或云雾状（菌尿）。加热或加酸均不能使混浊消失。脓尿和菌尿见于泌尿系统感染如肾盂肾炎、膀胱炎等。

（5）乳糜尿和脂肪尿　尿中混有淋巴液而呈稀牛奶状称为乳糜尿,若同时混有血液,称为乳糜血尿。尿中出现脂肪小滴则称为脂肪尿。用乙醚等有机溶剂抽提乳糜微粒、脂肪小滴,尿液变清,可与其他混浊尿鉴别。乳糜尿和乳糜血尿,可见于丝虫病及肾周围淋巴管梗阻。脂肪尿见于脂肪挤压损伤、骨折和肾病综合征等。

3.气味　正常尿液的气味来自尿中挥发性的酸性物质。尿液长时间放置后,尿素分解可出现氨臭味。若新鲜尿液即有氨味,见于慢性膀胱炎及尿潴留等。有机磷中毒者,尿带蒜臭味。糖尿病酮症酸中毒时尿呈烂苹果味,苯丙酮尿症者尿有鼠臭味。

4.酸碱反应　尿液 pH 是反映肾调节机体内环境酸碱平衡能力的重要指标之一。正常人尿液多为弱酸性,有时呈中性或弱碱性。尿液的酸碱度受饮食、用药和疾病的影响,高蛋白饮食可使尿液偏酸,进食大量水果、蔬菜可使尿液偏碱;尿液放置过久,细菌可分解尿素,亦可使酸性尿变为碱性尿。

（1）参考值　正常人普通饮食时 pH 值约为6.5,但可在 4.5～8.0 波动。

（2）临床意义　酸性尿多见于酸中毒、发热、脱水或服用氯化铵等药物的患者,可见于糖尿病酮症酸中毒、痛风、白血病、低钾性碱中毒时;碱性尿多见于碱中毒:泌尿系统变形杆菌感染、肾小管性酸中毒等,或服用碳酸氢钠等。

5.比重　指在4 ℃条件下尿液与同体积纯水的重量之比,是尿液中所含溶质浓度的指标。

（1）参考值　成人1.015～1.025,晨尿最高,一般大于1.020;婴幼儿尿液比重偏低。

（2）临床意义　比重增高常见于血容量不足导致的肾前性少尿、糖尿病、急性肾小球肾炎、肾病综合征等;比重降低常见于大量饮水、慢性肾小球肾炎、肾小管间质性疾病、慢性肾衰竭、尿崩症等。尿比重固定于 1.010±0.003,提示肾浓缩稀释功能丧失。

(四)化学检测

1.尿蛋白

(1)参考值　定性检查呈阴性,定量为 30 ~ 130 mg/24 h。

(2)临床意义　当蛋白质浓度大于 100 mg/L 或 150 mg/24 h,蛋白质定性检查呈阳性的尿液,称为蛋白尿。

1)生理性蛋白尿。①功能性蛋白尿:是指因剧烈运动(或劳累)、受寒、发热、精神紧张、交感神经兴奋等所致的暂时性蛋白尿,多见于青少年,尿蛋白定性不超过(+),定量不超过 500 mg/24 h。②体位性蛋白尿:又称为直立性蛋白尿,可能是由于人体直立位时前突的脊柱压迫左肾静脉导致局部静脉压增高所致,卧位休息后蛋白尿即消失。此种蛋白尿多发生于瘦高体型的青少年。

2)病理性蛋白尿。肾发生器质性病变,尿液蛋白持续呈阳性。

Ⅰ.肾小球性蛋白尿:这是最常见的一种蛋白尿。各种原因导致肾小球滤过膜通透性增加及电荷屏障受损,血浆蛋白大量滤入原尿,超过肾小管重吸收能力所致。常见于肾小球肾炎、肾病综合征等原发性肾小球损害性疾病;糖尿病、高血压、系统性红斑狼疮、妊娠高血压综合征等继发性肾小球损害性疾病。

Ⅱ.肾小管性蛋白尿:炎症或中毒等因素引起近曲小管对低相对分子质量蛋白质的重吸收减弱所致,常见于肾盂肾炎、间质性肾炎、肾小管性酸中毒、重金属中毒、药物(如庆大霉素、多黏菌素 B)及肾移植术后。

Ⅲ.混合性蛋白尿:肾小球和肾小管同时受损所致的蛋白尿,如肾小球肾炎或肾盂肾炎后期,以及可同时累及肾小球和肾小管的全身性疾病,如糖尿病、系统性红斑狼疮等。

Ⅳ.溢出性蛋白尿:因血浆中出现异常增多的低相对分子质量蛋白质,超过肾小管重吸收能力所致的蛋白尿。血红蛋白尿、肌红蛋白尿即属此类,见于溶血性贫血和挤压综合征等。另一类较常见的是本周蛋白,见于多发性骨髓瘤、浆细胞病、轻链病等。

Ⅴ.组织性蛋白尿:受炎症、中毒或药物刺激,肾小管对 T-H 蛋白分泌量增加或由于肾组织被破坏释放入尿液的蛋白质增多所致的蛋白尿。

Ⅵ.假性蛋白尿:是指肾以下的泌尿道疾病,如膀胱炎、前列腺炎等,产生大量脓尿、血液、黏液等含蛋白质成分物质混入尿液,可致尿蛋白呈阳性。

2.尿糖　正常人尿液中可有微量尿葡萄糖,但尿试纸条检查呈阴性,当血糖超过肾小管重吸收能力的最大限度即肾糖阈(8.88 mmol/L),或近端肾小管重吸收功能障碍时,尿糖增加,糖定性试验呈阳性,称糖尿。

(1)生理性糖尿　①饮食性糖尿,是由于食糖过多或输注葡萄糖溶液过快过多所致的糖尿;②精神性糖尿,是由于精神过度紧张、情绪激动,使交感神经兴奋,肾上腺素分泌过多,所引起的一过性高血糖而致的糖尿;③妊娠糖尿,是指正常孕妇在妊娠晚期,由于细胞外液容量增加,近曲小管的重吸收功能受到抑制,肾糖阈下降而出现的糖尿。

(2)病理性糖尿　①暂时性糖尿又称应激性糖尿,见于颅脑外伤、脑血管病等应激反应时,胰高血糖素分泌过多,或血糖中枢受到刺激致暂时性高血糖所致的糖尿。②血糖正常性糖尿又称肾性糖尿,是指血糖正常,但肾糖阈降低所致的糖尿,慢性肾炎或肾病综合征也可因肾小管受损,导致对糖的重吸收障碍而出现尿糖。③血糖增高性尿糖如糖尿病及甲状腺功能亢进症、嗜铬细胞瘤、肢端肥大症、库欣综合征等内分泌疾病时血糖增高所致的糖尿。④其他,如哺乳期乳糖尿、遗传性半乳糖或果糖尿、戊糖尿等。

3. 酮体　酮体是体内脂肪分解代谢的中间产物,包括乙酰乙酸、β-羟丁酸和丙酮。血中酮体增高,尿酮体检查呈阳性的尿液称为酮尿。尿试纸条法对乙酰乙酸最敏感,丙酮次之,与β-羟丁酸不反应。

（1）参考值　定性检查呈阴性。

（2）临床意义　可见于糖尿病酮症酸中毒、妊娠剧烈呕吐、子痫、长期饥饿、禁食、全身麻醉等,重症患者长期不能进食时,亦可出现酮尿。

4. 尿液胆红素与尿胆原　尿液胆红素、尿胆原检查主要用于黄疸的鉴别,其变化特点见表4-4-1。

表4-4-1　不同类型黄疸患者尿胆原和尿液胆红素的变化特点

指标	健康人	溶血性黄疸	肝细胞性黄疸	胆汁淤积性黄疸
尿液颜色	浅黄	深黄	深黄	深黄
尿胆原	弱阳性/阴性	强阳性	阳性	阴性
尿胆素	阴性	阳性	阳性	阴性
尿液胆红素	阴性	阳性	阳性	阳性

（五）显微镜检查

尿液有形成分(urine formed elements,visible components of urine)是指尿液在显微镜下观察到的成分,如来自肾或尿道脱落、渗出的细胞,肾发生病理改变而形成的各种管型、结晶,以及感染的微生物、寄生虫等。

1. 细胞

（1）红细胞

1）参考值:玻片法平均0~3个/HP,定量检查0~5个/μL。

2）临床意义:根据尿液中红细胞形态可将血尿分为3种,即肾小球性血尿、非肾小球性血尿和混合型血尿。非肾小球性血尿也称均一过性红细胞血尿,红细胞大小基本一致,70%以上为正常红细胞或单一形态的红细胞,多形性红细胞<50%,提示病变部位在肾小球以下,见于肾结石、泌尿系统肿瘤、结核、创伤、肾盂肾炎、急性膀胱炎等。肾小球性血尿也称不均性红细胞血尿,红细胞大小不一,体积可相差3~4倍,形态多样,多形性红细胞>80%,见于急、慢性肾小球肾炎,狼疮性肾炎等。

（2）白细胞　尿液中的白细胞主要是中性粒细胞,偶可见单核巨噬细胞和淋巴细胞。

1）参考值:玻片法平均0~5个/HP,定量检查0~10个/μL。

2）临床意义:白细胞检查主要用于泌尿系统感染的诊断。细胞数量增多主要见于肾盂肾炎、膀胱炎、肾移植排斥反应、药物性急性间质性肾炎、新月体形肾小球肾炎、阴道炎和宫颈炎等。

(3)上皮细胞　尿液中的上皮细胞可来自肾至尿道口的整个泌尿系统。

1)参考值。①肾小管上皮细胞:无。②移行上皮细胞:无或偶见。③鳞状上皮细胞:男性偶见,女性为 3~5 个/HP。

2)临床意义:①肾小管上皮细胞数量增多提示肾小管有病变,见于急性肾小球肾炎、急进性肾炎、肾小管坏死性患者。②移行上皮细胞数量增多提示泌尿系统相应部位病变,膀胱炎、肾盂肾炎患者移行上皮细胞明显增多,并伴有白细胞增多。③鳞状上皮细胞数量增多主要见于尿道炎患者,并伴有白细胞或脓细胞数量增多。

2.管型　管型是蛋白质、细胞及其崩解产物在肾小管、集合管内凝固而成的圆柱形蛋白聚体,是尿沉渣中最有诊断价值的成分。构成管型的主要成分有由肾小管分泌的T-H蛋白、血浆蛋白、各种细胞及其变性的产物等。由于组成管型的成分不同,尿液中可见到各种管型,尿液常见管型的组成成分及临床意义见表4-4-2。

表4-4-2　常见管型的组成成分及临床意义

管型	组成成分	临床意义
透明管型	T-H 蛋白、清蛋白、少量氯化	健康人偶见,其增多见于肾实质性病变
红细胞管型	管型基质+红细胞	急性肾小球病变、肾小球出血
白细胞管型	管型基质+白细胞	肾感染性病变或免疫性反应
上皮细胞管型	管型基质+肾小管上皮细胞	肾小管坏死
颗粒管型	管型基质+变性细胞分解产物	肾实质性病变伴有肾单位淤滞
蜡样管型	细颗粒管型衍化而来	肾单位长期阻塞、肾小管有严重病变、预后差
脂肪管型	管型基质+脂肪滴	肾小管损伤、肾小管上皮细胞脂肪变性
肾衰管型	颗粒管型、蜡样管型演变而来	急性肾衰竭多尿期,出现于慢性肾衰竭提示预后不良

3.结晶　尿液经离心沉淀后,在显微镜下观察到形态各异的盐类结晶。结晶经常出现于新鲜尿中并伴有较多红细胞应怀疑患有肾结石的可能。易在碱性尿中出现的结晶体有磷酸钙碳酸钙和尿酸钙晶体等;易在酸性尿中出现的结晶体有尿酸晶体、草酸钙胆红素酪氨酸、亮氨酸、胱氨酸、胆固醇、磺胺结晶等。

二、粪便检测

粪便是食物在体内被消化吸收营养成分后剩余的产物。粪便检测对了解消化道及通向肠道的肝、胆、胰腺等器官有无病变,间接判断胃肠、胰腺、肝胆系统的功能状况有重要价值。

(一)标本采集

粪便标本的采集应从以下几方面着手。

1. 常规检查标本

1）用干燥洁净容器留取新鲜标本，不得混有尿液或其他物质，如做细菌学检查应将标本盛于加盖无菌容器内立即送检。

2）粪便标本有脓血时，应当挑取脓血及黏液部分涂片检查，外观无异常的粪便要多点取样检查。

3）无粪便又必须检测时，可经肛门指诊采集粪便。

2. 寄生虫检查标本

1）对某些寄生虫及虫卵的初筛检测，应采取三送三检，因为许多肠道原虫和某些蠕虫卵都有周期性排出现象。

2）从粪便中检测阿米巴滋养体等寄生原虫，应在收集标本后 30 min 内送检，并注意保温。

3. 隐血试验　标本粪便隐血检测，患者应素食 3 d，并禁服铁剂及维生素 C，否则结果易出现假阳性。

（二）一般性状检测

1. 量

（1）参考值　成人每天一般排便 1 次，约 100～300 g，为成形软便，呈黄褐色，有少量黏液，有粪臭。婴幼儿粪便可为黄色或金黄色糊状。

（2）临床意义　健康人的粪便量随着食物种类、食量及消化器官的功能状态而异。细粮和肉食者粪便量较少；粗粮和蔬菜为主者粪便量较多。

2. 颜色　颜色易受食物、药物、疾病等影响。粪便颜色变化及意义见表 4-4-3。

表 4-4-3　粪便颜色变化及意义

颜色	生理性	病理性
淡黄色	婴儿	服用大黄、山道年、番泻叶等
绿色	食用大量绿色蔬菜	服用甘汞等
白陶土色	食用大量脂肪	胆汁瘀积性黄疸，服用硫酸钡、金霉素
红色	食用大量番茄、红辣椒、西瓜等	直肠癌、痔疮、肛裂等，服用利福平
果酱色	食用大量咖啡、可可、樱桃、桑葚、巧克力等	阿米巴痢疾、肠套叠等
柏油色	食用动物血和肝等	上消化道出血，服用铁剂、活性炭等

3. 性状　粪便的性状与进食的种类、生活方式、疾病等有关。正常成人粪便为成形、黄褐色软柱状，病理情况下可发生下列改变。

（1）黏液便　正常粪便中含有少量黏液，但因与粪便均匀混合而不易被发现。一旦出现肉眼可见的黏液，则提示黏液量增多，常见于肠道受刺激、肠道炎症或痢疾，如各种肠炎、细菌性痢疾、阿米巴痢疾等。

（2）鲜血便　提示下消化道出血，常见于肛裂、痔、直肠息肉及直肠癌。

（3）脓便及脓血便　常见于细菌性痢疾、阿米巴结肠炎、溃疡性结肠癌或直肠癌等。其中,细菌性痢疾以脓及黏液为主,脓中带血。阿米巴结肠炎以血为主,血中带脓,呈暗红色稀果酱样。

（4）柏油样便　粪便呈暗褐色或黑色,质软,有光泽如柏油状,隐血试验呈阳性。一般提示上消化道出血量在 50 ~ 100 mL 以上。若粪便呈柏油样,且持续 2 ~ 3 d,说明出血量在 500 mL 以上;上消化道持续大出血,可因肠蠕动增快,粪便可呈暗红色。服用铁剂、铋剂、药用炭和中药后也可排出黑色便,但无光泽,且隐血试验呈阴性。

（5）胶冻状便　粪便呈膜状、纽带状,多见于肠易激综合征患者腹部绞痛之后,也见于过敏性肠炎及某些慢性细菌性痢疾患者。

（6）水样或糊状便　见于各种感染和非感染性腹泻,尤其是急性胃肠炎。

（7）白陶土样便　见于胆汁瘀积性黄疸,提示胆道完全梗阻。

（8）米泔样便　呈乳白色淘米水样,见于重症霍乱、副霍乱。

（9）带状便或细条状便　提示直肠和肛门狭窄,见于直肠癌、肛裂。

（10）乳凝块便　粪便中有黄白色乳凝块或蛋花样便,见于乳儿消化不良或腹泻。

4. 气味　正常粪便有臭味因含蛋白质分解产物,如吲哚、粪臭素、硫醇、硫化氢等所致,肉食者味重,素食者味轻。患慢性肠炎、胰腺疾病、结肠或直肠癌溃烂时有恶臭。阿米巴结肠炎粪便呈血腥臭味。脂肪及糖类消化或吸收不良时粪便呈酸臭味。

5. 寄生虫体　蛔虫、蛲虫及绦虫等较大虫体或其片段肉眼即可分辨,钩虫虫体需将粪便冲洗、过筛方可见到。服驱虫剂后应查粪便中有无虫体,驱绦虫后应仔细寻找其头节。

6. 结石　粪便中可发现胆石、粪石、胰石和肠结石等,最多见的是胆石。粪便中出现胆石多见于服用排石药物或碎石术之后。

（三）显微镜检查

粪便显微镜检查是粪便常规检查的重要项目之一,主要观察粪便中有无细胞、寄生虫虫卵、原虫及各种食物残渣等,有助于消化道疾病的诊断和疗效观察。

1. 细胞

（1）白细胞　以中性粒细胞为主。①肠炎患者白细胞少于 15 个/HP,常分散存在。②细菌性痢疾、溃疡性结肠炎患者白细胞大量增多,可见成堆的脓细胞。③肠易激综合征、寄生虫感染患者可见大量嗜酸性粒细胞。

（2）红细胞　正常粪便中无红细胞。红细胞增多见于下消化道出血、结肠癌和炎症。在炎症时,红细胞一般伴随白细胞出现,在细菌性痢疾时以白细胞为主,红细胞常分散存在,且形态正常;在阿米巴结肠炎时以红细胞为主,成堆出现,并有破碎现象。

（3）上皮细胞　正常粪便中很难发现。在伪膜性肠炎时上皮细胞明显增多。

（4）巨噬细胞　正常粪便中少见。在细菌性痢疾、结肠炎时增多。

2. 食物残渣　正常粪便中的食物残渣系已消化的无定形细小颗粒,仅可偶见淀粉颗粒和脂肪小滴等。腹泻者的粪便中易见到淀粉颗粒,慢性胰腺炎胰腺功能不全时增多。在急、慢性胰腺炎及胰头癌或因肠蠕动亢进、腹泻、消化不良综合征等,脂肪小滴增多。在胃蛋白酶缺乏时,粪便中较多出现结缔组织。肠蠕动亢进腹泻时,肌肉纤维、植物细胞及植物纤维增多。

3. **寄生虫虫卵和原虫**　粪便中可见的寄生虫虫卵有蛔虫卵、钩虫卵、鞭虫卵、姜片虫卵、蛲虫卵、血吸虫卵和华支睾吸虫卵等。粪便中查到寄生虫虫卵是诊断肠道寄生虫感染最可靠、最直接的依据。原虫主要有阿米巴滋养体及其包囊。

4. **细菌**　大肠埃希菌、厌氧杆菌、肠球菌为成人粪便中的主要细菌;而产气杆菌、变形杆菌、铜绿假单胞菌等多为过路菌;双歧杆菌、拟杆菌、葡萄球菌和肠杆菌为婴儿粪便中的主要细菌。正常粪便中的菌量和菌谱处于相对稳定状态,保持着与宿主间的生态平衡。若正常菌群消失或比例失调,称为肠道菌群失调症。可通过粪便涂片染色检查、细菌培养确定致病菌。

(四)粪便隐血试验

消化道出血量较少时,红细胞已被消化分解,粪便外观无血色,且显微镜检查也未发现红细胞者为隐血(occult blood)。采用化学方法或免疫学方法检查粪便微量出血的试验称为粪便隐血试验(fecal occult blood test,FOBT)。FOBT 对消化道出血,特别是消化道肿瘤的诊断与鉴别诊断具有重要价值。

1. **参考值**　阴性。

2. **临床意义**　FOBT 是粪便检查最常用的筛查项目,可作为消化道恶性肿瘤普查的一个筛查指标,其连续检查对早期发现结肠癌、胃癌等恶性肿瘤有重要的价值。FOBT 对消化性溃疡诊断的阳性率为 40% ~70%,且呈间断性阳性;FOBT 对消化道恶性肿瘤诊断的阳性率达 95%,且呈持续性阳性。

(五)粪便检测项目的选择与应用

1. **肠道感染性疾病**　粪便检测是诊断急性、慢性腹泻必备的检查项目,除了观察粪便一般性状变化外,粪便显微镜检查及培养有确定诊断及鉴别诊断的价值。

2. **肠道寄生虫病**　通过粪便涂片显微镜检查找到相应的虫卵可确定诊断。

3. **消化吸收功能筛查试验**　对慢性腹泻患者进行常规粪便显微镜检查,如果见到较多淀粉颗粒、脂肪小滴或肌肉纤维等,常提示为慢性胰腺炎等胰腺外分泌功能不全,可进一步做相关检查。

4. **鉴别黄疸**　胆汁瘀积性黄疸患者粪便为白陶土色,粪胆原定性检查呈阴性,定量检查粪胆原降低;溶血性黄疸患者粪便呈深黄色,粪胆原定性检查呈阳性,定量检查粪胆原增多。

5. **消化道肿瘤筛查试验**　FOBT 持续阳性常提示胃肠道恶性肿瘤,若为间歇性阳性则提示其他原因消化道出血,可进一步做相关检查,如内镜或钡餐。粪便显微镜检查如发现有癌细胞,可确诊为结肠癌、直肠癌。

课堂互动

案例　患者,女,49 岁,大便次数增加、带血 3 个月,3 个月前无明显诱因,排便次数增多,3~6 次/d,不成形,间断带暗红色血迹。有中、下腹痛,无明显腹胀及恶心呕吐。无发热,进食可。近来明显乏力,体重下降约 4 kg,为进一步诊治收入院。既往体健,家族中无类似疾病患者。查体:T 37.2 ℃,P 78 次/min,R 18 次/min,BP 120/80 mmHg。一般状况稍差,皮肤无黄染,结膜苍白,浅表淋巴结未触及肿大。心肺无明确病变。腹平坦,未见胃肠型及蠕动波,腹软,无压痛,无肌紧张,肝脾未及。右下腹似可及约 4 cm×8 cm 质韧包块,可推动,边界不清,移动性浊音(−),肠鸣音大致正常,直肠指诊未及异常。辅助检查:大便潜血(+),血 WBC 4.6×10^9/L,Hb 86 g/L,入院后查血 CEA 42 ng/mL。

讨论

1.该患者拟被诊为什么疾病?

2.诊断依据是什么?

三、痰液检测

痰液是肺泡、支气管和气管所产生的分泌物。健康人痰液很少,只有当呼吸道黏膜和肺泡受刺激时,其分泌物增多,可有痰液咳出,痰液中有时易混入唾液和鼻腔分泌物。因此,痰液检查对某些呼吸系统疾病的诊断、疗效观察和预后判断有一定价值。

(一)标本采集

1.自然咳痰法　最常用的方法。采集标本前嘱患者刷牙、清水漱口数次后,用力咳出气管深部或肺部的痰液,采集于干燥洁净容器内,要避免混杂唾液或鼻咽分泌物。

2.雾化蒸汽吸入法　操作简单、经济、方便、无痛苦、无毒副作用,患者易于接受,适用于自然咳痰法采集标本不理想时。

3.一次性吸痰管法　适用于昏迷患者、婴幼儿。

(二)一般性状检测

1.量

(1)参考值　无痰液或仅有少量白色、灰白色泡沫样、黏液样痰液。

(2)临床意义　急性呼吸系统感染较慢性炎症的痰液量少,病毒感染较细菌感染痰液量少。痰液量增多常见于支气管扩张、肺脓肿、肺水肿、肺空洞性改变和慢性支气管炎,有时甚至超过 100 mL/24 h。

2.颜色

(1)参考值　无色或灰白色。

(2)临床意义　①红色、棕红色:系痰液中含有血液或血红蛋白。血性痰见于肺癌、肺结核、支气管扩张等;粉红色泡沫样痰见于急性肺水肿;铁锈色痰是由于血红蛋白变性所致,见于大叶性肺炎肺梗死等。②黄色或黄绿色:黄痰见于呼吸道化脓性感染,如化脓性支气管炎、金黄色葡萄球菌肺炎,支气管扩张肺脓肿及肺结核等。铜绿假单胞菌或干酪性肺炎时,痰呈黄绿色。③棕褐色:见于阿米巴肺脓肿及慢性充血性心力衰竭肺淤血时。

3.性状

(1)黏液性　黏稠、灰白色、牵拉成丝,见于急性支气管炎、支气管哮喘、早期肺炎;白假丝酵母菌感染。

（2）浆液性　稀薄、泡沫，见于肺水肿、肺淤血。

（3）脓性　脓性、浑浊、黄绿色或绿色、有臭味，支气管扩张、肺脓肿、活动性肺结核等。

（4）黏液脓性　黏液、脓细胞、淡黄白色，见于慢性气管炎发作期、支气管扩张、肺结核等。

（5）浆液脓性　痰液静置后分4层，上层为泡沫和黏液，中层为浆液，下层为脓细胞，底层为坏死组织。见于肺脓肿、肺组织坏死、支气管扩张。

（6）血性　痰液中带鲜红血丝、血性泡沫样痰、黑色血痰。见于肺结核、支气管扩张、肺水肿、肺癌、肺梗死等。

4.气味　血腥气味见于各种原因所致的呼吸道出血；粪臭味见于肠梗阻、腹膜炎等；特殊臭味见于肺脓肿、晚期肺癌、支气管扩张等；大蒜味见于有机磷中毒等。

（三）显微镜检查

痰液显微镜检查是诊断病原微生物感染和肿瘤的直接方法。

（1）参考值　少量中性粒细胞和上皮细胞。

（2）临床意义　①红细胞：见于支气管扩张、肺癌、肺结核。②白细胞：中性粒细胞增多见于化脓性感染；嗜酸性粒细胞增多见于支气管哮喘、过敏性支气管炎、肺吸虫病；淋巴细胞增多见于肺结核。③上皮细胞：可见鳞状上皮、柱状上皮细胞，肺上皮细胞，无临床意义。见于呼吸系统炎症、肺泡巨噬细胞、肺淤血、肺梗死、肺出血。

（四）痰液检测项目的选择与应用

1.肺部感染性疾病的病原学诊断　痰液的性状对诊断有一定的意义。如痰液为黄色或黄绿色脓性提示呼吸道化脓性感染；如痰液有恶臭则提示厌氧菌感染。痰液涂片革兰氏染色可大致识别感染细菌的种类。

2.开放性肺结核的诊断　如痰液涂片发现结核分枝杆菌，则可诊断为开放性肺结核。若采用集菌法进行结核分枝杆菌培养，除了可了解结核分枝杆菌有无生长外，还可进一步进行药敏试验、菌型鉴定。

3.肺癌的诊断　痰液脱落细胞阳性是确诊肺癌的组织学依据，若能正确采集标本，肺癌的痰液细胞学阳性检出率可达60%～70%，而且方法简单，无痛苦，易于被患者接受，是诊断肺癌的主要方法之一。

4.肺部寄生虫病的诊断　自痰液中发现寄生虫、虫卵或滋养体，可确诊为肺部寄生虫病。

四、脑脊液检测

脑脊液（cerebrospinal fluid，CSF）是充满各脑室、蛛网膜下腔和脊髓中央管内的无色透明液体，其中大约70%来自脑室脉络丛的主动分泌和超滤，其余30%由室管膜和蛛网膜下腔产生，通过蛛网膜绒毛回吸收入静脉。健康成人脑脊液的总量为90～150 mL，新生儿为10～60 mL。脑脊液的生理作用：①保护脑和脊髓免受外力的震荡损伤。②调节颅内压力的变化。③参与脑组织的物质代谢。④供给脑、脊髓营养物质和排出代谢产物。⑤调节神经系统酸碱储量，维持正常 pH 值等。

（一）标本采集

一般用腰椎穿刺术以采集 CSF。蛛网膜下腔阻塞的患者，需行小脑延髓池穿刺，婴儿可行脑室穿刺。穿刺后先做压力测定，必要时行动力学试验。正常成人压力为侧卧位 $80 \sim 180$ mmH$_2$O（$0.78 \sim 1.76$ kPa）。然后将 CSF 分别收集于 3 个无菌管内，每管 $1 \sim 2$ mL，第一管做细菌培养，第二管做化学和免疫学检查，第三管做细胞计数。如疑恶性肿瘤，另留一管行脱落细胞学检查。

（二）一般性状检查

1. 颜色　正常脑脊液为无色透明（病毒感染、结核菌感染、梅毒也可无色）。

（1）红色　见于穿刺损伤出血（离心后红细胞全部沉于管底，上清液无色透明）；蛛网膜下腔出血或脑出血（离心后上清液呈淡红或黄色）。

（2）黄色　见于重度黄疸，颅内陈旧性出血，蛛网膜下腔出血后溶血等。

（3）乳白色　多因白细胞增加所致，见于各种化脓菌引起的脑膜炎。

（4）微绿色　见于绿脓杆菌、肺炎双球菌、甲型链球菌感染所致的脑膜炎。

2. 透明度　正常 CSF 清晰透明。病毒性脑炎、流行性乙型脑炎等，CSF 中细胞数较少，多呈清晰或微混；结核性脑炎，CSF 中细胞数中度增多，呈毛玻璃样混浊；化脓性脑炎，CSF 中细胞数显著增多，呈明显混浊。

3. 凝固物　正常的 CSF 无凝块，静置 24 h 后不形成薄膜或凝块。化脓性脑膜炎的 CSF 静置 $1 \sim 2$ h 即可出现凝块；结核性脑炎 CSF 静置 $12 \sim 24$ h 后，可形成膜状物，位于 CSF 表面，呈漏斗形；脊髓灰质炎及神经梅毒偶可出现凝块。

4. 压力　脑脊液压力大于 200 mmH$_2$O 称为颅内压增高，常见于：①化脓性脑膜炎、结核性脑膜炎等颅内各种炎症性病变。②脑肿瘤、脑出血、脑积水等颅内非炎症性病变。③高血压、动脉硬化等颅外因素。④咳嗽、哭泣、静脉注射低渗溶液等。脑脊液压力降低主要见于脑脊液循环受阻、脑脊液流失过多、脑脊液分泌减少等因素。

（三）化学检查

1. 蛋白质检查　正常 CSF 蛋白质含量甚微，约为血浆的 1%，主要为清蛋白。病理情况下，蛋白质有不同程度增加，且多为球蛋白。

（1）参考值　见表 4-4-4。

表 4-4-4　脑脊液蛋白质检查及参考值

检查	参考值
蛋白质定性试验	阴性
腰椎穿刺	$0.20 \sim 0.45$ g/L
小脑延髓池穿刺	$0.10 \sim 0.25$ g/L
脑室穿刺	$0.05 \sim 0.15$ g/L

（2）临床意义　蛋白质含量增加见于血脑屏障通透性增加,常见原因有脑膜或脑实质炎症(化脓性脑膜炎时显著增加,结核性脑膜炎时中度增加,病毒性脑膜炎时正常或轻度增加)、出血、药物中毒;CSF循环障碍,如脑肿瘤、椎管内梗阻;其他,如鞘内免疫球蛋白合成增加,也可致CSF蛋白质增加。

2.葡萄糖检查　健康人脑脊液葡萄糖浓度仅为血糖的50%~80%,其含量受血糖浓度、血脑屏障的通透性及脑脊液中糖分解速度的影响。

（1）参考值　腰椎穿刺:2.5~4.4 mmol/L。

（2）临床意义　降低常见于:①急性化脓性脑膜炎、结核性脑膜炎、真菌性脑膜炎。②脑肿瘤,尤其是恶性肿瘤。③神经梅毒。④低血糖。⑤脑寄生虫病:如脑囊虫病、血吸虫病、肺吸虫病、弓形虫病等。增高常见于:①早产儿或新生儿。②饱餐或静脉注射葡萄糖后。③影响到脑干的急性外伤或中毒。④脑出血。⑤糖尿病等。

3.氯化物检查　正常情况下脑脊液蛋白质含量较低,为维持体液渗透压平衡,脑脊液中氯化物含量比血液高20%左右,且常随血清中氯的变化而变化。

（1）参考值　成人120~130 mmol/L;儿童111~123 mmol/L。

（2）临床意义　结核性脑膜炎时脑脊液中氯化物明显减少,化脓性脑膜炎减少不如结核性脑膜炎时明显;脑肿瘤、脊髓灰质炎等脑脊液中氯化物也可降低。

（四）显微镜检查

正常脑脊液中无红细胞,仅有少量白细胞,如淋巴细胞、单核巨噬细胞,偶见内皮细胞。

（1）参考值　成人$(0~8)\times10^6/L$,儿童$(0~15)\times10^6/L$,新生儿$(0~30)\times10^6/L$。

（2）临床意义　①中性粒细胞增多主要见于化脓性脑膜炎,结核性、病毒性、真菌性脑膜炎早期。②淋巴细胞增多见于病毒性脑膜炎(可见浆细胞和巨噬细胞),结核性脑膜炎(可见中性粒细胞、浆细胞),真菌性脑膜炎(可见中性粒细胞、浆细胞);③嗜酸性粒细胞增多主要见于中枢神经系统有寄生虫病或变态反应时;④红细胞增多主要见于蛛网膜下腔出血、脑出血、穿刺损伤等。

（五）脑脊液检测项目的选择与应用

1.中枢神经系统感染性疾病的诊断与鉴别诊断　对于拟诊为脑膜炎或脑炎的患者,通过检查脑脊液压力、颜色,并对脑脊液进行化学和免疫学检查、显微镜检查和病原体检查,可以确定诊断,对鉴别诊断也有极大的帮助。

2.脑血管疾病的诊断与鉴别诊断　头痛、昏迷或偏瘫患者的脑脊液为血性,若脑脊液为均匀一致的红色,则为脑出血、蛛网膜下腔出血;若第一管脑脊液为红色,以后逐渐变清,则多为穿刺损伤出血;头痛、昏迷或偏瘫患者脑脊液若为无色透明,多为缺血性脑病。

3.脑肿瘤的辅助诊断　大约70%的恶性肿瘤可转移至中枢神经系统,其脑脊液中单核细胞数量增多、蛋白质浓度增高、葡萄糖浓度减少或正常。若白血病患者脑脊液发现异常增生的白细胞,可诊断为脑膜白血病。脑脊液涂片或免疫学检查发现肿瘤细胞,则有助于肿瘤的诊断。

诊断学基础

4.中枢神经系统疾病的治疗及疗效观察　如隐球菌性脑膜炎可通过腰椎穿刺注射两性霉素 B,脑膜白血病可以鞘内注射化疗药物等,并通过脑脊液检查以观察疗效。

五、浆膜腔积液检测

人体浆膜腔包括胸腔、腹腔和心包腔。正常情况下,浆膜腔可有少量液体起润滑作用,以减少脏器间的摩擦。当浆膜腔发生炎症、恶性肿瘤浸润,或发生低蛋白血症、循环障碍等病变时,浆膜腔内液体生成增多并积聚而形成浆膜腔积液(serous effusion)。根据产生的病因和性质不同,浆膜腔积液可分为漏出液(transudate)和渗出液(exudate)。

(一)发生机制和常见原因

漏出液与渗出液发生机制和常见原因见表4-4-5。

表4-4-5　漏出液与渗出液发生机制和常见原因

积液	发生机制	常见原因
漏出液	毛细血管流体静压增高	静脉回流受阻、充血性心力衰竭和晚期肝硬化
	血浆胶体渗透压降低	血浆清蛋白浓度明显降低的各种疾病
	淋巴回流受阻	丝虫病、肿瘤压迫等所致的淋巴回流障碍
	钠水潴留	充血性心力衰竭、肝硬化和肾病综合征
渗出液	微生物的毒素、缺氧及炎性介质刺激	结核性与其他细菌性感染
	血管活性物质增高、癌细胞浸润	转移性肺癌、乳腺癌、淋巴瘤、卵巢癌、胃癌、肝癌等
	外伤、化学物质刺激等	血液、胆汁、胰液和胃液等刺激,外伤

(二)一般性状检查

1.颜色　漏出液多为淡黄色,渗出液的颜色随病因而变化。如由结核感染、肿瘤、出血性疾病以及穿刺损伤等原因形成的积液为红色;化脓性细菌感染如葡萄球菌性肺炎合并脓胸时,呈黄色脓性或脓血性;混浊性积液见于结核性胸腹膜炎、阑尾穿孔、肠梗阻等引起的腹膜炎;绿色见于铜绿假单胞菌感染;乳白色见于胸导管或淋巴管阻塞。

2.透明度　漏出液多清晰透明或微浑;渗出液因含大量细胞、细菌而呈不同程度的浑浊。

3.凝固性　漏出液一般不易凝固。渗出液因含纤维蛋白原等凝血因子,当有细胞破坏释放出的凝血活酶时,易发生凝固或形成凝块;但如渗出液中含纤维蛋白溶解酶时,则不易出现凝固。

(三)化学检查

1.pH 测定　浆膜腔积液 pH 值测定有助于良性积液或恶性积液的鉴别。恶性积液 pH 值多<7.4,而炎性积液 pH 值多<7.2。

2.黏蛋白定性试验　黏蛋白定性试验(Rivalta 试验)是一种酸性糖蛋白,等电点在

pH 值 3~5,渗出液含大量黏蛋白,为阳性反应;漏出液黏蛋白含量很少,呈阴性反应。

3. 蛋白质定量　蛋白质定量是鉴别漏出液和渗出液最有价值的项目。一般渗出液蛋白质含量>30 g/L,漏出液蛋白质含量多<25 g/L。

4. 葡萄糖定量　漏出液的葡萄糖浓度近似于血糖;渗出液中因含有大量白细胞和细菌,分解利用葡萄糖,导致其葡萄糖浓度降低。

5. 酶活性检查

(1)淀粉酶　腹腔积液中淀粉酶活性明显增高见于急性胰腺炎、胰腺癌患者等;胸腔积液中淀粉酶活性明显增高见于食管穿孔、肺癌、胰腺外伤合并胸腔积液患者等。

(2)乳酸脱氢酶　漏出液乳酸脱氨酶(lactate denydrogenase,LDH)活性与正常血清相似;渗出液 LDH 活性常明显增高,其增高程度依次为化脓性感染积液、癌性积液、结核性积液,化脓性胸膜炎患者 LDH 活性可达正常血清的 30 倍。

(3)腺苷脱氨酶　①腺苷脱氨酶(adenosine deaminase,ADA)用于结核性积液与其他积液的鉴别诊断。结核性浆膜腔积液 ADA 明显增高,化脓性、风湿性浆膜腔积液 ADA 也可增高,肿瘤及其他原因的积液 ADA 多不增高。②观察结核的治疗效果:抗结核治疗有效时,ADA 活性降低。

(四)显微镜检查

细胞计数的方法与脑脊液相同。漏出液中细胞数一般低于 $100\times10^6/L$,渗出液中细胞数多在 $500\times10^6/L$ 以上。有核细胞分类通常采用直接分类法:漏出液以淋巴细胞为主,并有少量的间皮细胞;渗出液细胞较多。各种细胞增高的意义:①中性粒细胞增多常见于化脓性渗出液、结核性脑膜炎早期。②淋巴细胞增多常提示慢性疾病,如结核性、肿瘤性、梅毒性渗出液。③嗜酸性粒细胞增多见于过敏性疾病、寄生虫感染等。④在胸腔积液、腹水中进行肿瘤细胞的检查是十分必要的,肺癌、肝癌、胰腺癌、卵巢癌等发生转移时,均可在浆膜腔积液中找到有关肿瘤细胞。

(五)浆膜腔积液检测项目的选择与应用

1. 浆膜腔积液检查项目的选择　浆膜腔积液检查的目的是鉴别积液的性质和明确积液的病因。随着特异性化学和免疫学检查的开展,提高了浆膜腔积液性质和病因诊断的准确率。

2. 浆膜腔积液检查项目的应用

(1)渗出液与漏出液鉴别　原因不明的浆膜腔积液,经检查大致可分为渗出液或漏出液。判断积液的性质除了依据实验室的检查结果外,还应结合其他检查结果进行综合分析,才能准确诊断。

(2)用于治疗　通过穿刺抽液可减轻因浆膜腔大量积液而引起的临床症状。穿刺抽液配合化疗可加速结核性心包积液或胸腔积液的吸收,减少心包和胸膜增厚。此外,通过向浆膜腔内注射药物,可对某些浆膜疾病进行治疗。

六、生殖系统体液检测

（一）阴道分泌物检测

阴道分泌物（vaginal discharge）是女性生殖系统分泌的液体，主要由子宫颈腺体、前庭大腺、子宫内膜和阴道黏膜的分泌物组成。阴道分泌物含有细菌、白细胞、子宫颈及阴道黏膜的脱落细胞等。阴道分泌物检查主要用于诊断女性生殖系统炎症、肿瘤及判断雌激素水平等。

1. 标本采集　阴道分泌物由妇产科医生采集，根据不同的检查目的，可从不同部位取材。一般采用消毒刮板、吸管、生理盐水浸湿的棉拭子自阴道深部或后穹隆、子宫颈管口等处采集，将采集到的标本浸于盛有 1~2 mL 生理盐水的试管内，立即送检；或将其制备成薄涂片，进行肿瘤细胞或病原微生物筛查。

2. 一般性状检查

（1）外观　正常阴道分泌物白色稀糊状，无气味，与雌激素水平和生殖器官充血程度有关。排卵期阴道分泌物增多，清澈透明、稀薄似鸡蛋清；排卵期 2~3 d 后的分泌物减少、浑浊黏稠；行经前的分泌物量又增多；妊娠期分泌物的量较多。绝经期后的分泌物量减少。在病理情况下，阴道分泌物可出现颜色与性状及量的变化（表4-4-6）。

表4-4-6　阴道分泌物颜色与性状变化及临床意义

分泌物	颜色与性状	临床意义
黏液性	无色、透明	卵巢颗粒细胞瘤和应用雌激素等药物治疗后
脓性	黄色、黄绿色，有臭味	阴道毛滴虫、化脓性细菌感染引起的慢性子宫颈炎、老年性阴道炎、子宫内膜炎及阴道异物等
泡沫样脓性	黄色、黄绿色	滴虫阴道炎
血性	红色，有特殊臭味	子宫颈癌、宫体癌、子宫颈息肉、子宫黏膜下肌瘤、老年性阴道炎、重度慢性子宫颈炎及宫内节育器损伤等
水样	黄色	子宫黏膜下肌瘤、子宫颈癌、宫体癌、输卵管癌等病变组织变性、坏死所致
豆腐渣样	乳白色	假丝酵母样真菌性阴道炎
奶油样	灰白色、稀薄均匀，黏稠度低	阴道加德纳菌感染

（2）酸碱度

1）参考值：呈酸性，pH 值 4.0~4.5。

2）临床意义：pH 值增高见于各种阴道炎患者及绝经后妇女。

3. 清洁度　阴道清洁度是判断阴道炎症和生育期妇女卵巢功能的指标。阴道清洁度是指阴道清洁的等级程度，是根据阴道分泌物中白细胞（脓细胞）、上皮细胞、阴道杆菌和杂菌的多少来划分的，可分为 Ⅰ~Ⅳ度，见表4-4-7。

（1）参考值 Ⅰ、Ⅱ度。

（2）临床意义 阴道清洁度与女性激素的周期变化有关,排卵前期雌激素水平逐渐增高,阴道上皮增生,糖原增多,阴道杆菌随之繁殖,pH值下降,杂菌消失,阴道趋于清洁。当卵巢功能不足(如经前及绝经后)时,则出现与排卵前期相反的结果,易感染杂菌,导致阴道不清洁。用于诊断阴道炎:Ⅲ度提示阴道炎、子宫颈炎等;Ⅳ度提示炎症加重,如滴虫阴道炎、淋球菌性阴道炎、细菌性阴道病等。

表4-4-7 阴道分泌物清洁度分度

清洁度	杆菌	球菌	上皮细胞	白(脓)细胞(个/HP)
Ⅰ	多量	无	满视野	0～5
Ⅱ	少量	少量	一半视野	5～15
Ⅲ	极少	多量	少量	15～30
Ⅳ	无	大量	无	>30

4. 阴道分泌物 病原微生物学检查阴道分泌物中常见的病原体及临床意义见表4-4-8。

表4-4-8 阴道分泌物中常见的病原体及临床意义

种类	病原体	临床意义
细菌	加德纳菌、淋病奈瑟菌、类白喉杆菌、葡萄球菌、链球菌、大肠埃希菌	细菌性阴道炎
真菌	白假丝酵母菌、纤毛菌	真菌性阴道炎
病毒	单纯疱疹病毒、人巨细胞病毒、人乳头状病毒等	性传播疾病
寄生虫	阴道毛滴虫、溶组织阿米巴	滴虫阴道炎等

（二）精液检测

精液主要由精子和精浆组成,是男性生殖器官和附属腺的分泌物。在促性腺激素的作用下,睾丸曲细精管内的生精细胞经精原细胞、初级精母细胞、次级精母细胞及精子细胞的分化演变,最后发育成为成熟的精子。70%的精子贮存于附睾内,2%贮存于输精管内,其他储存于输精管的壶腹部。精浆由男性附属腺分泌的混合液组成,是运送精子的介质,并为精子提供能量和营养物质。

1. 标本采集

（1）手淫法 最妥善的方法。手淫后将精液采集于洁净、干燥的容器内,刚开始射出的精液内精子数量最多,注意不要丢失。

（2）安全套法 方法易行,但必须使用专用安全套。普通乳胶安全套内含有损害精子活动力的物质。

（3）体外射精法 如果手淫法采集不到标本,可采用此法(不是可靠的方法),但注意不要丢失最初射出的富含精子的精液。

(4)其他方法 上述方法采集不到标本时,也可采用电振动法或前列腺按摩法。

2.一般性状检测

(1)量 一次排精量与射精间隔时间有关。一定量的精液可为精子提供活动的间质,并可中和阴道的酸性分泌物,保持精子的活动力,有利于精子顺利通过子宫颈口而致孕。

1)参考值:1.5~6.0 mL/次。

2)临床意义。①精液减少:若5~7 d未射精,精液量<1.5 mL,视为精液减少。排除人为因素,如采集标本时丢失部分精液或禁欲时间过短等。病理性减少见于雄激素分泌不足、副性腺感染等。②无精液症:禁欲3 d后精液量<0.5 mL,甚至排不出时,见于生殖系统的特异性感染(如淋病、结核)及非特异性炎症等。逆行射精的患者有射精动作,但无精液排出(逆行射入膀胱)。③精液过多:一次射精量超过6 mL,常见于附属性腺功能亢进。精液增多可导致精子浓度降低,不利于生育。

(2)颜色和透明度

1)参考值:灰白色或乳白色,半透明。

2)临床意义。①血性精液:凡是呈鲜红色、淡红色、暗红色或酱油色,并含有大量红细胞的精液称为血性精液。常见于前列腺和精囊腺的非特异性炎症、生殖系统结核、肿瘤、结石,也可见于生殖系统损伤等。②脓性精液:精液呈黄色或棕色,常见于精囊腺炎、前列腺炎等。

(3)凝固及液化 健康人精液射出后呈胶冻状,即精液凝固。精液由胶冻状转变为流动状的过程称为液化,这个过程所需时间称为精液液化时间。

1)参考值:射精后立即凝固,液化时间<60 min,但一般在30 min内液化。

2)临床意义。①精液凝固障碍:见于精囊腺炎或输精管缺陷等。精囊腺炎患者由于精液中蛋白质分泌减少可引起精液凝固障碍。②液化不完全:见于前列腺炎,因前列腺分泌纤溶酶减少所致。精液不液化或液化不全可抑制精子活动力,进而影响生殖能力。精液液化时间超过1 h或数小时精液不液化称为精液延迟液化症。

(4)气味 精液具有栗花或石楠花气味,这种特殊的气味是由于前列腺分泌的精氨酸被氧化所致。前列腺炎患者的精液有腥臭味。

(5)酸碱度 正常精液呈弱碱性,可中和阴道的酸性分泌物,以维持精子的活动力。精液pH值>8.0见于前列腺、精囊腺、尿道球腺和附睾的炎症。精液pH值<7.0见于输精管阻塞、先天性精囊腺缺如等。

3.显微镜检查 精液液化后,先于显微镜下观察有无精子。若无精子,将精液离心后再检查,若仍无精子,则为无精子症;若仅见少量精子,则为精子缺乏。若精液中有精子则可以继续进行显微镜检查。

(1)精子活动率和活动力 精子活动率是指活动精子占精子总数的百分率。观察100个精子,计数活动精子的数量,计算出精子活动率。如果不活动精子大于50%,应进行伊红活体染色,以检查精子的存活率;精子活动力是指精子前向运动的能力。WHO将精子活动力分为3级,即前向运动(精子运动积极)、非前向运动(镜子所有的运动方式都缺乏活跃性)和无运动(精子没有运动)。

1）参考值：①精子活动率：射精 30 ~ 60 min 内精子活动率为 80% ~ 90%，至少 > 60%；精子存活率 >58%（伊红染色）。②精子活动力：总活动力（PR+NP）≥40%，前向运动（PR）≥32%

2）临床意义：精子活动率小于 40%，且活动力低下，为男性不育症的主要原因之一。常见于：①精索静脉曲张；②生殖系统感染；③应用某些抗代谢药物、抗疟药、雌激素、氧化氮芥等。

（2）精子计数　精子计数有两种方式，一种是指计数单位体积内的精子数量，即精子浓度。另一种是精子总数（即一次射精的精子的绝对数量），以精子浓度乘以本次的精液量，即得到一次射精的精子总数。

1）参考值：精子浓度 ≥15×10^9/L；精子总数 ≥39×10^6/次。

2）临床意义：精子浓度持续小于 15×10^9/L 时为少精子症；精液多次检查无精子时称为无精子症（连续检查 3 次，离心后沉淀物中仍无精子）。常见于：男性结扎术后，睾丸病变，输精管疾病，内分泌疾病，食物影响，其他等。

（3）精子形态　正常精子由头部、体部和尾部组成，长 50 ~ 60 μm，外形似蝌蚪，分头、体、尾三部分，精子头部、体部和尾部任何部位出现变化，都认为是异常精子。

1）参考值：正常形态精子 >4%。

2）临床意义：异常形态精子数量增多常见于：①精索静脉曲张。②睾丸、附睾功能异常。③生殖系统感染。④应用某些化学药物，如卤素、乙二醇、重金属、雌激素等。⑤放射线损伤等。

（4）细胞　精液中的细胞主要有生殖细胞、血细胞、上皮细胞。

1）参考值：未成熟生殖细胞 <1%，或白细胞 <5 个/HP，偶见红细胞。

2）临床意义：①未成熟生殖细胞：即生精细胞；②其他细胞：精液中可见到少量的白细胞和上皮细胞，偶见红细胞。白细胞增多常见于前列腺炎、精囊腺炎和附睾炎等，红细胞数量增多常见于睾丸肿瘤、前列腺癌等，此时精液中还可出现肿瘤细胞。

4. 精液病原生物学检查　男性生殖系统任何部位的感染均可从精液中检查到病原生物，如细菌、病毒、支原体和寄生虫等。精液中常见的病原生物有葡萄球菌、链球菌、淋病奈瑟菌、类白喉杆菌等。男性生殖系统感染后，释放到精液中的细菌毒素将严重影响精子的生成和精子的活动力，导致男性不育症。

知识链接

尿液 HCG

尿液 HCG 在临床上被称为人绒毛膜促性腺激素，是由滋养层细胞所分泌的一种糖蛋白物质，能够通过尿液中 HCG 数值，对是否怀孕做出初步判断。HCG 在受精卵着床后才会表现在尿液中，因为形成受精卵后，在女性子宫着床合体滋养层细胞开始分泌 HCG，当 HCG 值达到一定量就能够被检测出来，因此对于月经周期正常、有性生活的女性，如果月经出现推迟，建议对尿液进行检测查看是否怀孕。除此之外，尿液中 HCG 水平升高也可能是机体患有滋养层细胞瘤所引起的,要及时去医院就诊查明原因,对于可能怀孕的女性,检测血液中的 HCG 能较准确判断是否妊娠。

本节小结

本章简要介绍了尿液的标本收集与保存,尿液的尿量、外观、气味、酸碱度、比重等一般性状,尿液显微镜检查等内容;强调了粪便检测、痰液检测、脑脊液检测、浆膜腔积液检测、生殖系统体液检测等体液及排泄物常见检测内容的重要性,讲述了各项检查的参考值及临床意义,分析了各种检查在临床中的选择和应用。培养学生严谨细致、一丝不苟的职业精神和实事求是的科学精神,将临床知识与实践更进一步的融合,拓展了知识的广度和深度,培养学生正确的临床思维能力。

课后思考

案例 患者,男,4 个月,反复发热伴呕吐 13 d,患儿于 13 d 前无明显原因发热达 39 ℃,伴轻咳,曾呕吐数次,吐出胃内容物,非喷射性,无惊厥,曾验血 WBC 14×10⁹/L,中性 81%,住院按"上感"治疗好转出院,但于 2 d 前又发热达 39 ℃以上,伴哭闹,易激惹,呕吐 2 次,以"发热呕吐"待查收入院。病后患儿精神尚可,近 2 d 来精神萎靡,二便正常,吃奶稍差。既往体健,第 1 胎第 1 产,足月自然分娩,生后母乳喂养。

查体:T 38.4 ℃,P 140 次/min,R 44 次/min,BP 80/65 mmHg,体重 7.8 kg,身长 66 cm,头围 41.5 cm,神志清,精神差,易激惹,前囟 0.8 cm×0.8 cm,张力稍高,眼神欠灵活,巩膜无黄染,双瞳孔等大等圆,对光反射存在,颈项稍有抵抗,律齐,肺及腹部无异常,克氏征(+),巴氏征(−)。

化验:血 Hb 112 g/L,WBC 29.6×10⁹/L,分叶 77%,淋巴 20%,单核 3%,PLT 150×10⁹/L,大便常规(−),腰穿:滴速 62 滴/min,血性微混浊。常规:细胞总数 5 760×10⁶/L,白细胞数 360×10⁶/L,多形核 86%。生化:糖 2.5 mmol/L,蛋白 1.3 g/L,氯化物 110 mmol/L。

思考
1. 综合分析该患者的病史资料,初步考虑为哪方面的疾病?
2. 诊断依据是什么?

链接 4-4-3
体液及排泄物检测
自测题参考答案

链接 4-4-4
体液及排泄物检测
课堂互动案例解析

链接 4-4-5
体液及排泄物检测
课后思考案例解析

(张　影)

第五节　常用肾功能实验室检测

◀ 课前预习

1. 学生在线自主学习　使用数字化教学资源服务云平台,教师将课程制作成PPT上传至在线平台,让学生自主探究、讨论交流,激发学生主动学习的积极性。设立临床真实案例讨论论坛,师生互动、解析答疑,加强师生之间的对话与交流,实现线上线下授课相结合,使学生掌握肾功能实验室常见检测参考值及临床意义,不断提高临床基本能力。

2. 学生在线自我检测　结合授课内容给出单选题5道、多选题2道,学生扫码完成自测,考核学生相关理论知识掌握情况。

链接4-5-1
常用肾功能
实验室检测PPT

◀ 学习目标

1. 掌握　肾功能实验室常见检测参考值及临床意义。
2. 熟悉　肾的排泄功能和检查项目的选择。
3. 了解　肾功能实验室常见检测的原理、方法。

链接4-5-2
常用肾功能实
验室检测自测题

◀ 课程思政

通过学习常用肾功能实验室检测,培养医学生良好的医德医风和行为准则,培养科学严谨、实事求是的工作态度,基于案例的教学方法培养学生在解决问题时学会做人、学会做事,增强学生服务人民的社会责任感、勇于探索的创新精神、善于解决问题的实践能力。

案例导入

案例 患者,王某,女,54岁,职员。主诉:反复泡沫样尿十年余;常有心悸、乏力,夜尿增多1年;近2周食欲差、恶心呕吐、胸闷、不能平卧。现病史:10年前,无明显诱因出现泡沫样尿、晨起眼睑水肿,在当地医院尿检查蛋白(++)、RBC(++),诊断为"肾炎",经中西医结合治疗,症状得以缓解。但此后泡沫样尿时有反复,尿液检查蛋白(+~+++)、RBC(+~++)。一年前开始常觉乏力、心悸、夜尿增多。2周前因着凉,发热、咳嗽、咳痰,当地医院治疗后退烧,但仍食欲不佳、恶心呕吐,尿少,24 h尿量约300 mL,活动后胸闷气促,夜间不能平卧。故来我院急诊。既往史:有高血压病史6~7年。否认心、肝、肺病史。无烟、酒等特殊嗜好。查体:T 37.8 ℃,P 96次/min,R 24次/min,BP 180/120 mmHg。神志清,高枕位,皮肤苍白;颈静脉轻度充盈,心尖区闻及Ⅱ~Ⅲ级收缩期杂音;双肺呼吸音粗,肺底闻及少量细湿啰音;双下肢水肿(+)。余无明显异常。

实验室检查(主要阳性所见)。血常规:RBC $2.13×10^{12}$/L,HGB 58 g/L;尿常规:RBC 4~5/HP,PRO 1.0 g/L;显微镜检查颗粒管型、细胞管型、蜡样管型较多见,并见到肾衰管型;肾功能:Scr 796 μmol/L,Ccr 6 mL/min,SU 21.6 mmol/L,UA 511 μmol/L;电解质:K^+ 6.7 mmol/L,Na^+ 134 mmol/L,Cl^- 99 mmol/L;Ca^{2+} 1.75 mmol/L,P^{5+} 2.13 mmol/L;肝功能:TP 55 g/L,ALB 30 g/L。

综合患者病史思考
1. 初步考虑该患者为哪方面的疾病?
2. 如何分析患者的实验室检查结果?

学习内容

肾是人体重要的生命器官,其主要功能是生成尿液,以维持体内水、电解质、蛋白质和酸碱等代谢平衡,维持机体内环境稳定。同时也兼有内分泌功能,如产生肾素、红细胞生成素、活性维生素D等,以实现调节血压、钙磷代谢和红细胞生成的功能。肾病常用的实验室检测有:①尿液检测,用于早期筛选、长期随访;方法简便、价格低廉,也是判断肾病严重程度、预后的重要指标。②肾功能检测,代表肾的最重要的功能,包括肾小球滤过功能,肾小管重吸收、排泄和酸化等功能。肾功能检测是判断肾病严重程度和预测预后、确定疗效、调整某些药物剂量的重要依据,但尚无早期诊断价值。

一、肾小球功能检测

肾小球功能主要是肾小球的滤过功能。单位时间内(每分钟)两肾中的滤液量(mL)称为肾小球滤过率(glomerular filtration rate,GFR)。GFR取决于过滤面积、有效滤过压和肾血浆流量。GFR可通过对某种物质清除率的方法间接测量。测定GFR常用的物质有菊粉、甘露醇和内生肌酐。除GFR外,临床常用的有关肾小球功能检测尚有血清尿素、肌酐、尿酸测定等试验。

（一）血尿素氮测定

血尿素氮（blood urea nitrogen,BUN）是蛋白质代谢的终末产物,主要经肾小球滤过随尿排出。当肾实质受损害时,GFR降低,致使血尿素浓度增加,因此目前临床上多测定尿素氮,粗略观察肾小球的滤过功能。

1.参考值 成人3.2~7.1 mmol/L;婴儿、儿童1.8~6.5 mmol/L。

2.临床意义 尿素减少主要见于严重的肝病。尿素升高见于:①肾病,在肾功能轻度受损时,血清尿素可不增高。当其高于正常时,说明已有60%~70%的有效肾单位受损,且尿素升高程度与病情呈正比。②肾前或肾后因素引起的尿量显著减少或尿闭,如脱水、循环功能衰竭、尿路结石或前列腺肥大等引起的尿路梗阻。③体内蛋白质分解过盛,如消化道出血、甲亢、大面积烧伤等。④生理性增高见于高蛋白饮食。

（二）血清肌酐测定

1.参考值 男性53~106 μmol/L(0.6~1.2 mg/d);女性44~97 μmol/L(0.5~1.1 mg/dL)。

2.临床意义 因肾的储备力很大,在肾小球受损的早期,血中浓度可以正常。当血清肌酐（creatinine,Cr）浓度明显增高,表示肾功能已严重受损,是判断肾小球滤过功能的主要实验室指标。

（三）血清尿酸测定

1.参考值 男性150~420 μmol/L;女性90~360 μmol/L。

2.临床意义 急慢性肾炎尿酸增高,但慢性肾衰竭尿酸升高不明显;痛风尿酸升高;白血病、恶性肿瘤、真性红细胞增多症尿酸升高。

（四）内生肌酐清除率测定

肌酐是肌酸的代谢产物,在成人体内含Cr约100 g,其中98%存在于肌肉内,每天约更新2%。人体血液中肌酐的生成可有内、外源性2种,如在严格控制饮食条件和肌肉活动相对稳定的情况下,血Cr的生成量和尿的排出量较恒定,其含量的变化主要受内源性肌酐的影响,大部分从肾小球滤过,不被肾小管重吸收,排泌量很少,故肾在单位时间内把若干毫升血液中的内在肌酐全部清除出去,称为内生肌酐清除率（endogenous creatinine clearance rate,Ccr）。

1.标准24 h留尿计算法

（1）患者连续3 d进低蛋白饮食（<40 g/d）,并禁食肉类（无肌酐饮食）,避免剧烈运动。

（2）第4日晨8时将尿液排净,然后收集记录24 h尿量（次日晨8时尿必须留下）,并加入甲苯4~5 mL防腐。取血2~3 mL（抗凝或不抗凝均可）,与24 h尿液同时送检。

（3）测定尿液及血Cr浓度。

（4）应用下列公式计算Ccr。

$$Ccr(mL/min) = \frac{尿肌酐浓度(μmol/L) \times 每分钟尿量(mL/min)}{血浆肌酐浓度(μmol/L)}$$

每个人肾的大小不相同,每分钟排尿能力也有差异,为排除这种个体差异可进行体表面积的校正,因肾大小与体表面积呈正比,以下公式可参考应用。

$$受试者体表面积(m^2)=0.006×身高(cm)+0.012\ 8×体重(kg)-0.152$$

矫正清除率=实际清除率×标准体表面积$(1.73\ m^2)$/受试者的体表面积(m^2)

2.4 h留尿改良法 因留24 h尿不方便,易导致留不准(少)且高温时需冷藏,影响肌酐检测,因此常引起误差(偏低)。留取标本方法:受试当日晨6 h排尿弃去,开始计时留4 h尿并准确记录尿量(mL)。在留尿期间计时要准确到分。为保证尿量在100~200 mL,开始留尿前半小时应饮水200~400 mL。在留尿期间采血与尿一起送检。

1.参考值 成人80~120 mL/min,老年人随年龄增长,有自然下降趋势。

2.临床意义 ①判断肾小球损害程度。当GFR降低到正常值的50%,Ccr测定值可低至50 mL/min,但血肌酐、尿素氮测定仍可在正常范围,因肾有强大的储备能力,故Ccr是较早反映GFR的灵敏指标。②评估肾功能。临床常用Ccr代替GFR,根据Ccr一般可将肾功能分为4期:第1期(肾衰竭代偿期)Ccr为80~51 mL/min;第2期(肾衰竭失代偿期)Ccr为50~20 mL/min;第3期(肾衰竭期)Ccr为19~10 mL/min;第4期(尿毒症期或终末期肾衰竭)Ccr<10 mL/min。③指导治疗。慢性肾衰竭Ccr<30~40 mL/min,应开始限制蛋白质摄入;Ccr<30 mL/min,氢氯噻嗪类药物治疗常无效,不宜应用;小于10 mL/min应结合临床进行透析治疗,肾对利尿剂(如呋塞米)的反应已极差。此外,肾衰竭时,凡由肾代谢或经肾排出的药物,也可根据Ccr降低的程度来调节用药剂量或用药间隔。

(五)血β_2-微球蛋白测定

β_2-微球蛋白(β_2-microglobulin,β_2-MG)其分子量为11 800,是低分子量蛋白质。β_2-MG广泛存在于血浆、尿、脑脊液、唾液及初乳中。正常人血液β_2-MG浓度很低,可自由通过肾小球,然后在近端小管内几乎全部被重吸收。

1.参考值 成人血清1~2 mg/L。

2.临床意义 评价肾小球功能:肾小球滤过功能受损,β_2-MG潴留于血中。在评估肾小球滤过功能上,血β_2-MG升高比血肌酐更灵敏,在Ccr低于80 mL/min时即可出现,而此时血肌酐浓度多无改变。若同时出现血和尿β_2-MG升高,血β_2-MG<5 mg/L,则可能肾小球和肾小管功能均受损。其他免疫球蛋白G(IgG)肾病、恶性肿瘤,以及多种炎性疾病如肝炎、类风湿关节炎等可致β_2-MG生成增多。

课堂互动

案例 患者,男,48岁,发现蛋白尿、乏力、颜面水肿2年。3 d前因上呼吸道感染使症状加重,伴头昏、头痛、视物模糊。查体:T 36.7 ℃,P 82 次/min,R 20 次/min,BP 150/100 mmHg,面色苍白,双下肢凹陷性水肿。尿检:尿蛋白(+)、红细胞(++)。血常规:红细胞$3.0×10^{12}$/L、血红蛋白90 g/L。

思考

1.对该患者进行初步诊断及诊断依据。

2.建议患者进一步检查的检查项目。

二、肾小管功能检测

(一)浓缩稀释功能检测

肾对水平衡的调节作用,主要在远曲小管和集合管中进行,受抗利尿激素(ADH)调节。当缺水或禁水时,血容量不足、血浆晶体渗透压升高,刺激下丘脑垂体释放 ADH 增多。ADH 使远曲小管和集合管对水的通透性增强,管腔内水进入高渗的髓质组织液进而转入血液,尿液被浓缩,尿比重多在 1.020 以上。若大量饮水,血液被稀释,晶体渗透压下降,下丘脑-垂体分泌 ADH 减少,远曲肾小管和集合管细胞对水的通透性减低,对管腔内水重吸收减少,使尿稀释,比重降至 1.010 以下。因此浓缩稀释试验可判断远曲小管和集合管的功能。在日常或特定饮食(禁水或饮水)条件下,观察患者的尿量和比重的变化,即浓缩稀释试验(concentration dilution test)。

1.每3 h 尿比重试验 按平时饮食和活动,早8时排尿弃去,以后每3 h 留尿1次,直到次晨8时止,将8次尿分别测尿量与比重。

(1)参考值 白天排尿量应占全日量的 2/3 ~ 3/4,其中必有 1 次尿比重大于 1.025 或小于 1.003。

(2)临床意义 凡不符合正常范围者,提示远端肾单位功能受损。

2.昼夜尿比重试验(Mosenthal 试验) 正常饮食下每餐含水量不宜超过 500 ~ 600 mL,超过则不再进任何液体。晨8时排尿弃去,上午 10、12 时,下午 2、4、6、8 时各收集尿1次,晚8时至次晨8时的尿收集在一起为夜尿,记录每次的尿量并测比重。

(1)参考值 24 h 总尿量 1 000 ~ 2 000 mL,昼尿量与夜尿量之比为 1/4 ~ 1/3,12 h 夜尿量不应超过 750 mL,夜尿比重应在 1.020 以上,最高比重与最低比重差不应小于 0.009。

(2)临床意义 如有 1 次尿液比重在 1.025 以上,表示浓缩功能良好;如有 1 次尿液比重低于 1.003,表示稀释功能良好;夜尿量超过 50 mL 常为肾功能不全的早期表现;昼夜各份尿量接近,最高比重低于 1.018 表示浓缩功能不全;如尿比重固定在 1.010 时,肾功能损害严重,见于慢性肾炎、慢性肾衰竭、慢性间质性肾炎、急性肾衰竭多尿期等。

(二)尿液和血浆渗量测定

渗量代表溶液中溶质微粒的总数量,而与微粒的种类和性质无关。渗量测定亦称为渗透压测定,单位以 Osm/kgH$_2$O 表示。尿渗量(urine osmol,Uosm)系指尿内全部溶质的微粒总数而言,可反映溶质和水的相对排泄速度。尿比重和尿渗量虽均可反映尿内溶质含量,但比重受溶质分子大小的影响,如蛋白质、葡萄糖等大分子物质可使增高,而渗量只与溶质微粒的摩尔数有关,不受分子大小的影响,故测定尿渗量能更正确反映肾浓缩稀释功能。渗量测定常用冰点下降法。1 渗量的溶质可使 1 kg 水溶液的冰点下降 1.858 ℃。冰点下降程度与溶质渗量呈正比。

渗量(Osm/kgH$_2$O)=测得溶液冰点下降(℃)/1.858 血浆和尿液测定以每千克水毫

渗量（mOsm/kgH$_2$O）表示。采用禁饮尿渗量测定:受检者在晚饭后禁饮8 h。次晨收集尿液标本,同时用肝素抗凝管采取静脉血与尿标本一起送检。当尿<400 mL/24 h,可用随机的一次尿送检。

1. 参考值　血浆渗量 275～305 mOsm/kgH$_2$O,平均 300 mOsm/kgH$_2$O;禁饮后尿600～1 000 mOsm/kgH$_2$O,平均 800 mOsm/kgH$_2$O;尿渗量/血浆渗量(3～4)/1。

2. 临床意义　①尿渗量高于血浆渗量为高渗尿,表明尿液已浓缩;低于血浆渗量为低渗尿,说明尿液已稀释;与血浆相等者为等渗尿。②禁水8 h,尿渗量<600 mOsm/kgH$_2$O,甚至尿渗量/血浆渗量近于1,表明肾浓缩功能障碍。见于慢性肾盂肾炎等慢性间质性病变。尿渗量降低也见于慢性肾炎及急、慢性肾衰竭时。③当少尿时,随机的1次尿渗量测定有助于肾前性或肾性少尿的鉴别。肾前性尿渗量常大于450 mOsm/kgH$_2$O,而肾小管坏死所致肾性少尿则小于350 mOsm/kgH$_2$O。

三、血尿酸检测

尿酸(uric acid,UA)为核蛋白和核酸中嘌呤的代谢产物,既可来自体内,亦可来自食物中嘌呤的分解代谢。肝是尿酸的主要生成场所,除小部分尿酸可在肝进一步分解或随胆汁排泄外,剩余的均从肾排泄。尿酸可自由透过肾小球,亦可经肾小管排泌,但进入原尿的尿酸90%左右在肾小管重吸收回到血液中。因此,血尿酸浓度受肾小球滤过功能和肾小管重吸收功能的影响。血清(浆)尿酸常用磷钨酸还原比色法或酶法测定。若能严格禁食含嘌呤丰富食物3 d,排除外源性尿酸干扰再采血,血尿酸水平改变较有意义。

1. 参考值　成人酶法血清(浆)尿酸浓度男性 150～416 μmol/L,女性 89～357 μmol/L。

2. 临床意义　血尿酸浓度升高常见于:①肾小球滤过功能损伤,因上述尿酸肾排泄特点,其在反映早期肾小球滤过功能损伤上较血 Cr 和血尿素灵敏。②体内尿酸生成异常增多:常见于遗传性酶缺陷所致的原发性痛风,以及多种血液病、恶性肿瘤等因细胞大量破坏所致的继发性痛风。此外,亦见于长期使用利尿剂及抗结核药吡嗪酰胺、慢性铅中毒、长期禁食者。血尿酸浓度降低常见于:各种原因致肾小管重吸收尿酸功能损伤,尿酸大量丢失,以及肝功能严重损害尿酸生成减少。如范科尼(Fanconi)综合征、暴发性肝衰竭、肝豆状核变性等。此外,慢性镉中毒、使用磺胺及大剂量糖皮质激素、参与尿酸生成的黄嘌呤氧化酶、嘌呤核苷酸化酶先天性缺陷等,亦可致血尿酸降低。

四、肾小管性酸中毒的检测

肾小管性酸中毒(renal tubular acidosis,RTA)是由于肾小管分泌氢离子或重吸收碳酸氢根离子的功能减退,使尿酸化功能失常而产生的一种慢性酸中毒。

1. 氯化铵负荷(酸负荷)试验　用一定量的酸性药物氯化铵(有肝病者改用氯化钙)人为造成机体酸中毒,如远曲肾小管和集合管正常,则通过泌 H$^+$ 和泌 NH$_3^+$ 作用,以铵盐的形式排出过多的 H$^+$ 和多余的 Cl$^-$ 保持体内酸碱平衡。

(1)方法　单剂量法。受试者饮食不限,但在试验前应停用酸、碱性药物。于服氯化铵前留尿标本并排空膀胱,按 0.1 g/kg 体重剂量 1 次服完氯化铵。在用药后 3～8 h 每小时留取一次尿标本,测定服氯化铵前后尿标本的 pH。

（2）临床意义　正常人在服氯化铵 2 h 后尿液 pH 值即降至 5.5 以下。若受试者各次尿 pH 值均大于 5.5 表明远端肾小管泌 H^+ 和泌 NH_3 功能障碍,可诊断为 I 型肾小管酸中毒。已有酸中毒者不能用此试验。

2.碳酸氢离子重吸收排泄（碱负荷）试验　在正常情况下,肾小球滤液中的 HCO_3^- 85%～90% 在近曲小管被吸收,另 10%～15% 在远曲小管重吸收,随尿排出的仅 0.1% 左右。II 型肾小管酸中毒患者近曲小管对 HCO_3^- 重吸收能力下降,即 HCO_3^- 阈值降低,大量 HCO_3^- 随尿排出,致使体内碱储丢失而发生酸中毒。

（1）口服 $NaHCO_3$ 法　一般按 1～2 mmol/(kg·d) 剂量开始口服,逐日增加,连服 3 d,用药期间监测血 $NaHCO_3$ 含量,当达到 26 mmol/L 时,留取尿样,分别测定血和尿中 HCO_3^- 和肌酐浓度,按下式计算出尿 HCO_3^- 部分排泄率。滤过的 HCO_3^- 部分排泄率 = $[(尿 HCO_3^- \times 血肌酐)/(尿肌酐 \times 血 HCO_3^-)] \times 100\%$ 。式中的单位均为 mmol/L。

（2）临床意义　滤过的 HCO_3^- 排出率>15% 为 II 型肾小管酸中毒;<5% 不支持 II 型,而支持 I 型肾小管酸中毒的诊断。

五、肾功能检测项目的选择和应用

1.肾有很大的储备能力　早期或病变局限时,肾功能可正常。所以一定要结合临床、进行多项肾功能检查,来确定治疗方案、观察疗效和评估预后。

2.常规检查或健康体检　可选用尿自动分析仪试条所包括项目的尿一般检查。对于怀疑或已确诊的泌尿系统疾病患者,应进行尿沉渣检查,以避免漏诊和准确了解病变程度。

3.全身性疾病所致的肾损伤　已确诊患有糖尿病、高血压、系统性红斑狼疮等可导致肾病变的全身性疾病患者,为尽早发现肾损伤,宜选择和应用较灵敏的尿微量白蛋白 α-MG 及 $β_2$-MG 等。

4.评价肾功能　为了解肾病变的严重程度及肾功能状况,应分别选择和应用肾小球功能试验、肾小管功能试验或球-管功能组合试验。

知识链接

痛风

痛风是因血尿酸水平过高导致尿酸结晶沉积在关节内而引发的一种疾病,沉积的结晶导致关节内和关节周围出现疼痛性炎症发作。痛风石是痛风的特征性临床表现,常见于耳郭、跖趾、指尖、掌指、肘等关节,跟腱、髌骨、滑囊等处。

这一疾病与嘌呤代谢紊乱及（或）尿酸排泄减少所致的高尿酸血症直接相关,主要临床特征为血尿酸升高、反复发作性急性关节炎、痛风石,可并发肾病变,严重者可出现关节破坏、肾功能损害,常伴发高脂血症、高血压、糖尿病、动脉硬化及冠心病等。

痛风见于世界各地,受地域、民族、饮食习惯影响。目前我国痛风的患病率为1%~3%。随着人类平均寿命的延长、饮食及生活方式的改变,这一数据呈逐年上升趋势。国家风湿病数据中心(CRDC)网络注册及随访研究的阶段数据显示,截至2016年2月,我国痛风患者平均年龄为48.28岁(男47.95岁,女53.14岁),逐步趋年轻化,男女比例为15∶1,超过50%的痛风患者为超重或肥胖。

本节小结

本章简要介绍了血尿素氮的测定、血清肌酐测定、血清尿酸测定、内生肌酐清除率等肾小球功能的检测,肾小管功能检测中浓缩稀释功能、尿液和血浆渗量测定,以及血尿酸检测、肾小管性酸中毒检测等常用肾功能实验室检测方法;讲述了常用实验室检测参考值、临床意义;分析了肾功能检查项目的选择和应用;强化临床思维能力,实现学科之间相互融合,增进知识的深度和广度,实现知识的实用性和价值性,使得学生更能快速融入临床、融入社会,与时俱进。

课后思考

案例 患者,女,32岁。因"感冒"后1周出现全身水肿、腰痛来诊,化验尿常规及血浆蛋白结果如下。尿常规:PRO(+++)(正常为阴性),GLU(−)(正常为阴性),RBC 3~5个/HP(正常0~1个/HP)WBC 3~5个/HP(正常0~5个/HP),24 h尿蛋白定量5 g,血浆白蛋白(ALB)22.6 g/L(正常值为35~50 g/L),请分析初步诊断及诊断依据,进一步检查。

讨论

1. 综合分析该患者的病史资料,初步考虑为哪方面的疾病,诊断依据是什么?
2. 建议患者进一步做什么检查?

链接4-5-3
常用肾功能实验
室检测自测题
参考答案

链接4-5-4
常用肾功能实验
室检测课堂互动
案例解析

链接4-5-5
常用肾功能实验
室检测课后思考
案例解析

(张 影)

第六节 肝病常用实验室检测

◆ 课前预习

1. 学生在线自主学习 使用数字化教学资源服务云平台,教师将课程制作成PPT上传至在线平台,让学生自主探究、讨论交流,激发学生主动学习的积极性。设立临床真实案例讨论论坛,师生互动、解析答疑,加强师生之间的对话与交流,实现线上线下授课相结合,使学生掌握肝的蛋白质、胆红素代谢功能试验和血清酶学检测的意义,不断提高临床基本能力。

2. 学生在线自我检测 结合授课内容给出单选题5道、多选题2道,学生扫码完成自测,考核学生相关理论知识掌握情况。

链接 4-6-1
肝病常用实验室
检测 PPT

◆ 学习目标

1. 掌握 肝的蛋白质、胆红素代谢功能试验和血清酶学检测的意义。
2. 熟悉 肝功能的常用实验室检查方法及参考值。
3. 了解 胆汁酸代谢、染料摄取与排泄试验、肝纤维化的实验室检查。

链接 4-6-2
肝病常用实验室
检测自测题

◆ 课程思政

通过学习肝病常用实验室检测的内容及学习要求,培养医学生良好的医德医风和行为准则,培养科学严谨、实事求是的工作态度,树立"以患者为中心"的思想理念,具备良好的职业道德、医患沟通能力和团队协作精神,全心全意为患者服务,做一个具有高尚的医德修养的医务工作者。

案例导入

案例 患者,男,68岁。乏力5年,腹胀3个月。查体:T 36.0 ℃,P 85次/min,R 19次/min,BP 140/95 mmHg。巩膜黄染,肝在肋缘下2.5 cm,剑突下3.5 cm,中等硬度,边缘钝,表面光滑,轻度压痛。肝功能检查:血清总蛋白50 g/L,血清白蛋白20 g/L,血清球蛋白30 g/L,血清总胆红素36.4 μmol/L,血清结合胆红素24.8 μmol/L,HBsAg(+)。

综合患者病史思考

1. 该患者有哪些实验室检查出现异常?

2. 结合实验室检查结果,该患者可诊断为什么疾病?

◆ 学习内容

为发现肝损伤及了解、评估肝各种功能状态而设计的众多实验室检测方法，广义上可统称为肝功能试验（liver fimction test，LFTs），主要包括反映肝代谢功能状态的相关指标及反映肝损伤的相关指标。当肝病变时合成蛋白质的功能减退，主要表现为白蛋白减少、球蛋白增高、纤维蛋白原减少等。

一、肝病常用的实验室检测项目

（一）蛋白质代谢功能检测

大多数血浆蛋白如清蛋白、糖蛋白、脂蛋白、多种凝血因子、抗凝因子、纤溶因子及各种转运蛋白等均在肝合成。当肝组织广泛破坏时，上述血浆蛋白质合成减少，尤其是清蛋白减少，导致低清蛋白血症。

1. 血清总蛋白和清蛋白、球蛋白比值测定　90% 以上的血清总蛋白（serum total protein，STP）和全部的血清白蛋白（albumin，A）是由肝合成，因此血清总蛋白和白蛋白含量是反映肝合成功能的重要指标。总蛋白含量减去清蛋白含量，即为球蛋白（globulin，G）含量。球蛋白与机体免疫功能与血浆黏度密切相关。根据清蛋白与球蛋白的量，可计算出清蛋白与球蛋白的比值（A/G）。

（1）参考值　正常成人血清总蛋白 60 ～ 80 g/L，白蛋白 40 ～ 55 g/L，球蛋白 20 ～ 30 g/L，A/G 为（1.5 ～ 2.5）∶1。

（2）临床意义　血清总蛋白降低一般与清蛋白减少相平行，总蛋白升高同时有球蛋白升高。

1）血清总蛋白及清蛋白增高。主要由于血清水分减少，使单位容积总蛋白浓度增加，而全身总蛋白量并未增加，如各种原因导致的血液浓缩（严重脱水、休克、饮水量不足）、肾上腺皮质功能减退等。

2）血清总蛋白及白蛋白降低。①肝细胞损害影响总蛋白与清蛋白合成：常见肝病有亚急性重症肝炎、慢性中度以上持续性肝炎、肝硬化、肝癌等。清蛋白持续下降，提示肝细胞坏死进行性加重，预后不良。低蛋白血症时，临床上常出现严重水肿及胸腔积液、腹腔积液。②营养不良：如蛋白质摄入不足或消化吸收不良。③蛋白丢失过多：如肾病综合征（大量肾小球性蛋白尿）、蛋白丢失性肠病、严重烧伤、急性大失血等。④消耗增加：见于慢性消耗性疾病，如重症结核、甲状腺功能亢进及恶性肿瘤等。

3）血清总蛋白及球蛋白增高。当血清总蛋白>80 g/L 或球蛋白>35 g/L，分别称为高蛋白血症或高球蛋白血症。总蛋白增高主要是因球蛋白增高，其中又以 γ 球蛋白增高为主。

Ⅰ. 慢性肝病：包括自身免疫性慢性肝炎、慢性活动性肝炎、肝硬化、慢性酒精性肝病、原发性胆汁性肝硬化等。

Ⅱ. M 球蛋白血症：如多发性骨髓瘤、淋巴瘤、原发性巨球蛋白血症等。

Ⅲ. 自身免疫性疾病：如系统性红斑狼疮、风湿热、类风湿关节炎等。

Ⅳ. 慢性炎症与慢性感染:如结核病、疟疾、黑热病、麻风病及慢性血吸虫病等。

4)血清球蛋白浓度降低。主要是因合成减少,见于:①生理性减少,如小于 3 岁的婴幼儿;②免疫功能抑制,如长期应用肾上腺皮质激素或免疫抑制剂;③先天性低球蛋白血症。

5)A/G 倒置。清蛋白降低和(或)球蛋白增高均可引起 A/G 倒置,见于严重肝功能损伤及 M 蛋白血症。

2. 血清 α_1-抗胰蛋白酶 α_1-抗胰蛋白酶能抑制胰蛋白酶、糜蛋白酶、胶原酶,以及白细胞起吞噬作用时释放的溶酶体蛋白水解酶,形成不可逆的酶-抑制物复合体。

(1)参考值 0.9~2.0 g/L。

(2)临床意义

1)α_1-抗胰蛋白酶缺陷与肝病:新生儿 α_1-抗胰蛋白酶缺陷与其胆汁瘀积、肝硬化和肝癌的发生有关。

2)α_1-抗胰蛋白酶缺陷与其他疾病:当吸入尘埃和细菌引起肺部多形核白细胞活跃吞噬时,溶酶体弹性蛋白酶释放;如果 α_1-抗胰蛋白酶缺乏,蛋白水解酶可作用于肺泡壁的弹性纤维而导致肺气肿发生。

3. 血清蛋白电泳 血清蛋白是一种胶体性物质,在碱性溶液中带有负电荷,在电场中向阳极移动。按移动速度不同可分为白蛋白、α_1 球蛋白、α_2 球蛋白、β 球蛋白与 γ 球蛋白。

(1)参考值 (醋酸纤维膜法)白蛋白 62%~71%,α_1 球蛋白 3%~4%,α_2 球蛋白 6%~10%,β 球蛋白 7%~11%,γ 球蛋白 9%~18%。

(2)临床意义

1)肝病:急性及轻症肝炎时电泳结果多无异常。慢性肝炎、肝硬化、肝细胞肝癌(常合并肝硬化)时,清蛋白降低,α_1、α_2、β 球蛋白也有减少倾向;γ 球蛋白增加。

2)M 蛋白血症:如骨髓瘤、原发性巨球蛋白血症等,清蛋白浓度降低,单克隆 γ 球蛋白明显升高,亦有 β 球蛋白升高,偶有 α 球蛋白升高。

3)肾病综合征、糖尿病、肾病:清蛋白降低;由于血脂增高,可致 α_2 及 β 球蛋白增高,γ 球蛋白不变或相对降低。

4)其他:结缔组织病伴有多克隆 γ 球蛋白增高。

4. 血清前清蛋白测定 前清蛋白(prealbumin,PA)由肝细胞合成,醋酸纤维素膜电泳上向阳极的泳动速度较清蛋白快,故称为前清蛋白。前清蛋白半衰期较其他血浆蛋白短(约 2 d),因此它比清蛋白更能反映早期肝细胞损害。

(1)参考值 1 岁:100 mg/L;1~3 岁:168~281 mg/L;成人:280~360 mg/L。

(2)临床意义 降低:①营养不良、慢性感染、晚期恶性肿瘤;②肝胆系统疾病:肝炎、肝硬化、肝癌及梗阻性黄疸。对早期肝炎、急性重症肝炎有特殊诊断价值。增高:见于霍奇金淋巴瘤。

5. 甲胎蛋白测定 甲胎蛋白(α-fetoprotein,AFP)是胎儿发育早期的重要血清蛋白,出生后由肝合成。AFP 浓度在妊娠期的胎儿血清中最高,以后逐渐降低,在生后 6 个月~2 年降至正常成人水平。

（1）参考值　　AFP<25 μg/L。

（2）临床意义　　①原发性肝癌:AFP 浓度明显增高,但也有约 10% 患者为阴性。②肝炎:在急性肝炎、慢性活动性肝炎 AFP 皆可增高,但多在 300 μg/L 以下;重症肝炎 AFP 逐渐减少。提示肝细胞有大量坏死而无肝细胞新生,预后不良。③肝硬化活动期,先天性胆总管闭锁,AFP 也可增加。

6. 血浆凝血因子测定　　人体凝血因子主要来自肝。因凝血因子的半衰期短,能灵敏地反映肝合成蛋白质的功能。临床常采用血浆凝血酶原时间测定作为肝贮备功能的指标。

（1）参考值　　凝血酶原时间(prothrombin time,PT)为 11～14 s,凝血酶原时间比值(PT ratio,PTR)为 1.00±0.15。

（2）临床意义　　①重症肝炎、慢性活动性肝炎和失代偿期肝硬化、肝坏死时 PT 延长。②严重胆汁瘀积性黄疸 PT 可延长,但是注射维生素 K 后恢复正常。

7. 血氨测定　　肝是唯一能解除氨毒性的器官,肝利用氨合成尿素,是保证血氨正常的关键,在肝硬化及暴发性肝衰竭等严重肝损害时,如果 80% 以上肝组织破坏,氨就不能被解毒,氨在中枢神经系统积聚,引起肝性脑病。

（1）参考值　　18～72 μmol/L。

（2）临床意义

1）升高见于:①生理性增高见于进食高蛋白饮食或运动后;②病理性增高见于严重肝损害(如肝硬化、肝癌、重症肝炎等)、上消化道出血、尿毒症及肝外门静脉系统分流形成。

2）降低见于低蛋白饮食、贫血。

8. 铜蓝蛋白　　铜蓝蛋白(ceruloplasmin,Cp)是由肝实质细胞合成的单链多肽,由于含铜而呈蓝色。

（1）参考值　　0.2～0.6 g/L。

（2）临床意义　　主要作为 Wilson 病的辅助诊断指标。

知识链接

Wilson 病

肝豆状核变性(hepatolenticular degeneration,HLD)由 Wilson 在 1912 年首先描述,故又称为 Wilson 病(Wilson Disease,WD),是一种常染色体隐性遗传的铜代谢障碍性疾病,以铜代谢障碍引起的肝硬化、基底节损害为主的脑变性疾病为特点,对肝豆状核变性发病机制的认识已深入到分子水平。WD 的世界范围发病率为 1/30 000～1/100 000,致病基因携带者约为 1/90。本病在中国较多见。WD 好发于青少年,男性比女性稍多,如不恰当治疗将会致残甚至死亡。WD 也是至今少数几种可治的神经遗传病之一,关键是早发现、早诊断、早治疗。

（二）脂类代谢功能检查

血清脂类包括胆固醇、胆固醇酯、磷脂、三酰甘油及游离脂肪酸。血液中的胆固醇及磷脂也主要来源于肝。在严重肝损伤，主要包括 HDL，特别是 HDL3 水平下降；但在酒精性肝炎时，血清 HDL 水平升高。

1. 血清胆固醇和胆固醇酯测定　内源性胆固醇（cholesterol）80% 是由肝合成，血浆中卵磷脂胆固醇脂肪酰基转移酶（lecithin-cholesterol acyl transferase，LCAT）全部由肝合成，在 LCAT 作用下，卵磷脂的脂肪酰基转移到胆固醇羟基上，生成胆固醇酯（cholesterol ester）。当肝严重损伤时，胆固醇及 LCAT 合成减少，由于 LCAT 的减少或缺乏，导致胆固醇酯的含量减少。

（1）参考值　总胆固醇：2.9 ~ 6.0 mmol/L；胆固醇酯：2.34 ~ 3.38 mmol/L；胆固醇酯：游离胆固醇 = 3 : 1。

（2）临床意义

1）肝细胞损害时，LCAT 合成减少，胆固醇的酯化障碍，血中胆固醇酯减少；在肝严重损害如肝硬化、暴发性肝功能衰竭时，血中总胆固醇也降低。

2）胆汁瘀积时，由于胆汁排出受阻而反流入血，血中出现阻塞性脂蛋白 X，同时肝合成胆固醇能力增加，血中总胆固醇增加，其中以游离胆固醇增加为主。胆固醇酯与游离胆固醇比值降低。

3）营养不良及甲状腺功能亢进症患者，血中总胆固醇减少。

2. 阻塞性脂蛋白 X 测定　当胆道阻塞、胆汁瘀积时，由于胆汁排泄受阻，胆汁内的磷脂逆流入血，血中出现大颗粒脂蛋白，称为阻塞性脂蛋白 X（lipoprotein-X，LP-X），它是一种异常的低密度脂蛋白。

（1）参考值　正常血清中 LP-X 为阴性。

（2）临床意义　①梗阻性黄疸的诊断：血清 LP-X 阳性有助于梗阻性黄疸的诊断。②肝内、外阻塞的鉴别诊断：LP-X 的定量与胆汁瘀积程度相关，肝外阻塞比肝内阻塞引起胆汁瘀积程度严重，一般认为其含量 > 2 000 mg/L 时，提示肝外胆道阻塞。

（三）胆红素代谢检查

胆红素是血液循环中衰老红细胞在肝、脾及骨髓的单核-巨噬细胞系统中分解和破坏的产物。正常人由红细胞破坏生成的胆红素占总胆红素的 80% ~ 85%。结合胆红素被转运到与胆小管相连的肝窦状隙的肝细胞膜表面，直接被排入胆小管，而非结合胆红素不能穿过肝细胞膜。一旦胆红素进入胆小管，便随胆汁排入肠道，在肠道细菌作用下生成尿胆素原（urobilinogen）和尿胆素（urobilin），大部分随粪便排出，约 20% 的尿胆素原被肠道重吸收，经门静脉入肝，重新转变为结合胆红素，再随胆汁排入肠腔，这就是胆红素的肠肝循环，在肠肝循环过程中仅有极少量尿胆素原溢入体循环，从尿中排出。

1. 血清总胆红素测定

（1）参考值　新生儿 0 ~ 1 d：34 ~ 103 μmol/L；1 ~ 2 d：103 ~ 171 μmol/L；3 ~ 5 d：68 ~ 137 μmol/L。成人：3.4 ~ 17.1 μmol/L。

（2）临床意义

1）判断有无黄疸、黄疸程度及演变过程。当血清总胆红素（serum total bilirubin，STB）>17.1 μmol/L，但<34.2 μmol/L 时为隐性黄疸或亚临床黄疸；34.2~171.0 μmol/L 为轻度黄疸，171~342 μmol/L 为中度黄疸，>342 μmol/L 为高度黄疸。

2）根据黄疸程度推断黄疸病因。溶血性黄疸通常<85.5 μmol/L，肝细胞黄疸为 17.1~171.0 μmol/L，不完全性梗阻性黄疸为 171~265 μmol/L，完全性梗阻性黄疸通常>342 μmol/L。

3）根据总胆红素，结合及非结合胆红素增高程度判断黄疸类型。若 STB 增高伴非结合胆红素明显增高提示为溶血性黄疸，总胆红素增高伴结合胆红素明显升高为梗阻性黄疸，三者均增高为肝细胞性黄疸。

2. 血清结合胆红素与非结合胆红素测定

（1）参考值　结合胆红素 0~6.8 μmol/L；非结合胆红素 1.7~10.2 μmol/L。

（2）临床意义　根据结合胆红素与总胆红素比值，可协助鉴别黄疸类型，如 CB/STB<20% 提示为溶血性黄疸，20%~50% 常为肝细胞性黄疸，比值>50% 为梗阻性黄疸。

3. 尿液胆红素检查　非结合胆红素不能透过肾小球屏障，因此不能在尿中出现；而结合胆红素为水溶性，能够透过肾小球基底膜在尿中出现。正常成人尿中含有微量胆红素，大约 3.4 μmol/L，通常的检验方法不能被发现，当血中结合胆红素浓度超过肾阈（34 mmol/L）时，结合胆红素可自尿中排出。

（1）参考值　正常人为阴性反应。

（2）临床意义　尿胆红素试验阳性提示血中结合胆红素增加，见于以下几种。①胆汁排泄受阻：肝外胆管阻塞，如胆石症、胆管肿瘤、胰头癌等。②肝细胞损害：病毒性肝炎，药物或中毒性肝炎，急性酒精性肝炎。③黄疸鉴别诊断：肝细胞性及梗阻性黄疸尿内胆红素阳性，而溶血性黄疸尿内胆红素则为阴性。④碱中毒时胆红素分泌增加，可出现尿胆红素试验阳性。

4. 尿中尿胆素原检查　尿中尿胆素原为无色不稳定物质，可与苯甲醛（Ehrlich 试剂）发生醛化反应，生成紫红色化合物，从而可进行定性和定量的检查。

（1）参考值　定量：0.84~4.20 μmol/（L·24 h）；定性：阴性或弱阳性。

（2）临床意义

1）尿胆素原增多：①肝细胞受损，如病毒性肝炎，药物或中毒性肝损伤及某些门静脉性肝硬化患者；②循环中红细胞破坏增加及红细胞前体细胞在骨髓内破坏增加；③内出血时由于胆红素生成增加，尿胆素原排出随之增加；充血性心力衰竭伴肝淤血时，影响胆汁中尿胆素原转运及再分泌，进入血中的尿胆素原增加。

2）尿胆素原减少或缺如：①胆道梗阻，如胆石症、胆管肿瘤、胰头癌、肝胰 Vater 壶腹癌等，完全梗阻时尿胆素原缺如，不完全梗阻时则减少，同时伴有尿胆红素增加；②新生儿及长期服用广谱抗生素时，由于肠道细菌缺乏或受到药物抑制，使尿胆素原生成减少。

临床通过血中结合胆红素、非结合胆红素测定及尿内尿胆红素、尿胆素原的检查对黄疸诊断与鉴别诊断有重要价值（表4-6-1）。

表 4-6-1　胆色素代谢检查结果

类别	血清胆红素			尿内胆色素	
	CB	UCB	CB/STB	尿胆红素	尿胆素原
正常人	0 ~ 6.8 μmol/L	1.7 ~ 10.2 μmol/L	0.2 ~ 0.4	阴性	0.8 ~ 4.2 μmol/L
梗阻性黄疸	明显增加	轻度增加	>0.5	强阳性	减少或缺如
溶血性黄疸	轻度增加	明显增加	<0.2	阴性	明显增加
肝细胞性黄疸	中度增加	中度增加	0.2 ~ 0.5	阳性	正常或轻度增加

（四）胆汁酸代谢检查

胆汁酸（bile acid，BA）在肝中由胆固醇合成，胆汁酸测定能反映肝细胞合成、摄取及分泌功能，并与胆道排泄功能有关。它对肝胆系统疾病诊断的灵敏度和特异性高于其他指标。

（1）参考值　总胆汁酸（酶法）：0 ~ 10 μmol/L。

（2）临床意义　①肝细胞损害，如急性肝炎、慢性活动性肝炎、肝硬化、肝癌、酒精肝及中毒性肝病。②胆道梗阻，如肝内、肝外的胆管梗阻。③门静脉分流，肠道中次级胆汁酸经分流的门静脉系统直接进入体循环。④进食后血清胆汁酸可一过性增高，此为生理现象。

（五）染料摄取、排泄功能检查

体内物质代谢的终末产物，自外界进入体内的药物、染料、毒物，均可经过肝细胞的摄取、代谢、转运，最后随胆汁的分泌而排出体外。当肝功能受损及肝血流量减少时，上述物质的排泄功能便降低，因此外源性地给予人工色素（染料）、药物来检测肝排泄功能是经常应用的肝功能检查方法之一。

靛氰绿滞留率试验（indocyanine green retention ratio，ICGR）中使用的靛氰绿（ICG）是一种感光染料，其注入血液后迅速与清蛋白及 α_1-脂蛋白结合，随血液经过肝时，90% 以上被肝细胞摄取，再以原形从胆道排泄。清除率主要取决于肝血流量、正常的肝细胞数量及胆道排泄的通畅程度。上述功能障碍时，血浆 ICG 消除率 K 值明显降低，血中 ICG 滞留率 R 值则明显升高。

1. 参考值　静脉注射 ICG（0.5 mg/kg）后，15 min 滞留率<10%。

2. 临床意义　①肝功能损害，如慢性肝炎时 ICG 滞留率多在 15% ~ 20% 之间；肝硬化时平均滞留率为 35% 左右；肝炎恢复期 ICG 滞留率常较早恢复正常。②胆道阻塞。

（六）血清酶学检查

肝是人体含酶最丰富的器官，酶蛋白含量约占肝总蛋白含量的 2/3。有些酶具有一定组织特异性，测定血清中某些酶的活性或含量可用于诊断肝胆疾病。如有些酶存在于肝细胞内，当肝细胞损伤时细胞质内的酶释放入血流，使血清中的这些酶活性升高，如丙氨酸氨基转移酶（ALT）、天门冬氨酸氨基转移酶（AST）、醛缩酶、乳酸脱氢酶（LDH）；有些酶是由肝细胞合成，当患肝病时，这些酶活性降低，如凝血酶。胆道阻塞时，胆小管膜上的某些酶在胆盐作用下从膜上解离下来并反流入血,致使血清中这些酶的活性升高,如碱性磷酸酶(ALP)、寸谷氨酰转肽酶(GGT)。

1. 血清氨基转移酶测定　血清氨基转移酶(aminotransferase)简称转氨酶(transaminase),用于肝功能检查主要是丙氨酸氨基转移酶(alanine aminotransferase,ALT)和天冬氨酸氨基转移酶(aspartate aminotransferase,AST)。ALT 与 AST 均为非特异性细胞内功能酶,正常时血清中的含量很低,但当肝细胞受损时,肝细胞膜通透性增加,胞质内的 ALT 与 AST 释放入血浆,致使血清 ALT 与 AST 的酶活性升高,在中等程度肝细胞损伤时,ALT 漏出率远大于 AST;ALT 测定反映肝细胞损伤的灵敏度较 AST 为高。但在严重肝细胞损伤时,线粒体膜亦损伤,可导致线粒体内 AST 的释放,血清中 AST/ALT 比值升高。

(1)参考值　①终点法(赖氏法):ALT 5~25 卡门单,AST 8~28 卡门单位。②速率法(37 ℃):ALT 5~40 U/L,AST 8~40 U/L。③DeRitis 比值(AST/ALT):1.15。

(2)临床意义

1)急性病毒性肝炎:ALT 与 AST 均显著升高,可达正常上限的 20~50 倍,甚至100 倍,但 ALT 升高更明显。急性重症肝炎时,病程初期转氨酶升高,以 AST 升高显著,如在症状恶化时,黄疸进行性加深,酶活性反而降低,即出现“胆酶分离”现象,提示肝细胞严重坏死。

2)慢性病毒性肝炎:转氨酶轻度上升(100~200 U)或正常,DeRitis 比值<1,若 AST升高较 ALT 显著,即 DeRitis 比值>1,提示慢性肝炎进入活动期可能。

3)酒精性肝病、药物性肝炎、脂肪肝、肝癌等非病毒性肝病:转氨酶轻度升高或正常,且 DeRitis 比值均>1,其中肝癌时 DeRitis 比值>3。

4)肝硬化:转氨酶活性取决于肝细胞进行性坏死程度,DeRitis 比值≥2,终末期肝硬化转氨酶活性正常或降低。

5)肝内、外胆汁淤积:转氨酶活性通常正常或轻度上升。

6)急性心肌梗死:6~8 h,AST 增高,18~24 h 达高峰,其值可达参考值上限的 4~10 倍,与心肌坏死范围和程度有关,4~5 d 后恢复,若再次增高提示梗死范围扩大或新的梗死发生。

7)其他疾病:如骨骼肌疾病(皮肌炎、进行性肌萎缩)、肺梗死、肾梗死、胰梗死、休克及传染性单核细胞增多症,转氨酶轻度升高(50~200 U)。

2. 碱性磷酸酶测定　碱性磷酸酶(alkaline phosphatase,ALP)在碱性环境中能水解磷酸酯产生磷酸。由于血清中大部分 ALP 来源于肝与骨骼,因此常作为肝病的检查指标之一,胆道疾病时可能由于 ALP 产生过多而排泄减少,引起血清中 ALP 升高。

(1)参考值　磷酸对硝基苯酚速率法(37 ℃):男性 45~125 U/L;女性 20~49 岁30~100 U/L,50~79 岁 50~135 U/L。

(2)临床意义

1)肝胆系统疾病:各种肝内、外胆管梗阻性疾病,ALP 明显升高,且与血清胆红素升高相平行;累及肝实质细胞的肝胆疾病(如肝炎、肝硬化),ALP 轻度升高。

2)黄疸的鉴别诊断:ALP 和血清胆红素、转氨酶同时测定有助于黄疸鉴别诊断。梗阻性黄疸,ALP 和血清胆红素明显升高,转氨酶仅轻度增高;肝细胞性黄疸,血清胆红素中等程度增加,转氨酶活性很高,ALP 正常或稍高;肝内局限性胆道阻塞,ALP 明显增高,ALT 无明显增高,血清胆红素大多正常。

3)骨骼疾病:如纤维性骨炎、佝偻病、骨软化症、成骨细胞瘤及骨折愈合期,血清 ALP升高。

4)其他:如营养不良,严重贫血,重金属中毒,胃、十二指肠损伤,结肠溃疡等,ALP 也有不同程度的升高。

3. γ-谷氨酰转移酶测定　血清中 γ-谷氨酰转移酶(γ-glutamyl transferase,GGT)主要来自肝胆系统。GGT 在肝中广泛分布于肝细胞的毛细胆管一侧和整个胆管系统。因此,当肝内胆汁合成亢进或胆汁排出受阻时,血清中 GGT 增高。

(1)参考值　γ-谷氨酰-3-羧基-对硝基苯胺法(37 ℃):男性 11～50 U/L,女性 7～32 U/L。

(2)临床意义

1)胆道梗阻性疾病:原发性胆汁性肝硬化、硬化性胆管炎等所致的慢性胆汁瘀积;肝癌时由于肝内阻塞,诱使肝细胞产生多量 GGT,同时癌细胞也合成 GGT。以上均可使 GGT 明显升高,可达参考值上限的 10 倍以上。

2)急、慢性病毒性肝炎,肝硬化:急性肝炎时,GGT 呈中等度升高;慢性肝炎、肝硬化的非活动期,酶活性正常,若 GGT 持续升高,提示病变活动或病情恶化。

3)急、慢性酒精性肝炎,药物性肝炎:GGT 可升高,ALT 和 AST 仅轻度增高,甚至正常;显著性升高是酒精性肝病的重要特征,酗酒者当其戒酒后 GGT 可随之下降。

4)其他:脂肪肝、胰腺炎、胰腺肿瘤、前列腺肿瘤等 GGT 亦可轻度增高。

课堂互动

案例　患者,男,37 岁。因近两周食欲减退、上腹部不适、疲乏无力就诊。体检:肝肋下 2 cm,有轻度触痛。

讨论　为明确诊断首先应检查的项目你认为是哪项?①尿胆红素;②血清胆红素;③血清蛋白;④血清丙氨酸氨基转移酶;⑤谷氨酰胺转移酶。

二、常见肝病的实验检测指标变化特点

(一)急性肝损伤

在较短时间内迅速发生的肝细胞损伤统称为急性肝损伤(acute hepatic injury),主要包括各种急性病毒性肝炎、急性缺血性肝损伤及急性肝损伤。急性肝损伤的主要实验室检测变化特征是转氨酶的显著升高,AST>200 U/L,ALT>300 U/L,常常伴有血清胆红素的升高。急性肝缺血性损伤及毒性损伤时血清 AST 或 ALT 常超过其正常参考范围上限100 倍以上,AST 峰值常>3 000 U/L。急性肝损伤时,血清胆红素升高以结合胆红素为主,这一点与梗阻性黄疸一致。

急性甲型及乙型肝炎通常为自限性疾病,大多数患者可完全恢复,但80% ~ 85%的急性丙型肝炎可发展为慢性肝炎。转氨酶活性似乎只与肝损伤的病因有关,而与肝损伤的严重程度无关。病毒性肝炎患者转氨酶活性与胆红素浓度仅有微弱的相关性,转氨酶峰值与疾病预后也无关,在患者状况恶化后转氨酶活性反而下降。

(二)慢性肝损伤

在较长的时间内(>6 个月)肝细胞发生持续性损伤被称为慢性肝损伤,主要包括慢性病毒性肝炎、自身免疫性肝炎、Wilson 病、血色素沉着病、原发性胆汁性肝硬化、原发性硬化性胆管炎等。病理改变为进行性肝坏死及炎症,常伴有肝纤维化,可发展为肝硬化,并具有发生肝细胞癌的危险性。慢性肝损伤时,血清转氨酶活性轻度升高,通常在其正常参考范围上限 4 倍以下,少数患者血清转氨酶活性可在正常参考范围之内。大多数慢性肝损伤患者血清 ALT 的升高往往大于 AST 的升高,但慢性酒精性肝炎患者,血清 AST 升高则大于 ALT 的升高。如果患者有饮酒史,且血清 DeRitis 比值>2,则可诊断为酒精性肝炎。此外,当慢性肝损伤发展为肝硬化时,ALT 可正常,AST 却仍然升高。胆红素代谢及排泄基本正常,血清 ALP 往往在正常参考范围内。

对于慢性病毒性肝炎的确诊需要进行病毒血清学实验。如果病毒血清标志物为阴性,且血清 ALT 长期轻度升高,则应考虑其他原因导致的慢性肝损伤。自身免疫性肝炎可占慢性肝炎的 18%,可分为 1、2、3 型。1 型最为常见,具有较高滴度的抗核抗体及抗平滑肌抗体,ALT 升高,ALP 可轻度升高或不升高,球蛋白升高;2 型主要发生在儿童,抗肝-肾微粒体抗体为阳性;3 型主要发生在年轻妇女,可溶性肝抗原为阳性。原发性胆汁性肝硬化、原发性硬化性胆管炎是发生胆管破坏的自身免疫性疾病,ALT、AST、GGT、ALP 均升高。

(三)肝硬化

慢性肝损伤可反复长期引起肝损伤,使细胞外基质过量沉积及异常分布,从而导致肝纤维化的发生,引起进行性肝功能不全、门静脉高压,最终导致肝硬化的发生,肝硬化的病理基础则是肝纤维化。在慢性肝炎发展为肝硬化的过程中,可发生许多实验诊断指标的变化。肝硬化时血清 ALT/AST 比值常<1,纤维化程度越高,则比值越低,则可能与肝损害后肝产生减少有关。此外,肝硬化时血小板减少、PT 延长、白蛋白合成减少、球蛋白增加。

三、常见肝病检测项目的合理选择与应用

肝是人体重要器官之一,具有多种多样的物质代谢功能,由于肝功能复杂,再生和代偿能力很强,因此根据某一代谢功能所设计的检查方法,只能反映肝功能的一个侧面,而且往往须肝损害到相当严重的程度时才能反映出来,因而肝功能检查正常也不能排除肝病变。血清酶学指标的测定虽然在反映肝细胞损伤及坏死时敏感性很高,但均缺乏特异性。另外,当肝功能试验异常时,也要注意有无肝外影响因素。目前尚无一种理想的肝功能检查方法能够完整和特异地反映肝功能全貌。在临床工作中,临床医生必须具有科学的临床思维,合理选择肝功能检查项目,并从检验结果中正确判断肝功能状况,必要时

可选择肝影像学、血清肝炎病毒标志物及肝癌标志物等检测技术,并结合患者临床的症状和体征,从而对肝功能做出正确而全面的评价。肝病检查项目选择原则如下。

1.健康体格检查　可选择 ALT、AST、GGT、A/G 及肝炎病毒标志物。必要时可增加 ALP、STP 及血清蛋白电泳。

2.怀疑为无黄疸性肝病　对急性患者可查 ALT、胆汁酸、尿液尿胆原及肝炎病毒标志物。对慢性病患者加查 AST、ALP、GGT、STP、A/G 及血清蛋白电泳。

3.对黄疸患者的诊断与鉴别诊断　应查 STB、CB、尿液尿胆原与胆红素、ALP、GGT、LP-X、胆汁酸。

4.怀疑为原发性肝癌　除查一般肝功能(如 ALT、AST、STB、CB)外,应加查 AFP、GGT,ALP。

5.怀疑为肝纤维化或肝硬化　ALT、AST、STB、A/G、蛋白电泳、ICGR 为筛查。

6.疗效判断及病情随访　急性肝炎可查 ALT、AST、前清蛋白、ICG、STB、CB、尿液尿胆原及胆红素。慢性肝病可观察 ALT、AST、STB、CB、PT、血清总蛋白、A/G 及蛋白电泳等。原发性肝癌应随访 AFP、GGT、ALP 等。

知识链接

乙型肝炎的预防与治疗

乙肝疫苗接种是有效控制乙型肝炎病毒(HBV)传播的必要手段,中国实行新生儿强制计划免疫,一出生就接种乙肝疫苗。接种疫苗后有抗体应答者的保护效果一般至少可持续 12 年,对高危人群可进行抗-HBs 监测,必要时加强免疫。在意外接触 HBV 感染者的血液和体液后,应立即检测乙肝 5 项,抗-HBs<10 mU/mL 或抗-HBs 水平不详者立即注射 HBIG 200～400 U 以中和病毒。对急性或慢性 HBV 感染者应按照中华人民共和国传染病防治法,及时向当地疾病预防控制中心(CDC)报告,并应注明是急性乙型肝炎还是慢性乙型肝炎。抗病毒治疗是慢性乙肝的根本治疗方法,而乙肝病毒携带者即使 HBV DNA 水平很高,只要肝功能正常,就无需进行抗病毒治疗。《慢性乙型肝炎抗病毒治疗专家共识》指出,肝功能代偿期:HBV DNA 水平超过 1×10^4 拷贝/mL 和(或)血清 ALT 水平超过正常值上限,肝活检显示中度至重度活动性炎症、坏死和(或)肝纤维化的乙肝患者都需要进行抗病毒治疗。常用药物包括干扰素、拉米夫定、阿德福韦酯、替比夫定、恩替卡韦、替诺福韦酯等,根据情况选择适合的药物。

本节小结

本章简要介绍了肝是人体内最大的实质性腺体器官,由肝实质细胞、胆道系统及单核巨噬细胞系统组成。肝功能繁多,但其最基本的主要功能是物质代谢功能,它在体内蛋白质、氨基酸、糖、脂类、维生素、激素等物质代谢中起着重要作用;同时肝还有分泌、排泄、生物转化等方面的功能。当肝细胞发生变性及坏死等损伤后,可导致血清酶学指标的变化;当肝细胞大量损伤后,则可导致肝代谢功能的明显变化。通过检测血清某些酶及其同工酶活性或量的变化可早期发现肝的急性损伤;检测肝的代谢功能变化主要是用于诊断慢性肝病及评价肝功能状态。坚持育人为本、德育为先,强化素质教育,把思想政治教育与专业实践技能培训互相融合;加强学科之间的纵横联系,拓展知识的广度和深度,培养正确的临床思维,提高诊断的正确性;强化实践操作训练,培养理论与实践相结合的能力和团队协作精神;充分利用信息化资源,培养学生自主学习的能力,并与时俱进,跟上专业发展的步伐。

课后思考

案例 患者,孙某,男,54 岁,农民。近 1 个月乏力,腹胀,不适;最近 1 周皮肤瘙痒,皮肤及眼睛发黄。既往史:有慢性肝炎 20 余年,时好时坏,未进行系统治疗。体检:T、P、R、BP 均正常。一般状况较差,消瘦,皮肤干燥,面色发暗,无光泽,面部及上胸部可见蜘蛛痣,皮肤及巩膜黄染。腹部膨隆,腹水征阳性;肝脾触诊不满意。心肺无明显异常。实验室检查。血液一般检查:RBC $3.8 \times 10^{12}/L$, Hb 100 g/L, HCT 0.37;WBC $15.0 \times 10^{9}/L$, Sg 0.75, St 0.07, L 0.15, M 0.03。临床化学检查:TP 50 g/L, ALB 20 g/L, GLB 30 g/L;蛋白电泳:ALB 0.40, α_1 0.03, α_2 0.07, β 0.15, γ 0.35; ALT 243 U/L, AST 186 U/L, ALP 470 U/L, γ-GT 98 U/L, MAO 120 U/L; STB 180 μmol/L, CB 85 μmol/L。免疫学检查:HBsAg(+), 抗-HBs(-), HBeAg(+), 抗-HBs(-), 抗-HBc(+); AFP:(+)。腹水检查:比重 1.020, 蛋白 31 g/L, 细胞 $600 \times 10^{6}/L$, N 0.89, L 0.11, 癌细胞(+)。

思考

1. 考虑为哪方面的疾病?
2. 实验检查结果如何分析?
3. 结合临床该患者应考虑为何种诊断?
4. 为了明确诊断还应补做哪些实验检查?

链接 4-6-3
肝病常用实验室检测
自测题参考答案

链接 4-6-4
肝病常用实验室检测
课堂互动案例解析

链接 4-6-5
肝病常用实验室检测
课后思考案例解析

(陈 涛)

第七节　临床常用生物化学检测

◤ 课前预习

1.学生在线自主学习　使用数字化教学资源服务云平台,教师将课程制作成PPT上传至在线平台,让学生自主探究、讨论交流,激发学生主动学习的积极性。设立临床真实案例讨论论坛,师生互动、解析答疑,加强师生之间的对话与交流,实现线上线下授课相结合,使学生掌握血糖及其代谢产物、心肌酶测定的参考值及临床意义,不断提高临床基本能力。

2.学生在线自我检测　结合授课内容给出单选题5道、多选题2道,学生扫码完成自测,考核学生相关理论知识掌握情况。

链接4-7-1
临床常用生物
化学检测PPT

◤ 学习目标

1.掌握　血糖及其代谢产物、心肌酶测定的参考值及临床意义。
2.熟悉　血清电解质检测的参考值及临床意义。
3.了解　脂质和脂蛋白的参考值及临床意义。

链接4-7-2
临床常用生物化学
检测自测题

◤ 课程思政

通过学习临床常用生物化学检测的内容及学习要求,培养医学生良好的医德医风和行为准则,培养科学严谨、实事求是的工作态度,树立"以患者为中心"的思想理念,具备良好的职业道德、医患沟通能力和团队协作精神,全心全意为患者服务,做一个具有高尚医德修养的医务工作者。

案例导入

案例　患者,男,60岁,农民,1996年诊断为2型糖尿病,坚持服用格列本脲,每日3次,每次1片。很少去医院查血、尿糖。近1个月来乏力明显,下肢出现水肿,BP 120/95 mmHg。

综合患者病史思考

1.该患者需要进行哪些实验室检查?

2.结合实验室检查结果,该患者可诊断为什么疾病?

◀学习内容

一、血糖及其代谢产物的检测

(一)空腹血糖测定

空腹血糖(fasting blood glucose,FBG)是诊断糖代谢紊乱最常用和最重要的指标。临床上常用葡萄糖氧化酶法和己糖激酶法测定,采集静脉血或毛细血管血,可用血浆、血清或全血,以空腹血浆葡萄糖(fasting plasma glucose,FPG)检测最可靠,但临床上通常采用血清较多且更为方便。

1.参考值　成人空腹血浆(清)葡萄糖:3.9~6.1 mmol/L。

2.临床意义　血糖检测是目前诊断糖尿病的主要依据,也是判断糖尿病病情和控制程度的主要指标。

(1)FBG 增高　FBG 增高而又未达到诊断糖尿病的标准时,称为空腹血糖受损(impaired fasting glucose,IFG);FBG 增高超过 7.0 mmol/L 时称为高糖血症(hyperglycemia)。根据FBG 水平将高糖血症分为 3 度:FBG 7.0~8.4 mmol/L 为轻度增高;FBG 8.4~10.1 mmol/L为中度增高;FBG 大于 10.1 mmol/L 为重度增高。当 FBG 超过 9 mmol/L(肾糖阈)时尿糖即可呈阳性。

1)生理性增高。餐后 1~2 h、高糖饮食、剧烈运动、情绪激动、胃倾倒综合征等。

2)病理性增高。①各型糖尿病;②内分泌疾病:如甲状腺功能亢进症、巨人症、肢端肥大症、皮质醇增多症、嗜铬细胞瘤和胰高血糖素瘤等;③应激性因素:如颅内压增高、颅脑损伤、中枢神经系统感染、心肌梗死、大面积烧伤、急性脑血管病等;④药物影响:如噻嗪类利尿剂、口服避孕药、泼尼松等;⑤肝和胰腺疾病:如严重的肝病、坏死性胰腺炎、胰腺癌等。

(2)FBG 减低　FBG 低于 3.9 mmol/L 时为血糖减低,当 FBG 低于 2.8 mmol/L 时称为低糖血症。生理性减低见于饥饿、长期剧烈运动、妊娠期等。病理性减低见于:①胰岛素过多,如胰岛素用量过大、口服降糖药、胰岛 B 细胞增生或肿瘤等;②对抗胰岛素的激素分泌不足,如肾上腺皮质激素、生长激素缺乏;③肝糖原储存缺乏,如急性重型肝炎、急性肝炎、肝癌、肝淤血等;④急性乙醇中毒;⑤先天性糖原代谢酶缺乏,如 I、Ⅱ 型糖原贮积症等;⑥消耗性疾病,如严重营养不良、恶病质等;⑦非降糖药物影响,如磺胺药、水杨酸、吲哚美辛等;⑧特发性低血糖。

(二)口服葡萄糖耐量试验

葡萄糖耐量试验(glucose tolerance test,GTT)是检测葡萄糖代谢功能的试验,主要用于诊断症状不明显或血糖升高不明显的可疑糖尿病。GTT 有静脉葡萄糖耐量试验(intravenous glucose tolerance test,IVGTT)、口服葡萄糖耐量试验(oral glucose tolerance test,OGTT)。现多采用 WHO 推荐的 75 g 葡萄糖标准 OGTT,分别检测 FPG 和口服葡萄糖后 0.5、1.0、2.0、3.0 h 的血糖和尿糖。

1.参考值　FPG 3.9~6.1 mmol/L;口服葡萄糖后 0.5~1.0 h,血糖达高峰(一般为

7.8~9.0 mmol/L),峰值<11.1 mmol/L;2 h 血糖(2 h PG)<7.8 mmol/L;3 h 血糖恢复至空腹水平;各检测时间点的尿糖均为阴性。

2.临床意义　OGTT 是一种葡萄糖负荷试验,用于了解机体对葡萄糖代谢的调节能力,是糖尿病和低糖血症的重要诊断性试验。临床上主要用于诊断糖尿病、判断糖耐量异常(impaired glucose tolerance,IGT)、鉴别尿糖病和低糖血症,OGTT 还可用于胰岛素和 C-肽释放试验。

(1)诊断糖尿病　临床上有以下条件者,即可诊断为糖尿病。①具有糖尿病症状,FPG≥7.0 mmol/L。②OGTT 2 h PG≥11.1 mmol/L。③具有临床症状,随机血糖≥11.1 mmol/L,且伴有尿糖阳性者。

(2)判断糖耐量异常(IGT)　FPG<7.0 mmol/L,2 h PG 为 7.8~11.1 mmol/L,且血糖到达高峰的时间延长至 1 h 后,血糖恢复正常的时间延长至 2~3 h 以后,同时伴有尿糖阳性者为 IGT。IGT 常见于 2 型糖尿病、肢端肥大症、甲状腺功能亢进症、肥胖症及皮质醇增多症等。

(3)鉴别低血糖

1)功能性低血糖:FPG 正常,口服葡萄糖后的高峰时间及峰值均正常,但 2~3 h 后出现低血糖,见于特发性低糖血症。

2)肝源性低血糖:FPG 低于正常,口服葡萄糖后血糖高峰提前并高于正常,但 2 h PG 仍处于高水平,且尿糖阳性。常见于广泛性肝损伤、病毒性肝炎等。

(三)糖化血红蛋白检测

糖化血红蛋白(glycosylated hemoglobin,HbA1c)是在红细胞生存期间,血红蛋白 A(HbA)与己糖(主要是葡萄糖)缓慢、连续的非酶促反应的产物。其中 HbA1c(与葡萄糖结合)含量最高(占 60%~80%),是目前临床最常检测的部分。由于糖化过程非常缓慢,一旦生成则不再解离,且不受血糖暂时性升高的影响。

1.参考值　HbA1c 4%~6%。

2.临床意义　HbA1c 水平取决于血糖水平、高血糖持续时间,其生成量与血糖浓度呈正比。HbA1c 的代谢周期与红细胞的寿命基本一致,故 HbA1c 水平反映了近 2~3 个月的平均血糖水平,但并不能提供每天血糖的动态变化或低血糖异常发生的频率。

(1)评价糖尿病控制程度　HbA1c<7% 说明糖尿病控制良好,HbA1c 增高提示近 2~3 个月的糖尿病控制不良,HbA1c 愈高,血糖水平愈高,病情愈重。

(2)筛检和预测糖尿病　2011 年世界卫生组织(WHO)也推荐 HbA1c≥6.5% 作为糖尿病的诊断截点。由于我国有关 HbA1c 诊断糖尿病的相关资料尚不足,而且缺乏 HbA1c 检测方法的标准化,故目前在我国不推荐采用 HbA1c 诊断糖尿病。

(3)预测血管并发症　由于 HbA 遇与氧的亲和力强,可导致组织缺氧,故长期 HbA1c 增高,可引起组织缺氧而发生血管并发症。HbA1c>10%,提示并发症严重,预后较差。

(4)鉴别高血糖　糖尿病高血糖的 HbA1c 水平增高,而应激性高血糖的 HbA1c 则正常。

知识链接

糖尿病的诊断及分型

糖尿病的诊断一般不难,空腹血糖大于或等于 7.0 mmol/L,和(或)餐后 2 h 血糖大于或等于 11.1 mmol/L 即可确诊。诊断糖尿病后要进行分型。

1.1 型糖尿病 发病年龄轻,大多<30 岁,起病突然,多饮、多尿、多食、消瘦症状明显,血糖水平高,不少患者以酮症酸中毒为首发症状,血清胰岛素和 C 肽水平低下,ICA、IAA 或 GAD 抗体可呈阳性。单用口服药无效,需注射胰岛素治疗。

2.2 型糖尿病 常见于中老年人,肥胖者发病率高,常可伴有高血压、血脂异常、动脉硬化等疾病。起病隐袭,早期无任何症状,或仅有轻度乏力、口渴,血糖增高不明显者需做糖耐量试验才能确诊。血清胰岛素水平早期正常或增高,晚期低下。

二、血清脂质和脂蛋白检测

(一)血清脂质检测

血清脂质包括胆固醇、三酰甘油、磷脂(phospholipid)和游离脂肪酸(free fatty acid,FFA)。血清脂质除了可作为脂质代谢紊乱及有关疾病的诊断指标外,还可协助诊断原发性胆汁性胆管炎、肾病综合征、肝炎、肝硬化及吸收不良综合征等。

1.总胆固醇测定 胆固醇(cholesterol,CHO)是脂质的组成成分之一。胆固醇中 70% 为胆固醇酯(cholesterol esterase,CE)、30% 为游离胆固醇(free cholesterol,FC),总称为总胆固醇(total cholesterol,TC)。

(1)参考值 合适水平<5.20 mmol/L;边缘水平 5.20~6.20 mmol/L;升高水平>6.20 mmol/L。

(2)临床意义 根据 CHO 水平高低及其引起心、脑血管疾病的危险性,将 CHO 分为合适水平、边缘水平和升高(或减低)即危险(risk)水平。

2.三酰甘油测定 三酰甘油(triglyceride,TG)是甘油和 3 个脂肪酸所形成的酯,又称为中性脂肪(neutral fat)。TG 是机体恒定的供能来源,主要存在于 β-脂蛋白和乳糜微粒中,直接参与 CHO 和 CE 的合成。

(1)参考值 合适水平 0.56~1.70 mmol/L;边缘水平 1.71~2.30 mmol/L;升高水平>2.30 mmol/L。

(2)临床意义 TG 增高见于:①冠心病;②原发性高脂血症、动脉粥样硬化、肥胖症、糖尿病、痛风、甲状腺功能减退、肾病综合征、高脂饮食和胆汁瘀积性黄疸等。TG 减低见于:①低 β-脂蛋白血症和无 β-脂蛋白血症;②严重的肝病、吸收不良、甲状腺功能亢进症、肾上腺皮质功能减退症等。

课堂互动

案例 患者,女,65 岁,退休教师。近两年来自觉记忆力明显减退,时有头昏、头晕。以前体检时曾提示过高血压,但未予注意。家族中母亲有"心脏病"。查体:T 36.7 ℃,P 75 次/min,R 18 次/min,BP 170/100 mmHg。体型肥胖。一般状态较好。心、肺、肝、脾及神经系统未见异常。实验室检查:血常规检查正常;尿液检查:蛋白(±),其余均正常。血化学检查:肝肾功能及酶学检查均正常。TC 6.7 mmol/L,TG 2.1 mmol/L,LDL-C 4.0 mmol/L,HDL-C 0.7 mmol/L。

讨论

1. 结合临床资料,本例诊断应该从哪几个方面考虑?

2. 本例实验室检查结果应如何分析?

3. 根据临床及实验室检查结果分析,本例初步诊断是什么?

(二)血清脂蛋白检测

1. 高密度脂蛋白测定　高密度脂蛋白(high density lipoprotein,HDL)是血清中颗粒密度最大的一组脂蛋白,其蛋白质和脂质各占 50%。HDL 水平增高有利于外周组织清除 CHO,从而防止动脉粥样硬化的发生,故 HDL 被认为是抗动脉粥样硬化因子。

(1)参考值　1.03~2.07 mmol/L;合适水平>1.04 mmol/L;减低水平≤1.0 mmol/L。电泳法 30%~40%。

(2)临床意义　HDL 增高对防止动脉粥样硬化、预防冠心病的发生有重要作用。HDL 与 TG 呈负相关,也与冠心病的发病呈负相关,且 HDL 亚型 HDL2 与 HDL 的比值(HDL2/HDL)对诊断冠心病更有价值。HDL 减低常见于动脉粥样硬化、急性感染、糖尿病、肾病综合征及应用雄激素、β-受体阻滞剂和孕酮等药物。

2. 低密度脂蛋白测定　低密度脂蛋白(LDL)是富含 CHO 的脂蛋白,是动脉粥样硬化的危险性因素之一。临床上以 LDL 胆固醇(LDL-C)的含量来反映 LDL 水平。

(1)参考值　合适水平<3.4 mmol/L;边缘水平 3.4~4.1 mmol/L;升高水平>4.1 mmol/L。

(2)临床意义　LDL 是动脉粥样硬化的危险因子,LDL 水平增高与冠心病发病呈正相关。因此,LDL 可用于判断发生冠心病的危险性;遗传性高脂蛋白血症、甲状腺功能减退症、肾病综合征、胆汁瘀积性黄疸、肥胖症以及应用雄激素、β-受体阻滞剂、糖皮质激素等 LDL 也增高。LDL 减低常见于 β-脂蛋白血症、甲状腺功能亢进症、吸收不良、肝硬化以及低脂饮食和运动等。

三、血清电解质检测

(一)血钾测定

98% 的钾离子分布于细胞内液,是细胞内的主要阳离子,少量存在于细胞外液,血钾实际反映了细胞外液钾离子的浓度变化。

1. 参考值　3.5~5.5 mmol/L。

2.临床意义

1)血清钾超过 5.5 mmol/L 时称为高钾血症。常见于:①摄入过多,如输入大量库存血、补钾过多过快、过度使用含钾药物。②排泄障碍,如肾功能衰竭、肾上腺皮质功能减退。③细胞内钾移出,如大面积烧伤、挤压综合征、溶血等。

2)血清钾低于 3.5 mmol/L 时称为低钾血症。常见于:①摄入不足,如长期低钾饮食、禁食、吸收障碍等。②丢失过多,如严重呕吐、腹泻、大量出汗、长期应用肾上腺皮质激素、长期使用排钾利尿剂等。③钾向细胞内转移,如碱中毒、胰岛素治疗等。

(二)血清钠测定

钠是细胞外液的主要阳离子,44%存在于细胞外液,9%存在于细胞内液,47%存在于骨骼中。血清钠多以氯化钠的形式存在,其主要功能在于保持细胞外液容量、维持渗透压及酸碱平衡,并具有维持肌肉、神经正常应激性的作用。

1.参考值　135～145 mmol/L。

2.临床意义

1)血钠超过 145 mmol/L,并伴有血液渗透压过高者,称为高钠血症。常见于:①摄入过多,摄入过量的钠盐或注射高渗盐水。②排出减少,如肾上腺皮质功能亢进、原发性或继发性醛固酮增多症。

2)血钠低于 135 mmol/L 称为低钠血症。常见于:①摄入不足,如长期低盐饮食、饥饿、营养不良等。②丢失过多,如慢性肾功能不全、糖尿病酮症酸中毒、尿崩症、大量应用利尿剂、呕吐、腹泻、大量出汗、大面积烧伤等。③酸中毒。

(三)血清氯测定

氯是细胞外液的主要阴离子,但在细胞内外均有分布。

1.参考值　95～105 mmol/L。

2.临床意义

1)血清氯含量超过 1.0×10^5 mmol/L 称为高氯血症。常见于:①摄入过多,过量补充 $NaCl$、$CaCl_2$ 等。②排出减少,急慢性肾小球肾炎少尿期,尿道或输尿管阻塞等。③脱水,严重呕吐、腹泻、大量出汗等。④换气过度,呼吸性碱中毒。⑤肾小管重吸收增加,肾上腺皮质功能亢进症。血清氯含量低于 95 mmol/L 称为低氯血症。

2)常见于:①摄入不足,如长期低盐治疗、饥饿、营养不良等。②丢失过多,如慢性肾功能不全、糖尿病、尿崩症、大量应用利尿剂、呕吐、腹泻、大量出汗、呼吸性酸中毒。

(四)血清钙测定

钙是人体含量最多的金属宏量元素。人体内99%以上的钙以磷酸钙或碳酸钙的形式存在于骨骼中,血液中钙含量甚少,仅占人体钙含量的1%。血液中的钙以蛋白结合钙、复合钙(与阴离子结合的钙)和游离钙(离子钙)的形式存在。血清总钙超过 2.58 mmol/L 称为高钙血症。血清总钙低于 2.25 mmol/L 称为低钙血症。

1.参考值　总钙2.25～2.58 mmol/L。

2.临床意义

1)高钙血症常见于:①摄入过多,静脉补钙过多等。②溶骨作用增强,原发性甲状旁腺功能亢进,甲状腺功能亢进、多发性骨髓瘤等。③钙吸收作用增强,大量使用维生素D。④肾功能损伤,急性肾衰竭。

2)低钙血症常见于:①摄入不足,钙或维生素D摄入不足。②成骨作用增强,甲状旁腺功能减退症、恶性肿瘤骨转移。③钙吸收障碍,长期腹泻、小肠吸收不良综合征。④肾病,急、慢性肾衰竭,肾病综合征。

（五）血清磷测定

人体内70%~80%的磷以磷酸钙的形式沉积于骨骼中,只有少部分存在于体液中。血液中的磷有无机磷和有机磷两种形式。

1. 参考值　0.97~1.61 mmol/L。

2. 临床意义　血磷增高见于甲状旁腺功能减退、维生素D过量、肾功能不全、甲状腺功能亢进、多发性骨髓瘤等。血磷减低见于甲状旁腺功能亢进、维生素D缺乏、重症糖尿病、胰岛素过多或用胰岛素治疗后、长期腹泻、肾小管疾病。

四、血清铁及其代谢产物检测

（一）血清铁检测

血清铁(serum iron),即与转铁蛋白结合的铁,其含量不仅取决于血清中铁的含量,还受转铁蛋白的影响。

1. 参考值　男性10.6~36.7 μmol/L;女性7.8~32.2 μmol/L;儿童9.0~22.0 μmol/L。

2. 临床意义

1)血清铁增高见于:①利用障碍,如铁粒幼细胞贫血、再生障碍性贫血、铅中毒等;②释放增多,如溶血性贫血、急性肝炎、慢性活动性肝炎等;③铁蛋白增多,如白血病、含铁血黄素沉着症、反复输血等;④铁摄入过多,铁剂治疗过量时。

2)血清铁减低见于:①缺铁性贫血;慢性失血过多,消化性溃疡、恶性肿瘤、慢性炎症等。②摄入不足,长期缺铁饮食;机体需铁增加时,如生长发育期的婴幼儿、青少年,生育期、妊娠期及哺乳期的妇女等。

（二）血清转铁蛋白检测

转铁蛋白(transferrin,Tf)是血浆中一种能与Fe^{3+}结合的球蛋白,主要起转运铁的作用。体内仅有1/3的Tf呈铁饱和状态。Tf主要在肝中合成,所以Tf也可作为判断肝合成功能的指标。

1. 参考值　28.6~51.9 μmol/L(2.5~4.3 g/L)。

2. 临床意义　Tf增高常见于妊娠期、应用口服避孕药、慢性失血及铁缺乏,特别是缺铁性贫血。Tf减低常见于:①铁粒幼细胞贫血、再生障碍性贫血;②营养不良、重度烧伤、肾衰竭;③遗传性转铁蛋白缺乏症;④急性肝炎、慢性肝损伤及肝硬化等。

（三）血清总铁结合力检测

正常情况下,血清铁仅能与1/3的Tf结合,2/3的Tf未能与铁结合,未与铁结合的Tf

称为未饱和铁结合力。每升血清中的 Tf 所能结合的最大铁量称为总铁结合力（total iron binding capacity，TIBC），即为血清铁与未饱和铁结合力之和。

1. 参考值　男性 50～77 μmol/L；女性 54～77 μmol/L。

2. 临床意义

1）TBC 增高见于：①Tf 合成增加，如缺铁性贫血、红细胞增多症、妊娠后期；②Tf 释放增加，急性肝炎、亚急性重型肝炎等。

2）HBC 减低见于：①Tf 合成减少，肝硬化、慢性肝损伤等；②Tf 丢失，肾病综合征；③铁缺乏，肝病、慢性炎症、消化性溃疡等。

（四）血清铁蛋白检测

血清铁蛋白（serum ferritin，SF）是去铁蛋白（apoferritin）和铁核心 Fe^{3+} 形成的复合物，铁蛋白的铁核心 Fe^{3+} 具有强大的结合铁和贮备铁的能力，以维持体内铁的供应和血红蛋白的相对稳定性。SF 是铁的贮存形式，其含量变化可作为判断是否缺铁或铁负荷过量的指标。

1. 参考值　男性 15～200 μg/L；女性 12～150 μg/L。

2. 临床意义　SF 增高常见于：①体内贮存铁增加，原发性血色病、继发性铁负荷过大；②铁蛋白合成增加，炎症、肿瘤、白血病、甲状腺功能亢进症等；③贫血，溶血性贫血、再生障碍性贫血、恶性贫血；④组织释放增加，肝坏死、慢性肝病等。SF 减低常见于缺铁性贫血、大量失血、长期腹泻、营养不良等。若 SF 低于 15 μg/L 即可诊断铁缺乏。SF 也可以作为营养不良的流行病学调查指标。如果 SF 大于 l00 μg/L，即可排除缺铁。

五、心肌酶和心肌蛋白检测

心肌缺血损伤时的生物化学指标变化较多，如心肌酶和心肌蛋白等，但反映心肌缺血损伤的理想生物化学指标应具有以下的特点：①具有高度的心脏特异性。②心肌损伤后迅速增高，并持续较长时间。③检测方法简便快速。④其应用价值已由临床所证实。

（一）肌酸激酶测定

肌酸激酶（creatine kinase，CK）也称为肌酸磷酸激酶（creatine phosphatase kinase，CPK）。CK 主要存在于胞质和线粒体中，以骨骼肌、心肌含量最多，其次是脑组织和平滑肌。肝、胰腺和红细胞中的 CK 含量极少。

1. 参考值　速率法：男性 50～310 U/L，女性 40～200 U/L。

2. 临床意义　CK 增高常见于以下几种情况。

（1）AMI　在 AMI 发病 3～8 h 期间 CK 水平即明显增高，其峰值在 10～36 h，3～4 d 恢复正常。如果在 AMI 病程中 CK 再次升高，提示再次发生心肌梗死。因此，CK 为早期诊断 AMI 的灵敏指标之一，但诊断时应注意 CK 的时效性。发病 8 h 内 CK 不增高，不可轻易排除 AMI，应继续动态观察；发病 24 h 的 CK 检测价值最大，此时的 CK 应达峰值，如果 CK 低于参考值的上限，可排除 AMI。但应除外 CK 基础值极低、心肌梗死范围小及心内膜下心肌梗死的患者等，此时即使心肌梗死，CK 也可正常。

（2）心肌炎和肌肉疾病　心肌炎时 CK 明显升高。各种肌肉疾病，如多发性肌炎、横纹肌溶解症、进行性肌营养不良等 CK 明显增高。

（3）溶栓治疗　AMI 溶栓治疗后出现再灌注可导致 CK 活性增高,使峰值时间提前。因此,CK 水平有助于判断溶栓后的再灌注情况,但由于 CK 检测具有中度灵敏度,所以不能早期判断再灌注。如果溶栓后 4 h 内 CK 即达峰值,提示冠状动脉的再通能力达40% ~60%。

（4）手术　心脏手术或非心脏手术均可导致 CK 增高,其增高的程度与肌肉损伤的程度、手术范围、手术时间有密切关系。转复心律、心导管术以及冠状动脉成形术等均可引起 CK 增高。CK 减低常见于长期卧床、甲状腺功能亢进症、激素治疗等 CK 均减低。

（二）肌酸激酶同工酶测定

CK 是由 2 个亚单位组成的二聚体,形成 3 个不同的亚型:①CK-MM(CK$_3$),主要存在于骨骼肌和心肌中。②CK-MB(CK$_2$),主要存在于心肌中。③CK-BB(CK$_1$)主要存在于脑、前列腺、肺、肠等组织中。正常人血清中以 CK-MM 为主,CK-MB 较少,CK-BB 含量极微。

1. 参考值　CK-MM 94% ~96% ;CK-MB<5% ;CK-BB 极少或无。

2. 临床意义

（1）CK-MB 增高　①AMI:CK-MB 对 AMI 早期诊断的灵敏度明显高于总 CK,其阳性检出率达 100% ,且具有高度的特异性。CK-MB 一般在发病后 3 ~8 h 增高,9 ~30 h 达高峰,48 ~72 h 恢复正常水平。与 CK 比较,其高峰出现早,消失较快,用其诊断发病较长时间的 AMI 有困难,但对再发心肌梗死的诊断有重要价值。②其他心肌损伤:心绞痛、心包炎、慢性心房颤动、安装起搏器等,CK-MB 也可增高。③肌肉疾病及手术:骨骼肌疾病时 CK-MB 也增高,但 CK-MB/CK 常小于 6% ,以此可与心肌损伤鉴别。

（2）CK-MM 增高　①AMI:CK-MM 亚型对诊断早期 AMI 较为灵敏;②其他:骨骼肌疾病、重症肌无力、肌萎缩、进行性肌营养不良、多发性肌炎等 CK-MM 均明显增高。

（3）CK-BB 增高　①神经系统疾病:脑梗死、急性颅脑损伤、脑出血、脑膜炎患者血清 CK-BB 增高,CK-BB 增高程度与损伤严重程度、范围和预后呈正比。②肿瘤:恶性肿瘤患者血清 CK-BB 检出率为 25% ~41% ,CK-BB 由脑组织合成,若无脑组织损伤,应考虑为肿瘤,如肺、肠、胆囊、前列腺等部位的肿瘤。

（三）乳酸脱氢酶测定

乳酸脱氢酶(lactate dehydrogenase,LD)是一种糖酵解酶,广泛存在于机体的各种组织器官中,其中以心肌、骨骼肌和肾含量最丰富,其次为肝、脾、胰腺、肺和肿瘤组织,红细胞中 LD 含量也极为丰富。由于 LD 几乎存在于人体各组织器官中,所以 LD 对诊断具有较高的灵敏度,但特异性较差。

1. 参考值　速率法 120 ~250 U/L。

2. 临床意义　①升高见于 AMI,于发病后 8 ~18 h 开始升高,2 ~3 d 达高峰,持续1 ~2 周才恢复正常。②急性肝炎、慢性活动性肝炎、肝硬化、肝癌、胆汁瘀积性黄疸。③骨骼肌疾病,如肌营养不良、骨骼肌损伤等。④贫血、肺梗死、白血病、恶性肿瘤等。

（四）乳酸脱氢酶同工酶

LD 是由 H 亚基(心型)和 M 亚基(肌型)组成的四聚体,根据亚基组合不同形成 5 种同工酶:即 $LD_1(H_4)$，$LD_2(H_3M)$，$LD_3(H_2M_2)$，$LD_4(HM_3)$ 和 $LD_5(M_4)$。其中 LD_1、LD_2 主要来自心肌，LD_3 主要来自肺、脾组织，LD_4、LDs 主要来自肝，其次为骨骼肌。

1. 参考值　LD_1:32.70% ±4.60%；LD_2:45.10% ±3.53%；LD_3:18.50% ±2.96%；LD_4:2.90% ±0.89%；LD_5:0.85% ±0.55%；LD_1/LD_2:<0.7。

2. 临床意义　①AMI:AMI 发病后 12～24 h 有50%的患者，48 h 有80%的患者 LD_1、LD_2 明显增高，且 LD_1 增高更明显，LD/LD_2>1.0。②肝病:肝实质性损伤，如病毒性肝炎、肝硬化、原发性肝癌时，LD 升高，且 LD_5>LD_4，而胆管梗阻但未累及肝细胞时 LD_4>LD_5。恶性肿瘤肝转移时 LD_4、LD_5 均增高。③肿瘤:恶性肿瘤细胞坏死可引起 LD 增高，且肿瘤生长速度与 LD 增高程度有一定关系。大多数恶性肿瘤患者以 LD_5、LD_4、LD_3 增高为主，且其阳性率 LD_5>LD_4>LD_3。

(五)心肌肌钙蛋白 T 测定

心肌肌钙蛋白(cardiac troponin, cTn)是肌肉收缩的调节蛋白。心肌肌钙蛋白 T(cardiac troponin T, cTnT)有快骨骼肌型、慢骨骼肌型和心肌型。当心肌细胞损伤时，cTnT 便释放到血清中。因此，cTnT 浓度变化对诊断心肌缺血损伤的严重程度有重要价值。

1. 参考值　0.02～0.13 μg/L；>0.2 μg/L 为临界值；>0.5 μg/L 可以诊断 AMI。

2. 临床意义　①诊断 AMI:cTnT 是诊断 AMI 的确定性标志物。AMI 发病后 3～6 h 的 cTnT 即升高，10～24 h 达峰值，其峰值可为参考值的 30～40 倍，恢复正常需要 10～15 d。②判断微小心肌损伤:不稳定型心绞痛(unstable angina pectoris, UAP)患者常发生微小心肌损伤(minor myocardial damage, MMD)，这种心肌损伤只有检测 cTnT 才能确诊。③预测血液透析患者心血管事件:肾衰竭的患者反复血液透析可引起血流动力学和血脂异常，因此所致的心肌缺血性损伤是导致患者死亡的主要原因之一，及时检测血清 cTnT 浓度变化，可预测其心血管事件发生。

(六)心肌肌钙蛋白 I 测定

心肌肌钙蛋白 I(cardiac troponin I, cTnI)可抑制肌动蛋白中的 ATP 酶活性，使肌肉松弛，防止肌纤维收缩。cTnI 以复合物和游离的形式存在于心肌细胞胞质中，当心肌损伤时，cTnI 即可释放入血液中，血清 cTnI 浓度变化可以反映心肌细胞损伤的程度。

1. 参考值　<0.2 μg/L；>1.5 μg/L 为临界值。

2. 临床意义　①诊断 AMI cTnI 对诊断 AMI 与 cTnT 无显著性差异。与 cTnT 比较，cTnI 具有较低的初始灵敏度和较高的特异性。AMI 发病后 3～6 h，cTnI 即升高，14～20 h 达到峰值，5～7 d 恢复正常。其诊断 AMI 的灵敏度为 6%～44%，特异性为 93%～99%。②判断 MMD:UAP 患者血清 cTnI 也可升高，提示心肌有小范围梗死。③急性心肌炎患者 cTnI 水平增高，其阳性率达88%，但多为低水平增高。

(七)肌红蛋白测定

肌红蛋白(myoglobin, Mb)是一种存在于骨骼肌和心肌中的含氧结合蛋白，正常人血清 Mb 含量极少。当心肌或骨骼肌损伤时，血液 Mb 水平升高，对诊断 AMI 和骨骼肌损害有一定价值。

1. 参考值 定性:阴性。定量:ELISA 法 50~85 μg/L;RIA 法 6~85 μg/L,>75 μg/L 为临界值。

2. 临床意义 ①诊断 AMI,Mb 的相对分子质量小,心肌细胞损伤后即可从受损的心肌细胞中释放,故在 AMI 发病后 0.5~2.0 h 即可升高,5~12 h 达到高峰,18~30 h 恢复正常,所以 Mb 可作为早期诊断 AMI 的指标,明显优于 CK-MB 和 LDO Mb 诊断 AMI 的灵敏度为 50%~59%,特异性为 77%~95%。②判断 AMI 病情,Mb 主要由肾排泄,AMI 患者血清中增高的 Mb 很快从肾清除,发病后一般 18~30 h 即可恢复正常。如果此时 Mb 持续增高或反复波动,提示心肌梗死持续存在,或再次发生心肌梗死及梗死范围扩展等。

六、其他血清酶学检测

(一)淀粉酶检测

淀粉酶(amylase,AMY)主要来自胰腺和腮腺。来自胰腺的为淀粉酶同工酶 P(P-AMY),来自腮腺的为淀粉酶同工酶 S(S-AMY)。其他组织,如心、肝、肺、甲状腺、卵巢、脾脏等也含有少量 AMY。

1. 参考值 血液 AMY 35~135 U/L;24 h 尿液 AMY<1 000 U/L。

2. 临床意义

(1)AMY 增高 ①胰腺炎(pancreatitis):急性胰腺炎是 AMY 增高最常见的原因。血清 AMY 一般于发病 6~12 h 开始增高,12~72 h 达到峰值,3~5 d 恢复正常。慢性胰腺炎急性发作、胰腺囊肿、胰腺导管阻塞时 AMY 也可增高。②胰腺癌早期 AMY 增高,其原因为:肿瘤压迫造成胰腺导管阻塞,并使其压力增高,使 AMY 溢入血液中;短时间内大量胰腺组织破坏,组织中的 AMY 进入血液中。③非胰腺疾病:腮腺炎时增高的 AMY 主要为 S-AMY,S-AMY/P-AMY>3,借此可与急性胰腺炎相鉴别;消化性溃疡穿孔、上腹部手术后、机械性肠梗阻、胆管梗阻、急性胆囊炎等 AMY 也增高;服用镇静剂,如吗啡等,AMY 也增高,以 S-AMY 增高为主;乙醇中毒患者 S-AMY 或 P-AMY 增高,两者也可同时增高;肾衰竭时的 AMY 增高是由于经肾排出的 AMY 减少所致;巨淀粉酶血症时,由于 AMY 与免疫球蛋白等结合形成复合物或 AMY 本身聚合成巨淀粉酶分子,致使肾排泄 AMY 减少,所以,血液 AMY 增高,尿液 AMY 减低。

(2)AMY 减低 ①慢性胰腺炎:AMY 减低多由于胰腺组织严重破坏,导致胰腺分泌功能障碍所致。②胰腺癌:AMY 减低多由于肿瘤压迫时间过久,腺体组织纤维化,导致分泌功能降低所致。③其他:肾衰竭晚期,肾排泄 AMY 减少,尿液 AMY 可减低;巨淀粉酶血症尿液 AMY 减低。

(二)脂肪酶检测

脂肪酶(lipase,LPS)是一种能水解长链脂肪酸三酰甘油的酶,主要由胰腺分泌,胃和小肠也能产生少量的 LPS。LPS 经肾小球滤过,并被肾小管全部重吸收,所以尿液中无 LPS。

1. 参考值 比色法:<79 U/L;滴度法:<1 500 U/L。

2. 临床意义

（1）LPS 增高　见于：①胰腺疾病：LPS 活性增高常见于胰腺疾病，特别是急性胰腺炎。急性胰腺炎发病后 4 ~ 8 h，LPS 开始升高，24 h 达到峰值，可持续 10 ~ 15 d，并且 LPS 增高可与 AMY 平行，但有时其增高的时间更早，持续时间更长，增高的程度更明显。LPS 诊断急性胰腺炎的灵敏度可达 82% ~ 100%，AMY 与 LPS 联合检测的灵敏度可达 95%。由于 LPS 组织来源较少，所以其特异性较 AMY 为高。②非胰腺疾病：LPS 增高也可见于消化性溃疡穿孔、肠梗阻、急性胆囊炎等。

（2）LPS 减低　见于：胰腺癌或胰腺结石所致的胰腺导管阻塞时，LPS 活性可减低。LPS 减低的程度与梗阻部位、梗阻程度和剩余胰腺组织的功能有关。

（三）胆碱酯酶检测

胆碱酯酶（cholinesterase，ChE）分为乙酰胆碱酯酶（acetylcholinesterase，AChE）和假性胆碱酯酶（pseudocholinesterase，PChE）。AChE 主要存在于红细胞、肺、脑组织、交感神经节中，其主要作用是水解乙酰胆碱；PChE 是一种糖蛋白，由肝粗面内质网合成，主要存在于血清或血浆中。

1. 参考值　PChE 30 000 ~ 80 000 U/L；AChE 80 000 ~ 120 000 U/L。

2. 临床意义

（1）ChE 增高　见于肾病、肥胖、脂肪肝、甲状腺功能亢进症等，也可见于精神分裂症、溶血性贫血、巨幼红细胞贫血等。

（2）ChE 减低　见于①有机磷中毒：含有机磷的杀虫剂能抑制 ChE 活性，使之减低，且常以 PChE 活性作为有机磷中毒的诊断和监测指标。②肝病：ChE 减低程度与肝实质损伤程度呈正比，多见于慢性肝炎、肝硬化和肝癌。如果 ChE 持续性减低提示预后不良。

七、内分泌激素检测

（一）甲状腺素和游离甲状腺素测定

甲状腺素是含有四碘的甲状腺原氨酸（T_4）。T_4 以与蛋白质结合的结合型甲状腺素和游离的游离型甲状腺素（free thyroxine，FT_4）的形式存在，结合型 T_4 与 FT_4 之和为总 T_4（TT_4）。生理情况下，99.5% 的 T_4 与血清甲状腺素结合球蛋白（thyroxine - binding globulin，TBG）结合，而 FT_4 含量极少。结合型 T_4 不能进入外周组织细胞，只有转变为 FT_4 后才能进入组织细胞发挥其生理作用，故 FT_4 较结合型 T_4 更有价值。

1. 参考值　TT_4 65 ~ 155 nmol/L；FT_4 10.3 ~ 25.7 pmol/L。

2. 临床意义

（1）TT_4　是判断甲状腺功能状态最基本的体外筛检指标。①TT_4 增高：TT_4 常受 TBG 含量的影响，高水平的 TBG 可使 TT_4 增高。TT4 增高主要见于甲状腺功能亢进、先天性甲状腺素结合球蛋白增多症、原发性胆汁性胆管炎、甲状腺激素不敏感综合征、妊娠以及口服避孕药或雌激素等。②TT_4 减低：主要见于甲状腺功能减退、缺碘性甲状腺肿、慢性淋巴细胞性甲状腺炎、低甲状腺素结合球蛋白血症等。

（2）FT_4　不受血浆 TBG 的影响，直接测定 FT_4 对了解甲状腺功能状态较 TT_4 更有意义。①FT_4增高:对诊断甲亢的灵敏度明显优于TT_4。另外,FT_4增高还可见于甲亢危象、甲状腺激素不敏感综合征、多结节性甲状腺肿等。②FT_4减低:主要见于甲减,应用抗甲状腺药物、糖皮质激素、苯妥英钠、多巴胺等,也可见于肾病综合征等。

(二)三碘甲状腺原氨酸和游离三碘甲状腺原氨酸测定

T_4在肝和肾中经过脱碘后转变为三碘甲状腺原氨酸(T_3),T_3的含量是T_4的$1/10$,但其生理活性为T_4的$3\sim4$倍。与TBG结合的结合型T_3和游离型T_3(free triiodothyronine,FT3)之和为总T_3(TT_3)。

1.参考值　TT_3 $1.6\sim3.0$ nmol/L;FT_3 $6.0\sim11.4$ pmol/L。

2.临床意义

(1)TT_3是诊断甲状腺功能亢进最灵敏的指标　甲亢时TT_3可高出正常人4倍,而TT_4仅为2.5倍。某些患者血清TT_4增高前往往已有TT_3增高,可作为甲亢复发的先兆。因此,TT_3具有判断甲亢有无复发的价值。TT_3是诊断T_3型甲亢的特异性指标。T_3增高而T_4不增高是T_3型甲亢的特点,见于功能亢进型甲状腺腺瘤、多发性甲状腺结节性肿大。

(2)TT_3减低　甲状腺功能减退时TT_3可减低,但由于甲状腺仍具有产生T_3的能力,所以TT_3减低不明显,有时甚至轻度增高。

(3)FT_3对诊断甲亢非常灵敏　早期或具有复发前兆的格雷夫斯(Graves)病的患者血清FT_4处于临界值,而FT_3已明显增高;FT_3减低见于低T_3综合征,慢性淋巴细胞性甲状腺炎晚期、应用糖皮质激素等。

(三)甲状腺素结合球蛋白测定

甲状腺素结合球蛋白(thyroxine-binding globulin,TBG)是一种由肝合成的酸性糖蛋白。

1.参考值　$15\sim34$ mg/L。

2.临床意义

(1)TBG增高　①甲状腺功能减退:甲状腺功能减退时,TBG增高,但随着病情的好转,TBG也逐渐恢复正常;②肝病:如肝硬化、病毒性肝炎等TBG显著增高,可能与肝间质细胞合成、分泌TBG增多有关。

(2)TBG减低　甲状腺功能亢进、遗传性TBG减少症、肢端肥大症、肾病综合征、恶性肿瘤、严重感染等。

(四)甲状旁腺素测定

甲状旁腺素(parathyroid hormone 或 parathonnone,PTH)是甲状旁腺主细胞分泌的一种含有84个氨基酸的直链肽类激素,其主要靶器官有肾、骨骼和肠道。

1.参考值　免疫化学发光法$1\sim10$ pmol/L。RIA:氨基酸活性端(N-terminal)$230\sim630$ ng/L;氨基酸无活性端(C-terminal)$430\sim1860$ ng/L。

2.临床意义　PTH增高是诊断甲状旁腺功能亢进症的主要依据。若PTH增高,同时伴有高血钙和低血磷,则为原发性甲状旁腺功能亢进症,多见于维生素D缺乏、肾衰竭、吸收不良综合征等。PTH减低主要见于甲状腺或甲状旁腺手术后、特发性甲状旁腺功能减退症等。

（五）降钙素测定

降钙素（calcitonin，CT）是由甲状腺 C 细胞分泌的多肽激素。CT 的主要作用是降低血钙和血磷，其主要靶器官是骨骼，对肾也有一定的作用。CT 的分泌受血钙浓度的调节，当血钙浓度增高时，CT 的分泌也增高。CT 与 PTH 对血钙的调节作用相反，共同维持着血钙浓度的相对稳定。

1. 参考值　<100 ng/L。

2. 临床意义　CT 增高是诊断甲状腺髓样癌（medullary carcinoma of thyroid）的很好的标志之一，对判断手术疗效及术后复发有重要价值。另外，CT 增高也可见于燕麦细胞型肺癌、结肠癌、乳腺癌、胰腺癌、前列腺癌、严重骨病和肾病等。CT 减低主要见于甲状腺切除术后、重度甲状腺功能亢进症等。

（六）肾上腺皮质激素检测

1. 尿液 17-羟皮质类固醇测定　尿液 17-羟皮质类固醇（17-hydroxycorticosteroid，17-OHCS）是肾上腺糖皮质激素和盐皮质激素的代谢产物，因盐皮质激素分泌量很少，尿液中的浓度很低，故尿液 17-OHCS 浓度反映了糖皮质激素的分泌功能。

（1）参考值　男性 13.8～41.4 μmol/24 h；女性 11.0～27.6 μmol/24 h。

（2）临床意义　①17-OHCS 增高常见于肾上腺皮质功能亢进症，如库欣综合征（Cushing syndrome）、异源性促肾上腺皮质激素（ACTH）综合征、原发性色素性结节性肾上腺病（primary pigmented nodular adrenal disease，PPNAD）以及原发性肾上腺皮质肿瘤等。②17-OHCS 减低常见于原发性慢性肾上腺皮质功能减退症，如腺垂体功能减退症等，也可见于甲状腺功能减退症、肝硬化等。

2. 尿液 17-酮皮质类固醇测定　17-酮皮质类固醇（17-ketosteroids，17-KS）是雄激素代谢产物的总称。女性、儿童尿液 17-KS 主要来自肾上腺皮质，而男性 17-KS 约 2/3 来自肾上腺皮质，1/3 来自睾丸。因此，女性、儿童尿液 17-KS 含量反映了肾上腺皮质的内分泌功能，而男性尿液 17-KS 含量则反映了肾上腺和睾丸的功能状态。

（1）参考值　男性 34.7～69.4 μmol/24 h；女性 17.5～52.5 μmol/24 h。

（2）临床意义　①17-KS 增高多见于肾上腺皮质功能亢进症、睾丸癌、腺垂体功能亢进、女性多毛症等。若 17-KS 明显增高，多提示肾上腺皮质肿瘤及异源性 ACTH 综合征等。②17-KS 减低多见于肾上腺皮质功能减退症、腺垂体功能减退、睾丸功能低下等，也可见于肝硬化、糖尿病等慢性消耗性疾病等。

3. 血清皮质醇和尿液游离皮质醇测定　皮质醇主要是由肾上腺皮质束状带及网状带细胞所分泌。皮质醇进入血液后，90% 的皮质醇与皮质醇结合蛋白（cortisol binding globulin，CBG）及清蛋白结合，游离状态的皮质醇极少。血液中 5%～10% 的游离皮质醇（free cortisol，FC）从尿液排出。

（1）参考值　血清皮质醇：上午 8 时，140～630 nmol/L；午夜 2 时，55～165 nmol/L；昼夜皮质醇浓度比值>2，UFC：30～276 nmol/24 h。

（2）临床意义　①血清皮质醇和 24 h 尿游离皮质醇（UFC）增高常见于肾上腺皮质功能亢进症、双侧肾上腺皮质增生或肿瘤、异源性 ACTH 综合征等，且血清浓度增高失去了昼夜变化规律。如果 24 h UFC 处于边缘增高水平,应进行低剂量地塞米松抑制试验,当 24 h UFC<276 nmol 时,可排除肾上腺皮质功能亢进症。②血清皮质醇和 24 h UFC 减低常见于肾上腺皮质功能减退症、腺垂体功能减退等,但其存在节律性变化。

4. 血浆和尿液醛固酮测定　醛固酮(aldosterone,ALD)是肾上腺皮质球状带细胞所分泌的一种盐皮质激素,作用于肾远曲小管,具有保钠排钾、调节水和电解质平衡的作用,ALD 浓度有昼夜变化规律,并受体位、饮食及肾素水平的影响。

(1)参考值　①血浆:普通饮食卧位(238.6±104.0)pmol/L, 立位(418.9±245.0)pmol/L;低钠饮食,卧位(646.6±333.4)pmol/L, 立位(945.6±491.0)pmol/L。②尿液:普通饮食 9.4~35.2 nmol/24 h。

(2)临床意义

1)增高:①原发性醛固酮增多症,肾上腺皮质肿瘤或增生所致;②继发性醛固酮增多症,有效血容量减少、肾血流量减少所致;③药物影响,长期服用避孕药等。

2)减低:肾上腺皮质功能减退症、垂体功能减退、高钠饮食、妊娠高血压综合征、原发性醛固酮减少症等;药物影响,应用普萘洛尔、利血平、甲基多巴和甘草等。

(七)肾上腺髓质激素检测

1. 尿液儿茶酚胺测定　儿茶酚胺(catecholamines,CA)是肾上腺嗜铬细胞分泌的肾上腺素、去甲肾上腺素和多巴胺的总称。血液中的 CA 主要来源于交感神经和肾上腺髓质,测定 24 h 尿液 CA 含量不仅可以反映肾上腺髓质功能,也可以判断交感神经的兴奋性。

(1)参考值　71.0~229.5 nmol/24 h。

(2)临床意义　①CA 增高主要见于嗜铬细胞瘤,其增高程度可达正常人的 2~20 倍,但其发作期间 CA 多正常,应多次反复检测以明确诊断;②CA 减低见于 Addison 病。

2. 尿液香草扁桃酸测定　香草扁桃酸(vanillylmandelic acid,VMA)是儿茶酚胺的代谢产物。体内 CA 的代谢产物中有 60% 是 VMA,其性质较 CA 稳定,且 63% 的 VMA 由尿液排出,故测定尿液 VMA 可以了解肾上腺髓质的分泌功能。

(1)参考值　5~45 μmol/24 h。

(2)临床意义　VMA 主要用于观察肾上腺髓质和交感神经的功能。VMA 增高主要见于嗜铬细胞瘤的发作期、神经母细胞瘤、交感神经细胞瘤和肾上腺髓质增生等。

3. 血浆肾素测定　肾素为肾小球旁细胞合成分泌的一种蛋白水解酶,可催化血管紧张素原水解生成血管紧张素 I,后者再经血管紧张素 I 转化酶催化水解生成血管紧张素 II。血浆肾素测定多以血管紧张素原为底物,检测肾素催化下生成血管紧张素 I 的速率代表其活性。

(1)参考值　①普通饮食:成人立位 0.30~1.90 ng/(mL·h),卧位 0.05~0.79 ng/(mL·h);②低钠饮食:卧位 1.14~6.13ng/(mL·h)。

(2)临床意义　①诊断原发性醛固酮增多症:血浆肾素降低而醛固酮升高是诊断原发性醛固酮增多症极有价值的指标。若血浆肾素和醛固酮均升高见于肾性高血压、水肿、心力衰竭、肾小球旁细胞肿瘤等。严重肾病时血浆肾素和醛固酮均降低。②指导高血压治疗:高血压依据血浆肾素水平可分为高肾素性、正常肾素性和低肾素性。对高肾素性高血压,选用转化酶抑制剂拮抗血浆肾素功能,或减少肾素的分泌。

(八)性腺激素检测

1. 血浆睾酮测定　睾酮是男性最重要的雄激素,脱氢异雄酮(dehydroepiandrosterone, DHEA 或 dehydroisoandrosterone,DHA)和雄烯二酮是女性的主要雄性激素。血浆睾酮浓度可反映睾丸的分泌功能,血液中具有活性的游离睾酮仅为 2%。

(1)参考值　①男性:青春期(后期)100~200 ng/L,成人 300~1 000 ng/L;②女性:青春期(后期)100~200 ng/L,成人 200~800 ng/L,绝经后 80~350 ng/L。

(2)临床意义　①睾酮增高主要见于睾丸间质细胞瘤、男性性早熟(sexual precosity)、先天性肾上腺皮质增生症、肾上腺皮质功能亢进症、多囊卵巢综合征等;②睾酮减低主要见于克兰费尔特(Klinefelter)综合征(先天性小睾丸发育不全)、睾丸发育不全(testicular dysgenesis)、卡尔曼(Kallmann)综合征(嗅神经-性发育不全综合征)、男性 Turner 综合征等。

2. 血浆雌二醇测定　雌二醇(estradial,E_2)是雌激素的主要成分,由睾丸、卵巢和胎盘分泌,或由雌激素转化而来。其生理功能是促进女性生殖器官的发育和第二性征的出现,并维持正常状态。

(1)参考值　①男性:青春期前 7.3~36.7 pmol/L;成人 50~200 pmol/L;②女性:青春期前 7.3~28.7 pmol/L;卵泡期 94~433 pmol/L;黄体期 499~1 580 pmol/L;排卵期 704~2 200 pmol/L;绝经期 40~100 pmol/L。

(2)临床意义　①E_2增高常见于女性性早熟、男性女性化、卵巢肿瘤以及性腺母细胞瘤、垂体瘤等。②E_2减低常见于各种原因所致的原发性性腺功能减退。E_2减低也可见于卵巢切除、青春期延迟、原发性或继发性闭经、绝经、口服避孕药等。

3. 血浆孕酮测定　孕酮是由黄体和卵巢所分泌,是类固醇激素合成的中间代谢产物。孕酮的生理作用是使经雌激素作用的、已处于增殖期的子宫内膜继续发育增殖、增厚、肥大、松软和分泌黏液,为受精卵着床做准备,这对维持正常月经周期及正常妊娠具有重要作用。

(1)参考值　①卵泡期(早)(0.7±0.1)μg/L;②卵泡期(晚)(0.4±0.1)μg/L;③排卵期(1.6±0.2)μg/L;④黄体期(早)(11.6±1.5)μg/L;⑤黄体期(晚)(5.7±1.1)μg/L。

(2)临床意义　①孕酮增高常见于葡萄胎、妊娠高血压综合征、原发性高血压、卵巢肿瘤、多胎妊娠、先天性肾上腺皮质增生等;②孕酮减低常见于黄体功能不全、多囊卵巢综合征、胎儿发育迟缓、死胎、原发性或继发性闭经、无排卵型子宫功能性出血等。

(九)垂体激素检测

1. 促甲状腺激素测定　促甲状腺激素(thyroid stimulating hormone,TSH)是腺垂体分泌的重要激素,其生理作用是刺激甲状腺细胞的发育、合成与分泌甲状腺激素。TSH 的分泌受促甲状腺素释放激素(thyrotropin releasing hormone,TRH)的兴奋性和生长抑素(somatostatin)的抑制性的影响,并受甲状腺素的负反馈调节。

(1)参考值　2~10 mU/L。

（2）临床意义　①TSH 增高常见于原发性甲状腺功能减退、异源性 TSH 分泌综合征、垂体 TSH 不恰当分泌综合征（syndrome of inappropriate TSH secretion）、单纯性甲状腺肿、腺垂体功能亢进、甲状腺炎等；②TSH 减低常见于甲状腺功能亢进、继发性甲状腺功能减退（TRH 分泌不足）、腺垂体功能减退、皮质醇增多症、肢端肥大症等。

2. 促肾上腺皮质激素测定　促肾上腺皮质激素（adrenocorticotropic hormone，ACTH）是腺垂体分泌的含有 39 个氨基酸的多肽激素，其生理作用是刺激肾上腺皮质增生、合成与分泌肾上腺皮质激素，对和性腺激素的分泌也有促进作用。ACTH 的分泌受促肾上腺皮质激素释放激素（corticotropic hormone releasing hormone，CRH）的调节，并受血清皮质醇浓度的反馈调节。

（1）参考值　上午 8 时：25～100 ng/L；下午 6 时：10～80 ng/L。

（2）临床意义　①ACTH 增高常见于原发性肾上腺皮质功能减退症、先天性肾上腺皮质增生、异源性 ACTH 综合征、异源性 CRH 肿瘤等；②ACTH 减低常见于腺垂体功能减退症、原发性肾上腺皮质功能亢进症、医源性皮质醇增多症等。

3. 生长激素测定　生长激素（growth hormone，GH）释放受下丘脑的生长激素释放激素（growth hormone releasing hormone，GHRH）和生长激素释放抑制激素（growth hormone releasing inhibitory hormone，GHIH；又称为生长抑 M，somatostatin，SS）的控制。由于 GH 分泌具有脉冲式节律，每 1～4 h 出现 1 次脉冲峰，睡眠后 GH 分泌增高，约在熟睡 1 h 后达高峰。

（1）参考值　儿童<20 pg/L；男性<2 pg/L；女性<10 pg/L。

（2）临床意义　①GH 增高最常见于垂体肿瘤所致的巨人症或肢端肥大症，也可见于异源性 GHRH 或 GH 综合征；②GH 减低主要见于垂体性侏儒症、垂体功能减退症、遗传性 GH 缺乏症、继发性 GH 缺乏症等。

4. 抗利尿激素测定　抗利尿激素（antidiuretic hormone，ADH）又称为血管升压素（vasopressin，VP），是下丘脑视上核神经元产生的一种含有 9 个氨基酸的多肽激素。其主要生理作用是促进肾远曲小管和集合管对水的重吸收，即具有抗利尿作用，从而调节有效血容量、渗透压及血压。

（1）参考值　1.4～5.6 pmol/L。

（2）临床意义　①ADH 增高常见于腺垂体功能减退症、肾性尿崩症、脱水等，也可见于产生异源性 ADH 的肺癌或其他肿瘤等。②ADH 减低常见于中枢性尿崩症、肾病综合征、输入大量等渗溶液、体液容量增加等，也可见于妊娠期尿崩症。

知识链接

糖尿病酮症酸中毒

糖尿病患者常可发生急性并发症，主要包括糖尿病酮症酸中毒（diabetes mellitus ketoacidosis，DKA）、高渗性非酮症糖尿病昏迷（hyperosmolar nonketotic diabetic coma，HNDC）和糖尿病乳酸性酸中毒（lactic acidosis，LA）。三者可以单独发生，也可两种以上先后或同时发生。例如患者发生的尽管主要是 DKA，往往同时有 HNDC 和(或)LA,几乎半数 DKA 患者血乳酸增高,而 HNDC 患者至少有 1/3 存在轻度 DKA,另有不少 HNDC 患者,也有血乳酸增高,并不是"纯非酮症性"。因此,对糖尿病急性并发症危重患者,应警惕上述病症重叠存在。

本节小结

本章简要介绍了临床生物化学检测是实验诊断学的重要组成部分,其主要内容包括:①以物质分类为主探讨疾病时的生物化学变化,如糖尿病及其他糖代谢紊乱、血浆脂质和脂蛋白代谢紊乱、电解质代谢紊乱等。②以器官和组织损伤为主探讨疾病时的生物化学变化,如内分泌腺、心肌损伤相关的生物化学改变及代谢紊乱等。③临床酶学及临床治疗药物检测等。临床生物化学检测项目不断拓展、检测手段不断改进、检测项目组合不断完善以及实验室质量管理体系的运用,不仅提高了生物化学检测速度和结果的准确性,也为临床诊断、鉴别诊断、病情观察、预后判断和治疗监测提供了重要依据。提出了临床生物化学检测的学习建议:坚持育人为本、德育为先,强化素质教育,把思想政治教育与专业实践技能培训互相融合;加强学科之间的纵横联系,拓展知识的广度和深度,培养正确的临床思维,提高诊断的正确性;强化实践操作训练,培养理论与实践相结合的能力和团队协作精神;充分利用信息化资源,培养学生自主学习的能力,并与时俱进,跟上专业发展的步伐。

课后思考

案例 患者,男,46 岁,工人。嗜睡、烦渴、多饮、疲乏 3 个月。近一周来出现恶心、呕吐、极度口渴、尿量明显增多,有头痛,呼气有烂苹果味。

查体:T 36.7 ℃,P 108 次/min,R 26 次/min,BP 80/50 mmHg。一般状况较差,消瘦,皮肤黏膜干燥,声音嘶哑,呼吸深、快,腱反射迟钝。未见其他异常。血生化检查见表 4-7-1。

表 4-7-1　血生化检查

项目	检测结果	参考值
钠/(mmol/L)	132	135~145
氯化物/(mmol/L)	89	96~106
钾/(mmol/L)	6.5	3.5~5.5
碳酸氢钠/(mmol/L)	6.0	21~26
肌酐/(μmol/L)	300	53~106
阴离子间隙/(mmol/L)	43	7~14
葡萄糖/(mmol/L)	63.5	3.9~6.1
血酮体/(mmol/L)	0.95	<0.05

肝功能检查正常;尿常规检查:尿胆原(+),胆红素(−),酮体(+++),蛋白质(+),亚硝酸盐(+),白细胞(+++),葡萄糖(++++),比重 1.025,pH 值 5.1,维生素 C(0)。

思考

1.试解释实验室检查结果。

2.结合临床及实验室检查结果,提出本例的最后诊断。

链接 4-7-3
临床常用生物化学检测
自测题参考答案

链接 4-7-4
临床常用生物化学检测
课堂互动案例解析

链接 4-7-5
临床常用生物化学检测
课后思考案例解析

(陈　涛)

第八节　临床常用免疫学检测

◀ 课前预习

1.学生在线自主学习　使用数字化教学资源服务云平台,教师将课程制作成 PPT 上传至在线平台,让学生自主探究、讨论交流,激发学生主动学习的积极性。设立临床真实案例讨论论坛,师生互动、解析答疑,加强师生之间的对话与交流,实现线上线下授课相结合,使学生掌握体液免疫检测、细胞免疫检测的临床应用,不断提高临床基本能力。

链接 4-8-1
临床常用免疫学
检测 PPT

2.学生在线自我检测　结合授课内容给出单选题 5 道、多选题 2 道,学生扫码完成自测,考核学生相关理论知识掌握情况。

链接 4-8-2
临床常用免疫学
检测自测题

◀ 学习目标

1.掌握　体液免疫检测、细胞免疫检测的临床应用。

2.熟悉　肿瘤标志物检测的参考值及临床意义。

3.了解　细胞因子的参考值及临床意义。

◀ 课程思政

通过学习临床常用免疫学检测的内容、学习方法、学习要求,培养医学生良好的医德医风和行为准则,培养科学严谨、实事求是的工作态度,树立"以患者为中心"的思想理念,具备良好的职业道德、医患沟通能力和团队协作精神,全心全意为患者服务,做一个具有高尚的医德修养的医务工作者。

案例导入

案例 患者,女,21 岁,大学生。因不规则发热 1 年余,面颊出现红斑 1 个月,伴疲乏、膝关节疼痛、体重下降而来诊。近 1 年来,上述症状时而缓解,时而出现,曾多次求治均未确诊。1 个月前,两颊部出现红斑,患者自认为是阳光照射所致,未予注意;近日面颊部红斑越来越明显,故来院求治。体检:T 38.1 ℃,R 20 次/min,P 90 次/min,BP 110/70 mmHg。一般状况良好。两颊部可见蝶形红斑,表面可见麟屑,略凸出于皮肤表面,边缘不清楚。肝大,右锁骨中线肋缘下可触及 2.0 cm,脾未触及。膝关节无明显肿胀。未见其他异常。

实验室检查:RBC $3.1 \times 10^{12}/L$,Hb 90 g/L,WBC $4.8 \times 10^9/L$,PBC $110 \times 10^9/L$,ESR(mm/1 h 末)70,ALT 88 U/L,AST 56 U/L,Urea 12.4 mmol/L,Cr 220 mmol/L,ANA(+),抗 dsDNA 抗体(+),抗 Sm 抗体(+),补体 C3 0.71 g/L,尿蛋白(++)。

思考

1. 试解释实验室检查结果。

2. 结合临床及实验室检查结果,提出本例的最后诊断。

◢学习内容

随着免疫学研究的深入和免疫技术的发展,临床免疫学检测在实验诊断中的比重越来越大。临床免疫学检测具有很高的特异性和敏感性,因此被广泛用于感染性疾病、自身免疫性疾病、变态反应性疾病、肿瘤等的诊断、鉴别诊断和预后判断,以及器官移植后免疫监测。

一、体液免疫检测

体液免疫主要包括抗体和补体系统。抗体属于免疫球蛋白,在不同疾病及感染阶段,免疫球蛋白类型和含量各有不同。免疫球蛋白(immunoglobulin,Ig)是由浆细胞合成分泌的一组具有抗体活性的球蛋白,存在于机体的血液、体液、外分泌液和部分细胞的膜上。

(一)免疫球蛋白

免疫球蛋白因其功能和理化性质不同分为免疫球蛋白 G(immunoglobulin G,IgG)、免疫球蛋白 A(immunoglobulin A,IgA)、免疫球蛋白 M(immunoglobulin M,IgM)、免疫球蛋白 D(ΔD,IgD)和免疫球蛋白 E(immunoglobulin E,IgE)五大类。Ig 的检测均是利用特异性的抗原抗体反应进行的。

1. 免疫球蛋白 G IgG 为人体含量最多和最主要的 Ig,占总免疫球蛋白的 70%~80%,属再次免疫应答抗体。它对病毒、细菌和寄生虫等都有抗体活性,也是唯一能够通过胎盘的 Ig,通过天然被动免疫使新生儿获得免疫性抗体。

（1）参考值　IgG:7.0～16.6 g/L。

（2）临床意义　①IgG 增高:是再次免疫应答的标志。常见于各种慢性感染、慢性肝病、胶原血管病、淋巴瘤,及自身免疫性疾病如系统性红斑狼疮(system lupus erythematosus,SLE)、类风湿关节炎等。单纯性 IgG 增高主要见于免疫增殖性疾病,如 IgG 型分泌型多发性骨髓瘤(multiple myeloma,MM)等。②IgG 降低:见于各种先天性和获得性体液免疫缺陷病、联合免疫缺陷病、重链病、轻链病、肾病综合征、病毒感染及服用免疫抑制剂的患者。

2. 免疫球蛋白 A　IgA 分为血清型 IgA 与分泌型 IgA(SIgA)两种。前者占血清总 Ig 的 10%～15%,后者主要存在于分泌液中。SIgA 由呼吸道、消化道、泌尿生殖道的淋巴样组织合成,SIgA 浓度变化与这些部位的局部感染、炎症或肿瘤等病变密切相关。

（1）参考值　成人血清 IgA 为 0.7～3.5 g/L;SIgA 唾液平均为 0.3 g/L,泪液为 30～80 g/L,初乳平均为 5.06 g/L,粪便平均为 1.3 g/L。

（2）临床意义　①IgA 增高:见于 IgA 型 MM、SLE、类风湿性关节炎、肝硬化、湿疹和肾病等;在中毒性肝损伤时,IgA 浓度与炎症程度相关。②IgA 降低:见于反复呼吸道感染、非 IgA 型 MM、重链病、轻链病、原发性和继发性免疫缺陷病、自身免疫性疾病和代谢性疾病(如甲状腺功能亢进症、肌营养不良)等。

3. 免疫球蛋白 M　IgM 是初次免疫应答反应中的 Ig,无论是在个体发育中还是当机体受到抗原刺激后,IgM 都是最早出现的抗体。IgM 是分子质量最大的 Ig,约占血清总 Ig 的 5%～10%。IgM 具有强的凝集抗原的能力。

（1）参考值　成人 IgM:0.5～2.6 g/L。

（2）临床意义　①IgM 增高:见于初期病毒性肝炎、肝硬化、类风湿关节炎、SLE 等。由于 IgM 是初次免疫应答中的 Ig,因此单纯 IgM 增加常提示为病原体引起的原发性感染。②IgM 降低:见于 IgG 型重链病、IgA 型 MM、先天性免疫缺陷症、免疫抑制疗法后、淋巴系统肿瘤、肾病综合征及代谢性疾病(如甲状腺功能亢进症、肌营养不良)等。

4. 免疫球蛋白 E　IgE 为血清中最少的一种 Ig,约占血清总 Ig 的 0.002%;它是一种亲细胞性抗体,是介导 I 型变态反应的抗体,与变态反应、寄生虫感染及皮肤过敏等有关。

（1）参考值　成人血清 IgE:0.1～0.9 mg/L。

（2）临床意义　①IgE 增高:见于 IgE 型 MM、重链病、肝病、结节病、类风湿关节炎、特异性皮炎、过敏性哮喘、过敏性鼻炎、间质性肺炎、荨麻疹、嗜酸性粒细胞增多症、疱疹样皮炎、寄生虫感染、支气管肺曲菌病等疾病。②IgE 降低:见于先天性或获得性丙种球蛋白缺乏症、恶性肿瘤、长期用免疫抑制剂和共济失调性毛细血管扩张症等。

5. M 蛋白　M 蛋白(M protein)或称单克隆免疫球蛋白,是一种单克隆 B 细胞增殖产生的具有相同结构和电泳迁移率的免疫球蛋白分子及其分子片段。

（1）参考值　阴性(蛋白电泳法、免疫比浊法或免疫电泳法)。

（2）临床意义　检测到 M 蛋白,提示单克隆免疫球蛋白增殖病。常见于:①多发性骨髓瘤以 IgG 型最常见,其次为 IgA 型、IgD 和 IgE 罕见,也有 IgM 型的报道。②巨球蛋白血症又名 Waldenstrom 症,该病血液中存在大量单克隆 IgM。③重链病出现也重链(γ、α 和 β 重链)。④轻链病出现单克隆游离轻链。⑤半分子病系由一条重链和一条轻链组成的单克隆 Ig 片段。⑥恶性淋巴瘤血液中可出现 M 蛋白。⑦良性 M 蛋白血症常指血清或尿中不明原因长期或一过性的出现单一免疫球蛋白,长期观察又未发生骨髓瘤或巨球蛋白血症等恶性 M 蛋白血症的患者。

(二)补体系统

补体(complement,C)是存在于人和脊椎动物血清及组织液中的一组具有酶样活性的糖蛋白,加上其调节因子和相关膜蛋白共同组成一个补体系统。补体成分或调控蛋白的遗传缺陷可导致自身免疫性疾病、复发性感染和血管神经性水肿。

1. 总补体溶血活性检测　总补体溶血活性(total hemolytic complement activity,CH50)检测的是补体经典途径的溶血活性,主要反映经典途径补体的综合水平。

(1)参考值　试管法 50 ~ 100 kU/L。

(2)临床意义　主要反映补体经典途径(C1 ~ C9)的综合水平。①CH50 增高见于急性炎症、组织损伤和某些恶性肿瘤。②CH50 减低见于各种免疫复合物性疾病(如肾小球肾炎)、自身免疫性疾病活动期、感染性心内膜炎、病毒性肝炎、慢性肝病、肝硬化、重症营养不良和遗传性补体成分缺乏症等。

2. 补体 C1q　补体 C1q(complement 1q)是构成补体 C1 的重要组分。C1 是由一个 C1q 分子、2 个 C1r 分子和 2 个 C1s 分子构成的钙离子依赖性复合物。目前 C1q 为常规检测项目。

(1)参考值　0.18 ~ 0.19 g/L(ELISA 法);0.025 ~ 0.050 g/L(免疫比浊法)。

(2)临床意义　①C1q 增高见于骨髓炎、类风湿关节炎、痛风、过敏性紫癜等。②C1q 降低见于 SLE、混合型结缔组织疾病、重度营养不良、肾病综合征、肾小球肾炎、重症联合免疫缺陷等。

3. 补体 C3　补体 C3(complement 3)是一种由肝合成的成球蛋白,补体 C3 在补体系统各成分中含量最多,是经典途径和旁路途径的关键物质。它也是一种急性时相反应蛋白。

(1)参考值　成人补体 C3:0.8 ~ 1.5 g/L。

(2)临床意义　①生理性变化:胎儿出生后随着年龄的增长,其血清补体 C3 水平逐渐增加,到 12 岁左右达成人水平。②增高见于一些急性时相反应,如急性炎症、传染病早期、肿瘤、排异反应、急性组织损伤。③减低见于系统性红斑狼疮和类风湿性关节炎活动期、大多数肾小球肾炎、慢性活动性肝炎、慢性肝病、肝硬化、肝坏死、先天性补体缺乏等。

4. 补体 C4　补体 C4(complement 4)是一种多功能 β_1 球蛋白。在补体经典途径活化中,补体 C4 被 C1s 水解为 C4a、C4b,它们在补体活化、促进吞噬、防止免疫复合物沉着和中和病毒等方面发挥作用。

(1)参考值　成人补体 C4:0.20 ~ 0.60 g/L。

(2)临床意义　①增高见于各种传染病、急性炎症(如急性风湿热、结节性动脉周围炎、皮肌炎、关节炎)和组织损伤等。②降低见于自身免疫性肝炎、狼疮性肾炎、系统性红斑狼疮(SLE)、1 型糖尿病、胰腺癌、多发性硬化症、类风湿关节炎、IgA 性肾病、遗传性 IgA 缺乏症。

5. 补体旁路 B 因子 补体旁路 B 因子(factor B, BF)是一种不耐热的 β 球蛋白, 50 ℃ 30 min 即可失活。B 因子是补体旁路活化途径中的一个重要成分, 又称补体 C3 激活剂前体。

(1)参考值 0.10～0.40 g/L(单向免疫扩散法)。

(2)临床意义 ①增高常见于某些自身免疫性疾病、肾病综合征、慢性肾炎、恶性肿瘤。②减低常见于肝病、急性肾小球肾炎、自身免疫性溶血性贫血。

二、细胞免疫检测

(一)T 细胞亚群的检测

T 细胞由一群功能不同的异质性淋巴细胞组成, 由于它在胸腺(thymus)内分化成熟故称为 T 细胞。在 T 细胞发育的不同阶段以及成熟 T 细胞在静止期和活动期, 其细胞膜表面分子表达的种类和数量均不相同。由于这些分子在 T 细胞表面相当稳定, 故可视为 T 细胞的表面标志, 可以用以分离、鉴定不同功能的 T 细胞。

1. T 细胞分化抗原测定 T 细胞膜表面有多种特异性抗原, WHO(1986 年)统称其为白细胞分化抗原(cluster differentiation, CD)。应用单克隆抗体与 T 细胞表面抗原结合后, 再与荧光标记二抗(兔或羊抗鼠 IgG)反应, 在荧光显微镜下或流式细胞仪中计数 CD 阳性细胞的百分率。

(1)参考值 T 细胞分化抗原见表 4-8-1。

(2)临床意义 ①$CD3^+$降低:见于自身免疫性疾病, 如 SLE、类风湿关节炎等; ②$CD3^+/CD4^+$降低:见于恶性肿瘤、遗传性免疫缺陷综合征、艾滋病、应用免疫抑制剂者; ③$CD3^+/CD8^+$减低:见于自身免疫性疾病或变态反应性疾病; ④$CD4^+/CD8^+$增高:自身免疫性疾病、病毒性感染、变态反应等; ⑤$CD4^+/CD8^+$减低:见于艾滋病(常<0.5), 恶性肿瘤进行期和复发时; ⑥监测器官移植排斥反应时 $CD4^+/CD8^+$ 比值增高预示可能发生排斥反应; ⑦$CD3^+\CD4^+\CD8^+$较高且有 $CD1^+$、$CD2^+$、$CD5^+$、$CD7^+$增高则可能为 T 细胞型急性淋巴细胞白血病。

表 4-8-1 T 细胞分化抗原参考值

指标	免疫荧光法(IFA)	流式细胞术
$CD3^+$	63.1%±10.8%	61%～85%
$CD3^+CD4^+$(Th)	42.8%±9.5%	28%～58%
$CD3^+CD8^+$(Ts)	19.6%±5.9%	19%～48%
$CD4^+/CD8^+$(Th/Ts)	2.2±0.7	0.9～2.0

2. B 细胞分化抗原检测 应用 $CD19^+$、$CD20^+$和 $CD22^+$等单克隆抗体, 分别与 B 细胞表面抗原结合。通过免疫荧光法、免疫酶标法或流式细胞技术进行检测, 分别求出 $CD19^+$、$CD20^+$、$CD22^+$等细胞阳性百分率和 B 淋巴细胞数。

（1）参考值　CD19$^+$ 11.74%±3.37%（流式细胞术）。

（2）临床意义　①升高见于急性淋巴细胞白血病［B细胞型，且有膜表面免疫球蛋白（SmIg）、人淋巴细胞（位点）D抗原HLAD表达］、慢性淋巴细胞白血病和Burkitt淋巴瘤等。②降低见于无丙种球蛋白血症、使用化疗或免疫抑制剂后。

3. 自然杀伤细胞免疫检测　目前多采用检测自然杀伤细胞（natural killer cell，NK Cell）活性来研究不同疾病状态下NK细胞的杀伤功能。

（1）参考值　自然杀伤细胞活性测定结果见表4-8-2。

表4-8-2　自然杀伤细胞活性测定结果

方法	结果
^{51}Cr 释放法	自然释放率<10% ~15% 自然杀伤率为47.6% ~76.8% ^{51}Cr利用率为6.5% ~47.8%
酶释放法	细胞毒指数为27.5% ~52.5%
流式细胞术法	13.8%±5.9%

（2）临床意义　NK细胞活性可作为判断机体抗肿瘤和抗病毒感染的指标之一。在血液系统肿瘤、实体瘤、免疫缺陷病、艾滋病和某些病毒感染患者，NK细胞活性减低；宿主抗移植物反应者，NK细胞活性升高。

知识链接

自然杀伤细胞的研究进展

圣祖德儿童研究医院的坎帕纳博士等人在新一期《血液》杂志网络版上发表论文说，此前用自然杀伤细胞治疗白血病的研究进展不快，主要是因为自然杀伤细胞对白血病细胞不敏感，也难以在实验室大量培养，而他们在这两个方面都取得了进展。

研究人员首先使用了含有各种免疫细胞的血样，将其与经过转基因处理的K562人类白血病细胞混合培养。这种白血病细胞经转基因处理后，表面带有"4-1BBL"和"IL-15"两种蛋白质。研究人员发现，转基因白血病细胞能刺激血样中自然杀伤细胞大量生长，其数量很快达到原先的1万倍，这使得自然杀伤细胞能提纯出来。

此后，研究人员对自然杀伤细胞进行转基因处理，使其表面生成能识别白血病细胞的受体蛋白。这种受体蛋白能与白血病细胞表面的蛋白质"CD19"结合，促使自然杀伤细胞溶解白血病细胞。

坎帕纳等人在论文中说，他们的方法能从少量血样中培养大量自然杀伤细胞，从而使自然杀伤细胞能实际应用于白血病治疗，这尤其适用于接受骨髓移植治疗的白血病患者。医生可以用骨髓捐献者的血样大量培养转基因自然杀伤细胞,然后在移植手术后注射到接受骨髓移植的患者体内,消灭残余的白血病细胞。

研究人员说,他们将很快对患有急性淋巴性白血病的儿童进行临床试验。如果试验显示积极效果,这种方法会成为白血病治疗的"利器"之一。

三、细胞因子检测

细胞因子(cytokine,CK)是一类由免疫细胞和相关细胞产生的调节细胞功能的高活性、多功能、低分子蛋白质,属于分泌性蛋白质,不包括免疫球蛋白、补体和一般生理性细胞产物。目前,常见细胞因子有白细胞介素(IL-2、IL-4、IL-6、IL-8)、肿瘤坏死因子、干扰素、集落刺激因子、红细胞生成素等。

1. IL-2 活性及其受体测定 白介素-2(interleukin-2,IL-2)是白细胞介素中的一种,主要由活化 T 细胞产生,是具有多向性作用的细胞因子。它对机体的免疫应答和抗病毒感染等有重要作用。

(1)参考值 HTdR 掺入法为 5 ~ 15 kU/L。

(2)临床意义 ①增高见于自身免疫性疾病(SLE、类风湿性关节炎等)、再生障碍性贫血、多发性骨髓瘤、排斥反应等;②降低见于免疫缺陷病(艾滋病、联合免疫缺陷病等)、恶性肿瘤、1 型糖尿病、某些病毒感染等。

2. 肿瘤坏死因子测定 肿瘤坏死因子(tumor necrosis factor,TNF)分为 TNFa 和 TNFp 两型。前者来源于单核细胞、巨噬细胞;后者来源于 T 淋巴细胞。两型都有引起肿瘤组织出血、坏死和杀伤作用,都可引起抗感染的炎症反应效应,以及对免疫细胞的调节、诱导作用。

(1)参考值 ELISA 法(4.3±2.8)μg/L。

(2)临床意义 TNF 有炎症介质作用,能阻止内毒素休克、弥漫性血管内凝血的发生;有抗感染效应,抑制病毒复制和杀伤病毒感染细胞:有抗肿瘤作用,杀伤和破坏肿瘤细胞。

3. 干扰素测定 干扰素(interferon,IFN)是宿主细胞受病毒感染后产生的一种非特异性防御因子,具有抗病毒、抗肿瘤、免疫调节、控制细胞增殖的作用。

(1)参考值 1 ~ 4 kU/L(ELISA 法)。

(2)临床意义 ①增高见于 SLE、非活动性类风湿性关节炎、恶性肿瘤早期、急性病毒感染、再生障碍性贫血等。②减低见于乙型病毒性肝炎携带者及患者、哮喘、活动性类风湿性关节炎等。

四、肿瘤标志物检测

肿瘤标志物是由肿瘤细胞本身合成、释放,或是机体对肿瘤细胞反应而产生或升高的一类物质。肿瘤标志物存在于血液、细胞、组织或体液中,反映肿瘤的存在和生长,通过化学、免疫学以及基因组学等方法测定肿瘤标志物,对肿瘤的诊断、疗效和复发的监测、预后的判断具有一定的价值。

1. 甲胎蛋白测定　甲胎蛋白(alphafetoprotein,AFP)是在胎儿早期由肝和卵黄囊合成的一种血清糖蛋白,出生后,AFP 的合成很快受到抑制。当肝细胞或生殖腺胚胎组织发生恶性病变时,有关基因重新被激活,使原来已丧失合成 AFP 能力的细胞又重新开始合成,以致血中 AFP 含量明显升高。

(1)参考值　<25 μg/L(RIA、CLIA、ELISA 法)。

(2)临床意义　①原发性肝细胞癌患者血清 AFP 增高,但约有 18% 的原发性肝癌患者 AFP 不升高。②生殖腺胚胎肿瘤、胃癌或胰腺癌时,血中 AFP 含量也可升高。③病毒性肝炎、肝硬化时 AFP 有不同程度的升高,通常<300 μg/L。④妊娠 3 ~ 4 个月,孕妇 AFP 开始升高,7 ~ 8 个月达高峰,但多低于 400 pg/L,分娩后 3 周恢复正常。胎儿神经血管畸形、双胎、先兆流产等均会使孕妇血液和羊水中 AFP 升高。

2. 癌胚抗原测定　癌胚抗原(carcinoembryonic antigen,CEA)是一种富含多糖的蛋白复合物。早期胎儿的胃肠道及某些组织均有合成 CEA 的能力,但妊娠 6 个月以后含量逐渐降低,出生后含量极低。在临床上主要用于辅助恶性肿瘤的诊断、判断预后、监测疗效和肿瘤复发等。

(1)参考值　<5 μg/L(RIA、CLIA、ELISA 法)。

(2)临床意义　①CEA 升高:主要见于胰腺癌、结肠癌、直肠癌、乳腺癌、胃癌、肺癌等患者。②动态观察:一般病情好转时,CEA 浓度下降,病情加重时可升高。③结肠炎、胰腺炎、肝病、肺气肿及支气管哮喘等也常见 CEA 轻度升高。④96% ~ 97% 非吸烟健康人血清 CEA 浓度<2.5 pig/L,大量吸烟者中有 20% ~ 40% 的人 CEA>2.5 μg/L,少数人>5.0 μg/L。

3. 前列腺特异抗原测定　前列腺特异抗原(prostate specific antigen,PSA)是一种由前列腺分泌的单链糖蛋白,它存在于前列腺管道的上皮细胞中,在前列腺癌时可见血清 PSA 水平明显升高。血清总 PSA(t-PSA)中有 80% 以结合形式存在,称复合 PSA(c-PSA);20% 以游离形式存在,称游离 PSA(f-PSA)。t-PSA 及 f-PSA 升高,而 f-PSA/t-PSA 比值降低,提示前列腺癌。

(1)参考值　t-PSA<4.0 μg/L,f-PSA<0.8 μg/L,f-PSA/t-PSA>0.25。

(2)临床意义　①前列腺癌时 60% ~ 90% 患者血清 t-PSA 水平明显升高;当行外科切除术后,90% 患者血清 t-PSA 水平明显降低。②若前列腺癌切除术后 t-PSA 浓度无明显降低或再次升高,提示肿瘤转移或复发。③当 t-PSA 处于 4.0 ~ 10.0 μg/L 时,f-PSA/t-PSA 值对诊断更有价值,若 f-PSA/t-PSA 值<0.1 提示前列腺癌。④肛门指诊、前列腺按摩、膀胱镜等检查及前列腺手术会引起前列腺组织释放 PSA 而引起血清浓度升高,建议在上述检查前或检查后数日、手术后数周进行 PSA 检查。

4. 鳞状上皮细胞癌抗原测定　鳞状上皮癌细胞抗原(squamous cell carcinoma antigen,SCC)是肿瘤相关抗原 TA-4 的亚型,是一种糖蛋白。

(1)参考值　<1.5 μg/L(RIA、CLIA 法)。

(2)临床意义　①血清中 SCC 水平升高,可见于 25% ~ 75% 的肺鳞状细胞癌、30%

Ⅰ期食管癌、89%的Ⅲ期食管癌、83%的宫颈癌。临床上也常用于监测肺鳞状细胞癌、食管癌等的治疗效果、复发、转移及预后判断。②部分良性疾病:如银屑病、天疱疮、特应性皮炎等皮肤疾病、肾功能不全、良性肝病、乳腺良性疾病、上呼吸道感染性疾病等也可引起 SCC 浓度升高。③SCC 不受性别、年龄、吸烟的影响,但因它在皮肤表面的中层细胞内高浓度存在,因而采血技术不佳可引起假阳性。

5.癌抗原 125 测定　癌抗原 125(cancer antigen 125,CA125)为一种糖蛋白性肿瘤相关抗原,存在于上皮性卵巢癌组织及患者的血清中,在胎儿体腔上皮分泌物及羊水中以及成人的输卵管、子宫和宫颈内膜也可发现 CA125。

(1)参考值　<3.5 万 U/L(CLIA、RIA、ELISA 法)。

(2)临床意义　①CA125 存在于卵巢癌组织细胞和浆液性腺癌组织中,不存在于黏液型卵巢癌中。对诊断卵巢癌有较大临床价值,尤其对观察治疗效果和判断复发较为灵敏。②盆腔肿瘤的鉴别。CA125 可用于鉴别卵巢包块,特别适用于绝经后妇女。③宫颈癌、乳腺癌、胰腺癌、胆道癌、肝癌、胃癌、结肠癌、肺癌等也有一定的阳性反应。④3% ~ 6%的良性卵巢瘤、子宫肌瘤患者血清 CA125 有时也会明显升高,但多数不超过 10 万 U/L。⑤肝硬化失代偿期血清 CA125 明显升高。⑥生理状态下,如孕早期(3 个月)CA125 也可升高。

6.癌抗原 153 测定　癌抗原 153(cancer antigen 153,CA153)是抗原决定簇、糖和多肽组成的糖蛋白。

(1)参考值　<2.5 万 U/L(CLIA、RIA、ELISA 法)。

(2)临床意义　①乳腺癌时,30% ~50%的患者可见 CA153 明显升高,它不能用于筛查与早期诊断,主要用于乳腺癌患者的治疗监测和预后判断。②血清 CA153 浓度升高还可见于子宫肿瘤、转移性卵巢癌、肝癌、胰腺癌、结肠癌、肺癌、支气管肺癌。③乳腺、肝、肺等的良性疾病时,CA153 血清水平也可见不同程度的增高。

7.神经元特异性烯醇化酶　神经元特异性烯醇化酶(newron specific enolase,NSE)是在糖酵解途径中催化甘油分解的酶,它与神经内分泌起源的肿瘤有关。

(1)参考值　<15 μg/L(RIA、ELISA 法)。

(2)临床意义　①小细胞肺癌的 NSE 水平显著高于肺鳞癌、腺癌、大细胞癌的 NSE 水平,因此它对小细胞肺癌的诊断、鉴别诊断有较高价值,并可用于监测放疗、化疗的效果。②NSE 是神经母细胞瘤的标志物,其灵敏度可达 90%以上。发病时,NSE 水平明显升高,有效治疗后降低,复发后又升高。③正常红细胞中存在 NSE,标本溶血影响结果。

8.降钙素　降钙素(calcitonin,CT)是甲状腺滤泡细胞 C 细胞合成和分泌的一种单链多肽激素,由 32 个氨基酸残基组成,分子量 3 500,生理作用主要是抑制破骨细胞的生成,促进骨盐沉积,增加尿磷,降低血钙和血磷。

(1)参考值　<100 ng/L。

(2)临床意义　①甲状腺髓样癌:患者血清降钙素明显升高,而且由于降钙素的半减期较短,因此可作为观察临床疗效的标志物。CT 是用于诊断和监测甲状腺髓样癌的特异而敏感的肿瘤标志物。②其他疾病:部分肺癌、乳腺癌、胃肠道癌及嗜铬细胞癌患者可因为高血钙或产生异位分泌而使血清降钙素增加,另外肝癌和肝硬化患者偶见血清降钙素增高。

五、自身抗体检测

当某些原因削弱或破坏机体的自身免疫耐受时,该机体的免疫系统就会对自身组织或成分产生免疫应答,这种机体免疫系统对自身组织或成分产生的免疫应答称为自身免疫反应。由于自身免疫反应而产生的疾病称为自身免疫性疾病(autoimmune disease,AID)。

(一)类风湿因子的检测

类风湿因子(rheumatoid factor,RF)是变性 IgG 刺激机体产生的一种自身抗体,主要存在于类风湿关节炎患者的血清和关节液内。主要为 IgM 型,也有 IgG、IgA、IgD 和 IgE 型。

(1)参考值　<20 U/mL(乳胶凝集法、浊度分析法)

(2)临床意义　类风湿性疾病时,RF 的阳性率可高达 70%~90%,类风湿性关节炎的阳性率为 70%。IgG 型与患者的滑膜炎、血管炎和关节外症状有关,IgM 型及 IgA 型的效价与病情有关,与骨质破坏有关。

(二)抗核抗体检测

1.抗核抗体测定　检测方法为间接免疫荧光法(indirect immunofluorescence,IIF)。以 Hep-2 细胞和鼠肝作抗原,固定于载玻片上,与受检者血清反应。血清中抗体与抗原结合,再加入异硫氰酸荧光素(FITC)标记的抗人 Ig,在荧光显微镜下可观察到抗核抗体(antinuclear antibody,ANA)的荧光强度和荧光核型。抗核抗体的荧光核型主要包括均质型、核膜型、颗粒型、核点型、着丝点型、核仁型。

(1)参考值　间接免疫荧光法:阴性。

(2)临床意义　①ANA 阳性最多见于未治疗的系统性红斑狼疮(SLE),ANA 阴性对排除 SLE 有利,所以 ANA 检测是 SLE 最好的筛查试验。②ANA 阳性也可见于其他自身免疫病,如混合性结缔组织病、干燥综合征、进行性系统性硬化病、类风湿性关节炎、狼疮性肝炎以及药物性狼疮和原发性胆汁性肝硬化等。

2.抗双链 DNA 抗体测定　抗双链 DNA(dsDNA)抗体的靶抗原是细胞核中 DNA 的双螺旋结构,它的检测有重要的临床价值。

(1)参考值　抗 dsDNA 抗体阴性。

(2)临床意义　①抗 dsDNA 抗体阳性:见于活动期 SLE,阳性率 70%~90%。本试验特异性较高,但敏感性较低。②抗单链 DNA(ssDNA)抗体阳性:见于 SLE(阳性率 70%~95%),尤其是合并有狼疮性肾炎。

课堂互动

案例　患者,女,34 岁,农民。主因"发现面部红斑 1 个月,加重伴间断鼻出血 1 周"来诊。患者 1 个月前发现面部出现红斑,位于鼻梁及两侧面颊部,无瘙痒及皮肤破溃,未在意。1 周前日晒后患者发现面部红斑逐渐增多,且无明显原因及诱因反复出现左侧鼻腔出血,出血量不多,易自止,无发热,无关节疼痛,无腹痛、腹泻,为行治疗入院。既往体健。

查体:T 37 ℃,R 18 次/min,P 72 次/min,BP 130/85 mmHg。面颊鼻梁部见蝶形红斑,表面可见鳞屑,略突出皮肤表面,边缘不清楚。鼻腔黏膜无糜烂,双肺呼吸音清,未闻及干湿性啰音,心率 72 次/min,律齐,无杂音,肝脾肋下未触及,双下肢无浮肿。

实验室检查。血常规:WBC $4.5×10^9$/L,RBC $4.8×10^{12}$/L,Hb 112 g/L,PLT $32×10^9$/L,ESR 70 mm/h;肝功能:ALT 88 U/L,AST 58 U/L;肾功能:BUN 12.4 mmol/L,Scr 220 mmol/L,补体C3 0.71 g/L;尿常规:尿蛋白(++),免疫抗体谱:ANA(+),抗 dsDNA(+),抗 Sm 抗体(+),抗 SSA 抗体(+),抗 SSB 抗体(−)。

讨论

1. 试述该患者的初步诊断及诊断依据。

2. 为明确诊断,需进一步完善哪些辅助检查?

(三)抗甲状腺抗体测定

甲状腺功能亢进症、慢性甲状腺炎、甲状腺功能低下具有自身免疫病的特征,常可测出甲状腺抗体。抗甲状腺球蛋白抗体和抗甲状腺微粒体抗体在临床实验中应用最广,诊断价值也较大。

1. 抗甲状腺球蛋白抗体　甲状腺球蛋白(thyroglobulin,TG)是由甲状腺滤泡细胞合成的一种糖蛋白,抗甲状腺球蛋白主要是 IgG。

(1)参考值　抗 TG 抗体:ELISA 法阴性;RIA 法<30%。

(2)临床意义　90%～95%桥本甲状腺炎、52%～58%甲状腺功能亢进症和35%甲状腺癌的患者可出现抗 TG 阳性。重症肌无力、肝病、风湿性血管病、糖尿病也可出现阳性。

2. 抗甲状腺微粒体抗体　抗甲状腺微粒体抗体(anti-thyroid microsome-antibody,抗TM)是针对甲状腺微粒体的一种抗体。

(1)参考值　抗 TG 抗体:ELISA 法阴性;RIA 法<15%。

(2)临床意义　抗 TM 阳性检出率:桥本甲状腺炎为50%～100%;甲状腺功能减低症为88.9%;甲状腺肿瘤为13.1%;单纯性甲状腺肿为8.6%;亚急性甲状腺炎为17.2%～25.0%;SLE 为15.4%～44.7%;其他风湿病为30%。

本节小结

随着免疫学研究的深入和免疫技术的发展,临床免疫学检测在实验诊断中的比重越来越大。临床免疫学检测具有很高的特异性和敏感性,因此被广泛用于感染性疾病、自身免疫性疾病、变态反应性疾病、肿瘤等的诊断、鉴别诊断和预后判断,以及移植后免疫监测。本章主要对体液免疫、细胞免疫、细胞因子、肿瘤标志物、自身抗体等方面做一简述;讲述了免疫学的主要内容、学习目标及要求;提出了免疫学的学习建议:坚持育人为本、德育为先,强化素质教育,把思想政治教育与专业实践技能培训互相融合;加强学科之间的纵横联系,拓展知识的广度和深度,培养正确的临床思维,提高诊断的正确性;强化实践操作训练,培养理论与实践相结合的能力和团队协作精神;充分利用信息化资源,培养学生自主学习的能力,并与时俱进,跟上专业发展的步伐。

课后思考

案例 患者,男,54 岁,农民。近一个月乏力、腹胀、不适;最近一周皮肤瘙痒,皮肤及眼睛发黄。既往有慢性肝炎20余年,时好时坏。没有进行系统检查和治疗。

查体:T 37.8 ℃,R 24 次/min,P 86 次/min,BP 110/68 mmHg。一般状况较差,消瘦,皮肤干燥、发暗无光泽,面部及上胸部可见蜘蛛痣,皮肤及巩膜黄染。腹部膨隆,腹水征阳性;肝脾触诊不满意。心肺无明显异常。

血液一般检查:RBC $3.8×10^{12}$/L,HGB 99 g/L;HCT 0.37;WBC $14.5×10^9$/L,St 0.07,Sg 0.75,L 0.15,M 0.03。

腹水检查:比重1.020,蛋白31 g/L,细胞数$600×10^{12}$/L,N 0.89,L 0.11;癌细胞(+)。

临床化学检查:TP 50 g/L,ALB 20 g/L,GLB 30 g/L;蛋白电泳 ALB 0.40,$α_1$ 0.03,$α_2$ 0.07,β 0.15,γ 0.35;ALT 243 U/L,AST 186 U/L,ALP 470 U/L,γ-GT 98 U/L,MAO 120 U/L;STB 180 mmol/L,CB 85 mmol/L

免疫学检查:HBsAg(+),抗HBs(−),HBeAg(+),抗HBe(−),抗HBc(+);AFP(+)

思考

1. 结合病史及临床检查,应考虑为哪方面的疾病?

2. 根据临床及实验室检查结果,该患者的初步诊断是什么? 为什么?

链接 4-8-3　　　　　链接 4-8-4　　　　　链接 4-8-5

临床常用免疫学检测　临床常用免疫学检测　临床常用免疫学检测

自测题参考答案　　课堂互动案例解析　　课后思考案例解析

(陈　涛)

第九节　临床常见病原体检测

链接 4-9-1
临床常见病原体检测 PPT

◀ **课前预习**

1. 学生在线自主学习　使用数字化教学资源服务云平台,教师将课程制作成PPT上传至在线平台,让学生自主探究、讨论交流,激发学生主动学习的积极性。设立临床真实案例讨论论坛,师生互动、解析答疑,加强师生之间的对话与交流,实现线上线下授课相结合,使学生掌握细菌病原学检测、病毒病原学检测的临床应用,不断提高临床基本能力。

2.学生在线自我检测 结合授课内容给出单选题 5 道、多选题 2 道,学生扫码完成自测,考核学生相关理论知识掌握情况。

链接 4-9-2
临床常见病原体
检测自测题

◀ 学习目标

1. 掌握 细菌病原学检测、病毒病原学检测的临床应用。
2. 熟悉 病原体耐药性临床意义。
3. 了解 标本的采集运送、实验室评价和检查方法。

◀ 课程思政

通过学习临床常见病原体检测的内容、学习方法、学习要求,培养医学生良好的医德医风和行为准则,科学严谨、实事求是的工作态度,树立"以患者为中心"的思想理念,具备良好的职业道德、医患沟通能力和团队协作精神,全心全意为患者服务,做一个具有高尚的医德修养的医务工作者。

案例导入

案例 患者,女,42 岁,工人。胸疼、胸闷 1 周,咳嗽、发烧 3 d。既往健康。

查体:T 39.8 ℃,R 28 次/min,P 92 次/min,BP 110/70 mmHg。热病痛苦面容,一般状态尚可。胸部叩诊为浊音,听诊肺呼吸音减弱,胸膜摩擦音(+);心脏及肝脾无明显异常。

血常规检查:RBC $4.3×10^{12}$/L,HGB 125 g/L;HCT 0.40;WBC $14.5×10^{9}$/L,St 0.07,Sg 0.75,L 0.15,M 0.03。

胸水检查:比重 1.020,蛋白 34 g/L,细胞数 $650×10^{12}$/L,N 0.89,L 0.11;革兰氏阳性球菌(+)。

思考

1. 结合病史及临床检查,应考虑为哪方面的疾病?
2. 根据临床及实验室检查结果,该患者的初步诊断是什么?为什么?

◀ 学习内容

临床病原体检查的目的是确定感染的发生和性质,及早明确诊断,尽早选择适当的治疗方案,采取有效的预防措施,防止感染可能广泛传播所造成的危害。临床病原体检查的成败除了实验室的能力和效率外,很大程度上取决于采样及运送的质量。

一、标本采集和运送

正确的标本采集、储存和运送是保证检验结果准确的重要前提。任一环节处理不当，都可能导致结果误差和错误。采集病原学检测的标本时，必须考虑所选标本的种类和部位，检出的病原体是否对感染性疾病的诊断和治疗有意义。所有标本的采集和运送应在无菌操作及防止污染的原则下进行，标本采集后应尽快送实验室并处理。所有标本均被视为有感染性，对具有高致病性的标本，如怀疑含有Ⅰ类病原体的，要有明显标识；急症或危重患者标本要特别注明，所有标本均应按照相关法律法规要求进行运送和处理。严禁标本直接用口吸取、接触皮肤或污染器皿的外部和实验台。用后的标本和盛标本的器皿要进行消毒、高压灭菌或焚烧。

1.血液　正常人的血液是无菌的，疑为菌血症、败血症和脓毒血症的患者，一般在发热初期、寒战时或发热高峰到来前 0.5～1.0 h 采集血培养标本，对已应用抗菌药物治疗者，应在下次用药前采集。采样皮肤消毒应采用三步消毒法：第一步，70%乙醇擦拭皮肤30 s；第二步，1%～2%碘酊 1 min 或 0.5%碘伏 1.0～1.5 min；第三步，70%乙醇擦拭皮肤 30 s。消毒范围以穿刺点为中心，直径 5 cm。一般由肘静脉穿刺采血，成人每次 10～20 mL，注入需氧瓶和厌氧瓶各一瓶；婴儿和儿童 1～5 mL，最好注入两个儿童瓶。推荐至少采集两个不同部位的血液。对已应用了抗菌药物的患者，可以选择含有能吸附抗菌药物活性物质的培养瓶，以提高培养阳性率。

2.尿液　外尿道寄居有正常菌群，故采集尿液时更应注意无菌操作。女性采样时用肥皂水或碘伏清洗外阴，再收集中段尿约 10～20 mL 于灭菌容器内，男性清洗阴茎头后留取中段尿。如培养厌氧菌，应采用膀胱穿刺法收集尿液，并用无菌厌氧容器运送。排尿困难者可导尿，一般插入导管后将尿液弃掉 15 mL 后再留取，但应避免多次导尿导致尿路感染。尿液中注意不要加入防腐剂。

3.粪便　取含脓、血或黏液的粪便置于清洁容器中送检，排便困难者或婴儿可采集直肠拭子，将拭子置于有保存液的试管内送检。根据细菌种类不同选用合适的运送培养液以提高阳性检出率。用于厌氧菌培养的标本应尽量避免与空气接触，最好在床边接种。一次粪便培养阴性不能排除胃肠道病原菌的存在，对于传染性腹泻患者需送检 3 次（非同一天）粪便进行细菌培养。在病原学明确诊断后，为避免带菌患者传染他人，应在不同时间间隔期间至少有 3 次连续培养阴性才能出院。

4.呼吸道标本　鼻咽拭子、痰、通过气管收集的标本均可作为呼吸道标本。鼻咽拭子和鼻咽洗液可供鼻病毒、呼吸道合胞病毒、肺炎衣原体、溶血性链球菌等的病原学诊断。痰标本应在医护人员指导下留取，合格的痰标本应在低倍镜视野中鳞状上皮细胞 W 10 个、白细胞 N 25 个。真菌培养时最好同时做涂片镜检和普通细菌培养。上呼吸道标本存在正常菌群，在病原学诊断时需加以注意。

5.脑脊液与其他无菌体液　引起脑膜炎的病原体脑膜炎奈瑟菌、肺炎链球菌、流感嗜血杆菌等抵抗力弱，不耐冷、容易死亡，故采集的脑脊液应立即保温送检或床边接种。胸腔积液、腹腔积液和心包积液等因标本含菌量少宜采集较大量标本送检，标本可接种于血培养瓶，或经离心处理或过滤浓缩后再接种培养。因腹膜透析液标本含菌量非常低，至少需采集 50 mL。

6.眼、耳部标本　用运送拭子采样，亦可在局部麻醉后取角膜刮屑。外耳道炎和中耳炎患者宜用运送拭子采样，鼓膜穿刺可用于新生儿和老年人。

7.生殖道标本　根据不同疾病的特征及检验项目采集不同标本，如性传播性疾病常取尿道口分泌物、外阴糜烂面病灶边缘分泌物、阴道宫颈口分泌物和前列腺液等。对生殖道疱疹常穿刺抽取疱疹液，盆腔脓肿患者则于直肠子宫凹陷处穿刺取脓。除淋病奈瑟菌保温送检外，所有标本收集后于 4 ℃保存直至培养，如超过 24 h，标本应冻存于–70 ℃。

8.创伤、组织和脓肿标本　对损伤范围较大的创伤，应从不同部位采集多份标本，采集部位应首先清除污物，以酒精、碘酒消毒皮肤，防止皮肤表面污染菌混入标本影响检测结果。如果标本较小应加无菌等渗盐水以防干燥。开放性脓肿，用无菌拭子采集病灶边缘及深部分泌物，或采集组织标本。封闭性脓肿，则以无菌干燥注射器穿刺抽取脓肿边缘及底部的脓汁。疑为厌氧菌感染者，取脓液后立即排净注射器内空气，针头插入无菌橡皮塞送检，否则标本接触空气可导致厌氧菌死亡，降低分离率。

9.血清　用于检测患者产生特异性抗体的效价以辅助诊断感染性疾病。采集血液置无菌试管中，自然凝固血块收缩后吸取血清，56 ℃加热 30 min 以灭活补体成分。灭活血清保存于–20 ℃。

知识链接

传染病的分类管理

《中华人民共和国传染病防治法》根据传染病的危害程度和应采取的监督、监测、管理措施，参照国际上统一分类标准，结合中国的实际情况，将全国发病率较高、流行面较大、危害严重的40种急性和慢性传染病列为法定管理的传染病，并根据其传播方式、速度及其对人类危害程度的不同，分为甲、乙、丙三类，实行分类管理。

1.甲类传染病　甲类传染病也称为强制管理传染病，包括鼠疫、霍乱。对此类传染病发生后报告疫情的时限，对患者、病原携带者的隔离、治疗方式以及对疫点、疫区的处理等，均强制执行。

2.乙类传染病　乙类传染病也称为严格管理传染病，包括传染性非典型肺炎、艾滋病、病毒性肝炎、脊髓灰质炎、人感染高致病性禽流感、麻疹、流行性出血热、狂犬病、流行性乙型脑炎、登革热、炭疽、细菌性和阿米巴性痢疾、肺结核、伤寒和副伤寒、流行性脑脊髓膜炎、百日咳、白喉、新生儿破伤风、猩红热、布鲁氏菌病、淋病、梅毒、钩端螺旋体病、血吸虫病、疟疾、人感染 H7N9 禽流感、新型冠状病毒肺炎。对此类传染病要严格按照有关规定和防治方案进行预防和控制。其中，传染性非典型肺炎、炭疽中的肺炭疽、人感染高致病性禽流感、新型冠状病毒肺炎虽被纳入乙类，但可因情况直接采取甲类传染病的预防、控制措施。

3.丙类传染病　丙类传染病也称为监测管理传染病，包括流行性感冒、流行性腮腺炎、风疹、急性出血性结膜炎、麻风病、流行性和地方性斑疹伤寒、黑热病、包虫病、丝虫病,除霍乱、细菌性和阿米巴性痢疾、伤寒和副伤寒以外的感染性腹泻病、手足口病。

2008 年 5 月 2 日,卫生部已将手足口病列入传染病防治法规定的丙类传染病进行管理。丙类传染病也称为监测管理传染病,对此类传染病要按国务院卫生行政部门规定的监测管理方法进行管理。

二、实验室评价和检查方法

(一)实验室评价

标本送至病原体实验室后,工作人员应对标本信息、采集方式、采集部位、运送方式等各方面进行质量评估,决定是否接收标本进行下一步检测或建议重新采集以确保检测结果的准确性。质量不合格标本得出的结果会给医生提供错误的信息,导致误诊和治疗不当。因此,实验室必须遵循严格的标本接收和拒收准则。

(1)标本必须注明姓名、年龄、性别、采集日期、临床诊断、检验项目等基本信息,并有病程及治疗情况的说明。无标签的标本不接收。

(2)仔细核对标本采集时间和送检时间。延误送检的标本,一般情况下不接收。通常用于细菌学检验的标本应在 2 h 内送至实验室并处理,特殊标本如脑脊液应立即送检并处理。病毒检测的标本可于 4 ℃存放 2~3 d。对于非侵害性方式获取的不合格标本(如尿液、痰、咽拭子等标本),应联系临床要求重新采集送检。对于侵害性操作获取的不合格标本(穿刺液、体液或组织)需与采集此标本的医生协商之后,方可接收检测,并要在报告上注明情况,将其记录存档。

(3)检查送检容器是否完整,有破损或渗漏等情况,不予接收。告知送检者并要求重新送检。

(4)标本储存、运送方式不当,不予接收。特别应注意厌氧培养标本的送检方式及某些对环境温度敏感的病原体的送检方式,联系送检者,告知实验要求,说明其不同之处。要求其再送检符合实验要求的标本。

(5)明显被污染的标本不予接收。

(6)标本量明显不足的标本不予接收。标本量不够会导致假阴性结果。如标本不易取得,量少的标本要在采集后的 15~30 min 内送检。

(7)同一天申请做同一实验的重复送检标本(血培养除外),不接收。与送检者联系并说明标本重复不予处理。

(8)对于烈性传染病标本的采集和运送应严格执行相关规定,要有完善的防护措施,按规定包裹及冷藏,并附有详细的采样及送检记录,由专人护送。

(二)检查方法

病原体试验检查方法主要有以下几类。

1.直接显微镜检测 病原体的直接显微镜检测是病原体检验中极为重要的基本方

法之一。无菌体液的直接镜检对病原体诊断具有一定的意义,对正常菌群寄居部位的分泌物涂片镜检可提示进一步检查的步骤、采取的方法和分离鉴定病原体所需的培养基。由于临床标本中常含有一定浓度的抗菌物质,以致分离培养可为阴性,此时的镜检所见往往可能在诊断上起重要作用。

（1）涂片染色显微镜检查　将标本直接涂片、干燥、固定后染色,或经离心浓缩集菌涂片染色,置光学显微镜下观察细菌的形态、染色性或观察宿主细胞内包涵体的特征。

（2）涂片不染色显微镜检查　采用悬滴法、压滴法或湿式涂片,在不染色的状态下,置于暗视野显微镜或相差显微镜下观察病原菌的生长、运动方式、螺旋体的形态和运动。

（3）荧光显微镜检查和免疫电镜检查　荧光显微镜检查用于标本经荧光染色后直接检出某些病原微生物如结核分枝杆菌、麻风分枝杆菌和白喉棒状杆菌等,如结合标记免疫技术（荧光抗体）可检查相应的抗原,用形态学和免疫学相结合的方法可特异性地检测某些病原微生物的存在。电镜检查虽不常规应用于临床,但对某些病毒感染却有确诊的价值,如婴幼儿急性胃肠炎腹泻粪便电镜下检查见车轮状的双层衣壳病毒颗粒即可诊断为轮状病毒引起的胃肠炎。

2. 病原体特异性抗原检测　用已知抗体检测患者血清及其他体液中的待测抗原,借助免疫荧光技术、酶联免疫技术、化学发光技术、胶乳凝集试验、对流免疫电泳等技术检测标本中未知的病原体抗原,其诊断价值常因标本不同而各异。无菌体液、血液等标本中,检测出特异性病原体抗原,具有诊断意义。标本中如果存在多种正常寄居微生物,可因交叉抗原存在而不能肯定诊断。使用特异性好、效价高的单克隆抗体检测只能在活细胞内增殖的病毒或立克次体、衣原体,在设有严格的对照和排除试验时,阳性结果可做出准确的病原学诊断。从临床标本中直接检测病原体抗原,简便快速,有较高的敏感性,适用于多种感染性疾病的早期快速诊断。在使用抗菌药物治疗前,显微镜检查和培养均为阴性时,采用此类试验有助于感染性疾病的诊断。

蛋白质芯片（protein chips）是近年来随着蛋白质组学的发展而出现的蛋白质及多肽分析的新技术。此类芯片是将蛋白质分子（如抗原或抗体）按预先设计的方式固定在固相载体的表面,与特殊标记的蛋白质分子（抗体或抗原）特异性结合,通过对标记物的检测来同时检测抗体、抗原及蛋白质,该技术具有平行化、微型化和高通量等特点。利用蛋白质芯片技术可以同时对多种病原体特异性抗原进行检测,目前已有用于检测人类免疫缺陷病毒（HIV）、乙型肝炎病毒（HBV）、丙型肝炎病毒（HCV）、丁型肝炎病毒（HDV）、戊型肝炎病毒（HEV）、庚型肝炎病毒（HGV）、严重急性呼吸综合征（SARS）等多种病毒感染的蛋白质芯片。

3. 病原体核酸检测　目前临床常用的核酸检测技术主要有聚合酶链反应（polymerase chain reaction,PCR）、核酸探针杂交技术和实时荧光定量 PCR 技术。PCR 技术是一种体外基因扩增技术,是利用 DNA 聚合酶介导一系列循环反应,对来自基因组 DNA 的信号进行放大,然后将扩增的 DNA 片段进行特异性鉴定,从而检出目的基因。利用这一技术,可在短时间内对标本中微生物的每一个基因扩增至几百万倍。检出极其微量的微生物 DNA,具有很高的敏感性和特异性。如果 PCR 技术与核酸探针杂交技术结合起来,可使检测的特异性大为增强。实时荧光定量 PCR 技术（real-time PCR）是通过始点定量和荧光检测系统实时监测累积荧光强度而实现核酸定量的一种技术,具有全封闭单管扩增、灵敏度高、特异性强、线性关系好、操作简单、扩增后无需处理等优点,目前已经应用于临床多种病原体的快速检测。近年来发展起来的恒温扩增技术检测速度快、效率高,且克服了 PCR 扩增技术需要专用的仪器设备的缺点,越来越多地被应用于细菌、病毒、支原体等病原微生物的检测。

基因芯片技术(gene chip 或 DNA microairay)是近年来发展快速的前沿技术,其原理是将大量核酸片段(寡核苷酸、RNA、cDNA、基因组 DNA)以预先设计的方式固定在载玻片、尼龙膜和纤维素膜等载体上组成密集分子阵列,与荧光素或其他方式标记的样品进行杂交,通过检测杂交信号的强弱进而判断样品中靶分子的有无或数量。该技术具有高通量、自动化程度高、快速、样品用量少、灵敏度高、特异性强、污染少等特点。

病原体核酸检测适用于目前尚不能分离培养或难分离培养的微生物,尤其在病毒学研究和诊断方面得到了越来越广泛的应用,如 HIV、HBV、HCV、HPV 等病毒载量的测定,在判断病毒是否是活动性感染、抗病毒治疗的监测等方面具有一定的临床意义。需要注意的是,由于核酸检测具有很高的敏感性,试验影响因素较多,检测体系中极微量的待测核酸的污染均可产生假阳性结果,而不适当的标本处理,DNA 多聚酶抑制剂等均可导致假阴性结果,因此必须制订严格的工作程序防止污染的发生,并设立阴性对照。随着分子生物学技术的不断发展,检测试剂盒的标准化和商品化,操作更简便易行,基因芯片技术和探针标记技术无疑将会成为感染性疾病快速诊断的重要手段之一。

4. 病原体的分离培养和鉴定 细菌和真菌感染性疾病病原体的分离培养是微生物学检验中确诊的关键步骤。根据临床症状、体征和显微镜检查做出病原学初步诊断,选用最合适的培养方法,主要是选择适当的培养基、接种前的标本处理和确定孵育条件,然后根据菌落性状(大小、色泽、气味、边缘、光滑度、色素、溶血情况等)和细菌的形态、染色性,细菌生化反应结果(包括手工和自动化鉴定系统)和血清学实验、动物接种实验(白喉杆菌),对分离菌作出鉴定,近年来基质辅助激光解析离子化飞行时间质谱(MALDI-TOF)越来越多地应用于细菌和真菌鉴定,具有操作简单、可鉴定菌种覆盖范围广、准确率高、成本低等优点。在鉴定细菌的同时,需作抗菌药敏试验。

不能人工培养的病原体感染性疾病将标本接种易感动物、鸡胚或合适的细胞。接种动物后,可根据动物感染范围、发病情况及潜伏期,初步推测为某种病原体。接种于鸡胚的病毒,根据对不同接种途径的敏感性及所形成的特殊病灶,可做出初步鉴定。细胞培养的病毒,可依据细胞病变的特点或红细胞吸附、干扰现象、血凝性质等缩小病毒的鉴定范围,最后用血清学方法作最后鉴定。

5. 血清学试验 用已知病原体的抗原检测患者血清中相应抗体以诊断感染性疾病。人体感染病原体后经过一定时间产生特异性抗体。这种抗体在体内可维持数月或更长时间,因而检测抗体不仅可用于现症诊断,而且还是疾病追溯性调查的一种方法。血清学诊断对于某些不能培养或难以培养的病原体的感染,可以提供诊断依据,但抗体检出最早也需在感染 4~5 d 以后,一般在病程 2 周后效价才逐渐增高,因而不适于疾病的早期诊断。在做血清学诊断时,一般需在病程早期和晚期分别采血清标本 2~3 份进行检查,抗体效价在病程中呈 4 倍以上增长者有现症诊断价值。若每次抗体效价无变化,则可能是因为隐性感染或回忆反应所致,而不能做现症感染的诊断。单份血清一般诊断意义不大,除非检测 IgM。IgM 的检测有重要意义,不仅可做早期诊断,而且可区分原发性感染和复发性感染,前者急性期血清检出 IgM,而后者为 IgG。常用的血清学检测方法有凝集试验、沉淀试验、补体结合试验、间接免疫荧光技术、放射免疫测定、酶联免疫吸附试验等。血清学试验的价值常用敏感性、特异性和预测值来评价。

6. 细菌毒素检测

(1)内毒素　是革兰氏阴性菌细胞壁上的一种脂多糖(lipopolysaccharide,LPS)和蛋白的复合物,当细菌死亡或自溶后便会释放出内毒素。蜜试验是目前检测内毒素最敏感的方法,可检测出 $0.000\,5 \sim 0.005\,\mu g/mL$ 内毒素,在 2 h 内即可得出结论,广泛应用于革兰氏阴性菌感染的快速诊断,可对患者的血液、尿液及脑脊液进行直接检查。

(2)外毒素　检测方法主要有生物学法、免疫血清法、基因探针技术及自动化仪器检测法。生物学方法包括体内毒力试验和体外毒力试验,操作复杂,且不易获得敏感动物,一般只用在发现新的毒素的特殊情况下采用;免疫血清法快速、灵敏,可进行大样品量筛选;基因探针技术可检测单个菌落产生毒素的性质,通常选取病原菌染色体或质粒毒素基因片段制备成探针进行检测;自动化检测仪根据微生物形态、代谢产物和血清学反应设计,检测通量高。此外,近年来发展的生物传感器可检测出飞克(fg)水平的葡萄球菌肠毒素、肉毒毒素和霍乱肠毒素,具有较好的应用前景。

三、病原体耐药性检测

抗菌药物是目前临床使用最为广泛的药物,它的发现、研制和临床应用是现代医学史上的重要里程碑,使绝大多数微生物感染,尤其是细菌感染成为可治性疾病。但抗菌药物的广泛使用所造成的"抗生素压力"也使原来占优势的敏感菌株被抑制和杀灭,原来少数劣势的固有耐药菌株或诱导出的获得耐药菌株则成为某些环境(如医院、诊所内)的优势菌株,使临床医学在感染控制上面临严峻的挑战。

(一)耐药性及其发生机制

1. 耐药病原体　目前临床感染的病原微生物以革兰氏阴性菌为主(约占60%),主要是铜绿假单胞菌、大肠埃希菌、克雷伯菌和肠杆菌属细菌等,主要耐药类型有质粒介导的产超广谱 β-内酰胺酶(extra-spectrum beta lactamase,ESBL)的肺炎克雷伯菌、大肠埃希菌;染色体编码产生 I 类 β-内酰胺酶的阴沟肠杆菌和产气肠杆菌等;碳青霉烯类抗菌药物耐药的肠杆菌科细菌;多重耐药的铜绿假单胞菌、嗜麦芽窄食单胞菌和不动杆菌属细菌等都已成为临床上感染性疾病治疗的棘手问题。革兰氏阳性菌引起的感染约占30%,以葡萄球菌(金黄色葡萄球菌和凝固酶阴性葡萄球菌)和肠球菌为主。不仅细菌可产生耐药,病毒也出现了耐药病毒株,导致抗病毒治疗逃逸现象发生。如 HBV 发生突变,对核苷类似物药物产生耐药。

2. 耐药机制　对某种抗菌药物敏感的细菌变成对该药物耐受的变异称为耐药性变异。细菌的耐药性变异已成为当今医学的重要问题。细菌耐药性的获得可以通过细菌染色体耐药基因的突变、耐药质粒的转移和转座子的插入,使细菌产生一些酶类(灭活酶或钝化酶)和多肽类物质,通过下述几种机制导致细菌耐药。

(1)细菌水平和垂直传播耐药基因的整合子系统。整合子(integron)是捕获外源基因并使之转变为功能性基因的表达单位,通过转座子和接合质粒在细菌中传播的遗传物质。

(2)产生灭活抗生素的水解酶和钝化酶等。

(3)细菌抗生素作用靶位的改变靶位结构的改变,是引起细菌耐药的一个重要因素。

(4)细菌膜的改变和外排泵出系统。①细胞壁和细胞膜屏障:细菌可通过细胞壁的障碍或细胞膜通透性的改变,使得抗生素无法进入细胞内而发挥抗菌作用;②孔蛋白的改变:细胞外膜上存在着多种孔蛋白,是营养物质和亲水性抗菌药物进入细菌的通道,细菌发生突变造成某种孔蛋白减少、丢失或结构变异时,可阻碍抗菌药物进入细菌,导致细菌耐药;③外排泵出系统:细菌依靠主动外排泵出机制来减少细菌内药物浓度。

(5)细菌生物膜(biofilm,BF)的形成。细菌生物膜是指在缺少营养和(或)铁离子的时候,细菌分泌多糖、纤维蛋白、脂蛋白等,形成被膜多聚物,细菌的微克隆在膜上融合而形成带负电的膜状物-细菌生物膜,附着于有生命或无生命物体表面。

(二)检查项目、结果和临床应用

常用的检查细菌是否对药物耐药的方法有定性测定的纸片扩散法、定量测定的稀释法和E-试验法。

1.药敏试验

(1)K-B纸片琼脂扩散法 K-B纸片琼脂扩散法(Kirby-Bauer disc agar diffusion method)是世界卫生组织推荐的标准纸片扩散法,由Kirby和Bauer建立。将含有定量抗菌药物的纸片贴在接种有测试菌的M.H琼脂平板上置35Y孵育16~18 h。用游标卡尺量取纸片周围透明抑菌圈的直径,抑菌圈的大小反映细菌对药物的敏感程度,抑菌圈越大越敏感,参照CLSI(Clinical and Laboratory Standards Institute)标准判读结果,按敏感(susceptible,S)、中度敏感(intennediate,I)、耐药(resistant,R)报告。S:测试菌能被测定药物常规剂量给药后在体内达到的血药浓度所抑制或杀灭;I:测试菌能被测定药物大剂量给药后在体内达到的血药浓度所抑制,或在测定药物浓集部位的体液(如尿液)中被抑制;R:测试菌不能被在体内感染部位可能达到的抗菌药物浓度所抑制。

(2)稀释法 稀释法所测得的某些抗菌药物抑制检测菌肉眼可见生长的最低浓度称为最小抑菌浓度(minimal inhibitory concentration,MIC),有肉汤稀释法和琼脂稀释法两类,前者为临床实验室常用的一种定量试验。先以水解酪蛋白液体培养基将抗生素作不同浓度稀释,再种入待检菌,置35 ℃孵育24 h后,以不出现肉眼可见细菌生长的最低药物浓度为该菌的MIC,参照CLSI标准判读,结果按敏感和耐药报告。肉汤稀释法是药敏试验的金标准方法,其结果准确可靠。

(3)浓度梯度纸条扩散法 浓度梯度纸条扩散法(gradient diffusion method)又称E试验,是结合稀释法和扩散法原理和特点而设计的一种操作简便(如同扩散法)、精确测定MIC(如同稀释法)的一种方法。在涂布有待测试菌的平板上放置一条内含干化、稳定、浓度由高到低呈连续梯度分布的商品化抗菌药物塑料试条。35 ℃孵育16~18 h后抑菌圈和试条横向相交处的读数刻度即是待测菌的MIC,参照CLSI标准判断耐药或敏感。

（4）耐药筛选试验 耐药筛选试验是以单一药物、单一浓度检测细菌的耐药性，临床常用于筛选耐甲氧西林葡萄球菌、耐万古霉素肠球菌及高浓度庆大霉素或链霉素耐药的肠球菌。

2. 耐药菌监测试验

（1）耐甲氧西林葡萄球菌 耐甲氧西林葡萄球菌（MRS）包括耐甲氧西林金黄色葡萄球菌（MRSA）和耐甲氧西林凝固酶阴性葡萄球菌（MRSCoN），是目前导致医院感染的重要病原菌，具有多重耐药性，对除新型头孢菌素以外的所有 β-内酰胺类抗菌药物均耐药。因此早期检出和确定具有重要临床意义。其检测可采用头孢西丁或苯唑西林纸片法，也可采用稀释法检测苯唑西林的 MIC（最低抑菌浓度）还可直接筛选。

（2）高浓度氨基苷类耐药肠球菌 肠球菌对多种抗菌药物包括氨基苷类呈固有耐药，临床常采用联合用药治疗肠球菌感染，作用于细胞壁的抗菌药物（如青霉素类）与氨基苷类联合应用，但当肠球菌获得氨基苷类修饰酶后，会对高浓度氨基苷类产生耐药，从而失去与其他抗菌药物的协同作用。因此及时筛选出肠球菌中高浓度氨基苷类耐药株，有助于临床确定治疗方案。

（3）耐青霉素肺炎链球菌 耐青霉素肺炎链球菌（PRSP）采用 1 μg 苯唑西林纸片，培养基用含 5% 羊血的 M-H 琼脂，方法同纸片琼脂扩散法，如苯唑西林的抑菌圈 ≥20 mm，则报告测试菌对青霉素 G 敏感，如抑菌圈 ≤19 mm，则需用稀释法或 E 试验进一步测定青霉素 G 的 MIC，来确定其敏感性。

（4）β-内酰胺酶 β-内酰胺酶能裂解青霉素族和头孢菌素族抗生素的基本结构 β-内酰胺环，从而使其丧失抗菌活性。常用的检测方法有头孢硝噻吩法和碘-淀粉测定法，前者为临床实验室最常用，只需将商品化头孢硝噻吩（nitrocefin）纸片用无菌蒸馏水湿润，蘸取菌落，30 min 内变成红色，则试验菌产生 β-内酰胺酶，否则不产生 β-内酰胺酶。

（5）超广谱 β-内酰胺酶 超广谱 β-内酰胺酶（ESBL）对一、二、三、四代头孢菌素及氨曲南均有水解作用，其检测可用微生物学、生物化学和分子生物学方法进行。后两者目前仅用于实验室研究，临床上广泛应用微生物学法，包括双纸片扩散法、三相试验和 E 试验等，其中双纸片扩散法操作简便、结果可靠、成本低，是临床上较常开展的项目。

四、细菌病原学检测

细菌感染性疾病的诊断，除个别因有特殊临床症状不需细菌学诊断外（如破伤风引起的典型肌痉挛等），一般均需进行细菌学诊断以明确病因。然而自标本中分离到细菌并不一定意味着该菌为疾病的病原菌，因此应根据患者的临床情况、采集标本的部位、获得的细菌种类进行综合分析。细菌感染性疾病的检查主要可以从 3 个方面着手：①检测细菌或其抗原主要包括直接涂片显微镜检查、培养、抗原检测与分析；②检测抗体；③检测细菌遗传物质主要包括基因探针技术和 PCR 技术。

五、病毒病原学检测

病毒是只能在易感细胞内以复制方式进行增殖的非细胞型微生物，不能在人工培养基生长。病毒感染的实验室检查包括病毒分离培养与鉴定、病毒核酸与抗原检测,以及特异性抗体的检测。临床医生一般根据流行病学资料、患者症状与体征综合判断可能为何种病毒感染,留取适宜的标本送检。分离病毒要采集含足量病毒的临床标本,接种到敏感动物、鸡胚或细胞中,生长增殖后再鉴定。

细胞培养是最常用的病毒分离方法,细胞培养液是含有血清、葡萄糖、氨基酸、维生素的平衡溶液(pH 值 7.2 ~ 7.4),并根据宿主细胞对病毒的敏感性和病毒的嗜性来选择适当的组织细胞。病毒的最初鉴定可根据临床症状、流行病学特点、标本来源、易感动物范围、细胞病变特征确定。再在此基础上,对已分离的病毒和已知参考血清做中和试验、补体结合试验、血凝抑制试验作最后鉴定。显微镜检查也是病毒实验诊断不可忽视的手段,如光学显微镜检查感染组织或脱落细胞中的特征性病毒包涵体,电镜检查病毒颗粒等,均是病毒感染的早期诊断手段。

病毒分离鉴定和血清学诊断一般需要较长时间,近年来发展起来的利用核酸杂交技术和 PCR 技术检测标本中病毒核酸,或利用免疫荧光标记技术、化学发光技术检测组织细胞内和细胞外游离的病毒抗原等方法,是病毒感染早期的快速诊断手段,明显优于显微镜检查。

课堂互动

案例 患者,男,32 岁,职员。一周前左鼻翼旁疖肿,因痛痒用手搔挠后局部红肿加重,之后口服土霉素并局部用外敷药,但局部肿胀及疼痛未见减轻;两天来发热、周身不适;今日出现高热、寒战就诊。既往健康。

查体:T 39.8 ℃,R 26 次/min,P 118 次/min,BP 120/80 mmHg。痛苦面容,左鼻翼根部有(1.5 cm×2.0 cm)的疖肿,已破溃,表面有污秽的黄色脓汁及坏死组织,整个左侧面部肿胀,压痛(+)。心率快,116 次/min,心音无异常,腹软,肝脾未触及。

血液一般检查:RBC 5.0×10^{12}/L,Hgb 150 g/L,HCT 0.45,MCV 85 fl,MCH 28 pg,MCHC 340 g/L,RDW 0.14;PLT 200×10^9/L,MPV 10 fl,PDW 0.15;WBC 16.8×10^9/L,Sg 0.78,St 0.12,L 0.09,E 0.01。

中性粒细胞大小不等,多数中性粒细胞的胞浆内见到较多的中毒颗粒,并见到空泡变性。尿常规检查:葡萄糖(++);化学检查:肝、肾功能及电解质检查正常;血糖 12.5 mmol/L;病原学检查:血培养有金黄色葡萄球菌生长。

讨论

1. 结合临床及实验室检查,该患者的初步诊断是什么?

2. 试解释实验室检查结果。

六、常见性传播疾病病原学检测

性传播疾病的诊断包括病史、体格检查和实验室检测,三者缺一不可,其中实验室检测是性病诊断的重要依据,尤其是特异性病原学检查,即使患者否认性乱史时也可作为确诊的依据。

(一)AIDS 病原体检测

1.HIV 的分离培养　病毒培养是检测 HIV 感染最精确的方法,一般采取培养外周血单核细胞(PBMC)的方法进行 HIV 的诊断。该方法检测 HIV 专一性强,不会出现假阳性,对于确认那些抗原/抗体检测不确定的个体和阳性母亲新生儿是否感染 HIV 有着重要的意义。

2.抗 HIV-1 和抗 HIV-2 的检测　常用的试验方法有颗粒凝集实验、酶联免疫吸附试验、免疫荧光法、蛋白印迹法等。

3.P24 抗原检测　在病毒开始复制后即可检测血液中的可溶性 P24 抗原,但易出现假阳性。因此,阳性结果必须经中和试验确认,该结果才可作为 HIV 感染的辅助诊断依据。近年来发展的 P24 抗原测定法——免疫复合物解离(immune-complex disassociate,ICD)是将血清中免疫复合物解离后通过 TSA 信号放大系统使用 ELISA 法进行检测,使 P24 抗原检测的最小检出值由原来的 10 pg/mL 降低到 0.5 pg/mL,在 HIV-1 抗体阳性母亲所生婴儿早期的诊断中与 RNA 检测相当,与 HIV 核酸检测具有可比性,具有重要的实用价值。

4.HIV 核酸检测

(1)HIV 病毒载量检测　通过检测 HIV 的 RNA 水平来反映病毒载量,可用于 HIV 的早期诊断,如窗口期辅助诊断、病程监控、指导治疗方案及疗效测定、预测疾病进程等。

(2)HIV 耐药基因型检测　HIV 感染者抗病毒治疗时,病毒载量下降不明显或抗病毒治疗失败时,需要进行 HIV 病毒耐药性检测。

5.其他实验室检查　CD4 细胞计数及其他机会性感染病原体检测,如卡氏肺孢子菌、隐孢子虫、弓形虫、肝炎病毒、巨细胞病毒、细菌、真菌和 Kaposi 肉瘤、淋巴瘤的相关检查。

(二)梅毒病原体检测

1.暗视野显微镜检查　是诊断早期梅毒快速、可靠的方法,尤其对已出现硬下疳而梅毒血清反应仍呈阴性者意义更大。此外,还有直接荧光素标记抗体检查法及涂片染色检查法。

2.梅毒血清学试验　诊断梅毒常要依靠血清学检查,潜伏期梅毒血清学诊断尤为重要。人体感染梅毒螺旋体后,可产生抗梅毒螺旋体抗体 IgM 及 IgG,也可产生反应素,用不同的抗原来检测体内是否存在抗梅毒螺旋体抗体或反应素以诊断梅毒。

3.脑脊液检查　对神经梅毒,尤其是无症状性神经梅毒的诊断、治疗及预后均有意义。检查项目包括淋巴细胞 $\geqslant 10 \times 10^6$/L,蛋白量 50 mg/dL,性病研究实验室(VDRL)试验阳性等有诊断价值。脑脊液 PCR 检测,可以快速准确地诊断神经性梅毒。

4.基因诊断技术　检测梅毒螺旋体(TP-PCR)试验可检测梅毒螺旋体 DNA,特异性强,敏感性高,适用于梅毒孕妇羊水、新生儿血清和脑脊液标本的检查。PCR 检测梅毒螺旋体的 DNA,其敏感性、特异性均优于血清学方法。

（三）淋病病原体检测

1. 涂片检查　男性急性淋病直接涂片检查到多形核白细胞内革兰氏阴性双球菌即可诊断,其阳性率可达 95%;女性患者阴道及宫颈杂菌较多,因此女性患者及症状轻或无症状的男性患者,均以做淋病奈瑟菌培养检查为宜。

2. 分离培养　培养法为诊断淋病的金标准。

3. PCR 法　对淋病奈瑟菌培养阴性、临床怀疑淋病奈瑟菌感染者,亦可应用 PCR 检测淋病奈瑟菌 DNA 以协助诊断,但应注意该方法易出现假阳性结果。

（四）非淋菌尿道炎病原体检测

(1)沙眼衣原体临床标本的直接检查。临床标本的沙眼衣原体可在敏感细胞中增生形成包涵体,对临床标本作吉姆萨染色和碘染色,如发现有一定数量的具特征性的包涵体即可做出诊断,此法操作简便易行,但仅适用于新生儿眼结膜炎刮片的检查,对非淋菌性尿道炎检查不够敏感。

(2)沙眼衣原体的分离培养。

(3)解脲支原体的分离培养。

(4)血清学试验。

(5)分子生物学方法:PCR 反应、荧光定量 PCR 反应、DNA 杂交等。

（五）生殖器疱疹和尖锐湿疣病原体检测

1. 生殖器疱疹病原体检测

(1)培养法　从皮损处取标本进行组织培养分离病毒,特异性强,但敏感性取决于取材的损害,且所需技术条件高,从接种到作出鉴定需 5~10 d,价格昂贵。

(2)直接检测法　通常用皮损处细胞涂片直接检测病毒抗原,20 min 至 4 h 可得出结果,其敏感性达到培养法的 80%。

(3)改良组织培养法　将细胞培养法与直接检测法结合起来,以便在 24 h 后得出结果,其敏感性为培养法的 94%~99%。

(4)细胞学法　此法简单、快速、便宜,可广泛应用,但敏感性只有培养法的40%~50%。

(5)PCR 法　用此法检测皮损内单纯疱疹病毒(herpes simplex virus,HSV)核酸,敏感性和特异性均很高。

(6)血清学方法　可用于血清流行病学调查,估计人群的感染,不能用作临床诊断。

2. 尖锐湿疣病原体检测

(1)细胞学宫颈涂片检查　常用来检测无症状宫颈人乳头瘤病毒(HPV)感染,但常不敏感。

(2)5% 醋酸试验　在可疑的受损皮肤上用 5% 醋酸涂抹或敷贴,3~5 min 有尖锐湿疣的皮肤局部发白为阳性。该试验对诊断与指导治疗尖锐湿疣有很大价值。

(3)免疫组化检查　用带有过氧化物的抗体检查 HPV 抗原。所用方法有过氧化物酶-抗过氧化物酶法(PAP 法)、卵白素-生物素-过氧化物酶复合物法(ABC 法)等。此法具有对病原进行组织定位的优点。

（4）分子生物学法　①DNA 杂交用以检测 HPV 的 DNA 型别；②DNA 吸引转移技术是最敏感的检测 HPV DNA 的方法之一；③PCR 及荧光定量 PCR 法灵敏度高，特异性强；④基因芯片技术。

知识链接

PCR 技术

PCR 技术是模拟体内 DNA 的天然复制过程，在体外扩增 DNA 分子的一种分子生物学技术，主要用于扩增位于两段已知序列之间的 DNA 区段。在待扩增的 DNA 片段两侧和与其两侧互补的两个寡核苷酸引物，经变性、退火和延伸若干个循环后，DNA 扩增 2^n 倍。

PCR 的每个循环过程包括高温变性、低温退火、中温延伸 3 个不同的事件。①变性：加热使模板 DNA 在高温下（94 ℃左右）双链间的氢键断裂而形成两条单链；②退火：使溶液温度降至 50～60 ℃，模板 DNA 与引物按碱基配对原则互补结合；③延伸：溶液反应温度升至 72 ℃，耐热 DNA 聚合酶以单链 DNA 为模板，在引物的引导下，利用反应混合物中的 4 种脱氧核苷三磷酸（dNTP），按 5′—3′方向复制出互补 DNA。

本节小结

临床病原体检查的目的是确定感染的发生和性质，及早明确诊断，尽早选择适当的治疗方案，采取有效的预防措施，防止感染可能广泛传播所造成的危害。临床病原体检查的成败除了实验室的能力和效率外，很大程度上取决于采样及运送的质量。病原体试验诊断可以分为初步诊断和确定诊断两步。初步诊断可通过直接染色镜检，检测特异性抗原或病原体成分，血清学方法检测特异性 IgG 和（或）IgM 抗体，分子生物学方法检测病原体核酸，结合患者病史、症状和体征，快速作出判断。确定诊断是在初步诊断的同时，进一步对标本进行病原体的分离、鉴定及药敏试验，并且在常规检验的基础上，结合快速检出和鉴定做出判断。为临床合理应用抗菌药物提供依据，以减缓抗菌药物的耐药，防止耐药菌的传播。本章简要介绍了临床病原体检查的基本概念及学习临床病原体检查的重要性；讲述了临床病原体检查的主要内容、学习目标及要求；提出了诊断学的学习建议：坚持育人为本、德育为先，强化素质教育，把思想政治教育与专业实践技能培训互相融合；加强学科之间的纵横联系，拓展知识的广度和深度，培养正确的临床思维，提高诊断的正确性；强化实践操作训练，培养理论与实践相结合的能力和团队协作精神；充分利用信息化资源，培养学生自主学习的能力，并与时俱进，跟上专业发展的步伐。

课后思考

案例 患者,男,65 岁,间断尿频、尿急、尿痛、腰痛和发热 32 年,再发加重 2 d。32 年前因骑跨伤后"下尿路狭窄",间断发作尿频、尿急、尿痛,有时伴腰痛、发热,经抗炎和对症治疗后好转,平均每年发作 1~2 次。入院前 2 d 无明显诱因发热达 38~39 ℃,无寒战,伴腰痛、尿频、尿急、尿痛,无肉眼血尿,无水肿,自服氟哌酸无效,为进一步诊治入院。发病以来饮食尚可,大便正常,睡眠好,体重无明显变化。既往 47 年前患"十二指肠溃疡",经治疗已愈,无结核病密切接触史,无药物过敏史。

查体:T 38.9 ℃,P 120 次/min,R 20 次/min,BP 120/80 mmHg,急性热病容,无皮疹,浅表淋巴结未触及,巩膜无黄染,眼睑不肿,心肺无异常,腹平软,下腹部轻压痛,无肌紧张和反跳痛,肝脾未触及,双肾区叩痛(+),双下肢不肿。

化验:血 Hb 132 g/L,WBC 28.9×10^9/L,中性分叶 86%,杆状 5%,淋巴 9%,尿蛋白(+),WBC 多数/HP,可见浓球和白细胞管型,RBC5~10/HP。

思考

1. 结合临床及实验室结果,初步的诊断及诊断依据是什么?

2. 鉴别诊断有哪些?

3. 进一步检查有哪些方面?

链接 4-9-3
临床常见病原体检测
自测题参考答案

链接 4-9-4
临床常见病原体检测
课堂互动案例解析

链接 4-9-5
临床常见病原体检测
课后思考案例解析

(陈　涛)

第五章

诊断性检查

第一节　心电图检查

课前预习

1. 学生在线自主学习　使用数字化教学资源服务云平台,教师将课程制作成PPT上传至在线平台,让学生自主探究、讨论交流,激发学生主动学习的积极性。设立临床真实案例讨论论坛,师生互动、解析答疑,加强师生之间的对话与交流,实现线上线下授课相结合,使学生掌握正常心电图,不断提高临床基本能力。

2. 学生在线自我检测　结合授课内容给出单选题5道、多选题2道,学生扫码完成自测,考核学生相关理论知识掌握情况。

链接 5-1-1
心电图检查PPT

学习目标

1. **掌握**　正常心电图。
2. **熟悉**　心电图的基本知识。
3. **了解**　常见异常心电图。

链接 5-1-2
心电图检查自测题

课程思政

在辅助检查的学习中遵守"具体情况,具体分析"的原则,培养医学生良好的医德医风和行为准则,培养科学严谨、实事求是的工作态度,树立"以患者为中心"的思想理念,具备良好的职业道德、医患沟通能力和团队协作精神,全心全意为患者服务,做一个具有高尚医德修养的医务工作者。

案例导入

案例　患者,女,40岁,突感胸骨后疼痛伴有胸闷、憋气,急查心电图见各导联ST段均呈水平型下移≥0.1 mV,伴有T波倒置,既往心电图正常。

思考　最可能的诊断是什么?

◀学习内容

一、心电图基本知识

（一）心电图的基本概念

心电图（Electrocardiogram）简称 ECG 或 EKG，是专门用来连续记录心脏电活动的图形。其实心电图是一种心脏搏动时电变化的时间-电压两维曲线图。在许多情况下，心电图无论在门诊病例还是在住院病例的疾病诊断和医疗处理过程中都起到非常重要的作用。将人体的心电信号采集下来经放大滤波等处理后还原成曲线图形的设备称为心电图机。心电图机是通过安置在人体不同部位的电极来记录心脏电变化的。通过特定的安置在上下肢体和胸前电极来描记的心电图称为标准心电图（常规体表十二导联心电图）。在某些特殊的场合下如急诊室、冠心病监护室（CCU）和重症监护室（ICU），动态心电图监护等，仅仅通过 1~2 个心律失常监护导联即可完成图形描记的心电图称为监护心电图。监护心电图所要安置的电极数目相对较少，通常仅限于胸前的几个导联。

（二）心电图的导联

人体就像一个电的导体，通过放在人体上的电极来记录心脏的电变化，这些电极安放在与心脏有一定距离的特定部位，如上肢、胸壁和下肢等。心电发生电活动时经过导电的人体传导到体表的这些部位，由电极收集并经导线与心电图机连接，即把这些电变化以曲线的形式描记下来，于是形成了心电图。通常情况下，用标准的 12 个导联来记录心脏的电变化，每个导联实际反映的是正负两个电极之间的电位差。

要全面获得心脏电活动的整个过程，就要采用多个导联同步描记心电图的技术。图 5-1-1 显示了正常心电图。这些导联可分成两组：6 个肢体导联和 6 个胸壁导联。6 个肢体导联心电图是用安放在四肢的电极所记录的电压差，包括 I、II、III、aVR、aVL 和 aVF 导联。根据应用于临床时间的先后，将肢体导联分为两组：3 个标准双极肢体导联（I、II、III）和 3 个单极加压肢体导联（aVR、aVL 和 aVF）。6 个胸壁导联的心电图是用安放在胸壁不同位置的电极所记录的电压差，包括 V_1、V_2、V_3、V_4、V_5 和 V_6 导联。

（三）心电图的记录用纸

记录心电图通常用特殊的记录用纸，这种记录用纸印有标准的坐标网格（图 5-1-2）。无论是纵坐标还是横坐标，其基本测量单位都是 1 mm，习称 1 个小格；每 5 个小格用粗线表示，习称 1 个大格。心电图坐标纸的横坐标用来测算时间，在心电图机标准纸速 25 mm/s 时，横坐标上每个 1 mm 小格代表 0.04 s（25 mm/s×0.04 s=1 mm），而每个 5 mm 大格代表 0.2 s（0.04×5=0.2 s）。因此，心电图可以看作一个动态的曲线变化图，横坐标对应时间，用 0.04 s（小格）和 0.2 s（大格）作为时间的测算标尺。

记录纸的纵坐标用来计算心电图各波或各段偏离基线的振幅，也有小格（1 mm）和大格（5 mm）之分。在标准定标电压（1 mV=10 mm）的条件下，每 1 小格即代表 0.1 mV 的幅度，每 1 大格即表示波的振幅达到 0.5 mV。需要注意的是，在大多数心电图机上，除了标准电压的定标设置外，还设置了半电压（1 mV=5 mm）和倍电压（1 mV=20 mm）作为特殊的增益档,选择相应的档位时应注意标测尺量度的相应变化。

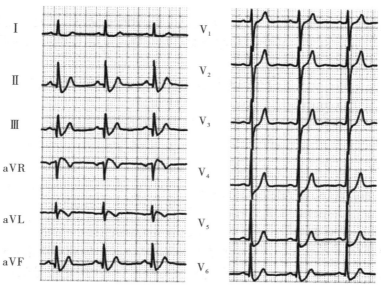

图 5-1-1　正常心电图

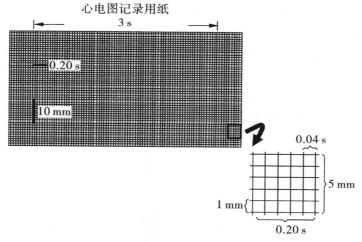

图 5-1-2　心电图记录纸

二、正常心电图

(一)正常心电图波形

由于测量电极安放位置和连线方式(导联方式)不同,所记录到的心电图在波形上有所不同,但基本上都包括 1 个 P 波、1 个 QRS 波群和 1 个 T 波。有时在 T 波后,还出现 1 个小的 U 波。

1. P波　反映左右两心房的去极化过程。P波小而圆钝,历时0.08~0.11 s,波幅不超过0.25 mV。

2. QRS综合波　反映左右两心室的去极化过程。在不同导联中,这3个波的波幅变化较大且不一定同时出现。正常QRS综合波历时0.06~0.10 s,代表去极化在左、右心室扩布所需的时间。

3. T波　反映两心室复极过程的电位变化。历时0.05~0.25 s,波幅一般为0.1~0.8 mV。T波的方向与QRS综合波的主波方向相同。

4. U波　有时在T波之后出现的一个低而宽的小波;方向一般与T波一致,波宽0.1~0.3 s,波幅大多在0.05 mV以下。U波的意义和成因还不十分清楚。

(二) 正常心电图波形的生理意义

在心电图中,各波的形状有特定的意义,各波以及它们之间的时程关系具有重要的理论和实践意义。其中比较重要的有以下几项。

1. PR间期(或PQ间期)　是指从P波起点到QRS波起点之间的时程,为0.12~0.20 s。PR间期代表由窦房结产生的兴奋经由心房、房室交界和房室束到达心室,并引起心室开始兴奋所需要的时间,故也称为房室传导时间;在房室传导阻滞时,PR间期延长。

2. PR段　从P波终点到Q波起点之间的曲线,通常与基线同一水平,PR段形成的原因是兴奋通过心房之后在向心室传导过程中,要通过房室交界区,兴奋通过此区传导非常缓慢,形成的电位变化也很微弱,一般记录不出来,故在P波之后,曲线又回到基线水平,成为PR段。

3. QT间期　从QRS综合波起点到T波终点的时程,代表心室开始兴奋到复极化完毕的时间,QT间期的时程与心率呈反变关系。

4. ST段　指从QRS综合波的终点到T波的起点之间的一段时程。此段代表两心室均处于去极化状态,心室各部分之间不存在电位差,故记录到一段等电位线(图5-1-3)。

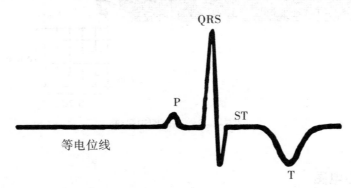

P波为正向;T波倒置;QRS波群为正负双向;ST段位于等电位线水平,无移位。

图5-1-3　正常心电图波形

三、常见异常心电图

（一）心肌梗死

心肌梗死（myocardial infarction，MI）是心肌缺血性坏死，为在冠状动脉病变的基础上，发生冠状动脉血供急剧减少或中断，使相应的心肌严重而持久地急性缺血导致的心肌坏死。

临床症状：由于心肌梗死是在急性心肌缺血基础上发生的，患者最早、最常见的临床症状是胸痛（包括劳累时和休息时胸痛）或上腹部、上肢、背部、下颌角痛或不适，典型症状包括胸部沉重感、绞榨感、压迫感、濒死感；胸痛可起源于胸骨正中或左胸前，而向上肢、后背、肩胛、牙齿放射。同时可伴发大汗、恶心、呕吐、胸闷气短、头晕等。约有 20% 的急性心肌梗死患者没有明显的胸痛等不适，缺乏特异的症状。老年人特别是 85 岁以上、糖尿病和女性患者，只有 1/3 的急性心肌梗死出现典型胸痛，而多数仅出现气急、劳累、头晕、中上腹不适。老年人常患有多种慢性病，对胸痛反应迟钝；糖尿病患者由于自主神经功能失调，仅表现为乏力、轻微头痛、情绪改变，严重的晕厥；女性急性心肌梗死患者多表现为烧灼感、饱胀感、疼痛部位多在后背、肩部和颈部。有些女性患者胸部不适的部位常不明确，无明显的诱因，通常不能及时就诊治疗，在发病的前几周死亡率是男性的 2 倍，再梗死率也高于男性，溶栓治疗发生颅内出血的概率也高于男性。

1. 心肌梗死的分型　典型心肌梗死心电图表现主要有 3 个方面：①病理性 Q 波；②ST 段抬高（或压低）；③T 波的动态演变。由于梗死面积、深度以及梗死血管病变的不同，根据心电图不同表现可有不同的分型。

（1）Q 波型和非 Q 波型心肌梗死　非 Q 波型心肌梗死过去称为"非透壁性心肌梗死"或"心内膜下心肌梗死"。部分患者发生急性心肌梗死后，心电图可只表现为 ST 段抬高或压低及 T 波倒置，ST-T 改变可呈规律性演变，但不出现异常 Q 波，需要根据临床表现及其他检查指标明确诊断。近年研究发现：非 Q 波型的梗死既可为非透壁性，亦可为透壁性。与典型的 Q 波型心肌梗死比较，此种不典型的心肌梗死较多见于多支冠状动脉病变。此外，发生多部位梗死、梗死范围弥漫或局限、梗死区位于心电图常规导联记录的盲区（如右心室、基底部、孤立正后壁梗死等）均可产生不典型的心肌梗死图形。

（2）ST 段抬高型心肌梗死　在无左心室肥大或无左束支阻滞的情况下，相邻两个导联新出现 ST 段 J 点抬高，V2 ~ V3 导联男性 ≥0.2 mV，女性 ≥0.15 mV 或其他导联 ≥0.1 mV，为异常 ST 段抬高。ST 段抬高型心肌梗死的病理基础是冠状动脉内斑块破裂形成新鲜凝血块，突然堵塞了管腔的某一段。其所供血的心肌完全得不到血流而将逐渐坏死。在心肌坏死前的最初几分钟，心电图的特征表现是 ST 段抬高伴 T 波振幅尖锐增高而对称，也有在 T 波振幅增高的同时 ST 段逐渐抬高。这个时期心肌急性缺血、损伤，也就是所谓的心肌梗死超急性期。

（3）非 ST 段抬高型心肌梗死　有心肌坏死标志物动态改变，心电图中可在两个相邻导联新出现的水平型或下斜型 ST 段压低 0.05 mV；和（或）在相邻两个以 R 波为主或 R/S>1 的导联 T 波倒置 ≥0.1 mV，也有部分患者心电图无明显 ST-T 变化，称为非 ST 段抬高型心肌梗死。非 ST 段抬高型心肌梗死的病理基础是冠状动脉内存在广泛的斑块病变,以斑块表面血小板聚集为主。非 ST 段抬高型心肌梗死一般心肌坏死的面积小,短期预后好于 ST 段抬高型心肌梗死。从长期预后来说与 ST 段抬高型心肌梗死相似。在短期内发生再梗死的可能性较大。也有长期随访报告,非 ST 段抬高型心肌梗死的病死率高于 ST 段抬高型心肌梗死,可能与该类患者多为老年人,尤其常为合并糖尿病和肾功能不全患者,血管病变复杂且多不稳定有关(图 5-1-4)。

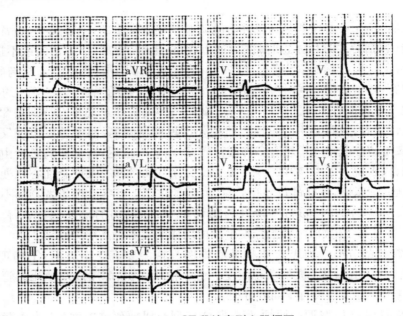

图 5-1-4　ST 段抬高型心肌梗死

2. 急性心肌梗死的分期　急性心肌梗死从始发到稳定是个较长的病理生理过程。根据各个波段在整个过程的演变,大致分为以下四期。

(1)超急性期　即心肌梗死的始动期,还没有出现心肌梗死的异常 Q 波,仅处在严重心肌缺血、损伤为主的阶段。

心电图表现:①T 波明显升高变尖呈帐顶状;②伴随心肌缺血 ST 段亦迅速上抬,与 T 波形成斜拉形或弓背形等不同形态的 ST-T 改变;③R 波振幅降低,甚至与 ST-T 融合为一体,形成"墓碑"形。这一期约持续数分钟或数十分钟,这个时间段内可能出现两种结局:一是缺血、损伤的心肌长时间得不到再灌注逐渐坏死,出现标志心肌梗死的 Q 波;二是血栓自溶、治疗干预或冠脉痉挛解除,缺血的心肌得到再灌注,严重缺血、损伤的心肌逐渐恢复功能,ST-T 逐渐恢复到原来的状态,不出现标志心肌梗死的 Q 波,避免了一次心肌梗死。

(2)急性期　也称心肌梗死展现期,图片上原无 Q 波者出现了 Q 波,或原为小 Q 波变为异常 Q 波,说明缺血、损伤的心肌中心区已经坏死,即可明确诊断心肌梗死。

心电图表现:①出现异常 Q 波;②ST 段呈弓背或水平型抬高或已抬高的 ST 段开始回落;③高尖的 T 波后半部开始倒置。这一期将持续数小时至数天,个别患者在这一期出现的异常 Q 波突然消失,即所谓的一过性 Q 波。这一现象的解释是由于心肌严重缺血、损伤发生了"顿抑"、出现了"电静止",显示了心肌"顿抑"性 Q 波。当"顿抑"的心肌重新得到血供恢复了电活动,已出现的 Q 波便可消失。

(3)亚急性期 出现于梗死后数周至数月,此期以坏死及缺血图形为主要特征。是从急性期转变为稳定期的图形变化过程,最突出的是 T 波变化。抬高的 ST 段恢复至基线,缺血型 T 波由倒置较深逐渐变浅,坏死型 Q 波持续存在。

(4)陈旧期 也称心肌梗死稳定期或愈合期,常出现在急性心肌梗死数月之后,ST 段和 T 波恢复正常或 T 波持续倒置、低平,趋于恒定不变,ST 段恢复原来位置。总之,QRS ST-T 综合波已经定格,除非再出现新的心肌梗死。

(二)窦性心率失常

窦房结是心脏主导节律点,在自主神经的调控下有节律地发放冲动,支配心脏的跳动,维持人体血流的正常循环,人们称此节律为窦性节律或心律。窦性心律发生了过快、过慢或显著不匀齐的变化,称为窦性心律失常。

1.**窦性心动过速** 窦性心动过速是指窦房结发出激动的频率>100 次/min。它是人体生理和病理性应激反应的最常见表现,通常是迷走神经张力降低或交感神经张力增高的结果。

(1)发生原因 ①生理原因:常由运动、过度兴奋、精神紧张、恐惧、过量饮酒、饮茶及咖啡等引起。这些原因引起的窦性心动过速是暂时性的,消除诱因,心率即恢复正常。②病理原因:如发热、贫血、缺氧、感染、出血过多、甲亢、心力衰竭、心肌炎、心包炎、β 受体高敏症等均可引起窦性心动过速。这些原因引起的窦性心动过速是持续性的,需针对病因处置。原有疾病治好后心率便自然恢复正常。

(2)心电图表现 ①证明心脏起搏点源于窦房结,即 P 波在 I、II、V5 导联直立,在 aVR 导联倒置。②P 波的频率≥100 次/min,即 P-R 间期≤0.6 s,成人一般为 100～150 次/min,很少>160 次/min,剧烈运动时可达 180 次/min。③P 波后继有 QRS 波,也可不继以 QRS 波。

2.**窦性心动过缓** 窦性心动过缓是指窦性节律的频率低于 60 次/min。我们建议窦性节律低于 60 次/min(50～59/min)称为轻度窦性心动过缓;40～49/min 称为中度窦性心动过缓;低于 40 次/min 称为显著窦性心动过缓。

(1)发生原因 从生理角度分析,窦房结自律性降低与下列因素有关:①窦房结起搏细胞舒张期(4 相)除极速度减慢、坡度变小。②最大舒张期膜电位水平下移。③阈电位水平上移。

(2)心电图表现 ①P 波符合窦性节律的特征,即 II、V5 导联 P 波直立,aVR 导联 P 波倒置。②P 波频率 50～59 次/min 为轻度窦性心动过缓,40～49 次/min 为中度窦性心动过缓,<40 次/min 为显著窦性心动过缓。③常伴有窦性心律不齐。④P-R 间期>0.12 s。

3.**窦性心律不齐** 窦性心律不齐是指窦性心律的起源未变,但节律不整,在同一导联上 PP 间期差异>0.12 s。窦性心律不齐常与窦性心动过缓同时存在。较常见的一类心律不齐与呼吸周期有关,称呼吸性窦性心律不齐,多见于青少年,一般无临床意义。另有一些比较少见的窦性心律不齐与呼吸无关,例如精神性窦性心律不齐、游走性心律不齐、室相性窦性心律不齐等。

(1)发生原因　主要是自主神经对窦房结自律支配的张力强弱不匀所致。由于呼吸对肺及血管中的压力感受器产生的压力不同,因而随延髓呼吸中枢传入不同程度的兴奋,反射性地影响迷走神经的张力。在呼气时迷走神经亢进,使迷走神经终端产生乙酰胆碱,引起窦房结过度极化,舒张期自动除极化的坡度降低,导致心率减慢;吸气时迷走神经张力降低,使颈动脉窦及主动脉弓的压力感受器受到刺激,反射性引起交感神经兴奋,释放儿茶酚胺类物质,使心率加快。

(2)心电图表现　①符合窦性心律的条件,即 P Ⅰ 、Ⅱ 、V5 直立,PaVR 倒置。②P-P间期之间的差值 0.16 s(或>0.12 s)。③呼吸性窦性心律不齐的另一个特点是,短 P-P间期各不相等,长 P-P 间期也各不相等。若做深呼吸动作窦性心律不齐加重,停止呼吸窦性心律不齐消失。④心率变化与呼吸周期有关,吸气时心率加快,呼气时心率减慢,每3～4 个心动为一个周期,P-P 间期逐搏缩短而后又逐搏延长,周而复始。

四、动态心电图

动态心电图于 1957 年由美国 Holter 首创,故又称 Holter 心电图。目前广泛应用于临床。它是将电极置于胸壁并与一个特殊的便携式模拟或数字心电图记录器相连,以达到对受检者进行较长时间心电监护的目的,通常连续监护的时间是 24 h。一般多采用两个导联进行记录。24 h 的监护全部完成后,所记录的心电数据通过回放和处理,就可以在显示器上还原出 P-QRS-T 波群的心电图形,供临床医师进行分析和诊断。所记录的心电信息可进行数字化处理,其中有意义的心电图段可随意打印。这项检查便于了解心悸与晕厥等症状的发生是否与心律失常有关、明确心律失常或心肌缺血发作与日常活动的关系。

五、心电图运动负荷实验

心电图运动负荷试验是一种心功能试验,通过给心脏一定的运动负荷,使心肌耗氧量增加,超过病变冠状动脉供血贮备能力时心肌出现缺血,心电图可出现缺血性 ST 段改变。按运动量可分为极量运动试验、次级量运动试验与症状限制性运动试验。由于其方法简便实用、无创伤、安全,一直被公认为是一项重要的临床心血管疾病检查手段。常用的运动试验为活动平板试验与蹬车运动试验。

1.适应证

(1)冠心病的辅助诊断检查。

(2)冠心病患者危险分层。

(3)评价为冠心病患者抗心肌缺血治疗的疗效。

(4)心肌梗死患者预后评估。

(5)客观评定心功能合理安排劳动与运动量。

(6)飞行员体格检查。

（7）其他。

2.禁忌证

（1）不稳定性心绞痛。

（2）急性心肌梗死进展期或有并发症者。

（3）未控制的有症状的心力衰竭。

（4）严重心律失常。

（5）严重高血压[收缩压≥180 mmHg与（或）舒张压≥110 mmHg]。

（6）严重主动脉瓣疾病。

（7）肥厚型心肌病及其他类型的流出道梗阻。

课堂互动

案例 患者,男,55岁。近一周内频发胸痛,与活动无关,含硝酸甘油3 min后缓解。

讨论 该患者不适合进行的检查是什么?

知识链接

小儿心电图

小儿心脏的解剖结构和电学活动与成人基本相同,但也有以下不同之处:①小儿的胸壁薄,心脏和胸壁之间的间隙小,左胸导联可出现R波高电压,而不是左心室肥大。②小儿右心室占优势,在心电图上表现为右胸导联R波电压增高,有些R/S比值>1,这对成人来说可能是右心室肥大的表现,而在小儿则可能是正常的。③小儿的T波和成人的T波不同,有些导联特别是$V_1 \sim V_3(V_4)$导联T波可以倒置。④小儿Ⅰ、Ⅱ、aVF导联常见窄而深的Q波。上述不同随着年龄的增长,各波段的时间和电压常数逐渐接近成人。⑤小儿心脏比成人心脏小,心脏的除极和复极以及传导系统的传导等都比成人快,因而心电图各波段的时限值相对比成人短。

本节小结

心电图是最常用的临床检测方法之一,具有快速简捷、费用低廉等优点。心电图的基础研究和临床实践已有长达1个多世纪的经验积累和沉淀,技术非常成熟,因此具有重要的临床应用价值,可以从以下几个方面说明。①心电图是最基本的、必不可少的临床检测方法之一,主要用于各种心脏电生理紊乱的诊断,比如房室交界区和束支系统的传导障碍、心动过缓和心动过速等。②尽管心电图表现的是心脏电活动的异常,但许多心脏及全身疾病的重要机制和代谢异常的有用信息,可通过心电图直接反映,例如,心电图能提供心肌缺血和心肌梗死、电解质紊乱、药物中毒、房室肥大以及各种类型的心腔过负荷等。③此外,它还可提供多个预测恶性心律失常的重要线索,例如特长 QT 间期的进行性发展可导致尖端扭转室速而发生心脏猝死等。

课后思考

案例 患者,女,21 岁,临床诊断:心悸原因待查。安静下记录的心电图心率为94 次/min,除电轴右偏+110°外,无其他异常(图 5-1-5A)。患者到医院中快走 1 min 后记录的心电图(图 5-1-5B),心率增至 136 次/min,活动量不大,心率增加了 42 次/min,说明患者存在不适当的心动过速。

图 5-1-5
患者心电图

思考 通过心电图可得出哪些结论?

链接 5-1-3
心电图检查
自测题参考答案

链接 5-1-4
心电图检查
课堂互动案例解析

链接 5-1-5
心电图检查
课后思考案例解析

(武宇轩)

第二节　肺功能检查

◀ 课前预习

1. 学生在线自主学习　使用数字化教学资源服务云平台,教师将课程制作成PPT上传至在线平台,让学生自主探究、讨论交流,激发学生主动学习的积极性。设立临床真实案例讨论论坛,师生互动、解析答疑,加强师生之间的对话与交流,实现线上线下授课相结合,使学生掌握通气功能检查,不断提高临床基本能力。

2. 学生在线自我检测　结合授课内容给出单选题 5 道、多选题 2 道,学生扫码完成自测,考核学生相关理论知识掌握情况。

链接 5-2-1
肺功能检查 PPT

◀ 学习目标

1. 掌握　通气功能检查。
2. 熟悉　换气功能检查。

链接 5-2-2
肺功能检查自测题

3. 了解 小气道功能检查。

◆ 课程思政

在辅助检查的学习中遵守"具体情况,具体分析"的原则,培养医学生良好的医德医风和行为准则,科学严谨、实事求是的工作态度,树立"以患者为中心"的思想理念,具备良好的职业道德、医患沟通能力和团队协作精神,全心全意为患者服务,做一个具有高尚医德修养的医务工作者。

案例导入

案例 患者,男,48 岁。吸烟史 25 年,每日 1 包,吸烟指数 500。无慢性心、肺疾病,查体,心、肺无异常发现,胸部 X 射线片正常。

思考 做肺功能检查时需要注意哪些指标?

◆ 学习内容

一、通气功能检查

肺通气功能是指单位时间随呼吸运动进出肺的气体容积,显示时间与肺容积的关系,并与呼吸幅度、用力大小有关,是一个较好地反映肺通气能力的动态指标。凡能影响呼吸频率、呼吸幅度和气体流量的生理、病理因素均可影响肺通气功能。肺通气功能包括每分钟通气量、肺泡通气量、最大通气量和时间肺活量等,以后者最为常用(图 5-2-1)。

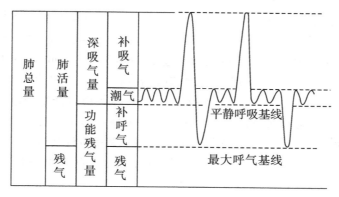

图 5-2-1 肺通气功能

(一)肺容积

肺容积(lung volume)是反映外呼吸的容积空间,即呼吸道与肺泡的总容积,为具有静态解剖意义的指标。肺所能容纳的总气量可分为 4 个基础容积:潮气容积、补吸气容积、补呼气容积与残气容积。

(1)潮气容积 潮气容积(tidal volume,VT):在平静呼吸时,每次吸入或呼出的气量,亦称潮气量,成人约 450~500 mL。潮气量与呼吸频率决定分钟通气量(MV),潮气量小则要求较快的呼吸频率才能保证足够通气量。

(2)补吸气容积 补吸气容积(inspiratory reserve volume,IRV):在平静吸气后,用力吸气所能吸入的最大气量。反映肺胸的弹性和吸气肌的力量。成人平均值:男 2 100 mL,女 1 500 mL。

(3)补呼气容积 补呼气容积(expiratory reserve volume,ERV):在平静呼气后,用力呼出的最大气量;反映肺胸的弹性和胸腹肌的力量;立位高于卧位。成人平均值:男 1 600 mL,女 1 120 mL。

(4)残气容积 残气容积(residual volume,RV):呼气后肺内不能呼出的残留气量。

以上 4 种为基础容积,彼此互不重叠。由 2 个或 2 个以上的基础容积可组合成另外 4 种容积:深吸气量(IC)、肺活量(VC)、功能残气量(FRC)与肺总量(TLC)。①深吸气量(inspiratory capacity,IC):平静呼气后能吸入的最大气量,IC=VT+IRV。IC 与吸气肌的力量大小、肺弹性和气道通畅情况都有关系,它是最大通气量的主要来源。成人平均值:男 2 600 mL,女 2 000 mL。②功能残气量(functional residual capacity,FRC):FRC=ERV+RV。成人平均值:男 2 300 mL,女 1 600 mL。③肺活量(vital capacity,VC):最大吸气后能呼出的最大气量。VC=IRV+VT+ERV 或 VC=IC+ERV。可分吸气肺活量、呼气肺活量和分期肺活量。正常人此三者均相等。阻塞性疾病吸气肺活量大于呼气肺活量,分期肺活量大于 1 次肺活量。VC 因年龄、性别、身高而异,可有 20% 的波动,同一人前后测定误差为±5%。④肺总量(total lung capacity,TLC):深吸气后肺内所含有的总气量,TLC=IRV+Vt+ERV+RV,或 TLC=IC+FRC,或 TLC=VC+RV。

(二)每分钟静息通气量

每分钟静息通气量(minute ventilation,MV 或 Ve),是在静息状态下每分钟所吸入或呼出的气量,反映基础代谢状态下机体所需的通气量。MV=潮气容积×呼吸频率。正常值为 6~8 L/min,MV>10~12 L/min 为通气过度,MV<3~4 L/min 为通气不足。

检查方法:受试者采用坐位或卧位,测试前先休息片刻,上鼻夹,口含咬口器连接肺量计管道或传感器,平静呼吸 4~6 个呼吸周期,待呼吸平稳后开始测定。密闭型肺量计者预备阶段时将三通阀转向室内空气,检查开始时将三通阀与肺量计相连,平静呼吸 2 min,同时记录呼吸曲线与自动供氧量。开放式流量型肺量计受试者在检查开始后平静呼吸约 30 s。选择呼吸曲线平稳、均匀的一段,计算每分钟静息通气量。

(三)肺泡通气量

1.肺泡通气量 肺泡通气量(alveolar ventilation,V_A):每分钟吸入气量中能达到肺泡并进行气体交换的有效通气量。

2.死腔通气量 死腔通气量(dead space ventilation,V_D)包括解剖死腔量和肺泡死腔量,后者也称生理死腔量。

（1）死腔通气量　解剖死腔量是指从口腔到呼吸性细支气管这部分呼吸道内不参与气体交换的通气量。成人平均解剖死腔量 140 mL 左右。肺泡死腔量是指肺泡通气良好而相应的血流灌注不良时，气体交换也不能充分进行，这部分无效通气量称为肺泡死腔量。正常人肺泡死腔量极小，可以不计，因此生理死腔量基本等于解剖死腔量。解剖死腔量一般变化不大（除支气管扩张以外），故生理死腔量变化主要反映肺泡死腔量的变化。

（2）检查方法　受试者取坐位，休息 15 min，加鼻夹，口含咬口器连接肺量计，待呼吸平稳后观察潮气容积呼吸基线，密闭型肺量计通过三通阀转向吸入室内空气，然后转向集气囊收集呼出气。取动脉血或动脉化耳血测定 $PaCO_2$。对呼出气进行 CO_2 百分浓度测定。开放性肺量计通过快速二氧化碳分析仪实时测定呼出气二氧化碳分压和浓度。

（四）最大通气量

最大通气量（maximal voluntary ventilation，MVV）是在单位时间内以尽可能快的速度和尽可能深的幅度重复最大自主努力呼吸所得到的通气量（图 5-2-2）。MVV 是一项负荷试验，其大小与呼吸肌的力量和胸廓的弹性、肺组织的弹性和气道阻力均相关，是一项综合评价肺通气功能储备量的可靠指标。

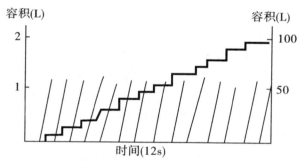

图 5-2-2　最大通气量（MVV）

（五）时间肺活量

时间肺活量是在用力呼气过程中各呼气时间段内发生相应改变的肺容积（forced expiratory volume，FEV），肺容积和时间的关系见图 5-2-3。

FVC：用力肺活量；FEV1：第 1 秒用力呼气容积；MMEF：最大呼气中期流量；TLC：肺总量；RV：残气量；SVC：慢肺活量；MET：用力呼气中段时间（图中 ab 段）。评估指标如下。

（1）用力肺活量　用力肺活量（forced vital capacity，FVC）：指最大吸气至肺总量位后以最大的努力、最快的速度呼气，直至残气量位的全部肺容积。用力肺活量占预计值百分比（FVC%）超过正常预计值上限或>80% 为正常（前者更为准确），同一人前后误差<±5%。

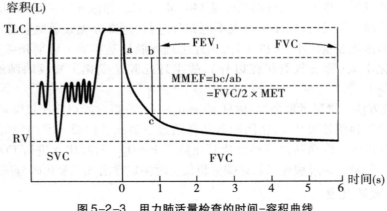

图 5-2-3　用力肺活量检查的时间-容积曲线

（2）第 1 秒用力呼气容积　第 1 秒用力呼气容积（forced expiratory volume in one second，FEV1）：指最大吸气至肺总量位后 1 s 之内的快速呼出量。

（3）1 秒率　1 秒率（FEV1/FVC、FEV1/VC）：是 FEV1 与 FVC 或 VC 的比值，常用百分数（%）表示。通常大部分的正常人 1 s 能呼出 FVC 的 70% ~ 80%。

（4）3 秒用力呼气容积　3 秒用力呼气容积（forced expiratory volume in three seconds，FEV3）：指最大吸气至肺总量位后 3 s 之内的快速呼出量。正常在 3 s 内能呼出 FVC 的 98% 以上，在阻塞性障碍患者呼气时间延长，限制性障碍患者呼出时间缩短。

（5）6 秒用力呼气容积　6 秒用力呼气容积（forced expiratory volume in six seconds，FEV6）：指最大吸气至肺总量位后 6 s 之内的快速呼出量。正常人在 6 s 内能呼出全部的 FVC，若不能完全呼出则提示有阻塞性障碍。

（6）最大呼气中期流量　最大呼气中期流量（maximal mid expiratory flow、MMEF、MMF、FEF 25% ~ 75%）：指用力呼出气量为 25% ~ 75% 肺活量间的平均流量。最大呼气中段曲线处于 FVC 非用力依赖部分，即呼气流量随用力程度达到一定限度后尽管增加用力，其呼气流量固定不变。但在测定 FVC 全过程需持续用力呼气以达到流量限度，才能准确测定 MMEFo 低肺容积位的流量受小气道直径所影响，流量下降反映小气道的阻塞。FEV1、FEV/FVC 和气道阻力均正常者，其 MMF 值却可低于正常，常见于小气道疾患。因此，最大呼气中期流量可作为早期发现小气道疾患的敏感指标。

（7）用力呼气流量 75% ~ 85%　用力呼气流量 75% ~ 85%（FEF 75% ~ 85%）：是呼出气为肺活量 75% ~ 85% 之间的平均流量，位于时间-容量曲线的后半部分。这项检查被认为对小气道阻塞更为敏感，但变异度也增大。

（8）用力呼气开始 200 ~ 1 200 mL 的流量　用力呼气开始 200 ~ 1 200 mL 的流量（FEF 200 ~ 1 200）：是用力呼气开始 200 ~ 1 200 mL 的平均流量，反映呼气早期的流量改变，通常在胸内型上气道阻塞时有下降，是较为敏感的判断指标。

二、换气功能检查

肺有效的气体交换不仅要求有足够的通气量与血流量,而且吸入气体在肺内分布状况、血流状态、两者的比例关系以及弥散膜对气体通过的影响,均对肺的气体交换效率产生影响。

(一)气体分布

肺泡是气体交换的基本单位,要取得最大气体交换效率,应使吸入气能均匀分布于每个肺泡。但即使健康人,肺内各部气体分布也不均匀,存在区域性差异。胸腔内上的区域性差异是导致不同层面肺泡气体分布不均的主要因素,直立位时,胸腔负压以 $0.26~cmH_2O/cm$ 的梯度自肺尖向肺底部递减。深吸气时,上肺区肺泡先扩张,气体优先进入分布于上肺区;继而上、下肺区肺泡同时充气,充气时间和数量亦基本相同;吸气至肺总量位(TLC)时,上肺区先终止扩张充气(属快肺泡),而下肺区肺泡继续充气(属慢肺泡)。此外,气体在终末肺单位内呈层状分布不均,近肺泡端吸入气分布少,而近气道端气体分布多。因此,肺泡内气体分布不可能绝对均匀。

1.测定方法　氮浓度测定,将吸入纯氧后测定呼出气中的氮浓度作为判定指标,其中以一口气氮稀释法(单次呼吸法)为常用。测定时,受检者于深呼气至残气(RV)位,后吸入纯氧至肺总量(TLC)位,然后缓慢均匀地呼气至残气水平;将呼出气持续引入快速氮分析仪,连续测定呼出气中氮浓度,并描记肺泡氮浓度曲线。健康人吸入纯氧在肺内均匀分布,不同肺区的肺泡氮被吸入的纯氧稀释后,浓度接近。呼气氮浓度与曲线呈4相变化:先排出无效腔纯氧,氮浓度为零(Ⅰ相、平段);随后呼出肺泡与气道的混合气,氮浓度开始上升(Ⅱ相);待肺泡持续排气,由于各部肺泡氮浓度相仿,出现高浓变氮的相对水平曲线(Ⅲ相,肺泡平段);最后Ⅳ相,下肺区小气道关闭,含更高氮浓度指示气自上肺区呼出,曲线上扬。判定指标以呼气至 750～1 250 mL 的瞬时氮浓度差为准,正常< 1.5%。

重复呼吸 7 min 氮清洗法测定,令受检者反复吸入纯氧经单向活瓣将肺内氮气连续冲洗出去,肺内的氮被每次吸入的纯氧稀释,并随呼气排出,使肺泡内氮浓度逐渐下降。反复吸入 7 min 后,总的呼出肺泡气氮浓度应<2.5%,提示健康人肺内气体分布相对均匀。

2.临床意义　导致吸入气体分布不均的主要因素是不均匀的气流阻力和顺应性。前者如支气管痉挛、受压;后者如间质性肺炎-肺纤维化、肺气肿、肺淤血、肺水肿和胸腔积液等。

(二)通气/血流值

有效的肺泡气体交换不仅要求有足够肺泡通气量和吸入气在全肺的均匀(相对)分布,且需要充分的血流量相匹配。正常肺泡通气最约 4 L/min,肺血流量约 5L/min,二者比值为 0.8,换气效率最佳。正常各部的通气/血流值(Ventilation/perfusionratio, V/Q)主要受重力和体位、在较小程度上受肺容积变化的影响,存在区域性差异;但生理上通过精巧地调节,使整个肺的 V/Q 取得适宜值,以保证最大气体交换效率。当血流减少时,该部的小气道即收缩,以减少通气;反之,通气减少时,灌注肺泡血流量因小血管收缩而下降。可见分布不均匀藉 V/Q 比例的协调取得代偿。在病理情况下,局部血流障碍时,进入肺泡的气体,由于没有充足血流与之交换[比值>0.8,或 Q=0、V/Q=∞(无穷大)],致使无效腔气量增加;反之,局部气道阻塞,V/Q 比值<0.8,部分血流因无通气与之交换,成为无效灌注,而导致静-动脉样分流效应。无论上述哪种异常,如引起总的 V/Q 失调时,都会引起换气功能障碍,导致缺氧,除非同时伴有严重通气不足,其后果主要是缺氧,并无 CO_2 潴留,甚至动脉血 CO_2 还低于正常。

1. 测定方法　通过动脉血气分析项目计算相关生理学指标进行间接判断,其基本原理是凡能影响肺泡通气,肺泡-毛细血管阻滞与静-动脉分流者均可引起 V/Q 失调。如测算肺泡-动脉氧和二氧化碳分压差[$P(A-a)O_2$ 和 $P(A-a)CO_2$]、动脉血-肺泡气氮分压差[$P(a-A)N_2$]、肺内分流(QS/QT)、无效腔比率(VD/VT)。部分内容将在血气分析节进行介绍。

2. 临床意义　凡能影响肺顺应性、气道阻力和血管阻力的病理因素,均可使 V/Q 异常,而 V/Q 比例失调是肺部疾病产生缺氧的主要原因。临床上见于肺实质、肺血管与气道疾病,如肺炎、肺不张、肿瘤、急性呼吸窘迫综合征、肺栓塞、肺水肿、支气管哮喘、阻塞性肺气肿等。

(三)弥散功能

肺泡弥散是指气体分子通过肺泡膜(肺泡-毛细血管膜)进行交换的过程,以弥散量(diffusing capacity, DL)为衡量指标,它是指肺泡膜两侧气体分压差为 1.0 mmHg 时,每分钟所能透过(或转移)的气体量(mL)。影响弥散的因素有肺泡膜的面积、厚度(距离)、膜两侧气体分压差、气体分子量、气体在介质中的溶解度、肺泡毛细血管血流以及气体与血红蛋白的结合能力。O_2 与 CO_2 在肺内的弥散过程不同,相同温度下,两种气体弥散的相对速率与该气体分子量平方根呈反比、与气体在介质中的溶解度呈正比。计算结果:CO_2 的弥散速率为 O_2 的 21 倍,故临床上不存在 CO_2 弥散障碍,弥散障碍主要指氧,后果是缺氧。

1. 测定方法　临床常用单次呼吸法,正常值(120 例健康国人男女各 60 例,年龄17 ~ 72 岁)为:男性 18.23 ~ 38.41 mL/(mmHg·min);女性 20.85 ~ 23.9 mL/(mmHg·min)。

2. 临床意义　生理因素因性别、年龄、体位与运动均对弥散功能有一定影响。弥散障碍见于:①弥散膜面积减少,如阻塞性肺气肿;②肺间质水肿、肺泡壁增厚、肺泡毛细血管纤维性变,如弥漫性肺间质纤维化、肺尘埃沉着症、结节病和弥漫性细支气管-肺泡癌等。

三、小气道功能检查

小气道是指直径 2 mm 以下的气道。在患者未出现临床不适及常规肺功能检查正常之前,小气道功能测定可能发现早期变化,对疾病的早发现、早治疗有积极意义。常用指标有最大呼气流量(流速)-容积曲线(环)、闭合容积测定及频率依赖性肺顺应性。

(一)最大呼气流量-容积曲线

最大呼气流量-容积曲线(maximum expiratory flow volume curve, MEFV)为受试者在

作最大用力呼气过程中,将呼出的气体容积与相应的呼气流量所记录的曲线,或称流量-容积曲线(V-V曲线)。

临床上常用 VC 50% 和 VC 25% 时的呼气瞬时流量(Vmax50 和 Vmax25)作为检测小气道阻塞的指标,凡两指标的实测值/预计值小于 70%,且 V50/V25<2.5 即认为有小气道功能障碍。通过观察 MEFV 曲线的下降支斜率的形状可判断气道阻塞的部位,特别是上气道阻塞,其曲线形态具有特征性。

(二)闭合容积

闭合容积(CV)也称闭合气量,是指平静呼气至残气位时,肺下垂部小气道开始闭合时所能继续呼出的气体量,而小气道开始闭合时肺内留存的气体量则称为闭合总量(CC)。

闭合总量(CC)= 闭合容积(CV)+残气量(RV)。

闭合容积增大,说明平静呼气至残气位时,小气道开始闭合时所能继续呼出的气体量增大,证明小气道较早发生闭陷,说明小气道发生了病变。

(三)频率依赖性肺顺应性

肺顺应性是指单位压力改变时所引起的肺容积的改变,即单位跨肺压变化引起的肺容积变化,它代表了胸腔压力改变对肺容积的影响,顺应性=容积变化/压力变化,它的大小和弹性阻力是呈反比的,包括静态顺应性(Cstat)和动态顺应性(Cdyn),是在不同的条件下测得的,也就反映了不同的指标。静态顺应性指在呼吸周期中气流被短暂阻断时测得的肺顺应性,它反映肺组织的弹性;动态顺应性则是在呼吸周期中气流未被阻断时测得的肺顺应性,它受气道阻力的影响,并根据呼气和吸气末肺容量与不同胸膜腔内压改变来确定。动态顺应性又分为正常呼吸频率(20 次/min)和快速呼吸频率(约 60 次/min)两种,后者又称为频率依赖性顺应性(frequency dependence of dynamic compliance,FDC),它比前者更敏感。

四、血气分析和酸碱测定

血气分析是通过测定人体血液的 H^+ 浓度和溶解在血液中的气体(主要指 CO_2、O_2),来了解人体呼吸功能与酸碱平衡状态的一种手段,它能直接反映肺换气功能及其酸碱平衡状态。采用的标本常为动脉血。

(一)血气分析指标

用于判断机体是否存在酸碱平衡失调以及缺氧和缺氧程度等。常用的血气分析指标有动脉血氧分压、动脉血氧饱和度、动脉血二氧化碳分压,pH 值、实际碳酸氢盐等。

1. 动脉血氧分压　动脉血氧分压(PaO_2)是指血液中物理溶解的氧分子所产生的压力。成人随年龄增大而降低,年龄预计公式为 $PaO_2 = 100$ mmHg−(年龄×0.33)±5 mmHg,参考值为 95 ~ 100 mmHg(12.6 ~ 13.3kPa)。

诊断意义:①判断有无缺氧和缺氧的程度。造成低氧血症的原因有肺泡通气不足、通气/血流(V/Q)比例失调、分流及弥散功能障碍等。低氧血症分为轻、中、重三型。轻度:80 ~ 60 mmHg(10.7 ~ 8.0 kPa);中度:60 ~ 40 mmHg(8.0 ~ 5.3 kPa);重度:<

40 mmHg(5.3 kPa)。②判断有无呼吸衰竭的指标。若在海平面附近、安静状态下呼吸空气时 PaO_2 测定值<60 mmHg(8 kPa),并可除外其他因素(如心脏内分流等)所致的低氧血症,即可诊断为呼吸衰竭。呼吸衰竭根据动脉血气分为Ⅰ型和Ⅱ型。Ⅰ型是指缺氧而无 CO_2 潴留(PaO_2 <60 mmHg, $PaCO_2$ 降低或正常);Ⅱ型是指缺氧伴有 CO_2 潴留(PaO_2 < 60 mmHg, $PaCO_2$ >50 mmHg)。

2. 动脉血氧饱和度 动脉血氧饱和度(SaO_2)是指动脉血氧与血红蛋白(Hb)结合的程度,是单位 HB 含氧百分数。参考值为 95% ~98%。诊断意义:可作为判断机体是否缺氧的一个指标,但是反映缺氧并不敏感,而且有掩盖缺氧的潜在危险。

3. 动脉血二氧化碳分压 动脉血二氧化碳分压($PaCO_2$)是指物理溶解在动脉血中的 CO_2 ,正常时每 100 mL 中溶解 2.7 m 分子所产生的张力。 CO_2 是有氧代谢的最终产物,经血液运输至肺排出。参考值为 35 ~45 mmHg(4.7 ~6.0 kPa),平均值 40 mmHg (5.33 kPa)。

诊断意义:①判断呼吸衰竭类型与程度的指标。Ⅰ型呼吸衰竭, $PaCO_2$ 可正常或略降低;Ⅱ型呼吸衰竭, $PaCO_2$ 必须>50 mmHg(6.67 kPa);肺性脑病时, $PaCO_2$ 一般应>70 mmHg(9.93 kPa)。②判断呼吸性酸碱平衡失调的指标。 $PaCO_2$ >45 mmHg(6.0 kPa)提示呼吸性酸中毒; $PaCO_2$ <35 mmHg(4.7 kPa)提示呼吸性碱中毒。 $PaCO_2$ 升高可由通气量不足引起,如慢性阻塞性肺疾病、哮喘、呼吸肌麻痹等疾病;呼吸性碱中毒表示通气量增加,见于各种原因所致的通气增加。③判断代谢性酸碱失调的代偿反应。代谢性酸中毒时经肺代偿后 $PaCO_2$ 降低,最大代偿极限为 $PaCO_2$ 降至 10 mmHg。代谢性碱中毒时经肺代偿后 $PaCO_2$ 升高,其最大代偿极限为 $PaCO_2$ 升至 55 mmHg(7.33 kPa)。

4. pH 值 pH 值是表示体液氢离子的浓度的指标或酸碱度。参考值为 pH 值 7.35 ~ 7.45,平均 7.40; H^+ 35 ~45 mmol/L,平均 40 mmol/L。

诊断意义:可作为判断酸碱失调中机体代偿程度的重要指标。pH 值<7.35 为失代偿性酸中毒,存在酸血症;pH 值>7.45 为失代偿性碱中毒,有碱血症;pH 值正常可有 3 种情况:无酸碱失衡、代偿性酸碱失衡、混合性酸碱失衡。临床上不能单用 pH 值区别代谢性与呼吸性酸碱失衡,尚需结合其他指标进行判断。

5. 实际碳酸氢盐 实际碳酸氢盐(actual bicarbonate,AB)是指在实际 $PaCO_2$ 和血氧饱和度条件下所测得血浆 HCO_3^- 含量。参考值为 22 ~27 mmol/L。

诊断意义:①AB 同样反映酸碱平衡中的代谢性因素,与标准碳酸氢盐(SB)的不同之处在于 AB 尚在一定程度上受呼吸因素的影响。②AB 增高可见于代谢性碱中毒,亦可见于呼吸性酸中毒经肾代偿时的反映,慢性呼吸性酸中毒时,AB 最大代偿可升至 45 mmol/L;AB 降低既见于代谢性酸中毒,亦见于呼吸性碱中毒经肾代偿的结果。③AB 与 SB 的差数,反映呼吸因素对血浆 HCO 影响的程度。当呼吸性酸中毒时,AB>SB;当呼吸性碱中毒时,AB<SB;相反,代谢性酸中毒时,AB = SB<正常值;代谢性碱中毒时,AB = SB>正常值。

(二)单纯性酸碱平衡失调的判断

1. 代谢性酸中毒 代谢性酸中毒(metabolic acidosis)是指细胞外液中 H^+ 增加和(或)丢失而引起的以血浆 HCO_3^- 减少、pH 值降低为特征的酸碱平衡失调。血气改变的特点为:AB、SB、BB 下降,pH 接近或达到正常,剩余碱负值增大, $PaCO_2$ 下降。当机体不能代偿时,$PaCO_2$ 正常或增高,pH 下降。

2. 代谢性碱中毒　代谢性碱中毒(metabolic alkalosis)是指体内 H^+ 丢失过多或者从体外摄入 HCO_3^- 过多,引起以血浆 HCO_3^- 增多、pH 值呈上升趋势为特征的一类酸碱平衡失调类型。血气改变的特点:AB、SB、BB 增高,pH 值接近正常,BE 正值增大 $PaCO_2$ 上升。机体失代偿时,$PaCO_2$ 反而降低或正常,pH 值上升。

3. 呼吸性酸中毒　呼吸性酸中毒(respiratory acidosis)是指肺泡通气功能及换气功能减弱,不能充分排出体内生成的 CO_2 或 CO_2 吸入过多,导致血液的 $PaCO_2$ 增高及 pH 值下降,而引起的高碳酸血症。临床上本病可单独存在,也可与其他酸碱平衡障碍同时出现。根据发病的快慢可分为急性和慢性两类。血气改变的特点:急性呼吸性酸中毒时,$PaCO_2$ 增高,pH 值下降,AB 正常或略升高、BE 基本正常。肾代偿时,$PaCO_2$ 每升高 1.0 mmHg(0.133 kPa),HCO_3^- 约可增加 0.07 mmol/L;慢性呼吸性酸中毒时,$PaCO_2$ 增高,pH 值正常或降低,AB 升高,AB > SB,BE 正值增大。$PaCO_2$ 每升高 1.0 mmHg (0.133 kPa),HCO_3^- 经代偿后约可增加 0.3 ~ 0.4 mmol/L(平均 0.35 mmol/L)。但肾代偿有一定的限度,急性呼吸性酸中毒时,HCO_3^- 不超过 32 mmol/L,慢性呼吸性酸中毒时 HCO_3^- 不超过 45 mmol/L。

4. 呼吸性碱中毒　呼吸性碱中毒(respiratory alkalosis)是指由于肺泡过度通气,体内生成 CO_2 排出过多,导致血液中 $PaCO_2$ 降低而引起的低碳酸血症。血气改变的特点:$PaCO_2$ 下降,pH 值正常或升高,AB 在急性呼吸性碱中毒时正常或轻度下降,慢性呼吸性碱中毒时下降明显,AB < SB,BE 负值增大。肾代偿反应效率在急、慢性期不同。急性呼吸性碱中毒时 $PaCO_2$ 每下降 0.133 kPa(1.0 mmHg),HCO_3^- 减少 0.2 mmol/L;慢性呼吸性碱中毒时 $PaCO_2$ 每下降 0.133 kPa(1.0 mmHg),HCO_3^- 减少 0.5 mmol/L。

通常临床上患者的酸碱平衡紊乱并不总是表现为单纯的一项,而是混合性的。常见两种或两种以上单纯性酸碱平衡紊乱同时混合存在,其中一种是主要的紊乱,另外一些则是过度代偿或代偿不全的结果。由于 $PaCO_2$ 不能同时升高与降低,故呼吸性酸中毒与呼吸性碱中毒不能同时混合存在,而代谢性酸中毒可与代谢性碱中毒同时合并存在。

课堂互动

案例　患者,呼吸性酸中毒,治疗 5 d 后好转,查血气分析为:pH 值 7.30,$PaCO_2$ 48 mmHg,HCO_3^- 27 mmol/L,Cl^- 110 mmol/L,K^+ 5 mmol/L,AG 16 mmol/L。

讨论　考虑患者存在哪种情况?

知识链接

肺顺应性检查

肺顺应性检查的适用范围:①各种类型的肺纤维化、胸膜纤维化等限制性肺疾病。②肺水肿、肺充血。③急性呼吸窘迫综合征。④肺气肿。⑤小气道功能测定。⑥机械通气和呼吸监护。

肺顺应性降低见于:①限制性肺疾病,包括各种类型肺纤维化、胸膜纤维化等。②肺泡充填性疾病,如肺水肿、肺充血、肺泡出血、肺泡蛋白沉着症等。③急性呼吸窘迫综合征。肺气肿时,由于肺泡壁破坏,弹力组织减少(即弹性阻力减少),故静态顺应性增加;肺泡附着对支气管环状牵引力减弱,肺充气不均,故动态顺应性减低。肺泡充气和排空的速度取决于肺顺应性与气道阻力的乘积,即时间常数。小气道疾病时,呼吸频率增快时,肺顺应性减低,称动态肺顺应的频率依赖性(frequency dependence of dynamic compliance,FDC),是测定小气道功能的一项敏感指标。机械通气时,确定最佳PEEP水平,即能产生最大肺顺应性时的PEEP压力,此时可产生最大健康搜索的氧转运和最小的死腔。

适宜人群:①各种类型的肺纤维化、胸膜纤维化等限制性肺疾病。②肺水肿、肺充血。③急性呼吸窘迫综合征。④肺气肿。⑤小气道功能测定。⑥机械通气和呼吸监护。

本节小结

肺功能检查在临床应用较为广泛,在临床诊治中占有重要地位。肺功能检查结果可以帮助临床医师诊断和鉴别诊断呼吸系统疾病和非呼吸系统疾病的肺部呼吸功能的损害,如气短胸闷的患者,若通气功能、换气功能、运动心肺试验均正常,其症状可考虑为精神因素所致等。对外科手术而言,肺功能检查可以帮助评估手术的风险性,做好术前、术中、术后准备工作。对已存在肺功能减损者,检查者在肺功能报告中应提醒注意并提出建议,如戒烟、控制体重、改善营养等。

课后思考

案例 患者,男,46岁,患者于20多年前无明显诱因出现咳嗽,于当地医院治疗后症状可缓解,但症状反复发作进行性加重每年发作2~3次,每次持续3个月以上。3 d前症状加重伴呼吸困难,入我院急诊科,当时血压血氧低,行气管插管,机械通气,转入ICU。

既往史:多次因慢性阻塞性肺疾病急性加重住院治疗,无高血压、冠心病、糖尿病及其他病史个人史,家族史无特殊。

辅助检查:pH值7.208、$PaCO_2$ 60.6 mmHg、HCO_3^- 23.2 mmHg。

思考 可初步诊断为什么疾病?

链接 5-2-3
肺功能检查自测
题参考答案

链接 5-2-4
肺功能检查
课堂互动案例解析

链接 5-2-5
肺功能检查
课后思考案例解析

（武宇轩）

第三节 内镜检查

◀ 课前预习

1. 学生在线自主学习　使用数字化教学资源服务云平台,教师将课程制作成 PPT 上传至在线平台,让学生自主探究、讨论交流,激发学生主动学习的积极性。设立临床真实案例讨论论坛,师生互动、解析答疑,加强师生之间的对话与交流,实现线上线下授课相结合,使学生掌握内镜检查的适应证和禁忌证,不断提高临床基本能力。

链接 5-3-1
内镜检查 PPT

2. 学生在线自我检测　结合授课内容给出单选题 5 道、多选题 2 道,学生扫码完成自测,考核学生相关理论知识掌握情况。

◀ 学习目标

1. 掌握　内镜检查的适应证和禁忌证。
2. 熟悉　内镜检查的并发症。
3. 了解　内镜检查发展史。

链接 5-3-2
内镜检查自测题

◀ 课程思政

在辅助检查的学习中遵守"具体情况,具体分析"的原则,培养医学生良好的医德医风和行为准则,科学严谨、实事求是的工作态度,树立"以患者为中心"的思想理念,具备良好的职业道德、医患沟通能力和团队协作精神,全心全意为患者服务,做一个具有高尚医德修养的医务工作者。

案例导入

案例 患者,男,48 岁,多年饮酒史,近一个月上腹部疼痛,饥饿时加重,呈现疼痛—进食—缓解规律。

思考

1.最可能的诊断是什么?

2.最可靠的诊断措施是什么?

学习内容

一、内镜检查基本知识

消化内镜检查已有一百多年历史,国内开展消化内镜检查已有 40 年历史。起初除硬式直肠镜、乙状结肠镜使用较广泛外,其他如胃镜、腹腔镜等仅在少数单位、少数患者中进行,很长时期未能形成规模性普及应用。从 20 世纪 70 年代初期引进纤维内镜以后,情况有了显著变化,消化内镜迅速发展普及,几乎成为消化专科的常规诊断工具。开始 10 年内以诊断内镜为主,近 20 年来进入诊断与治疗相结合的新阶段,大大促进了消化系疾病的科研和诊治水平。

在治疗内镜方面,国内开展最多的是消化道息肉圈套切除术、取异物术、食管静脉曲张出血套扎治疗等,已积累了丰富的实践经验。食管静脉曲张套扎止血法近期疗效可以与硬化剂注射疗效相媲美。国内胰胆疾病的内镜造影诊断在 20 世纪 70 年代中期即逐渐推广,但在治疗方面起步较晚。近年来开展的单位已有迅速的扩展,胆胰疾病的内镜非手术治疗量与手术治疗相比所占比例也逐渐增高。

近些年来应用腹腔镜技术开展胆囊、肠道、阑尾以及腹膜后肿瘤切除,为内镜治疗又开拓了一个新的领域。随着治疗技术的不断发展,消化内镜将为患者在减轻病痛、缩短疗程、降低治疗费用和住院日数等方面创造更为有利的条件。

二、胃镜检查

1.检查前的准备　做好检查前的准备工作,对检查能否顺利进行起关键作用。

(1)对患者做好解释工作　争取患者配合,不少患者对内镜检查有恐惧感,需要耐心说明,签署知情同意书。

(2)检查当天需禁食　禁食至少 5 h,在空腹时进行检查。如胃内存有食物,则将影响观察。如患者有胃排空延迟,禁食时间需要更长,一般早晨停止早餐即可达到要求,因经过一夜未进食,胃内一般不积存食物。如有幽门梗阻等影响排空的病变,则需停止进食 2 ~ 3 d,必要时需先洗胃,将胃内积存的食物清除。

(3)口服去泡剂　吞服 1 勺去泡剂,可使附于黏膜上的带有泡沫的黏液消失,以免这些黏液掩盖病变,影响观察。去泡剂为二甲硅油,有去表面张力的作用,使泡沫破裂、消失。带泡沫的黏液为吞入的唾液。

（4）咽部麻醉 目的是减少咽部反应，使进镜顺利，有两种方法。①咽部喷雾法：于术前15 min用2%利多卡因或普鲁卡因喷雾，间隔数分钟后再喷1~2次。②麻醉糊剂吞服法：手术前吞服麻醉糊剂1勺，约10 mL，常同时再服1勺去泡剂即可进行检查。此法比较简便，并可节约时间。

（5）镇静药 对精神紧张的患者，在检查前15 min可用地西泮10 mg肌内注射。个别患者也可以缓慢静脉注射地西泮5~10 mg，可消除紧张。一般患者不必应用。

（6）解痉药 为减少胃肠蠕动及痉挛，便于观察，可手术前10 min肌内注射山莨菪碱10 mg或阿托品0.5 mg，也可用丁溴东莨菪碱20~40 mg肌内注射，即可达到减少蠕动的目的。一般可不用解痉药。

2.适应证

1）凡有上消化道症状，疑及食管、胃、十二指肠病变者。

2）原因不明的上消化道出血患者需行急诊内镜检查。

3）需行内镜下治疗或怀疑异物需取出时。

4）需要随访观察的病变，如消化性溃疡、萎缩性胃炎、胃手术后、反流性食管炎、Barrett食管等。

5）药物治疗前后对比观察或手术后随访。

6）健康普查。

3.禁忌证

1）严重的心脏病：如严重心律失常、心肌梗死活动期、重度心力衰竭。

2）严重肺部疾病：哮喘、呼吸衰竭不能平卧者、精神失常不能合作者。

3）急性重症：咽喉部疾患，腐蚀性食管炎，胃炎急性期，食管、胃、十二指肠穿孔的急性期。

4）急性病毒性肝炎或胃肠道传染病一般暂缓检查；慢性乙、丙型肝炎或病原携带者、艾滋病患者应具备特殊的消毒措施。

4.并发症

（1）严重并发症 心、肺意外，严重出血、穿孔、感染。

（2）一般并发症 下颌关节脱臼、喉臼、食管贲门黏膜撕裂、喉头痉挛、癔症等，对老年及急重症患者应进行监护操作以免诱发癫痫。

三、结肠镜检查

结肠镜是一种临床常用的纤维内窥镜。通过肛门插入逆行向上可检查到直肠、乙状结肠、降结肠、横结肠、升结肠和盲肠以及回肠末端。可以清楚地发现肠道病变，同时还可对部分肠道病变进行治疗。

1.检查前准备 做结肠镜前只需要在检查前2 d开始进食流质或少渣半流质饮食，检查当天上午空腹，检查前一天晚上服用甘露醇等导泻剂清洁肠道，以免影响观察和操作，或清洁灌肠以保证肠道的清洁度。检查时医生会通过结肠镜向肠腔内注入一定量气体便于观察。由于结肠结构迂回曲折，检查过程中被检查者可能有不同程度的胀痛或牵拉感觉,只要被检者能够镇定地按照医生的嘱咐积极配合,绝大多数人可耐受并完成检查。对于过分紧张或高度肠痉挛的受检者,则需要使用镇静剂或解痉药物。对于不能配合的小儿,则需要在麻醉下进行。检查结束前将注入的气体吸出,大多数人没有明显不适。如未发现病变及未进行治疗,受检者可正常活动和进食。

2.适应证

1)原因未明的便血或持续粪潜血阳性者。

2)慢性腹泻、长期进行性便秘、大便习惯改变,腹痛,腹胀等诊断不明确者。

3)X射线钡剂灌肠检查疑有回肠末端及结肠病变,或病变不能确定性质者。

4)X射线钡剂灌肠检查者阴性,但有明显肠道症状或疑有恶性变者。

5)低位肠梗阻及腹块,不能排除结肠疾病者。

6)不明原因的消瘦、贫血。

7)需行结肠镜治疗者,如结肠息肉切除术、止血、乙状结肠扭转或肠套叠复位等。

8)结肠切除术后,需要检查吻合口情况者。

9)结肠癌术后,息肉切除术后及炎症性肠病治疗后需定期结肠镜随访者。

10)肠道疾病手术中需结肠镜协助探查和治疗者。

11)需行大肠疾病普查者。

3.禁忌证 严重心肺功能不全、休克、腹主动脉瘤、急性腹膜炎、肠穿孔等均属绝对禁忌证。下列各项为相对禁忌证。

1)妊娠、腹腔内广泛粘连及各种原因导致肠腔狭窄者、慢性盆腔炎、肝硬化腹水、肠系膜炎症、肠管高度异常屈曲及癌肿晚期伴有腹腔内广泛转移者等,如果必须检查,由有经验的术者小心进行。

2)重症溃疡性结肠炎,多发性结肠憩室患者应看清肠腔走向再进镜,勿用滑进方式推进结肠镜。

3)曾做腹腔尤其盆腔手术、曾患腹膜炎以及有腹部放疗史者进镜时宜缓慢、轻柔,发生剧痛则应终止检查,以防肠壁撕裂、穿孔。

4)肛门、直肠有严重化脓性炎症或疼痛性病灶,如肛周脓肿、肛裂等,对检查不能耐受者,检查时必须慎重。

5)体弱、高龄病例,以及有严重的心脑血管疾病、对检查不能耐受者,检查时必须慎重。

6)小儿及精神病或不能合作者不宜施行检查,必要时可在全麻下施行。

7)妇女月经期一般不宜做检查。

4.并发症 结肠镜检查的并发症主要是由于适应证选择不当,术前准备不充分,术者缺乏经验、操作不熟练和(或)术者在进镜困难时急躁、缺乏耐心而粗暴进镜等所致。

1)肠穿孔,肠道出血。

2)急性重度结肠炎,如急性细菌性痢疾、急性重度溃疡性结肠炎及憩室炎等。

3)急性弥漫性腹膜炎、腹腔脏器穿孔、多次腹腔手术、腹内广泛粘连及大量腹腔积液者。

4)严重心肺功能衰竭、精神失常及昏迷患者。

5）肛门、直肠严重狭窄。

四、腹腔镜检查

腹腔镜作为单纯的诊断手段仍常采用，因它对腹腔内器官的观察更为直接，且可在病变部位取活组织进行病理学检查，尤其对腹膜的观察是其他诊断手段所不能比拟的，故腹腔镜对腹腔病变的诊断具有重要价值。

1. 检查前准备

1）签署知情同意书，争取患者配合，因诊断腹腔镜检查一般只需局部麻醉，在检查过程中，患者始终处于清醒状态，所以患者的配合很重要。

2）腹部备皮：因腹腔镜为进入腹腔的手术，为避免细菌污染，需要按腹部外科手术要求进行备皮，如剃毛、用肥皂水刷洗等。

3）术前禁食，进食后胃肠饱胀，阻碍腹腔内的视线，影响观察可给输液以补充营养。

4）检查出、凝血时间。有出血倾向时，需纠正后再检查。

5）术前半小时给镇静药。可给如地西泮 10 mg 肌内注射，不需强烈镇静药。

6）普鲁卡因皮试。如皮试为阳性，可换用利多卡因做局麻。

7）腹水患者的处理。若为腹水患者，术前应放去腹水。腹水量大时，可分次放水，于手术日将腹水放净，以免从腹部切口涌出大量腹水，使检查难以进行。

2. 适应证　凡病变在腹腔内，临床上用其他方法未能确诊者，均可行腹腔镜检查。

1）肝病：对各种肝病诊断均有重要意义。

2）腹腔肿块：腹腔镜对腹腔内能看到的肿块的诊断较有帮助，可以对肿块的性质、部位进行观察，直视下活体组织检查有助于诊断。

3）腹膜病变：腹膜间皮瘤、腹膜炎等用一般影像学方法难以发现者。

4）原因未明的腹痛：对于某些腹痛的患者，一般临床检查未能确诊者，可以通过腹腔镜观察脏器间有无粘连。如发现粘连，可能是腹痛的原因。腹腔镜检查可使约90%的患者明确病因。

5）盆腔脏器病变：妇科腹腔镜可观察子宫及其附件，不仅可做诊断，还可以治疗异位妊娠、子宫内膜异位症，并可进行子宫切除、绝育术等。

6）原因未明的腹水。

3. 禁忌证

1）腹腔广泛粘连。

2）凝血功能障碍。

3）心肺功能不全。

4）高度腹胀气。

5）极度衰弱及检查不合作者。

6）妊娠 3 个月以上。

4. 并发症　腹腔镜检查的并发症有些是在检查时即刻发生的，较易识别；有些是迟发性的，如结肠损伤引起的迟发性穿孔、髂动脉损伤引起的出血等，如不能及早发现，可因腹膜炎、出血性休克导致多脏器功能衰竭甚至死亡。

（1）人工气腹造成的并发症　休克、疼痛、呼吸困难、皮下气肿、纵隔气肿、空气栓塞、结肠充气、出血、低氧血症及血流动力学改变。

（2）腹腔镜穿刺针引起的并发症　损伤腹部大血管、损伤腹腔内脏器、空腔脏器穿孔等。

（3）穿刺活检引起的并发症　出血、穿孔、腹膜炎。

五、支气管镜检查

支气管镜检查是将细长的支气管镜经口或鼻置入患者的下呼吸道，即经过声门进入气管和支气管以及更远端，直接观察气管和支气管的病变，并根据病变进行相应的检查和治疗。检查所用内镜分为硬质支气管镜和软性支气管镜（又称可弯曲支气管镜，可弯曲支气管镜又分为纤维支气管镜和电子支气管镜）。

1. 检查前准备

患者在接受检查前须书面告知相关风险，并签署知情同意书，术前详细询问患者病史，测量血压及进行心、肺体检。拍摄胸部 X 射线片，正和（或）侧位片，必要时拍常规断层片或 CT 片，以确定病变部位。对拟行活检检查者，做出凝血时间和血小板计数等检查。肝功能及乙型肝炎表面抗原和核心抗原的检查。对疑有肺功能不全者可行肺功能检查。对高血压或体检有心律失常者应作心电图检查。

2. 适应证

1）不明原因的咯血、慢性咳嗽、局限性喘鸣、胸腔积液、骨性疼痛、声嘶等。

2）长期疑难发热，肺炎或肺炎与其他疾病。如肺结核进行鉴别诊断。

3）胸部 X 射线片和（或）CT 检查提示肺不张、肺部结节或块影、阻塞性肺炎、炎症不吸收、肺部弥漫性病变、肺门和（或）纵隔淋巴结肿大、气管支气管狭窄以及原因未明的胸腔积液等异常改变者。

4）痰中发现癌细胞或可疑癌细胞。

5）胸部外伤、怀疑有气管支气管裂伤或断裂，支气管镜检查常可明确诊断。

6）肺部手术前检查，对指导手术切除部位、范围及估计预后有参考价值。

3. 禁忌证

1）对麻药过敏者。

2）严重心肺功能障碍，严重心律失常。

3）全身情况极度衰竭，不能纠正的出血倾向。

4）新近发生的心肌梗死、不稳定心绞痛。

5）气管部分狭窄，估计支气管镜不能通过。

6）严重的肺动脉高压，活检时可能发生严重的出血等。

4. 并发症

1）喉头水肿：强行插入可能引起喉头水肿，重者出现呼吸困难，必要时需立即行气管切开急救。

2）低氧血症：动脉血氧分压下降 10 ~ 20 mmHg，对静息动脉血氧分压等于或小于 60 ~ 70 mmHg 的患者，在行气管镜检查前，应予吸氧并持续到检查结束。

3）喘息及气道痉挛：支气管镜的刺激可能发生广泛的支气管痉挛，故对有支气管哮喘者，无论有无症状，均宜应用氨茶碱预防治疗。

4）窒息：肺功能不全的患者可能在活检后发生少量出血或继发性支气管痉挛，在检查后数分钟内发生窒息。

5）自发性气胸、纵隔气肿。

6）发热、感染：术后发热发生率约6%。继发肺部细菌感染、菌血症，甚至术后出现致死性败血症也偶有发生。

课堂互动

案例　患者1年来每于饥饿时出现上腹隐痛不适，可耐受，伴反酸、嗳气，无夜间痛，自进餐后缓解，未进行诊治，昨日下午外出吃烧烤后开始上述症状加重，间断解黑色稀水样大便3次，总量900～1 000 mL，今日凌晨呕吐咖啡渣样物1次，量约300 mL，伴头昏、乏力，今日为进一步诊治，以"消化道出血原因待查"收住院。病后未进食，小便正常，睡眠可，体重无明显变化。

讨论

1. 该患者应诊断为什么疾病？
2. 还需进一步做哪些检查以明确诊断？

知识链接

胃　镜

胃镜有前视型、侧视型及斜视型3种。

1. **前视型**　其目镜与物镜在同一轴线上，因目镜与物镜方向完全一致，如同通过个中空的圆筒观察物体，容易辨认方向，但要全面观察侧面，常需依靠前端不同角度的屈曲。

2. **侧视型**　其物镜与目镜不在同一轴线上，而是呈90°，所观察的是处于与目镜呈90°的物体。其优点是便于观察侧壁，尤其是管腔较窄，前视镜弯曲不易形成90°的部位。如胃体的后壁侧、十二指肠乳头开口等，则以侧视镜更容易观察。十二指肠镜因多用以做逆行胰胆管造影（ERCP），需要侧视型。侧视镜的缺点是如需观看前方，则需将前端向下屈曲90°；不能观察食管，因食管腔过小，侧视镜的物镜与管壁贴近，因此形成盲区。

3. **斜视型**　物镜与目镜呈30°，其功能介于前视型与侧视型之间，能观察食管壁，所以斜视型为全视镜。

本节小结

内镜主要是对空腔脏器或组织进行检查。可以直视下观察脏器内部是否存在病变，还可以对可疑病变进行组织活检或者内镜下治疗。临床上有很多系统可以通过内镜进行检查，如消化系统、呼吸系统、泌尿系统等，虽然不同系统的内镜，其直径、长度有不同，但是其基本的构造和成像系统是相同的。常用的内镜包括纤维支气管镜、食管镜、胃镜、小肠镜、十二指肠镜、纤维结肠镜、直肠镜、膀胱镜、输尿管镜等。

课后思考

案例 患者，石某，因咳嗽、咳痰、气急等身体不适在家属陪同下到医院就诊治疗。入院诊断：肺部感染急性加重期、心功能 3 级，右下肺块状影待查。

思考

1. 该患者能否做支气管镜检查？
2. 如若不能，原因为什么？

链接 5-3-3	链接 5-3-4	链接 5-3-5
内镜检查	内镜检查	内镜检查
自测题参考答案	课堂互动案例解析	课后思考案例解析

（武宇轩）

第四节　医学影像检查

▶ **课前预习**

1. 学生在线自主学习　使用数字化教学资源服务云平台，教师将课程制作成PPT上传至在线平台，让学生自主探究、讨论交流，激发学生主动学习的积极性。设立临床真实案例讨论论坛，师生互动、解析答疑，加强师生之间的对话与交流，实现线上线下授课相结合，使学生掌握医学影像检查在辅助检查的地位、价值和重要性，为患者选择质高价低的检查方法。

链接 5-4-1
医学影像检查
PPT

2.学生在线自我检测 结合授课内容给出单选题5道、多选题2道，学生扫码完成自测，考核学生相关理论知识掌握情况。

链接5-4-2
医学影像检查
自测题

学习目标

1. **掌握** 医学影像检查在辅助检查的地位、价值和重要性。
2. **熟悉** 医学影像检查的类型、特点、临床应用、选择原则以及报告的书写。
3. **了解** 医学影像检查的最新技术和发展前景。

课程思政

通过本节内容的学习，学生应能洞悉未来医学影像技术的发展趋势，在以人为本的医疗服务中，寻求适合患者的个性化检查策略，为患者带来最好的检查效果的同时最大限度地降低影像检查的开销；具备理论联系实际的能力，科学严谨、实事求是的工作态度，具备良好的职业道德、医患沟通能力和团队协作精神；具备严谨认真的书写报告的能力，为患者疾病的治疗提供最客观的诊断结果。

案例导入

案例 患者，陈某，男，75岁，行走时不慎摔倒，左手掌着地，伤后明显感觉左腕部疼痛伴活动受限。查体：T 37 ℃，P 78 次/min，R 18 次/min，BP 132/70 mmHg，患者因伤而表现出痛苦面容，皮肤未见出血，腹软，移动性浊音(−)。左腕部肿胀，左侧桡骨远端、尺骨茎突压痛(+)，腕关节功能障碍。

综合患者临床表现思考
1. 应首选哪项影像学检查？
2. 患者不能配合时应如何调整检查方法？

学习内容

一、医学影像检查的种类、特点及临床应用

（一）医学影像检查的种类

医学影像学的发展日新月异，影像检查技术种类繁多，主要包括 X 射线检查技术（CR 和 DR 成像）、计算机断层扫描（computer tomo-graphy，CT）检查技术、磁共振成像（magnetic resonance imaging，MRI）检查技术以及超声检查技术。

（二）X 射线检查技术的特点和临床应用

医学影像检查是为患者提供身体的影像信息，并以此进行疾病的诊断。不同的检查

技术对于同一种疾病的诊断有着各自的侧重点,同一种检查技术对于不同疾病的诊断又体现出各自的优势或劣势。

1. CR 的特点和临床应用

(1)CR 的特点

1)CR 影像检查的优点。①CR 具有较高的灵敏度:即使采集很弱的信号时也不会被噪声所掩盖而显示出来,具有较高的空间分辨率,能够分辨影像中较小的细节。②具有较高的线性度:影像系统在整个光谱范围内得到的信号与真实影像的光强度呈线性关系。在 CR 系统中,$1:10^4$ 的范围内具有良好的线性,非线性度小于1%。③大动态范围:系统能够同时检测到极强和极弱的信号,在此范围内将信息切分得更细致,将影像信息显示得更有层次感。④高识别性能:曝光数据识别技术与直方图分析,能够更加准确地扫描出影像信息,显示最理想的高质量图像。⑤宽容度大:CR 系统可在成像板获取的信息基础上自动调节光激励发光器的量以及放大增益,在允许的范围内对摄影物体进行曝光,可以获取稳定的影像密度和高质量的影像。⑥数字化传输:实现医院医学影像的数字化基础,便于并入网络系统,进行图像存储与传输,省去胶片费用及存储胶片空间。

2)CR 影像检查的缺点。①时间分辨率差:不能满足动态脏器的影像显示。②空间分辨率低:仅仅在模拟图形中具有较高的空间分辨率,但是在细微结构的显示上,与常规 X 射线检查相比,CR 系统的空间分辨率有时仍显不足。③曝光剂量高:与常规 X 射线检查相比,除了对信噪比要求不严格的摄影部位外,要获得同等的影像质量,CR 影像所需的曝光剂量高出30%,甚至更多。④工作流程老化:未能彻底改变常规 X 射线摄影的工作流程,操作程序较多,IP 成本高,易老化损耗。

(2)CR 的临床应用　CR 已广泛应用于人体系统各个部位的 X 射线摄影和造影检查。

1)CR 系统在头颈部检查中的应用。创伤患者疑有鼻骨骨折者,常遇到查体中两侧鼻翼不对称,有骨擦音,但线平片上常不能显示骨折线。有专家对一组 20 例临床有明确鼻骨骨折的患者分别行 CR 和常规线平片检查。用秩和检验对结果进行检验,结果显示 CR 照片确定鼻骨骨折的准确性高于平片,不能确定的病例数低于平片。一般利用空间频率处理能较好地显示颅、面骨,但也有例外,如眼眶爆裂骨折时,层次处理的影像优于空间频率影像。层次处理的影像显示"泪滴征"非常清晰,眶下缘下陷也易于观察。

2)CR 系统在诊断鼻旁窦病变中的应用。在诊断鼻旁窦疾病时,常规 X 射线照片上常因鼻旁窦内软组织影充填,造成窦腔对比度的下降影响窦壁骨质的观察与判断。而有无窦壁的破坏是判断鼻旁窦病变良、恶性的关键,CR 系统可利用空间频率增强处理更准确地判断有无骨破坏。

3)CR 系统在胸部检查中的应用。胸部 X 射线平片上有许多不同的解剖部位同时显影,它们的密度范围变化很大,如从极低的气体到极高的骨骼密度。普通线摄影需用不同的条件多次摄片才能显示不同的解剖部位的影像。而 CR 系统则可以通过信息处理技术来显示不同解剖部位的影像,这对密度变化范围比较大的胸部是非常有利的,明显优于普通 X 射线摄影。它大大地减少了曝光剂量和复检的次数。CR 系统可利用后处理功能来显示所发现病灶的各种特征,如大小、部位范围、边缘、表面情况与周围关系,然后分别作不同的显示和记录。对临床不同的要求和不同性质的病灶可作不同的影像后处理，以利于发现与显示病变特征和判断病变的性质。极大地提高了胸部病变的诊断水平。

4）CR 系统在泌尿系统检查中的应用。增加软组织的分辨率：以常规 X 射线摄影方法实施的泌尿系统造影检查中，由于着重突出阳性对比剂充盈的结构，其固有的动态范围决定了影像上不可能清晰地显示软组织和密度不高的结构，如密度较低的结石。CR系统可以压缩泌尿系统显影结构中的高密度影像，且可运用协调处理与空间频率处理功能改善软组织结构显示的密度层次和锐度，从而大大改善软组织的分辨率。这在泌尿系统造影检查中的肾体层摄影显示上尤其有利。

5）CR 系统在骨骼肌肉系统检查中的应用。CR 系统的空间分辨率处理和边缘增强功能，使其对软组织结构和线衰减较大的骨结构显示优于常规 X 射线摄影。根据 CR 系统特有的图像后处理功能，可经一次曝光，得到多幅图像，其中一幅可处理成与传统平片特征类似的图像；另外的图像可通过低对比处理和边缘增强处理，使病灶的边缘显示更清晰。常规线摄影在颈胸段和胸腰段脊柱摄片中，由于解剖结构的原因，往往很难得到理想的图像。而 CR 系统则可通过处理得到这些部位比较理想的图像。

6）CR 系统在床旁检查中的应用。常规 X 射线摄影在床旁检查中有两个缺点：一是获得一张质量较好的照片经常需要重复摄片；一是床旁检查受设备条件所限，照片上所能提供的信息较少。CR 系统可克服这些缺点，它曝光的宽容度较大，使用范围内的曝光条件即可获得高质量的图像，从而减少曝光次数；另外，CR 系统可对兴趣区进行局部放大和边缘增强等后处理，使兴趣区结构的显示更清晰。在体位、固定器材和投照条件不能完全规范的情况下，CR 系统可以提供满足诊断要求的照片。

7）CR 系统在儿童检查中的应用。儿科患者不易合作，对辐射的敏感性要高于成人。在许多部位，儿童身体结构的自然对比度要比成人差。鉴于儿科患者的这些特点，儿科患者的 X 射线检查应尽量减少患儿的曝光次数，降低曝光剂量，注意放射防护。而在这些方面，CR 系统较普通 X 射线摄影有明显的优势。CR 系统不仅可以降低曝光量，而且通过后处理还可获得普通 X 射线摄影多次曝光才能获得的信息。

2. DR 的特点和临床应用

（1）DR 的特点

1）图像质量高，曝光剂量低。直接式平板探测器的量子探测效率（DQE）高达 60%以上，而传统胶片和 CR 系统的 DQE 只有 20% 左右，对低对比结构的观察能力提高了45%，图像的动态范围提高了 10 倍以上。胸片正位摄影的辐射剂量值需要 3 mAs，曝光时间多数小于 10 ms，甚至在患者咳嗽时都可以捕捉到清晰的图像。有多种图像重建的计算方法，可以根据不同的解剖结构选择性观察肺、骨、软组织。

2）成像速度快，工作效率高。与 CR 或传统的 X 射线摄影方式比较，DR 的成像速度快，从 X 射线曝光到图像的显示一般仅需数秒的时间，成像环节少，按下曝光按钮即可显示图像。经激光相机打印胶片，数秒后即可出照片，这样极大地缩短了 X 射线检查时间，大大地提高了工作效率。

3）图像动态范围大。探测器采集的动态范围和图像显示的动态范围都很大。DR 探测器是由像素点矩阵设计构成的，面积较大，每个像素点在信号采集时均由模数转换器

（A/D 转换器）按电压水平进行多级量化处理,目前的各类 DR 分别具有 12 位或 16 位的图像灰阶和 A/D 转换能力。这种能力决定了 DR 的动态响应范围很大,可记录 X 射线强度的微小改变,即在影像上表现为曝光调节的宽容度大,线性响应能力强。DR 图像丰富的灰度表现能力能够有效地反映出人体组织细微的密度变化。

4）图像后处理功能强。DR 图像最重要的特征之一是具备图像后处理功能,后处理能力决定了数字图像的软阅读能力,后处理的功能大致包括以下内容:图像放大、缩放、测量、移动、镜像、旋转、滤波、锐化、窗宽窗位调节,图像的长度、角度、面积测量以及标注、注释功能等。符合医保和医疗法律相关条例,保证所处理后的信息真实性和可靠性。能够满足不同诊断要求的数字化处理能力。DR 图像在本质上属于数字化信息,从计算机信息管理的角度,可以进行图像压缩,图像格式变换,各种网络通信方式传输、发布,多种存储介质存储等,DR 图像通过 PACS 可以实现信息共享。

（2）DR 的临床应用　DR 是一种优良的成像方法,可用于平床、立式摄影架,目前已开始向和其他影像设备兼容的方向发展,如乳腺摄影机、心血管摄影机。成像速度的提高也使动态成像成为可能。与普通 X 射线设备最大的区别在于它有较大的动态范围,一次曝光所获得的信息量大,在采取不同的动态范围重建后,可以分别获得软组织、骨骼的影像,减少了因曝光条件不当而重复检查的可能性,并且简化了工作程序,提高了工作效率。DR 的诊断依据与传统 X 射线平片是一致的,但是在图像后处理时,则更加明确显示了病灶的特征,提高了疾病检出率,主要应用于骨关节、胸部、腹部成像检查中。

1）DR 骨关节检查。根据 X 射线吸收率的差异,DR 成像通过调节不同的窗宽、窗位,能够发现骨质的细微结构,在关节等部位,除了能够看到骨质改变,还可以观察到关节软骨、关节囊、肌腱以及周围软组织的改变,对局部组织进行放大,还可以清晰发现骨折。

2）DR 胸部检查。胸部组织的密度差异较大,不同的后处理算法可以达到不同的诊断目的。DR 成像技术显著扩大了胸部 X 射线所能覆盖的范围,能更清晰、准确地发现病灶,尤其是纵隔心影后膈下肋骨重叠部位的病变。

3）DR 腹部检查。DR 通过后处理操作,增加腹部软组织的分辨率,可以清晰地显示腹部游离气体,肠管梗阻,以及尿路结石、钙化等病变情况。

（三）CT 检查技术的特点及临床应用

自 20 世纪 80 年代初期,全身 CT 投入临床应用以来,CT 已成为多种临床疾病的重要检查手段,检查范围几乎包括人体的每一个器官和部位。

1. CT 检查技术的特点

（1）CT 图像的密度分辨率高　CT 与其他影像学检查相比,密度分辨率仅次于磁共振图像,它比常规 X 射线影像的密度分辨率高 20 倍,CT 图像可以通过调节窗宽和窗位满足各种观察的需要。CT 在腹部检查方面要优于 MRI、B 超以及常规 X 射线摄影。

（2）病灶定位、定性准确　CT 检查可获得无层面外组织结构干扰的横断面图像。与常规 X 射线体层影像相比,CT 图像的层厚准确,图像清晰;与常规 X 射线图像相比,无组织结构重叠。应用 CT 测量功能对病变进行定量分析。

（3）为临床提供直观可靠的影像学资料　根据临床需要对病灶进行动态扫描,可观察病灶部位的血供和血流动力学变化,利用后处理软件对采集到的原始数据进行多方位信息重组,获得二维和三维图像,可为外科手术制定方案、选择合适的手术路径,提供直观可靠的影像学资料。

2. CT 检查技术的临床应用

CT 图像的密度分辨率高,组织结构无重叠,有利于病变的定位、定性诊断,在临床上应用广泛。可用于全身各脏器的检查,对疾病的诊断、治疗方案的确定、疗效观察和预后评价均有重要的参考价值。

(1)CT 颅脑检查 CT 对脑出血、脑梗死、外伤、脑先天畸形、脑萎缩、脑积水、脑脱髓鞘疾病、颅内肿瘤、颅内感染及寄生虫病等具有较大的诊断价值。

(2)CT 头颈部检查 对眼眶和眼球良恶性肿瘤,眼肌病变,乳突及内耳病变,鼻窦及鼻腔的炎症、息肉及肿瘤,鼻咽部肿瘤尤其是鼻咽癌,喉部肿瘤,甲状腺肿瘤以及颈部肿块等均有较好的显示能力。

(3)CT 胸部检查 CT 对肺癌、炎性病变、间质性病变、肺结核、尘肺、胸膜病变、胸部外伤等均有良好的显示。对支气管肺癌,可进行早期诊断,显示病灶内部结构,观察肺门和纵隔淋巴结转移。CT 可以针对小于 1 mm 的心脏钙化灶进行显示,并可以做定量分析,冠状动脉钙化的检查对于预测有无心脏病,以及对冠心病患者的病情估计、长期药物治疗和流行病学调查都具有较大帮助。

(4)CT 腹部和盆腔检查 对于腹部的肝、胆、胰、脾、肾、肾上腺,以及盆腔的输尿管、前列腺、膀胱、睾丸、子宫及附件,腹腔及腹膜后的疾病诊断有一定的优势。对于明确占位性病变的部位、大小及毗邻关系,淋巴结是否转移等也有重要作用。对于炎症性及外伤性病变能较好显示。对于胃肠道系统的病变,CT 能较好显示肠套叠。肿瘤向胃肠腔外侵犯的情况,以及向邻近和远处转移的情况,CT 亦可较好地显示。

(5)CT 对脊柱和骨关节检查 对椎管狭窄,椎间盘膨出、突出,脊椎小关节退变等脊柱退行性病变,脊柱外伤,脊柱结核,脊椎肿瘤等具有较大的诊断价值。三维重建图像对于整体形态的观察有助于骨科医生手术指导。但是 CT 检查脊髓及半月板的显示还不及 MR 敏感。

(四)MRI 检查的特点和临床应用

1. MRI 检查技术的特点

(1)多参数成像 MRI 的信号强度与组织的弛豫时间、氢质子的密度、血液(或脑脊液)流动、化学位移及磁化率有关。弛豫时间 T1 和 T2 时间对图像对比起了重要作用,是区分不同正常组织、正常组织与异常组织的主要诊断基础。由于 MRI 信号是多种组织特征参数的可变函数,它所反映的生理病理基础信息较 CT 更为广泛,MRI 的多参数成像为临床提供更多的诊断信息。

(2)多方位成像 使用 Gx,Gy 和 Gz 三个梯度或者三者的任意组合来确定层面,即可实现选择性激励。MRI 可在不改变患者体位的情况下获得人体横断面、冠状面、矢状面及任何方位断面的图像,有利于病变的三维定位及解剖结构的完整显示,使从三维空间上观察人体图像成为现实。

(3)组织特异性成像 使用特殊的脉冲序列,可以实现对水、脂肪、软骨以及静态液体和流体等组织的观察。如水成像技术用于显示静态液体;TOF、PC 可用于流体的显示;

黑水技术可以区分结合水与自由水;脂肪激发可以用于显示脂肪;水激发及脂肪抑制可通过抑制脂肪信号用于关节软骨的显示。采用不同的脉冲序列亦可显示某种病理组织,监测病理演变过程,如血肿不同时期的演变过程等。

(4)功能成像 磁共振功能成像是目前唯一对人体的组织代谢、生化环境和功能变化进行无创伤性检查的方法。例如 BOLD 脑功能成像即血氧水平依赖性成像,通过 MRI 信号反映脑血氧饱和度即血流量的变化,间接反映神经元的能量消耗,在一定程度上反映神经元的活动情况。DWI 是在常规 MRI 序列的基础上,在 X、Y、Z 轴三个互相垂直的方向上施加扩散敏感梯度,从而获得反映体内水分子扩散运动状况的 MRI 图像。DWI 是一种基于显示细胞水平水分子运动状态的技术。除此还包括 DTI 技术、PWI 技术、MRS 技术,从不同角度对人体组织的功能代谢进行显像。

(5)无骨伪影干扰 某些可能受气体和骨骼遮挡或重叠造成伪影的情况,通常会发生于 X 射线摄影或 CT 检查。例如,行头颅 X 射线摄影时,在岩骨、枕骨粗隆等处会出现条状伪影,继而影响诊断。MRI 无此类骨伪影,影像显示优于 CT。

(6)无电离辐射 MRI 系统无需使用球管。它的成像原理是基于特定的磁场环境与生物体内磁性核的特定表现。可见,MRI 是一种非常安全的检查方法。

2. MRI 检查的临床应用

(1)中枢神经系统病变 MRI 对中枢神经系统病变的定位、定性诊断价值较高,除对颅骨骨折、急性期脑出血、病灶内钙化等的显示不敏感外,对脑部肿瘤、颅内感染、脑血管病变、脑白质病变、脑发育畸形、脑结构改变等均具有较大的优势,对于脊髓病变的诊断明显优于 CT。

(2)五官与颈部病变 MRI 具有较高的软组织分辨力及血管流空效应的特点,在显示眼、鼻窦、鼻咽部、喉部以及颈部软组织病变方面优于 CT,并能清楚区分颈部淋巴结和血管。病变累及骨质方面的显示不如 CT、MRA 技术应用对显示头颈部血管狭窄、闭塞、畸形及颅内动脉瘤具有重要价值,在一定程度上可以代替脑血管造影检查。

(3)胸部病变 多方位成像、血管流空效应、心电门控和呼吸门控技术的应用,使 MRI 在诊断心脏、大血管疾病方面的价值大为提高,并且检查具有无创伤性,尤其是 MRI 电影、MRA 的应用,使 MRI 在诊断方面具有良好的临床应用前景。

(4)腹部、盆腔病变 在对腹部及盆腔器官病变的发现、诊断与鉴别诊断上,MRI 检查具有一定的价值。在肝血管瘤与肝癌的鉴别方面具有较高的价值,在显示子宫、前列腺病变方面也优于 CT,而在胃肠道病变方面作用价值有限。

(5)骨骼、肌肉、关节系统病变 MRI 对软骨病变及软组织病变的显示是其他影像检查方法无法相比的;对于骨质的早期病变、骨髓水肿的显示也是 MRI 所特有。

(五)超声检查的特点和临床应用

1. 超声检查的优点

1)超声无电离辐射,是目前临床最常用的影像学诊断方法。

2)实时显示、动态观察。

3)既能提供病变组织解剖结构形态学信息,又能反映血流动力学变化。

4)能获取多角度、多方位的切面图像,对部分小病灶有良好的图像显示能力。

5）超声新技术的应用,定性、定位诊断符合率者逐步提高,部分还具有较高的特异性。

6）能进行脏器功能测定,如心脏收缩和舒张功能测定、胆囊收缩功能测定、胃排空功能测定、膀胱排空功能测定等。

7）检查费用相对便宜,患者容易接受。

8）和患者面对面检查,有利于医患沟通,获取有利于诊断的信息。检查结果能及时报告,并可多次追踪、随访、观察。

2.超声检查的局限性

1）部分超声声像图非特异性,有"同病异图""异病同图"现象等。

2）骨骼、含气脏器图像显示不满意。

3）若病灶位于超声探测"盲区",容易漏诊。

4）超声伪像的干扰。

5）诸多因素可影响超声检查的准确性,如患者肥胖、气体干扰、检查前没有充分准备、检查时不能很好配合、病变位置特殊等受检者因素;检查者的操作水平、临床经验等因素;仪器设备因素等。

2.超声检查的临床应用

（1）腹部超声检查　超声诊断在对腹部脏器疾病的诊断中,因为它的快速、价廉而在腹部疾病的检查中常作为首选。对腹部脏器如肝、胆、胰、脾等的大小、形态、位置以及良、恶性肿瘤,囊肿,外伤等均有较好的诊断效果。

（2）妇科超声检查　超声检查近年来在妇产科疾病方面有了很大的发展。妇科检查技术主要有生殖道先天性发育异常、子宫疾病（例如子宫良、恶性肿瘤,子宫腺肌病,宫腔内病变,子宫颈病变等）、卵巢疾病（例如卵巢非赘生性囊肿、卵巢赘生性肿瘤）、输卵管疾病以及包括计划生育中宫内节育器定位、监测卵泡发育情况。

（3）产科超声检查　主要是对早期、中期、晚期妊娠的超声诊断,也对异常妊娠（如流产和死胎、异位妊娠、胎儿畸形、胎盘、胎膜、脐带及羊水异常）起到了其他影像检查方法不能比拟的诊断效果。

（4）外周血管超声检查　主要是针对颈部和四肢血管的超声检查,如颈动脉粥样硬化、颈动脉瘤、椎动脉闭塞性疾病、四肢动脉硬化性闭塞症、四肢动脉瘤、多发性大动脉炎、肾静脉血栓、静脉瓣功能不全、动静脉瘘等。其优点是能清晰显示血管解剖结构的切面图像,彩色多普勒血流可实时动态提供血流动力学信息。

（5）心脏超声检查　即超声心动图检查,M 型超声心动图主要用于心脏及血管内径的测量,观察各瓣膜、血管及室壁的运动。二维超声心动图主要用于实时观察心脏各个切面的解剖轮廓、结构形态、空间方位、房室大小、连续关系与活动情况等。在二维成像的基础上,启动彩色多普勒血流成像方式,观察感兴趣区的血流彩色多普勒信号可实时观察各切面的血流多普勒信号的分布、方向、流速、性质,以及异常血流信号的起源、走行等。新近开发的实时三维超声心动图不仅可以观察正常心脏结构,还可以对先天性心脏病、心脏瓣膜疾病、心腔占位病变、夹层动脉瘤等疾病进行诊断。

（6）浅表器官超声检查　又称小器官检查,是专门针对较小的器官及其疾患的诊断性超声检测,包括甲状腺及甲状旁腺、涎腺、乳腺、淋巴结、眼球、阴囊等。

(7)肌肉-骨骼系统及周围神经超声检查　根据目标区域深度及患者体型的不同,选择合适的探头和频率对患者的肌肉、关节、骨骼进行超声检查,如骨肿瘤、关节腔积液、肌肉、肌腱及软组织病变的扫查等;高频超声可扫查大部分的周围神经,如臂丛神经、正中神经、尺神经、桡神经、坐骨神经、胫神经、腓总神经等。

(8)经颅多普勒超声检查　经颅多普勒超声检查(transcranial Doppler,TCD)简称脑超。随着颅内血管超声的不断发展,脑超的临床应用越来越受到重视。例如神经外科为患者做颈动脉剥脱术时,术者对于患者的脑血流情况是需要密切关注的。使用一个特殊的头架,将探头固定在患者的双侧颞窗的位置,即可实现长程实时监测脑血流的动态变化。

(9)介入性超声　在超声显像的基础上进行各种穿刺活检、造影、抽吸、插管、注射或消融等微创手术,例如穿刺抽液化验检查、穿刺抽吸细胞学检查、穿刺切割组织病理检查、术中介入超声诊断等。优点是灵敏度高、精准引导、实时显示、操作方便、无辐射损伤等。但对于严重出血倾向者、伴大量腹水者、穿刺途径无法避开大血管及重要器官者等为本检查绝对禁忌证。

二、医学影像检查方法的选择原则

随着现代医学影像设备的不断更新,影像技术得到不断完善。影像学检查手段多样,成像原理不尽相同,影像学表现各异,每种成像技术的诊断价值也各不相同。总体上来说,医学影像检查方法的选择原则首先是必须掌握每种影像学检查手段的特点,明确不同器官组织最适合应用的检查方法;其次是需要了解各种检查手段之间的关系,能够取长补短,使检查方法达到最佳组合,从而减少无效的检查或重复检查;最后是具有相同临床诊断价值时,应选用对患者创伤小、费用低的影像学检查方法。

(一)各系统疾病影像检查方法的选择

1.脑血管意外　因 CT 检查速度比 MRI 快很多,所以当怀疑颅内急性出血时,往往首选 CT 检查。MRI 对早期缺血性脑卒中具有重要诊断价值,实验研究提出脑卒中 15 min 后即可在 DWI 序列发现高信号异常。同时 T_2WI 水抑制序列也可有高信号。脑梗死 6 h 后可在 MRI 上表现为 T_1WI 低信号、T_2WI 高信号;大于 24 h 可在 MRI 上表现为 T_1WI 低信号、T_2WI 高信号,并逐渐出现占位效应及强化,其中脑回样强化是梗死处于亚急性期的特征表现。出血性脑梗死在 T_1WI 低信号灶内不规则条片状高信号。脑出血急性血肿(2 d),T_2WI 可出现中心低信号,脑出血亚急性期(3 d),T_1WI 外围可出现高信号。颅内出血性疾病 MRI 较 CT 可显示更小范围的出血灶,对出血时间的判断也更加准确。脑肿瘤的患者在 MRI 检查中较 CT 能显示更小的病灶和更大的范围。

2.五官、头颈部疾病　眼球、眼眶疾病的 MRI 检查有重要作用。但眼眶鼻壁骨结构 CT 要优于 MRI。鼻窦、鼻咽疾病 CT 和 MRI 的优点是软组织与骨结构的区别。颞骨 MRI 显示前庭、耳蜗、半规管较好,CT 显示听小骨等骨结构较好。颈部疾病 CT 与 MRI 作用相仿。甲状腺疾病尤其是甲状腺恶性肿瘤的 CT、MRI 检查的目的就是发现病灶(病灶数量、病灶大小及范围),对良恶性的判断则相对受限制,主要是病灶大小、对周围结构的影响、增强的特点多方面来分析。

3.胸部疾病　胸部涉及呼吸系统疾病和心脏、大血管疾病。呼吸系统疾病主要检查方法是胸部 X 射线和 CT 检查。CT 检查效率高于平片,但辐射剂量明显高于平片。早期肺肿瘤在 X 射线检查时容易漏诊较小的病灶,故目前推荐低剂量 CT 筛查。支气管扩张诊断 CT 已取代支气管造影。弥漫性肺疾病 CT 较平片效率高,如对肺间质性肺炎的分类诊断、对肺淋巴管腺肌瘤的定性诊断等。CT 对肺内结节的诊断与鉴别诊断作用较大。纵隔疾病诊断 CT 和 MRI 均有较大帮助。MRI 的优势是无需对比即可判断血管与病灶,而 CT 则需要对比即对血管进行增强。心脏检查目前选择无创便捷的彩超,心瓣膜病变、心功能测定首选彩超。冠状动脉检查无创的可选 64 排和 64 排以上机型的 CTA、1.5T 和以上机型的 MRA 及 DSA。CTA 除可判定血管狭窄外,对血管斑块的分析优于 MRA 和 DSA。大血管疾病可选带心电门控的 MRA 和对比增强 CT 及 DSA。如无碘剂过敏,多首选 CT。对心肌存活度的判定 MRI 较为有用,核素检查主要看各医院开展此项检查的状况。CT 也可作一定的判定。

4.腹部、盆腔疾病　腹部脏器疾病检查常用 B 超、CT、MRI。对脏器解剖显示、病灶发现三者相仿。在分析病灶血流动力学改变时 CT 和 MRI 要优于超声。对脏器血管的显示 CT 最好。目前 DWI 在肿瘤的诊断、淋巴结转移和肿瘤治疗的疗效评价方面有新的进展。急性的胃肠穿孔可选立位平片。急性阑尾炎可选 B 超,疑脓肿可选 CT。急性缺血性肠炎要考虑肠系膜血管栓塞,可选用 CTA 和 DSA。急性腹痛疑尿路结石可选用腹平片、超声或 CT。急性上腹痛疑胆系原因首选超声检查。肠梗阻患者首选平片,病情复杂者可选 CT。泌尿、盆腔疾病有静脉尿路造影显示尿路和膀胱、双肾盂肾盏,B 超和 CT、MRI 均可适当选用。进行肾、肾上腺、输尿管、膀胱、盆腔脏器疾病检查诊断,盆腔超声检查有较多优点,诊断效率高,如子宫、卵巢、前列腺、膀胱。MRI 对子宫病变检查最好。

5.骨骼、肌肉系统　外伤、骨病仍首选平片,CT、MRI 作为必要补充。MRI 主要在微骨折、轻微创伤、软骨损伤、韧带损伤、肌肉损伤发挥作用。CT 在三维重建后立体显示有一定的意义。某些微骨折也能较平片显示好。关节疾病首选 MRI。能较其他检查提供更多信息。

6.孕婴群体的影像选择原则　孕妇、婴幼儿也可能面临需要判断身体疾病的情况,因而不可避免地要接受影像学检查。一般来说,孕妇和婴幼儿的影像学检查应首选超声。在超声检查无法达到诊断要求的情况下,应优先选用 MRI 检查。虽然随着设备的更新和防护措施的完善,X 射线检查、CT 检查和核素检查并未列为孕妇及婴幼儿检查的禁忌,但仍应谨慎,如无特殊的必要,还是不做为好。

(二)选择医学影像学检查技术的注意事项

X 射线、CT、MRI、超声等不同成像技术都有各自的优势和不足。CT、MRI 诊断价值大,但并非万能,且费用较贵。应根据临床表现等做出比较恰当的影像学技术及具体的检查方法选择。有时需多种影像学技术综合应用。影像诊断有时可能与病理诊断不符,疾病早期甚至不能发现,这是影像诊断的限度。X 射线像等电离辐射对人体可造成一定的损伤。除了资源浪费和经济损伤等因素之外,单就辐射危害这一点来说,任何不必要的 X 射线检查、CT 检查和核素检查都是应该杜绝的。从这个角度出发,我们在为婴幼儿选用影像学检查之前,应该更严格地考虑检查的必要性,尽量避免使用具有电离辐射的检查方法。对于孕妇来说,尤其应遵循此原则。

课堂互动

案例 患者,李某,男,55 岁。平时嗜好烟酒,体型肥胖,头晕、头痛、心悸、乏力一年余。当日与家人发生争执后突然出现左侧肢体麻木,活动受限,伴有突然出现失语及听力障碍。家人随即送患者入院。体格检查:呼吸加深、脉搏加快、肢体迟缓,左侧肢体感觉丧失;BP 165/110 mmHg,FBG 10.3 mmol/L。

思考

1. 对该患者应首选哪项检查?
2. 对急性缺血性脑卒中患者,还应进一步完善哪项检查?

三、医学影像图像的观察与分析

医学影像图像的观察与分析主要包括对 X 射线、CT、MRI、超声等不同检查方式图像的观察与分析。为了尽可能达到相对客观、科学、符合医学影像诊断要求的 CT 诊断报告,必须认真观察与分析每一幅影像,遵循一定的诊断原则和步骤,才能全面、客观地做出诊断。影像诊断遵循 16 字原则,即全面观察、具体分析、结合临床、综合诊断。全面观察:应用解剖、生理和各种影像检查方法等基础知识,通过全面细致的观察,达到发现异常影像表现的目的。具体分析:发现异常影像后,详细分析它的密度(信号)特点、位置、分布、大小、形态、边缘、数目、周围情况、功能变化及动态变化情况,运用病理学等方面的知识,具体分析异常表现所代表的病理意义。结合临床:由于存在"同影异病,同病异影"问题,因此具体分析弄清异常影像所代表的病理性质后,必须结合患者的临床资料(包括患者的年龄、性别、症状、体征、实验室检查和其他辅助检查结果,还有患者的现病史、既往史、居住地、职业史等)进行分析,明确该病理性质的影像所代表的疾病。综合诊断:所得影像诊断一般有 3 种。①肯定性诊断:影像诊断在资料齐全、疾病本身有特异征象时,则可以明确诊断。②可能性诊断:通过对获得的影像信息的分析,尚无法确定病变的性质,只能提出某种或某几种病变的可能,建议作进一步的相关检查或随诊观察或试验性治疗。③否定性诊断,即经过影像学检查,排除了某些疾病;但应注意它有一定的限度,因病变从发生到出现影像学表现需要一定的时间,在这个时间内影像学检查阴性,在另一时间检查可能出现阳性表现。

影像医学自身是一个整体体系,虽然各种成像技术的成像原理不同,但都是使人体内部结构和器官形成影像,其中每一种成像手段均以其独特的成像原理从不同角度直接或间接地反映人体疾病的本质。鉴于各种影像学方法间的互补性,在很多情况下常需要利用不同检查方法提供的信息互相补充、互相参照、互相对比,从多方位、多角度反映疾病的本质,从而得出正确的结论。

(一)阅片方法

1.系统观察　阅片时切忌无顺序地乱观察或只注意醒目病变,应养成系统观察的习惯,按一定顺序进行,防止遗漏病变。例如观察骨骼系统照片,应依次为骨组织、周围软组织和邻近关节组织;进而观察骨组织时,应依次为骨干、干骺端和骨骺;而且每个部位又依次观察骨髓腔、骨皮质和骨膜等。又如CT图像是断层图像,所以要了解某一器官的全部情况,则需一组连续系列多幅图像,常为十幅乃至几十幅,需仔细观察每一幅图像,然后通过思维而构成某一器官或结构的立体图像。

2.对比观察　同一张片内,采用对比观察易于发现病变,如胸部照片,常采用左右对比,上下对比,这样容易发现病变。有时人体对称部位的某一侧发生伤病,只有一侧照片,难于判断有无异常,遇此情况应照对侧照片对比,例如判断小儿肘关节有无骨骺分离常需两侧对比。

3.前后观察　两次以上照片采用前后对比观察,不仅利于发现病变,还能动态观察确定病变性质,判断治疗效果等。

(二)各影像检查方法的观察与分析

1.X射线检查影像观察与分析　评价一张X射线照片的质量,不仅要从照片影像的质量上来看是否优异,更重要的是看照片是否符合诊断学的要求。合格的影像图像需要满足的条件有:①从X射线几何投影角度看是位置正确、完美的。即位置端正,结构完整。②照片清晰,对比良好。能够清晰地显示需要观察的病灶和其他组织的细微结构,也就是较少的影像噪声,最佳的信噪比。③无运动、异物、伪影、划伤、污渍。即无影响诊断的伪影。④标志鲜明,指示清晰。检查的年月日,检查的姓名、性别、年龄,检查部位的左右等标记明确无误。

阅片的次序应保证毫无遗漏、全面完整、重点研究。由上至下,由外至内,例如胸部正位X射线检查;由前至后,由上至下,例如侧位X射线片。由主干到分支,由大到小;由起点到终点,由入口到出口,例如造影检查心血管、胆道等。阅片的注意要点如下。

(1)病变的分布与位置　从边缘到中央。从上部至下部、从腔内到腔外。

(2)病变的大小与数目　大于或小于3 cm,单个或多个。

(3)病变的形态　规则与不规则;类圆形、多分叶与无分叶。

(4)病变的边缘　清晰或模糊、分叶与光整、有界与无界。

(5)病变的密度　高密度与低密度、气体、钙化、均匀与不均匀。

(6)病变的周围组织结构改变　变形、移位、侵蚀、破坏。

(7)器官的功能改变　麻痹、梗阻、亢进、减弱。

(8)患者的性别、年龄　男、女、成人、儿童。

2.CT检查影像观察与分析　CT的成像原理同普通X射线成像一样,因此图像观察方面也是依据正常与异常组织间密度上的差别来判断的。阐述普通X射线片图像时密度的概念也适用于CT图像,分析方法也相似。例如发黑发暗的区域我们可以描述为低密度影,发白发亮的部分则可以描述为高密度影。CT与普通X射线的区别在于:CT的密度值是经过计算机计算出的重建图像,又是断层图像。所以,在观察和分析时,与普通

X射线又稍有不同。

在观察CT影像时首先要了解患者的病情和临床资料、实验室检查报告和其他影像学资料。以明确患者CT阅片的目的和重点。CT图像除了会显示患者的基本信息外,还包含了扫描技术条件信息,如KV、mAs、层厚、螺距、平扫/增强扫描、窗宽窗位、兴趣区大小及CT值等。这些信息对疾病诊断有着很大的帮助。扫描一个部位,往往有十幅乃至几十幅图像,如颅脑或胸部则需要一组连续的多幅图像。应顺着扫描方向逐层观察,既可以从上到下观察,亦可以从下到上观察,对每一幅图像都要认真仔细地观察分析,这有助于识别部分容积效应,也避免将某些正常的解剖结构误诊为病变或畸形。

注意观察每一器官或结构是否正常,并尽量对每一幅影像给予合理理解从而通过思维构成某一器官或部位的立体图像。阅读不同窗宽、窗位条件下的CT图像时要带有明确的目的性,如胸部CT有肺窗,肺窗适用于观察肺组织,可以清楚显示肺部纹理。有利于对肺部病变进行诊断。有时观察胸部病变要联合纵隔窗,或同一层面肺窗和纵隔窗对照着观察。以形态、密度等多方面分析器官或组织。形态上主要是观察器官的大小、形状、轮廓特征;密度上主要观察器官的密度有无一致性或局限性增高或减低。对于局限性病灶要特别注意病灶的位置、大小、形状、数量、轮廓及与相邻结构之间的联系等。病灶密度低于所在器官的密度称之为低密度影,反之则为高密度影;若病灶密度与所在器官的密度相等或相近,称之为等密度影;若病灶兼有高、低等密度改变则称之为混合密度影。

当观察增强扫描图像时要与平扫图像对照进行观察,注意观察病变有无强化、强化的程度及强化的形式,对于动态增强,要注意观察不同时相(如动脉期、门脉期)病变的强化特点,以帮助对于疾病的诊断。如增强扫描后,观察病灶密度与平扫时无变化,则分析为无强化;如病灶密度高,则分析为有强化。强化的程度可以描述为轻微强化或明显强化。强化的形式可以描述为均匀强化、斑状强化、环形强化和不规则强化。当病灶密度均匀一致地增高,病灶边缘清晰,称之为均匀强化;病灶呈斑点状、斑片状密度增高,称之为斑状强化;病变周边出现线状或带状高密度影,称之为环形强化;病变强化形态不一,密度混杂,称之为不规则强化。最后结合患者的临床资料和其他辅助检查结果进行综合分析,给出相对客观、科学、符合医学影像诊断要求的CT诊断报告。

3. MRI检查影像观察与分析　　MRI图像是利用氢原子核在磁场内共振所产生的信号经重建而形成的,因此在MRI图像中使用的是"信号"的概念,而不是CT图像中使用的"密度"概念,在MRI图像中描述病变均使用"异常信号灶"来表示。MRI的成像原理与CT完全不同,因此它的图像与CT图像有不少不同之处。①多方位图像:MRI图像不仅有横断面图像,还常有矢状面、冠状面图像;②多参数图像:MRI图像有T1加权像(T1WI)、T2加权像(T2WI)、质子密度加权像(PDWI)、弥散加权像(DWI)、水抑制像(FLAIR)、脂肪抑制像(STIR)、磁共振波谱分析像(MRS)、磁共振血管造影像(MRA)、磁共振尿路造影像(MRU)、磁共振胰胆管造影像(MRCP)等多种,同一组织在不同的加权图像上,其信号表现是不同的;③多序列成像:MRI检查需选择适当的扫描序列,常用的有SE序列(自旋回波序列)、GRE序列(梯度回波序列)、IR序列(反转恢复序列)、FLAIR(水抑制序列)、STIR(脂肪抑制序列)等,同一组织在不同的扫描序列上,其信号表现是不同的。

由于 MRI 图像的上述"三多"特点,导致同一个患者有各种不同的 MRI 图像,因此阅片时较 CT 要更仔细。但 MRI 检查与 CT 检查一样,也主要是平扫和增强扫描两种方法,图像也是黑白灰阶图像,阅片方式也基本相同。

第一步:了解患者的病情和临床资料,以明确每个患者 MRI 阅片的目的和重点。

第二步:了解 MRI 图像上的信息。包括 MRI 设备的类型、磁场强度和扫描技术条件、使用的脉冲序列,是 T1WI、T2WI 还是 PDWI,是横断位图像,还是矢状位、冠状位图像,是平扫还是增强扫描,扫描层厚,患者的姓名、性别、年龄等,这些信息对诊断很有帮助。

第三步:有序地、仔细地观察每一幅平扫图像。一般先阅读横断位片(自上而下或自下而上),然后再矢状位片(自右向左或自左向右),最后再冠状位片(自前向后或自后向前);也可先矢状位片,再横断位片和冠状位片。每种体位,先阅读 T1WI,再 T2WI,然后再阅读其他加权像(PDWI、FLAIR 像、STIR 像、DWI、MRA、MRCP、MPU 等);也可先 T2WI,再 T1WI,然后阅读其他加权像。对每一幅图像都要仔细观察,注意观察其中每一器官或结构是否正常,并尽力对每一影像给予合理解释,然后通过思维而构成某一器官或结构的立体图像。

第四步:从形态、信号等多方面分析每一个器官和结构。形态方面主要观察器官的大小、形态、轮廓变化;信号方面主要观察器官的信号有无一致性(普遍性)或局限性增高或减低。对于局限性信号改变要注意病灶的位置、在不同加权图像上的信号特点、病灶大小、数目、形态、轮廓、边缘及相邻结构的变化,对 MRS 图像还要观察病灶内化学成分的变化;另外还要观察器官的位置有无改变。凡是病灶信号低于所在器官或结构的信号,称之为低信号灶;若病灶信号高于所在器官或结构的信号,称之为高信号灶;若病灶信号与所在器官或结构的信号相等或相近,称之为等信号病灶;若病灶兼有高、低、等信号改变称之为混杂信号灶。

第五步:仔细观察每一幅增强扫描图像。MRI 增强扫描一般只做 T1WI,因此增强图像只要与平扫的 T1WI 对照进行观察,注意分析病变有无强化、强化的程度及强化形式,对于动态增强,要注意观察不同时相(如动脉期、门脉期等)病变的强化特点,以利于定性诊断。

如果增强扫描后,病灶信号仍同平扫时一样,即没有信号改变,称为无强化,如果病灶信号增高了,称之为有强化。强化的程度可以是轻微强化或明显强化。强化的形式大致可分为均匀强化、斑状强化、环状强化和不规则强化。均匀强化是指病灶信号呈均匀一致的增高;斑状强化是指病灶呈斑点状、斑片状信号增高;环状强化是指病变周边出现线状或带状高信号影;不规则强化则是病变强化形态不一,称为混杂信号灶。

第六步:结合临床资料,综合分析,得出正确的诊断。结合患者的临床资料(包括患者的年龄、性别、症状、体征、实验室检查、现病史、既往史、居住地、职业史等)和其他辅助检查结果(如 CT 检查、X 射线检查、超声检查等),进行综合分析,最后得出正确的结论。

4.超声图像的观察与分析 观察分析超声图像时,应先了解切面方位,以便于认清所包括的解剖结构。并注意分析以下内容。

（1）外形　脏器的形态、轮廓是否正常，有无肿大或缩小。

（2）边界和边缘回声　肿块有边界回声且显示光滑完整者为具有包膜的证据；无边界回声和模糊粗糙、形态不规则者多为无包膜的浸润性病变。除观察边缘回声光滑或粗糙、完整或有中断等征象外，边缘回声强度也有重要区别，某些结节状或团块状肿块周边环绕一圈低回声暗圈，即"暗环"征，或周边为高回声的边缘，即"光轮"征等。

（3）内部结构特征　可分为结构如常、正常结构消失、界面增多或减少、界面散射点的大小与均匀度以及其他各种不同类型的异常回声等。

（4）后壁及后方回声　由于人体各种正常组织和病变组织对声能吸收衰减不同，则表现后壁与后方回声的增强效应或减弱乃至形成后方"声影"，如衰减系数低的含液性的囊肿或脓肿，则出现后方回声增强，而衰减系数高的纤维组织、钙化、结石、气体等则其后方形成"声影"。另外，某些质地均匀，衰减较大的实质性病灶，内部可完全表现为低回声，在声像图上酷似液性病灶，但无后壁及后方回声增强效应可资区别。

（5）周围回声情况　当实质性脏器内有占位性病变时，可致病灶周围回声的改变，如系膨胀性生长的病变，则其周围回声呈现较均匀性增强或有血管挤压移位；如系浸润性生长病变，则其周围回声强弱不均或血管走行中断。肝脓肿则在其边缘与正常组织之间出现从高回声向正常回声过渡的"灰阶梯度递减区"。

（6）毗邻关系　根据局部解剖关系判断病变与周围脏器的连续性，有无压迫、粘连或浸润。如胰头癌时可压迫胆总管致肝内外胆管扩张、胆囊肿大以及周围血管的挤压移位，淋巴结或远处脏器转移灶等。

（7）脏器活动情况　脏器的活动可反映脏器组织的功能状况，如心肌出现缺血和梗死时，其相应部位的心肌将出现室壁运动异常。通过观察心脏瓣膜的活动可判断有无瓣膜狭窄和关闭不全。

（8）脏器结构的连续性　分析脏器的连续性可为疾病诊断提供重要依据。如先天性室间隔缺损表现为室间隔的连续性中断。

（9）血流的定性、定量分析　通过彩色多普勒技术分析血流速度、血流时相、血流性质和血流途径，多普勒超声心动图的定量分析包括血流量、压力阶差和瓣口面积的测量。

四、医学影像检查报告的书写

规范影像学检查报告是临床医生诊断和确定治疗方案的重要依据之一，又是重要的医疗文件。报告的书写质量代表科室的诊断水平。要求客观、如实地反映照片所见。分析和结论具有逻辑性和科学性。

（一）书写前的准备工作

1.仔细审核影像学检查申请单　申请单记录着患者的姓名、性别、年龄等一般资料，以及临床病史、症状、体征、实验室检查和其他影像检查结果。此外，还包括临床拟诊情况、本次影像学检查的要求和目的等。

2.认真审核影像学图像　包括检查技术和检查方法是否合乎要求、图像质量是否符合标准、图像所示一般资料是否与申请单相符。

3.相关资料要准备齐全 包括与疾病有关的各种实验室检查、各种功能检查和其他辅助检查,还包括其他影像学检查。

(二)填写影像学检查报告的具体要求

1.姓名 填写患者的全名,遇到急症患者,如昏迷患者,可先写"无名氏"。

2.性别 对某些疾病的诊断有参考意义。

3.年龄 填实际周岁数,婴儿可写月份数(如 3/12)。

4.病区床号 填写清楚,以免报告书被送错。

5.片号 认真核对清楚,以免张冠李戴。

6.检查日期和报告日期 年月日写清楚,遇上病情变化快的患者如活动性脑出血、肠梗阻等疾病,还要写上具体时间,便于前后对比观察病情的变化。

7.检查方法 包括 X 射线投照的位置;CT 扫描范围、层厚、层距;MRI 扫描范围以及所选择的扫描序列。

8.片序 可写第 1~2 片,也可用英文缩写 No:①~②。

9.对比剂 写清对比剂的名称、浓度、剂量、给药方法。

10.医生签名 写上医生全名,以示对报告负责,报告须上级医生复审签名。经科内或院外医生会诊的报告可注明会诊报告。

(三)影像学检查报告的内容要求

1.描述分清主次 先描写主要病变,包括病变部位、外形、边界、大小、数量、密度,如有增强扫描,先描述病变增强的表现,再依次描写病变对周围的影响,确定病变是否侵犯邻近结构。最后可描述与主要病变无关的其他表现。

2.描写顺序 按具体部位选择,如由外到内描写(胸片,胸廓—肺—肺门—心—纵隔—膈),由里到外(骨关节片,骨髓腔—骨皮质—骨膜—周围软组织—关节),按器官解剖行程(消化道,食管—胃—十二指肠—空肠—回肠—阑尾—结肠)(泌尿系,肾—输尿管—膀胱—尿道),或按造影剂走向(子宫输卵管造影片,子宫腔—输卵管—卵巢—周围腹腔)(胆道造影片,肝管—肝总管—胆囊—胆囊管—胰管—胆总管—十二指肠)。

(四)诊断结果

有些医院写"印象"或"意见",是对照片所见征象下的结论。对病变肯定时,应按"主要→次要→其他病变"的顺序编号写出,每一个疾病诊断为一个号码;对相同部位有前片的,应对病变的大小、形态、部位、数量、密度与前片做对比。医学影像学结果有 3 种情况:①肯定性诊断,即通过检查可以确诊;②否定性诊断,即通过影像学诊断排除了某些疾病;③可能性诊断,即经过检查发现了某些征象,但并不能根据这些征象确定病变性质,而列出几个可能性,遇到这种情况,除综合应用其他影像学方法外,同时可结合其他临床检查资料,如内镜、活检等,或者可进行随访、试验性治疗后复查等措施来得出最终的诊断结果。

知识链接

PET/CT

　　PET/CT 扫描仪是正电子发射体层摄影(PET)和计算机断层成像(CT)有机组合的产物,由 PET 提供病灶详尽的功能与代谢等分子信息,CT 提供病灶的精确解剖定位。临床显像过程是将发射正电子的放射性核素与人体组织血流或代谢过程化合,将标有正电子化合物的放射性核素注射到受检者体内,让受检者在 PET 的有效视野范围内进行显像。由于肿瘤组织的代谢与正常组织的代谢不同,通过正电子药物示踪剂在 PET/CT 显像上反映,是目前诊断肿瘤的强有力的检测手段。

　　PET/CT 的辐射剂量来源于两方面,一是 PET 使用的放射性辐射绝大多数来源于放射学核素^{18}氟–脱氧葡萄糖(^{18}F–FDG),其发射的正电子产生高能 γ 射线,辐射剂量约为 7 mSv/370 MBq 即 0.7 mSv/mCi,新型 PET/CT 使用的放射性药物剂量相对减少,所用剂量标准是体重乘以 0.10 ~ 0.15(部分新设备这个系数低于 0.1),一般不会超过 10 mCi,一次检查患者接受的辐射剂量大概 7 mSV 左右;二是来源于 CT 扫描,高端 PET/CT 多配置 3D 自动毫安技术(各厂家名称不一),根据定位相决定不同层面给出 mAs,与固定 mAs 相比全身剂量大大降低。全身 PET/CT 检查的总辐射剂量一般在 15 mSv 左右(一次性接受 50 mSv 以下的辐射剂量是安全的)。综上所述,PET/CT 检查的辐射剂量低于安全剂量,是安全的检查。

　　PET/CT 是一种灵敏度高、准确性好、无创伤的检查手段。对于很多疾病,尤其是常见恶性肿瘤具有早期发现、早期诊断的价值,而且此检查可进行一次性全身成像,便于发现全身体内的微小病变。早期诊断帮助患者更早获得科学的治疗手段,从而达到根治的目的。

　　PET/CT 也有很多局限性,有一部分肿瘤的葡萄糖代谢并不旺盛,或者旺盛但分解能力也很强,此时 PET/CT 就容易造成漏诊,比如肾透明细胞瘤、黏液性肿瘤,这些肿瘤的细胞成分常常较少,而且还会漏掉一些有着特殊代谢的肿瘤如肝细胞性癌;PET/CT 空间分辨率有限,对于 4 mm 以下的肿瘤很难检测出来。

本节小结

　　本节主要介绍了医学影像检查的类型、特点及其临床应用;讲述了医学影像检查方法的选择原则、将课程思政与医学人文素养相融合,力争培养以人为本的职业精神;同时讲述了不同的阅片方法和各影像检查方法的观察与分析,培养学生科学严谨的工作习惯;利用信息化教学模式,培养正确的报告写作思维。

课后思考

案例 患者,许某,女,60 岁。心慌、气短一年,近两星期伴有头晕、呼吸困难前来就诊。查体:双侧面颊紫红,口唇轻度发绀;心尖部可闻及舒张期杂音。心电图检查:左心房增大。

讨论

1. 综合分析该患者的临床表现,应考虑使用哪项检查方法?

2. 使用上面的检查方法,需要注意对心脏哪些方面进行重点检查?

链接 5-4-3
医学影像检查
自测题参考答案

链接 5-4-4
医学影像检查
课堂互动案例解析

链接 5-4-5
医学影像检查
课后思考案例解析

(张佳楠 马静芳)

第五节 肌电图检查

◤ 课前预习

1. 学生在线自主学习 使用数字化教学资源服务云平台,教师将课程制作成 PPT 上传至在线平台,让学生自主探究、讨论交流,激发学生主动学习的积极性。设立临床真实案例讨论论坛,师生互动、解析答疑,加强师生之间的对话与交流,实现线上线下授课相结合,使学生掌握肌电图检查基本概念及适应证,不断提高临床基本能力。

2. 学生在线自我检测 结合授课内容给出单选题 5 道、多选题 2 道,学生扫码完成自测,考核学生相关理论知识掌握情况。

链接 5-5-1
肌电图检查 PPT

◤ 学习目标

1. 掌握 肌电图检查基本概念及适应证。

2. 熟悉 肌电图常见的检查项目。

3. 了解 异常肌电图结果的所代表的意义。

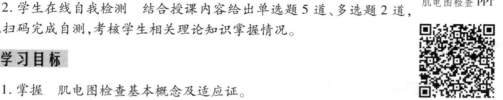

链接 5-5-2
肌电图检查自测题

▶ 课程思政

通过学习肌电图检查的基本知识、基本要求、常见的肌电图检查项目等,培养医学生良好的医德医风和行为准则,培养科学严谨、实事求是的工作态度,树立"以患者为中心"思想理念,具备良好的职业道德、医患沟通能力和团队协作精神,全心全意为患者服务,做一个具有高尚医德修养的医务工作者。

案例导入

案例 患者,男,20岁。主诉:左足下垂1个月。1个月前醉酒,酒醒后出现左足下垂。查体:足背和足趾背屈困难,足外旋力弱,足背麻木;足内旋正常,大腿及臀部力量正常。检查结果见表5-5-1、表5-5-2。

表5-5-1 左腓总神经运动传导

神经传导	刺激部位	潜伏时/ms	波幅/mV	速度/(m/s)
左腓总神经				
(胫前肌记录)				
	腓骨小头下	2.6	2.8	
	腓骨小头上	4.9	0.4	30.4

表5-5-2 双侧腓浅神经感觉传导

	波幅/mV	速度/(m/s)
左腓浅神经感觉传导	10.2	51.2
右腓浅神经感觉传导	22.7	55.0

结论:患者左腓总神经运动传导腓骨小头上波幅明显降低,腓骨小头上-下速度减慢,左腓浅神经感觉传导波幅较对侧降低。考虑左腓总神经损害,在腓骨小头处受累。

思考:腓总神经是下肢最常见的单发性神经病,这是由于腓总神经在腓骨小头处位置最表浅,容易受到外力的压迫性损伤,如外伤、骨折、双腿交叉或下蹲时间过长等;长时间卧床、手术、昏迷患者,由于腓骨小头可能被压在床边或有突起的地方,也可以造成腓总神经麻痹。

▶ 学习内容

一、肌电图检查基本知识

(一)基本知识

肌电图是记录神经与肌肉各种电生理特性的一项检查,人体内各种信息的传递从神经电生理的角度来看是通过电位的传导来实现的。肌电图正是基于这种电生理特性,使用特殊的电极将神经与肌肉主动或诱发产生的电信号采集到肌电图仪器上,经过适当的技术处理,最终在记录仪上显示出我们想要观察的各种指标。肌电图是临床体格检查的延伸,能够发现临床病灶或易被忽略的病变。

(二)适应证

肌电图主要用于判断周围神经系统的功能是否正常,如是否存在前角细胞病变、神经根神经丛病变、周围神经病变、神经肌肉接头病变、肌肉病变等。而在临床中,当患者出现无力、肌肉萎缩、感觉异常等症状时,可以通过肌电图的相关检查来帮助诊断。

二、肌电图常见的检查项目

临床上肌电图常见的检查项目如图5-5-1所示。

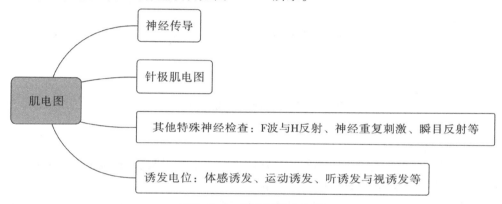

图5-5-1 肌电图检查项目

(一)神经传导

神经传导可分为运动神经传导与感觉神经传导的检测。

1.运动神经传导 运动神经传导是检查时将记录电极放在所要检测的神经所支配的肌肉肌腹上,参考电极放在该肌肉远端肌腱上,用刺激器分别在神经干远端、近端不同点进行刺激(图5-5-2、图5-5-3),记录到远端、近端诱发出的动作电位的波幅与潜伏时,再通过测量各刺激点之间的距离,得到运动神经传导速度(图5-5-4)。

图5-5-4
正中神经运动
传导波形

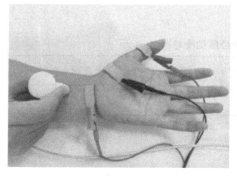

图5-5-2 正中神经运动传导检查-腕部刺激

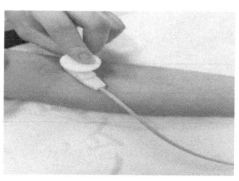

图5-5-3 正中神经运动传导检查-肘部刺激

2. 感觉神经传导　感觉神经传导是通过刺激一端感觉神经,使冲动沿着神经干传导,在感觉神经的另一端记录的检测方法(图5-5-5),主要观察感觉神经传导的波幅及速度(图5-5-6)。由于不受神经肌肉接头的影响,所以不同于运动神经传导,感觉神经传导速度可以直接由刺激点到记录点之间的距离和潜伏时来计算。

图 5-5-6
正中神经感觉
传导波形

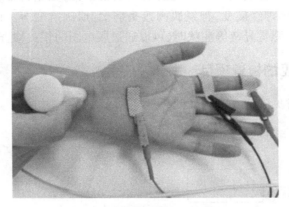

图 5-5-5　正中神经感觉传导检查

3. 神经传导异常的表现及意义

(1)当脱髓鞘损害时　感觉神经与运动神经远端潜伏时延长、速度减慢;运动神经还会出现传导阻滞,近端刺激时出现波形离散。

(2)当轴索损害时　最主要的表现为波幅的降低。通过神经传导的结果可以判断神经受损的范围,以及神经受损的类型,有利于明确诊断及治疗。

课堂互动

案例　患者,男,40岁,主诉:右手小指麻木无力1个月余。

患者右尺神经感觉传导速度减慢、波幅降低,运动传导远端潜伏时延长、肘上-肘下速度减慢,提示右尺神经损害,损害部位在肘部(表5-5-3、表5-5-4)。

思考　根据患者临床表现及肌电图结果,考虑诊断为什么病变?诊断要点是什么?

表 5-5-3　右尺神经感觉传导

右尺神经感觉传导	波幅/mV	速度/(m/s)
小指记录	5.3	41

表 5-5-4　右尺神经运动传导

右尺神经运动传导	潜伏时/ms	波幅/mV	速度/(m/s)
腕部	3.6	6.1	
肘下	8.5	5.6	51
肘上	11.5	3.3	38

（二）F 波与 H 反射

1. F 波　在超强刺激神经干后，出现在肌肉动作电位之后的一个小的动作电位。进行 F 波的检测时记录电极与参考电极同运动传导检测时的位置一样，而刺激器朝向头部（图 5-5-7），产生逆向传导的动作电位，至脊髓前角后出现后发放电位，再返回远端记录的肌肉（图 5-5-8）。

图 5-5-8
F 波

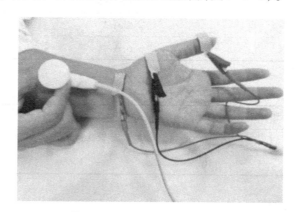

图 5-5-7　正中神经 F 波检查

2. H 反射　一般通过胫神经来完成，刺激腘窝外侧胫神经（图 5-5-9），通过感觉神经传入脊髓后角，经过胫神经运动神经传出，引起腓肠肌产生动作电位（图 5-5-10）。

图 5-5-10
H 反射波形

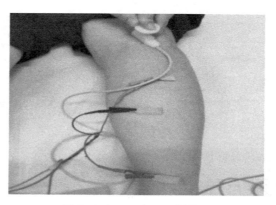

图 5-5-9　下肢 H 反射检查

F 波主要观察出波率与潜伏时,H 反射主要观察潜伏时与波幅,它们多用于反映近端神经的病变,同时可以反映全节段神经传导的状况,在一些周围神经病的早期,可以首先出现 F 波与 H 反射的异常,是常规神经传导检测的有益补充。

课堂互动

案例 女,46 岁,主诉:右手桡侧三指半麻木 2 个月。患者右正中神经感觉传导波幅降低、速度减慢,运动传导远端潜伏时延长,提示右正中神经损害(表 5-5-5、表 5-5-6)。

思考 根据患者临床表现及肌电图结果,考虑诊断为什么病变? 诊断要点是什么?

表 5-5-5 右正中神经感觉传导

右 正中神经感觉传导	波幅/mV	速度/(m/s)
示指记录	6.6	38

表 5-5-6 右正中神经运动传导

右 正中神经运动传导	潜伏时/ms	波幅/mV	速度/(m/s)
腕部	5.3	4.7	50.4
肘部	10.5	4.6	

(三)针极肌电图

1. 概念 针极肌电图是通过特殊的电极针扎入所需检查的肌肉里记录电活动,从而评估神经肌肉的功能状态。对于所检查的肌肉一般需要以下 4 个步骤:当电极针插入或移动时观察插入电位、让被检者完全放松观察有无异常自发电位、嘱被检者轻收缩观察运动单位、嘱被检者大力收缩观察运动单位的募集(图 5-5-11)。

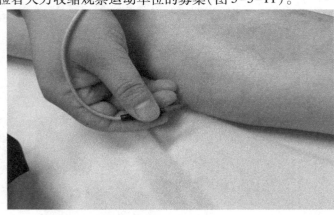

图 5-5-11 针极肌电图

2. 插入电位　插入电位是由于肌纤维收到了机械性的刺激而引起的,为一瞬时的短暂性放电,正常的插入电位持续时间很短暂,一般不超过 300 ms,当插入电位延长、减少或消失时为异常。

3. 自发电位　自发电位是指肌肉完全放松状态下所出现的电活动,一般情况下如果观察到自发电位的发放属于异常,异常的自发电位(图 5-5-12)有纤颤电位、正锐波、复杂重复放电、肌强直电位、束颤电位、肌纤维颤搐电位等,它提示被检查的肌肉有失神经支配的病理过程,但并不具有诊断特异性,各自自发电活动的意义应结合患者的临床背景和其他电生理的检查来综合分析。

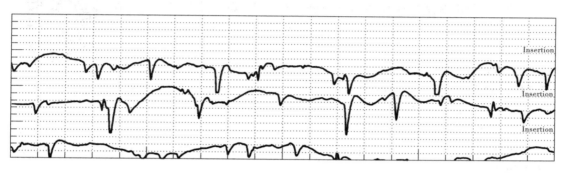

图 5-5-12　异常自发电位

4. 轻收缩　轻收缩这一步骤是观察运动单位电位的波幅、时限与形态等指标,因为神经源性损害与肌源性损害时都可以出现异常的自发电位,因此需要通过轻收缩时运动单位的特征来加以区分。神经源性损害时典型的运动单位表现为波幅增高、时限变宽,肌源性损害时典型的运动单位表现为波幅降低、时限变窄。

5. 大力收缩　大力收缩是观察运动单位电位的募集情况,在正常人大力收缩时会有许多的运动单位发放相互叠加形成募集干扰相,当有神经源性损害时,由于没有足够的运动单位参与,大力收缩会出现募集减少或单纯相。在肌源性损害时,肌纤维被破坏,每个运动单位产生的力量变小,用很小的力就需要很多的运动单位参与,因此会出现募集增多病理干扰相或早募集。

因此,针极肌电图可以为我们鉴别神经源性损害与肌源性损害,并发现具有诊断价值的自发电活动,还可以根据受累的肌肉进行周围神经的定位诊断。

课堂互动

案例　患者,男,54 岁,主诉:晨起出现右手垂指垂腕伴麻木 40 d。查体:右手伸指、腕背伸 1 级、伸肘肌力 5 级,桡浅感觉区减退,其他肌力 5 级。

患者右侧桡神经运动传导波幅降低、速度减慢,提示右桡神经损害(表 5-5-7)。

表5-5-7　右桡神经运动传导

右桡神经	潜伏时/ms	波幅/mV	速度/(m/s)
肘部	6.5	0.3	30
桡神经沟	11.1	0.2	

思考　垂指垂腕患者肌电图检查的思路有哪些?

(四)神经重复电刺激

神经重复电刺激是连续超强刺激刺激神经干,观察其肌肉动作电位波幅的变化情况,是目前评估神经与肌肉接头之间功能状态的一项重要检查(图5-5-13)。

检查过程中需要观察低频刺激(1~5 Hz,以2或3 Hz常用)和高频刺激(10~50 Hz,以20~50 Hz常用)下运动单位波幅的变化。低频刺激时,将第一个波与前5个波中的最低者进行比较。高频刺激时,将第一个波与最低或最高的波进行比较。一般认为,低频刺激时波幅递减超过8%~10%和高频刺激时波幅递减超过30%为异常,称为波幅递减;高频刺激时波幅递增超过100%为异常,称为波幅递增。

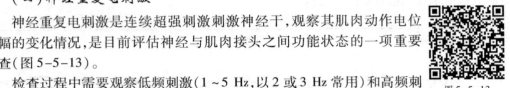

图5-5-13
神经重复电刺激

神经与肌肉接头是由周围神经的运动神经末梢、神经和肌肉接头间隙和肌肉终板组成,分为3个部分:突触前膜、突触间隙和突触后膜。突触前膜疾病如肌无力综合征,主要是由于突触前膜中乙酰胆碱的释放不足,神经重复电刺激会出现低频刺激的波幅递减、高频刺激的波幅递增。突触后膜疾病如重症肌无力,是由于破坏了乙酰胆碱与乙酰胆碱受体的结合,神经重复电刺激会出现低频刺激波幅递减、高频刺激波幅递减或正常。

并不是只有神经肌肉接头疾病会出现神经重复电刺激的异常,而神经重复电刺激的正常也不能排除神经肌肉接头疾病,因此不能孤立地进行,需要结合患者的临床表现与其他检查结果才能得到正确的解读。

(五)瞬目反射

瞬目反射是脑干反射的一种,近似于角膜反射,刺激一侧的三叉神经眶上支,同侧引出潜伏期短、波形简单的R1波,双侧引出潜伏时长、波形复杂的R2波(同侧)、与R2′波(对侧)。R1是一种少突触反射,其环路在脑桥范围内,R2为多突触反射,广泛发布于脑干,较为复杂。

瞬目反射需用两个导联同时记录(图5-5-14),记录电极分别放在两侧眼轮匝肌下缘瞳孔正下方,参考电极放在记录电极外侧,刺激电极放在一侧眶上切迹处。一般重复刺激几次,选择波形稳定,重复性好的波形来测量R1、R2最短潜伏时(图5-5-15)。瞬目反射的异常可见于任何影响其传导环路的病变,因此可以用来评价面神经、三叉神经、延髓以及脑桥功能,有助于诊断及判断预后。

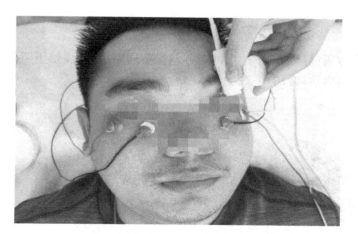

图 5-5-14　瞬目反射

图 5-5-15
瞬目反射波形

(六)体感诱发电位

体感诱发电位(SEP)是指对躯体感觉系统的任一点给予适当的刺激,在其特定的感觉传导通路上记录到的电反应,该反应具有特定形式并与刺激有明显的锁时关系。根据诱发出电位的潜伏时不同,又可分为长、中、短潜伏期体感诱发电位,其中短潜伏期体感诱发电位波形较稳定,因此应用较多,它主要的传导通路是深感觉的传导通路,经过后索-内侧丘系投射系统,主要观察该电位潜伏时与波幅是否正常。

短潜伏期体感诱发电位的记录在上肢一般用刺激器在腕部刺激正中神经,根据脑电图国际 10-20 系统,记录电极安放在 Erb's 点、颈椎(C7)棘突或头部 C3′及 C4′(C3 或 C4 后 2 cm 处)。对侧 C3′或 C4′记录的主要电位是 N20,代表皮质或皮质下的深感觉传导通路的功能状态(图 5-5-16);同侧 Erb's 点记录的电位是 N9,起源至肩部至臂丛入口处;C7 记录的电位是 N13,N9-N13 波间期延长:提示颈神经根在臂丛近髓段和颈髓间病损,N13-N20 波间期延长:提示同侧颈髓中上段的后索、楔束核或对侧丘系、丘脑及丘脑放射病损;N13 波幅降低或消失:可能系下颈髓病变。

在下肢一般用刺激器在内踝刺激胫后神经,记录电极安放在 Cz′(Cz 后 2 cm)、T12-L1 棘突附近。在 Cz′处记录到的电位主要是 P40,代表皮质或皮质下的深感觉传导通路的功能状态;在 T12-L1 处记录到的电位主要是 N22,正常人此电位可引不出(图 5-5-17、图 5-5-18)。

图 5-5-16
上肢 SEP

图 5-5-17
下肢 SEP

图 5-5-18
SEP 波形

体感诱发电位在脊髓疾病、周围神经疾病、术中神经监护等方面具有很大的价值。

(七) 听觉诱发电位

听觉诱发电位是指人体通过耳机给予适当的声音刺激听通路后,从皮层下听觉通路的不同水平记录到的一系列电活动(图5-5-19)。

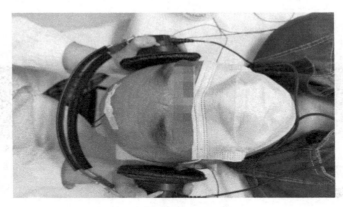

图5-5-19　听觉诱发电位

检查时记录电极放置于双侧耳垂,检测时单耳刺激,对侧被噪声掩盖,会引出一串潜伏时在10 ms以内的电反应,典型的包括5个波,依次用罗马数字 Ⅰ ~ Ⅴ波来表示,以 Ⅰ、Ⅲ、Ⅴ波最为可靠(图5-5-20)。

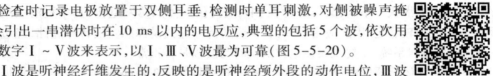

图5-5-20
听觉诱发电位波形

Ⅰ波是听神经纤维发生的,反映的是听神经颅外段的动作电位,Ⅲ波起源于脑桥上橄榄核的电活动,Ⅴ波起源于下丘的中央核团区,主要观察 Ⅰ、Ⅲ、Ⅴ波的潜伏时及波幅、Ⅰ-Ⅲ波波间差、Ⅲ-Ⅴ波波间差、Ⅰ-Ⅴ波波间差。

各波均消失,可考虑为听神经近耳蜗段的严重受损;Ⅰ波或 Ⅰ、Ⅱ波之后各波消失,可考虑听神经颅内段或脑干严重受损;各波潜伏时均延长,双侧对称,且 Ⅰ-Ⅴ波的潜伏时不长,可能为传导性听力下降,比较多见的是中耳炎及外耳道阻塞性病变;若 Ⅰ-Ⅴ波的潜伏时延长,则提示脑干听觉通路受累。

听觉诱发电位能客观敏感地反映出听觉传导通路的功能状态,反映耳蜗至脑干相关结构的功能状态,对于发现脑干亚临床病灶具有很重要的诊断价值。

(八) 视觉诱发电位

视觉诱发电位是枕叶皮质接受视觉刺激后从头皮上记录到的一个电反应,其传入的视觉通路为视网膜→视神经→视交叉→视束→外侧膝状体→视放射和枕叶视区,当视觉传导通路上任何部位发生病变时,视觉诱发电位都可以出现异常。

检查时在枕部(Oz)放置记录电极,FPz放置参考电极,刺激眼距离屏幕1 m左右,近视者须佩戴眼镜,两眼分别检查,检查一边时,用遮眼罩将对侧眼遮盖住,并要求刺激眼注视屏幕中央(图5-5-21)。

正常人在枕区可记录一个P100的电位(图5-5-22),观察其潜伏时及波幅:潜伏时延长,或两侧均在正常范围内,但两侧对比潜伏时相差>8～10 ms,潜伏时长的一侧为异常;电位消失说明视通路的生理性切断。

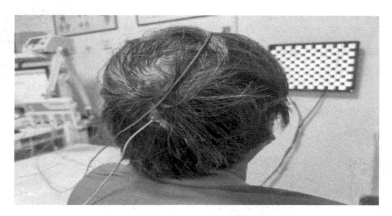

图 5-5-21　视觉诱发电位

图 5-5-22
视觉诱发电位波形

知识链接

神经传导异常的常见类型

1. 轴索损害　轴索损害在电生理上最重要的表现是波幅的降低,主要是运动传导波幅降低,而传导速度和末端潜伏时则正常,但当有大多数轴索丢失,仅留一点正常范围内传导速度较慢的纤维时,则除了出现波幅明显减低外,还会出现传导速度减慢和末端潜伏时延长,但其程度决不会明显减慢和延长。

2. 脱髓鞘损害　髓鞘是神经传导的基本物质,髓鞘的脱失在神经传导检查主要表现为传导速度减慢,末端潜伏时延长,波形离散以及传导阻滞,一般不伴有运动传导和感觉传导波幅改变,运动传导出现传导阻滞时会有近端刺激波幅较远端刺激波幅下降50%。

本节小结

本章简要介绍了肌电图检查的基本知识、基本要求、常见的肌电图检查项目等。坚持育人为本、德育为先,强化素质教育,把思想政治教育与专业实践技能培训互相融合;强化实践操作训练,培养理论与实践相结合的能力和团队协作精神;充分利用信息化资源,培养学生自主学习的能力,并与时俱进,跟上专业发展的步伐。

课后思考

图 5-5-23
患者肌电图

案例 患者,马某,男,56岁,以"四肢无力1年余"为主诉入院。1年前患者无明显诱因出现四肢无力感,表现为上下楼梯困难、睁眼无力、咀嚼食物费力,无肢体疼痛及麻木感,症状持续加重。肌电图检查结果如图5-5-23所示。

讨论 神经重复电刺激低频递减33%、高频递增128%,结果提示什么?

链接 5-5-3
肌电图检查
题参考答案

链接 5-5-4
肌电图检查
课堂互动案例解析

链接 5-5-5
肌电图检查
课后思考案例解析

(韦 星)

第六章

临床诊断与病历书写

第一节　临床诊断

![课前预习]

1.学生在线自主学习　使用数字化教学资源服务云平台,教师将课程制作成PPT上传至在线平台,让学生自主探究、讨论交流,激发学生主动学习的积极性。设立临床真实案例讨论论坛,师生互动、解析答疑,加强师生之间的对话与交流,实现线上线下授课相结合,使学生掌握临床诊断的步骤,不断提高临床基本能力。

2.学生在线自我检测　结合授课内容给出单选题5道、多选题2道,学生扫码完成自测,考核学生相关理论知识掌握情况。

链接6-1-1
临床诊断PPT

![学习目标]

1.掌握　临床诊断的步骤。

2.熟悉　临床诊断的基本原则、方法、临床诊断的内容与格式。

3.了解　临床诊断的一般过程。

链接6-1-2
临床诊断自测题

![课程思政]

医生平日里所遇见的不仅是人的病,也是病的"人"。当患者寻医问药,孤立无援的时候,唯有医师才能给予其最大的帮助。以人为本、实事求是是医师为患者的疾病下诊断的根本原则。医师的诊断结果具有法律效益,关系到患者和自身的合法权利。将诊断原则与医事法律相结合,在提高诊断水平的同时塑造自身的医事法律知识。

案例导入

案例　早在两千多年前,西方医学之父希波克拉底(Hippocrates)就立下誓言:"把我的一生献给人道主义服务,我凭良心和尊严行使我的职业,我首先考虑的是我患者的健康,我将尽我一切努力维护医务职业的荣誉和崇高传统。"

阅读希波克拉底誓言思考

1. 谈谈在临床诊断中,医师执业素养的重要性。

2. 临床诊断的基本原则有哪些?

学习内容

一、临床诊断的步骤

对疾病的认知、病情的发展、疾病的预后做系统性的梳理和分析是每位医师问诊治病的基本功。临床诊断就是对患者疾病进行检查、评估的过程。是对其发病病因、发病机制做出分类鉴别,最终做出符合诊断要求、科学合理诊断结果的流程。以此作为制定治疗方案的方法和途径。诊断的过程一般为搜集资料、分析综合、初步诊断、验证或修正诊断。

(一)搜集资料

搜集资料主要包括3方面:病史、体格检查和实验室与其他辅助检查等资料。

1. 病史　详细完整的病史通常可以为疾病诊断提供最有力的证据。通过既往症状,结合基础医学知识,从病理解剖、病理生理、影像学检查等多角度去认识疾病的本质,探索其"诊断价值"。病史采集要全面系统、科学客观,还要反映疾病的动态和进展,患者个体的特异性。病史采集要不断根据已有资料推理,不断分析判断,调整详略取舍。医师的临床经验越多、医学知识越渊博、对疾病的认识越深刻,越能有效掌握病史的要点以及它们所反映的疾病本质。

2. 体格检查　体格检查需要在问诊的基础上进行深入的、有针对性的体检,发现关键的诊断线索,最终成为诊断疾病的重要依据。体格检查中无论是患者的阳性体征还是阴性表现,都可以作为疾病诊断的依据。体格检查可与病史一同验证疾病的诊断结果,医师必须有熟练的检查方法、丰富的经验积累、准确的识别判断才能为患者做出精准的病情诊断。医师只靠"望、闻、问、切"已经满足不了当下的诊疗要求,必须在医疗实践中不断观察疾病进展、不断思考疾病机理、不断验证疾病状态、不断夯实知识基础、不断更新学识积累,如此才能保证诊断的完整性、真实性和可靠性。当然,在日常健康宣传时,我们经常提倡全民健康管理,即在医疗实践中按时进行全身体检,在体检时不断补充、核实病史。

3. 实验室与其他辅助检查　经过问诊和体格检查后,医师往往考虑患者患有某一种或多种疾病,也称"诊断性假设(hypothesis)"。根据已有资料推理,安排实验室与其他辅助检查可以帮助医师推测病因、分析疾病类型、找出病灶位置、发现器官功能异常等。疾病诊断是所有医学实践的综合诊断,即使各种科学辅助手段越来越先进,也不可以单靠辅助检查来诊断疾病。每一种辅助检查方法都有其自身的优势,只有相互配合,优势互补,综合分析才会使得疾病诊断更加客观。

(二)分析综合

分析综合同时也存在于搜集资料的过程中。医师需要将患者的病史、体格检查、实验室检查和其他辅助检查等资料进行临床分析、归纳总结、资料分类,再将病理学和疾病知识归纳成症候群,提炼出患者的主要问题,比较其与哪些疾病的症状、体征、病情相近或相同,结合医学理论与临床经验进行分析,将可能性最大的疾病罗列出来,同时不断去验证或否定。所以分析综合与资料搜集是同步进行、互相补充、不断推进的。

(三)初步诊断

经过以上两个步骤之后,医师结合自己掌握的医学理论和实践经验,对患者所呈现的临床表现、各项检查结果等按照诊断原则、逻辑推理,按照可能性由大到小的顺序罗列出疾病的名称。选择出最能解释所有临床资料的疾病,进行初步诊断。由于疾病是不断变化的,初步诊断仅仅是在有限的时间和空间中做出与事实情况相近的判断。医师对疾病的整体表现也绝不是最全面的,因此初步诊断也为接下来的疾病验证和修正打下了基础。

(四)验证或修正诊断

随着不断地搜集临床资料、同步综合分析、对于疾病的发展渐渐具备方向。对于疾病发展过程中的新状况、检查结果的变化需要不断反思,对诊断结果是否支持?是疾病发展至某个阶段的必然还是偶然?这是每个临床医师在诊疗过程中需要深入思考、灵活取舍的问题。

二、临床诊断的基本原则与方法

(一)临床诊断的基本原则

临床诊断的过程是医学上逻辑思维方法和推理的过程。科学的临床诊断是开启正确治疗方法的前提。在疾病的诊断过程中,需要时刻牢记临床诊断的基本原则。

1. 以人为本 应特别强调患病的主体是人,患者的年龄、性别、生活环境、工作习惯、收入水平、饮食条件、文化程度、心理素质甚至包括患者的国籍和民族等都属于患者的基本属性。这些属性对疾病的发生及其临床表现或多或少会产生影响。如果只考虑患者主要疾病的病名而忽视人的因素则难以做出全面准确的诊断,制定合理的诊断计划和正确的治疗方案。临床诊断中应摒弃单一的生物医学模式,养成主动用生物-心理-社会医学模式的观点全面考虑疾病的习惯,诊断结果才会更加科学、更加全面、更能有效合理地解决患者的问题。

2. 实事求是 在搜集到患者所有的临床资料后,医生必须首先本着实事求是的态度来分析患者的病情,绝不可"想当然"。不能仅仅在自己有限的知识范围里找答案,杜绝

"主观性"。在应用循证医学的理论依据下,对所有临床资料进行综合分析和系统性评价,力求做出客观科学的临床诊断。如超出自己的知识范围,则应查阅相关资料、请教上级医师或请求会诊。

3.单一病理学原则 尽量用一种疾病去解释多种临床表现的原则,也称"一元论"。人体各组织、器官都是通过相互毗邻、管腔、血管、淋巴管等产生直接或间接的联系,所以在临床实际中,同时存在多种关联性不大的疾病的概率非常小,医师应尽量用一个疾病去概括或解释患者的多种临床表现,如此才能更直观更清晰地表达出疾病特点。如患者同时出现咳嗽、咯血、胸痛、呼吸困难、午后潮热、食欲减退等多种临床表现时,不应并列诊断为气管炎、肺炎、感染、胃病等多种疾病。这种情况下,肺结核这一诊断结果是最恰当的选择。但如果确有几种疾病同时存在,也应实事求是,按轻重缓急逐一罗列出来,不必完全按照单一病例学原则来下诊断。

4.首先考虑常见病、器质性疾病、可治疾病的原则 疾病的发病率受多种因素影响。在几种疾病的可能性同时存在的情况下,要首先考虑常见病、多发病,其次再考虑少见病、罕见病。这种选择诊断的原则,符合概率分布的基本原理,在临床上可以大大降低误诊的概率。实际工作中,临床医生应该特别关注特定时期,地区流行病的发生。医师也要时刻警惕器质性疾病的治疗,避免错失治疗良机。如一表现为腹痛的结肠癌患者,早期诊断可手术根治,如当作功能性肠病治疗,则错失良机。如一咯血患者,胸片发现肺部阴影诊断不清时,应首先考虑肺结核的诊断,及时处理,而不致延误治疗。所以也应首先考虑可治疾病,这样可以尽量早期及时地予以恰当的处理。

(二)临床诊断的方法

1.直接诊断法 适用于病情单一、临床表现直观,结合病史、体格检查、实验室检查和其他辅助检查都提示某种疾病的情况。有时甚至仅仅需要病史和体格检查就能做出正确判断,如外伤性血肿、急性肠胃炎等。

2.排除诊断法 疾病的临床表现不典型,结合病史、体格检查、实验室检查和其他辅助检查后都无法判断最终的诊断结果时,则需要不断深入地检查、综合分析和判断,逐个排除可能性诊断,最终留下1~2个可能性诊断做进一步验证,最终明确诊断。

3.鉴别诊断法 根据第一手临床资料,医师可以做出初步诊断,随着时间的推移,疾病的发展,检查的深入,医师所掌握的临床资料会越来越多,有些难以判断的疾病在此过程中就会"初露端倪"。但仍有部分疾病由于其隐匿复杂的特性会与其他疾病难以鉴别。在这个过程中,就需要医生练就"火眼金睛"的本领,强化自己的理论知识和实践经验,不断比较衡量、分清主次,把最可能的诊断结果从相似的疾病中分辨出来,有时使用必要的治疗也可对疾病的诊断予以证实。

课堂互动

案例 患者,赵某,女,65岁,长期发热、肝脾大、白细胞减少。临床诊断时将可能性最大的粟粒性结核排在第一位,其次是伤寒、恶性组织细胞增生症。经过周密的比较分析和进一步的实验室或特殊检查进一步证实或否定。

思考

1. 临床诊断思维的基本方法有哪些?

2. 上述案例属于哪种临床诊断方法?

三、临床诊断的内容与格式

(一)临床诊断的内容

临床诊断是医生制订治疗方案的重要依据,必须全面、概括和重点突出,内容包括病因诊断、病理解剖诊断、病理生理诊断、疾病的分型与分期、并发症的诊断、伴发疾病的诊断等。

1. 病因诊断　根据临床的典型表现,明确提出致病原因和本质。如白血病、慢性肝炎、肺结核等。病因诊断对疾病的发展、转归、治疗和预防都有指导意义,因而是非常理想的临床诊断内容。

2. 病理解剖诊断　对病变部位、性质、细微结构变化的判断。其中有部分需要组织学检查,但有的部分也可由临床表现联系病理学知识推断而提出。如主动脉夹层、肝硬化等。

3. 病理生理诊断　是疾病引起的机体功能变化,如肺功能不全、肝肾功能障碍等,它不仅是机体和脏器功能判断所必需的,而且也可由此做出预后判断。

4. 疾病的分型和分期　有些疾病有不同的分型和分期,其治疗及预后意义各不相同,诊断中应予以明确。如特发性血小板减少性紫癜(ITP)可分为新诊断的 ITP、持续性ITP、慢性 ITP、重症 ITP 等。对疾病进行分型、分期可以充分发挥其对治疗抉择的指导作用。

5. 并发症的诊断　并发症是指原发疾病的发展,导致机体、脏器的进一步损害。虽然与主要疾病性质不同,但在发病机制上有密切的因果关系,并发症对于患者的伤害有时甚至高于疾病本身。如由病毒性感冒引起的病毒性心肌炎。

6. 伴发疾病的诊断　指同时存在的,与主要诊断的疾病不存在因果关系但是可能累及到的疾病,有的对机体和主要疾病可能发生影响,如风湿性心脏病的患者同时患有龋齿、肠蛔虫病等。

(二)临床诊断的格式

根据国际上要求对诊断量化、医师对患者临床表现严重程度的判断、治疗方案制定的需求,规范书写门诊、住院病历的诊断内容。对于列出的临床综合诊断应按重要性排列,传统上安排在病历记录末页的右下角。诊断之后要有医师签名,以示对本诊断结果负责。

在临床诊断上,不仅要定性诊断,还要定量诊断,这样才能对病情做出更好的判断,例如一个诊断为风湿性心脏病的患者,若为心功能 1 级,还可以进行体力劳动;若为心功能 4 级,则连平躺都会出现呼吸困难。再例如一个冠心病患者,若为心绞痛 1 级,还可进行简单的体力劳动,若为心绞痛 4 级,体力活动就会明显受到限制。若只是做出风湿性心脏病、心绞痛的诊断,则无法达到对患者病情准确的判断,进而无法制定准确的治疗方案。

诊断内容和格式举例。

诊断:

1. 慢性支气管炎急性发作期

2. 慢性阻塞性肺气肿

3. 慢性肺源性心脏病

室性期前收缩

心功能Ⅱ级

呼吸衰减Ⅱ型

肺性脑病

在临床中还有可能遇见一时难以明确诊断的疾病,临床上常常以其突出症状或体征来命名的"待诊"方式处理,如发热待诊、黄疸待诊、腹泻待诊、咯血待诊等,这时应尽量收集病情资料进行综合分析,按可能性大小,将诊断可能性一一排列,如此反映诊断的倾向性。如发热待诊:①伤寒;②恶性组织细胞增多症待排除。黄疸待诊:①药物性肝内胆汁瘀积性黄疸;②毛细胆管性肝炎待排除。

诊断内容和格式举例。

诊断:

腹水待诊

1. 乙肝后肝硬化、失代偿期、门脉高压 肝功能分级 Child C 级

2. 布–加综合征待排除

知识链接

患者的呼声

在近代,著名的希氏内科学家 JC Bennet 教授列举患者的呼声:"我怎样才能找到一个好医生""我怎样才能找到一个我可以支付得起费用的好医生""我怎样才能找到一个把我当作一个人来看待的好医生""我怎样才能找到一个耐心听取陈述又能理解患者的好医生"。患者对医生的期望,也是评价好医生的标准。患者要求的好医生,不仅要有精湛的医术,还必须将其同情心、责任心、耐心、社会责任感等融为一体,这在整个医疗过程中都可得到体现。在临床诊断中,医师职业素养的要求包括:有强烈的服务意识和工作责任心;具有同情心,关心患者的痛苦,耐心倾听、仔细检查、认真交流,在此基础上分析综合,作出判断;积极主动、锲而不舍地搜索诊断依据;充分考虑患者的经济负担,注意选择经济有效的诊断方法;以良好的职业素养和平等的心态对待患者;随时注意医患沟通,建立良好的医患关系,这样不仅可以得到患方的信任,也有助于获得充分的诊断线索,提高诊断效率和正确率,降低误诊率。

本节小结

本节主要介绍了临床诊断的步骤、基本原则、方法以及临床诊断的内容与格式。讲述了诊断的一般过程包括收集资料、分析综合、初步诊断、验证或修正诊断；搜集资料的内容包括病史、体格检查、实验室检查和其他辅助检查；临床诊断的疾病原则包括以人为本、全面评估、实事求是、单一病理学原则、首先考虑"常见病、器质性疾病、可治性疾病"的原则。本节还介绍了临床诊断的内容与格式。将临床诊断的内容做了细致的划分，并对诊断格式进行了举例说明。

课后思考

案例 近年来备受关注的循证医学强调在诊断过程中，医师应充分收集问诊、查体、实验室检查和辅助检查等各环节最新的临床证据，结合自己的专业知识、临床经验和查找文献，为患者提供最新临床证据的合理建议，医患双方共同抉择。如此，既可以提高诊断准确率，又可避免不必要的检查，为患者减轻经济、精神和身体的负担，合理使用医疗资源。

讨论

1. 临床诊断的基本原则是什么？

2. 你认为还可以从哪些方面减轻患者各方面的负担？

链接 6-1-3
临床诊断
自测题参考答案

链接 6-1-4
临床诊断
课堂互动案例解析

链接 6-1-5
临床诊断
课后思考案例解析

（张佳楠　马静芳）

第二节　病历书写

链接 6-2-1
病历书写 PPT

◀课前预习

1. 学生在线自主学习　使用数字化教学资源服务云平台，教师将课程制作成 PPT 上传至在线平台，让学生自主探究、讨论交流，激发学生主动学习的积极性。设立临床真实案例讨论论坛,师生互动、解析答疑,加强师生之间的对话与交流,实现线上线下授课相结合,使学生掌握病历书写的意义和基本要求,不断提高临床基本能力。

2.学生在线自我检测　结合授课内容给出单选题 5 道、多选题 2 道,学生扫码完成自测,考核学生相关理论知识掌握情况。

链接 6-2-2
病历书写自测题

◀ 学习目标

1. 掌握　病历书写的意义和基本要求。
2. 熟悉　病历书写的格式与内容。
3. 了解　病历的种类。

◀ 课程思政

病历是具有法律效力的医疗文件,是反映患者病情发展过程的客观描述。我国《侵权责任法》和《中华人民共和国执业医师法》都有对病历书写的明确要求。通过本节内容的学习,病历书写与医学法律素养相结合,树立高尚的医德医风,培养良好的职业道德、医患沟通能力和团队协作精神,全心全意为患者服务,做一个具有高尚的医德修养的医务工作者。

案例导入

案例　病历是患者疾病发生、发展、诊断、治疗情况的系统记录;是临床医师根据问诊、查体、辅助检查以及对病情的详细观察所获得的资料,经过归纳、分析、整理、书写而成的疾病档案资料。病例不但真实反映患者病情,也直接反映医院医疗质量、学术水平及管理水平;不但为医疗、科研、教学提供极其宝贵的基础资料,也为医院管理提供不可缺少的医疗信息;在涉及医疗争议时,病历又是帮助判定法律责任的重要依据;在医疗保险中,病历是相关医疗付费的依据。

思考

1. 从患者角度谈谈病历的意义。
2. 从医护人员角度谈谈病历的意义。

◤ 学习内容

一、病历书写的意义与基本要求

（一）病历书写的意义

病历是指医师在诊疗工作中形成的文字、符号、图表、影像、切片等资料的总和，包括门（急）诊病历和住院病历。病历书写是指医师通过接诊、问诊、体格检查、辅助检查、诊断、治疗、护理、复查等医疗活动获得有关资料，并进行归纳分析、整理形成医疗活动记录的行为。病历是临床医疗工作过程的全面记录，反映了患者从发病到病情进展，再到转归以及诊疗情况。病历是临床医师进行正确诊断、抉择治疗方法和制定预防措施的科学依据。病历既是医院管理、医疗质量和业务水平的体现，也是临床教学、科研和信息管理的基本资料，同时也是医疗服务质量评价、涉及医疗保险赔付的重要参考依据，病历书写中应特别重视相关的法律问题，如落实书写者的责任、反映患者的知情权和选择权、病历内容的真实完整和连续性、相关证据的搜集等。

我国卫生部已对病历书写做出严格规范要求，《中华人民共和国执业医师法》第二十四条明确规定：医师实施医疗、预防、保健措施，签署有关医学证明文件，必须亲自诊查、调查，并按照规定及时填写病历医学文书，不得隐匿、伪造、篡改或者擅自销毁病历等医学文书及有关资料。此规定强调医师必须亲自参与到整个医疗过程当中，不得以任何方式对原病历资料做更改，必须确保医学文书的真实性和可靠性。因此，书写完整而规范的病历是每个医师必须掌握的一项临床技能。各级医师必须以高度负责的精神和实事求是的科学态度，对患者负责，书写好每一位患者的病历。

（二）病历书写的基本要求

1. 内容真实，书写及时　病历必须客观、真实地反映病情和诊疗经过，不能臆想和随意虚构。这不仅关系到病历质量，也反映医师的品德和作风。内容的真实来源于认真仔细的问诊，全面细致的体格检查，辩证客观地分析以及科学的判断。住院病历，入院记录应于患者入院后 24 h 内完成。《医疗事故处理条例》第八条明确规定：医疗机构应当按照国务院卫生行政部门的要求，书写并妥善保管病历资料。因抢救急危患者，未能及时书写病历的，有关医务人员应当在抢救结束后 6 h 内据实补记，并加以注明。

2. 格式规范，项目完整　病历具有特定的格式。医师必须按照格式进行规范书写。病历格式分为传统病历和表格病历两种。前者书写效果系统完整，便于储存和人才培训；后者快捷简便，便于计算机储存，有利于病历的规范化。

3. 表述准确，用词恰当　运用规范的汉语和汉字书写病历，使用通用的医学词汇和术语，力求语言精练、准确，标点符号使用正确。病历书写应当文字工整、字迹清晰、表述准确、语句通顺、逻辑合理、层次分明、重点突出、签名规范。如有出现写错，应当用原笔在错误的地方双线划去，并写入正确的文字，并在此签署医师姓名，注明修改时间。

4. 审阅严格，修改规范　下级医师书写病历应由具备执业资格的上级医师进行严格审阅、修改和签名。上级医师应按照修改标准进行，而不是涂改病历，对病历和各项记录的修改一律使用红笔。修改时,应当注明修改日期并签署姓名,并保持原记录清晰可辨。修改病历应在 72 h 内完成,审查修改应保持原记录清晰可辨,并注明修改时间并于署名医师的左侧签署上级医师的姓名,以斜线相隔。

5. 法律意识,尊重权力　病历书写中应注意体现患者的知情权和选择权。医务人员应将治疗方案、治疗目的、检查和治疗中可能发生的不良后果以及诊疗风险如实告知患者或其家属,并在病历中详细记录并由患方签字确认,以此来保护患方对自身疾病的知情权。在病历中应详细记录在诊疗过程中可能用到的传统医疗技术手段或新医疗技术手段,并记录可能会产生的不良后果,通过与患者或家属沟通并记录在案,患方对诊疗方法自主决定应签字确认,此处充分体现患者的自主选择权。由此可见,在充分尊重患者权力的同时也收集了相关的法律证据,以此保护医患双方的合法权利。

课堂互动

2009 年 1 月 1 日,卫生部出台的《医学教育临床实践管理暂行规定》指出,医疗机构的带教教师和指导医师,在安排和指导临床实践活动前,应尽到告知义务并得到患者同意。得到患者同意后,医学生和试用期医学毕业生须在带教教师或指导医师的监督、指导下,参与医学教育临床诊疗活动,不能单独为患者提供临床诊疗服务。

小张是一名实习医生,跟随指导医师在取得患者的知情和同意后,在带教老师和指导医师的监督下对一位患有普通感冒的患者进行诊疗活动。

思考

1. 如果你是他的指导医师,在小张书写病历时,你会提醒他哪些内容?
2. 如何保护患者的知情权?

二、病历书写的种类、格式与内容

(一)住院病历

医师应在患者住院期间书写住院病历,广义上指的是在医疗活动中形成的所有资料的总和,狭义上是指医师将问诊、查体、辅助检查、诊断和治疗等医疗活动获得的有关资料进行整理分析,并形成的医疗文书。

(二)住院病历的内容

住院病历应当在患者入院后 24 h 内完成,由具备执业医师资格证的住院医师及以上级别医师书写。书写内容如下。

1. 一般项目　姓名、性别、年龄、婚姻、民族、籍贯(出生地写明省、市、县)、职业、工作单位、现住址、病史叙述者与患者本人的关系及可靠程度、入院日期(急危重症患者应注明时、分)、记录日期。需逐项填写,尽量详尽,不可空缺。

2. 主诉　患者就诊的主要原因,包括症状、体征和持续时长。主诉要求简明扼要,如症状较多且复杂,则需要按发生的先后顺序列出,并记录每个症状的持续时长。

3. 现病史

（1）现病史内容　现病史是病史中的重要组成部分,是住院病历书写的重点内容,医师应结合问诊内容,围绕主诉进行描述。现病史包括的内容有:①起病情况与患病时间。②主要症状特点:包括出现症状的部位、病因、性质、持续时间及程度等。③伴随症状的特点,病情的发展及演变。④伴随症状。⑤诊治经过及结果。⑥病程中的一般情况变化。

（2）现病史书写的注意事项　①与现病史相关的所有病史都应包括在内。②若存在两种以上不相关的未愈疾病,应分段叙述或综合记录。③要求详尽准确、逻辑清晰、层次分明,尽可能反映疾病的发展及演变。④对意外事故或涉及法律责任的事故,应实事求是、客观详尽地记录,不可主观臆断。⑤现病史的描写内容要与主诉保持一致。

5. 既往史

1）既往一般健康情况和疾病史。

2）食物、药物或其他过敏史。

3）手术、外伤史及输血史。

4）预防接种及传染病史。

6. 系统回顾　包括头部、颈部、呼吸系统、循环系统、消化系统、泌尿生殖系统、造血系统、内分泌及代谢系统、肌肉骨骼系统、神经系统、精神状态等的常见症状。

7. 个人史

1）社会经历:出生地、居住地、旅居地等,是否到过地方病或传染病流行区及其接触情况。

2）生活习惯及嗜好:例如是否抽烟、喝酒,是否吸食毒品等;是否依赖某种药物。

3）职业:是否患有与职业相关的疾病。

4）性生活史:有无不洁性交史。

8. 婚姻、生育和月经史　记录婚否、结婚年龄、配偶健康状况、性生活情况;生育情况按足月分娩数–早产术–流产或人流数–存活术的顺序写明;月经史需要记录初潮年龄、行经期、月经周期以及末次月经时间（绝经时间）,记录月经量、颜色,有无血块、痛经、白带等情况。记录格式为:初潮年龄 $\dfrac{行经期（天）}{月经周期（天）}$ 末次月经时间或绝经年龄

9. 家族史　记录亲属等主要家庭成员的健康情况,如已死亡,应记录死亡年龄、死因。对于家族性疾病或有遗传倾向的疾病,需要问明两系三代亲属中有无类似疾病,必要时绘制出家系图。

10. 体格检查　应当按照系统顺序全面进行书写。内容包括生命体征、一般状况、皮肤黏膜、淋巴结、头部及器官、颈部、胸部、肺和胸膜、心脏、桡动脉、周围血管征、腹部、肛门直肠、外生殖器、肌肉骨骼系统、神经系统等。每个部位都应按照"视、触、叩、听"的顺序如实记录查体所见。使用医学专用术语或简洁的语言,避免不必要的修饰词语。

11. 专科情况　应当根据专科需要记录专科情况。

12. 辅助检查　应记录与疾病诊断相关的实验室检查和其他辅助检查结果。内容包括患者入院 24 h 内应完成的血、尿、粪便常规及其他有关检查,如影像检查等特殊检查结

果。如系在其他医疗单位完成的检查结果,应当注明检查时间和医疗单位名称。

13.病历摘要 将病史、体格检查、实验室和其他辅助检查的结果作为主要资料进行摘要综合,主要内容包括对提示诊断的重要阳性和具有重要鉴别意义的阴性结果。方便其他医师或会诊医师通过病历摘要内容快速了解基本病情。

初步诊断

医师(亲笔签名)

14.诊断

(1)初步诊断 入院时的诊断一律书写"初步诊断"。如初步诊断为多项时,应当主次分明。初步诊断写在住院病历或入院记录末页中线右侧。

(2)入院诊断 住院后医师第一次查房所确定的诊断为"入院诊断"。入院诊断结果写在初步诊断的下方,并注明日期。入院诊断如与初步诊断结果相同,上级医师只需在病历上签名,则初步诊断即被视为入院诊断,不需要重复书写。

(3)补充诊断 凡以症状待诊的诊断以及初步诊断、入院诊断不完善或不符合,上级医师应做出"修正诊断",修正诊断写在住院病历或入院记录末页中线左侧,注修正时间、修正医师签名。

(三)住院病历的格式举例

住院病历

姓名:张XX	籍贯:河南省安阳市安阳县
性别:男	现住址:河南省安阳市安阳县杜固村
年龄:78 岁	入院日期:2021-08-02 13:41
婚姻:已	记录日期:2021-08-02 14:55
民族:汉族	病史申述人及可靠性:本人 可靠
职业:农民	工作单位:无

病史

主诉:双手、口周麻木伴行走不稳 20 h。

现病史:约 20 h 前患者无明显诱因突发双手及右半口周麻木症状,伴行走不稳、宽基底步态,站立及行走需要人搀扶,无头痛、头晕、恶性呕吐,否认复视、肢体瘫痪及尿便异常,未诊治;今晨患者自觉左手麻木感缓解,右半口周、右手仍麻木,双下肢行走不稳同前,为求诊治就诊我院,门诊行头 DWI 检查示桥脑急性期脑梗死,拟诊"脑干梗死、高血压、冠心病"为诊断收入院。患病以来,神志清、精神差、饮食尚可、睡眠尚可、大小便尚可、体重无减轻。

既往史:高血压病史 40 年,最高血压 150/110 mmHg,平素口服硝苯地平缓释片 20 mg qd、吲达帕胺片 2.5 mg qd 控制血压;冠心病冠脉支架植入术病史 17 年,平素口服拜阿司匹林肠溶片 0.1 g qd、美托洛尔片 12.5 mg bid、单硝酸异山梨酯片 20 mg bid、复方丹参片 3 片 tid 治疗。无肝炎、结核类传染史、无外伤史、无输血史、无献血史、无食物过敏史、无药物过敏史。预防接种随社会进行。

个人史:生于河南省××市××县,无长期外地居住史。无特殊生活习惯,无吸烟史,无饮酒嗜好,无药物嗜好,无工业毒物、粉尘、放射性物质接触史,无有毒性物质接触史、无疫区接触史、无冶游史。

婚育史:20 岁结婚,配偶健在,育 4 子 1 女,子女均健康。

家族史:父、母均已故,死因为车祸。1 姐 1 弟均健在。家族无类似患者疾病、传染性疾病、遗传性疾病。

体格检查

T 36.0 ℃,P 58 次/min,R 16 次/min,BP 133/74 mmHg,体重 60 kg。

体型正力型,营养良好,皮肤颜色正常,黏膜正常,无皮疹、丘疹、斑疹,无压疮,淋巴结未触及,头颅形态正常,头围 50 cm,眼正常,耳正常无畸形,鼻通畅,口唇红润,咽无充血水肿,扁桃体无肿大,颈动脉搏动左正常、右正常,甲状腺正常。

胸廓正常,呼吸节律呼吸均匀,叩诊清音,两肺听诊未闻及干湿啰音。

心界正常,心律规则,心率 58 次/min,心音正常,杂音无。

腹部形态正常,叩诊鼓音,肿块未触及,肝未触及,脾未触及,肾区无叩痛,膀胱无充盈。

肛门及外生殖器无异常,脊柱及四肢正常,压痛部位无,运动受限无。

其他:无。

神经系统:腹壁反射存在,二头肌、肌腱及跟腱反射正常。布鲁金斯基(Brudzinski)征(-),克匿格(Kerning)征(-),拉赛格(Lasegue)征左(-),右(-)。

辅助检查

头 DWI(2021-08-02 本院):桥脑急性期脑梗死。

初步诊断:1. 大脑动脉狭窄脑梗死

2. 高血压病 2 级(极高危)

3. 冠状动脉支架植入后状态

医师签名:(亲笔签名)

(四)门(急)诊病历

门(急)诊病历本,即目前各医院门诊应用的由患者保存的门诊简要病历。门(急)诊病历内容包括门(急)诊病历首页[门(急)诊手册封面]、病历记录、化验单(检验报告)、医学影像检查资料等。

(五)门(急)诊病历的内容

1. 初诊

1)主诉:主要症状或体征及持续时间。

2)病史:现病史,以及与本次疾病相关的既往史、个人史、婚姻史及家族史等。

3)体格检查:一般情况,记录阳性体征及有助于鉴别诊断的阴性体征。急诊患者常规需测量体温、脉搏、呼吸、血压等。

4)辅助检查:实验室检查和气体辅助检查以及会诊记录。

5）初步诊断：写在右下角，暂不明确的，在病名后用"？"标注。提示患有此种疾病的可能性。

6）处理：进一步检查，给药建议、休假时长及疫情报告。

7）医师签名。

2. 复诊

1）记录初诊后的病情进展及治疗效果，补充必要的病史。如病情进展需要，可进一步做辅助检查以验证诊断和疗效，为下一步的治疗做计划。

2）体格检查：着重记录原来的阳性体征变化和新的阳性发现。

3）需补充的辅助检查。

4）修正诊断。

5）处理意见与初诊相同。

6）医师签名

（六）门（急）诊病历的格式举例（病历封面略）

门（急）诊初诊病历

2010-04-09,10:30 心内科

劳累后心慌气短 8 年，尿少，水肿 10 d。

8 年来经常在劳累后出现心慌气短，休息后可好转，伴有头晕乏力，易感冒。10 d 前受凉后咽痛，持续低热，呼吸困难，需高枕卧位，并有下肢水肿、尿少等。曾按"感冒"治疗无效，未用过洋地黄类药物。

无高血压、气管炎等病史。

T 37.4 ℃，P 86 次/min，R 24 次/min，BP 100/80 mmHg。呼吸急促，口唇轻度发绀。咽部充血，双侧扁桃体Ⅱ°肿大，无脓性渗出物。坐位颈静脉充盈。两肺底有少量细小水泡音。心界向左扩大，心率 140 次/min，心律绝对不齐，P2>A2，S2 分裂，心尖部有 4/6 级收缩期杂音，向左腋下传导，有中度舒张中晚期隆隆样杂音。脉搏短绌，86 次/min。肝于右肋下 2 cm 处可及，质韧、光滑、缘钝，脾未触及。双下肢Ⅱ°凹陷性水肿，无杵状指（趾）。

初步诊断：1. 风湿性心瓣膜病

2. 二尖瓣狭窄并关闭不全

3. 心律失常

4. 快速心房颤动

5. 心功能Ⅲ级

诊疗意见：

查心电图、胸片、心脏彩超；血 WBC+DC，ESR，肝功，肾功，血生化、BNP、TNT、Mb。

建议住院治疗（患者拒绝，已向其家属说明病情并请患者签字），病情重，再次建议患者急诊留观。

西地兰 0.4 mg+10% 葡萄糖 20 mL，静脉缓慢注射（推 15 min），st。

青霉素 G80 万 U im q 6 h×3 d（青霉素皮试阴性后注射）。

地高辛 0.25 mg po qd×3 d。

双氢克尿噻 25 mg po bid×3 d。

10%氯化钾 10 mL po tid×3 d。

开病假证明 3 d,3 日后复诊。

医师:(亲笔签名)

知识链接

电子病历系统的发展趋势

电子病历系统迅速发展,在医院的应用越来越普及,应用范围越来越广泛。作为医院医疗信息化建设中的重点领域,其意义和价值已经不限于自身。但是在具体实时过程中经常会遇到一些问题,主要是各类电子病历系统参差不齐,与医院其他系统交互性较差等。就其存在的问题及从信息化发展进程来看,电子病历系统发展的趋势将朝着标准与规范化、网络化、以人为中心的方向进一步发展。

本节小结

本节主要介绍了病历书写的意义与基本要求、病历书写的格式、内容及病历的种类。培养学生及时书写病历的良好习惯;坚持规范书写,表述准确,用词恰当,字迹清晰,修改规范等要求;提供病历书写水平;强化实践操作经验;培养理论与实践相结合的精神。

课后思考

案例 虽然我国制定和颁布了很多与医疗信息有关的标准,但基本上都是针对某一目的开发的,电子病历并不能完全代替纸质病历。

讨论

1.谈谈电子病历存在哪些不足?

2.如何克服不足,补充现行电子病历的短板?

链接 6-2-3　　　　链接 6-2-4　　　　链接 6-2-5
病历书写　　　　　病历书写　　　　　病历书写
自测题参考答案　课堂互动案例解析　课后思考案例解析

(张佳楠　马静芳)

附

临床常用诊疗技术

临床常用诊疗技术是临床医生必须掌握的操作技术之一,对疾病的诊断和治疗具有重要的临床意义。通过学习,要求达到以下目标。

1. 掌握常用诊疗技术的操作方法。

2. 熟悉常用诊疗技术的适应证、禁忌证。

3. 了解常用诊疗技术的注意事项。

4. 具备常用诊疗技术操作技能,能在上级医师指导下进行常用诊疗技术的规范操作,能正确书写有创操作记录。

5. 培养良好的职业素养、"以患者为中心"的职业情感、良好的医患沟通技能,具备与患者及家属进行有效沟通的能力,能正确进行告知和填写操作知情同意书。

一、胸膜腔穿刺术

胸膜腔穿刺术是利用胸腔穿刺抽出胸腔内积液或积气,以达到治疗目的或者明确诊断的诊疗技术。

【适应证】

(1)不明原因的胸膜腔积液,抽取胸腔积液送检,以明确诊断。

(2)大量胸膜腔积液或积气影响呼吸及循环功能,排除胸腔内的积液和积气,以减少压迫症状。

(3)肺结核患者经治疗仍有大量胸腔积液。

(4)穿刺给药:胸腔内注入药物(抗生素、抗结核药、抗癌药),以达到治疗目的。

【禁忌证】

(1)严重出、凝血机制障碍或近期服用肝素等抗凝药物进行抗凝治疗等有出血倾向者。

(2)病情垂危、极度衰弱不能耐受者。

(3)剧烈咳嗽难以定位或操作不合作者。

(4)严重胸膜粘连、肺结核、肺气肿等患者,或病变邻近心脏、大血管及胸腔积液量甚少者,胸膜腔穿刺应特别慎重。

(5)穿刺点局部皮肤有炎症、外伤者,该处不宜进行穿刺。

【操作前准备】

1. 操作者准备　核对患者信息,了解患者病情,熟悉相关检查结果,了解胸膜腔穿刺的目的、适应证和禁忌证,熟悉操作要领。

2. 患者准备

(1)告知患者及家属,做好解释工作,进行医患沟通,使其了解此项操作的目的、意义和主要操作过程,告知患者可能出现的并发症,向患者讲解《知情同意书》,请患者或法定代理人同意后签名,主持本操作的执业医师亦要签名。

（2）教会患者体位配合,嘱其平稳呼吸,穿刺过程中避免咳嗽,术前尽量排痰。

（3）询问过敏史,必要时局部麻醉。

3.环境准备　清洁、温暖、舒适、安全。

4.器材准备　靠背椅1张,常规治疗盘1套、无菌胸穿包1套、无菌试管、500 mL量杯、消毒液（碘酊）、局部麻醉药物（2%利多卡因注射液）、无菌手套、无菌棉签、口罩、帽子、消毒物品1套、胶布或敷贴、废液容器、其他所需药物、酒精灯、火柴等。

5.检查各物品的消毒状态及有效日期　包括总有效期和开封后有效期。治疗车及物品置于操作者右手边。

6.填写试验申请单及准备容器　如为诊断性穿刺,应按照需要填写试验申请单和准备相应的器皿。

【操作过程】

1.患者体位

（1）胸腔积液患者倒坐于靠背椅上,双臂置于椅背上,前额伏于手臂上。如患者无法坐骑,可取半卧位,患侧手臂向上抬起压于头下。

（2）气胸患者取仰卧位或靠坐于床或椅上,患侧稍向前斜,手臂抱头。

（3）危重或极度衰竭者根据具体情况,取患者较能耐受的体位。

2.穿刺点定位

（1）胸腔积液取叩诊实音最明显处为穿刺点,一般取肩胛角下第7~8肋间或腋中线第6~7肋间;有条件者应结合B超定位穿刺点。

（2）气胸抽气部位选择体检和X射线检查确定的气量最多处,通常在患侧第4~5肋间腋前线或腋中线,或第2肋间锁骨中线处。

3.消毒铺巾　术者戴好口罩、帽子、无菌手套。常规消毒局部皮肤。

4.局部麻醉　穿刺部位用5 mL空针抽取3~4 mL 2%利多卡因,在穿刺点处沿下一肋的上缘从外向内逐层进针麻醉。注射前须先回抽,如回抽见气体或胸水,即可认为已进入胸膜腔,应停止注射并退出针头;如回抽见血液,应抽出3~5 mL,放置后观察是否凝固,如凝固则是误穿入血管,不凝固则是血性胸水或胸腔积血。

5.穿刺　将接有胶管的穿刺针用止血钳夹闭,紧贴下一肋的上缘进针。此时告知患者穿刺过程中不要讲话和咳嗽,有不适即摇手示意。右手持针,手心握住止血钳及胶管,将穿刺针尖斜面向上,以左手示指、中指固定并绷紧穿刺部位的皮肤,垂直胸壁进针,先刺入穿刺点皮下,再沿局部浸润麻醉的路径垂直缓慢将穿刺针刺入胸壁,当针锋阻力突然消失有一明显落空感时,表明已穿透壁胸膜,进入胸膜腔,此时可见硅胶管与针头相接处有液体。

6.抽液　助手戴好手套,方法同前。将乳胶管末端接洁净干燥的50 mL空注射器,松开夹闭乳胶管的止血钳,或转动三通活栓使其与胸腔相通,并用止血钳贴皮肤固定穿刺针,以防止穿刺针位置移动。术者抽液,每次抽满后助手用止血钳夹闭胶管,以防空气进入胸腔。术者取下注射器,将胸腔积液注入容器中,计量并送常规、生化、细胞学、酶学、细菌学等实验室检查。如此循环操作反复抽液。

7. 穿刺后处置　抽液完毕,用止血钳夹闭硅胶管,用纱布压住针孔处的皮肤,拔出穿刺针,穿刺部位消毒并覆盖无菌纱布,稍用力压迫 1 ~ 2 min 至无出血,胶布固定;告知患者穿刺过程已完毕,询问其有无不适;检查生命体征,观察 5 min。送患者回病房,继续观察;交代其卧床休息,嘱患者 3 d 内保持穿刺部位干燥。继续观察患者有无胸闷、胸痛、咳嗽、气急等不适症状。清点、清洗穿刺用品,放到指定位置;及时送检标本、做好穿刺记录。

【注意事项】

(1)穿刺完毕,患者需卧床休息 2 ~ 3 h。注意脉搏、呼吸、血压变化,有无胸闷、胸痛,有无皮下气肿、气胸、血胸等并发症,并做好记录。

(2)操作前,仔细检查穿刺部位,注意皮肤清洁,并嘱患者于穿刺过程中勿深呼吸或咳嗽。

(3)协助患者采取正确卧位,以利于穿刺;严格无菌操作,防止胸腔内感染。

(4)穿刺时务必选择穿刺部位所在肋间隙的下一肋骨上缘进针,避免伤及血管及神经。避免在第 9 肋间隙以下穿刺,以免穿透膈肌,损伤腹腔脏器;保持穿刺点无菌,注意观察有无渗血或液体漏出。

(5)抽液或抽气时不应过快、过多,避免发生复张性肺水肿。第 1 次抽液量应小于600 mL,以后每次抽液量应小于 1 000 mL;诊断用抽液量为 50 ~ 200 mL。

(6)穿刺过程中应密切注意患者面容、表情、脉搏等生命体征,与其适当交流,询问其有无异常感受。若患者出现胸闷、头晕、面色苍白、出汗、心悸、昏厥等胸膜反应或连续性咳嗽、气短、咯泡沫样痰等现象时,需及时终止操作,并皮下注射 0.1% 肾上腺素 0.3 ~ 0.5 mL,并根据临床表现另做相应的对症处理。

(7)如需注入药物,应在抽液结束后,用注射器抽取药液,接穿刺针,回抽少量胸水稀释后缓慢注入胸腔。注入药物后嘱患者稍加活动,以便药物在胸腔内均匀分布,并注意有无药物反应;如有不适应及时沟通处理。

二、腹腔穿刺术

腹腔穿刺术是指对有腹腔积液的患者,为了诊断和治疗疾病进行腹腔穿刺,抽取积液进行检验的操作过程。

【适应证】

(1)抽取腹水协助病因诊断,或明确腹水性质。

(2)穿刺放液,缓解大量腹水(如肝硬化或肿瘤)引起的呼吸困难或腹胀等症状,降低腹腔压力,减少静脉回流阻力,改善血液循环。

(3)向腹腔内注入气体,行人工气腹,便于进行腹腔镜手术,作为诊断和治疗手段。

(4)腹部创伤或急腹症,疑有腹腔内出血或空腔脏器破裂或穿孔时。

(5)某些疾病如腹腔感染、腹腔肿瘤、腹腔结核等可以腹腔给药治疗;重症胰腺炎时,进行腹腔穿刺后予以腹腔灌洗,是重症胰腺炎的一种辅助治疗方法。

【禁忌证】

(1)因既往手术或炎症引起腹腔内广泛粘连者、严重腹内胀气伴肠鸣音消失者。

(2)肝性脑病或有肝性脑病先兆或躁动而不能合作者。

(3)肝功能不良者放腹水要尤其慎重,以免诱发肝性脑病。

(4)腹部膨隆而非腹腔积液所致者,包括严重肠胀气、肠梗阻肠管扩张显著、妊娠、巨大卵巢囊肿、包虫病囊性包块等。

(5)严重出、凝血机制障碍,有出血倾向者。

(6)极度衰弱、躁动或精神异常等不能耐受或配合者。

(7)穿刺部位局部皮肤或软组织感染者,该处不宜进行穿刺。

【操作前准备】

1. 操作者准备　操作前核对患者信息,了解患者病情,熟悉腹部超声检查结果,了解腹腔积液量,知晓穿刺目的、适应证和禁忌证,熟悉操作要领。

2. 患者准备

(1)向患者及家属做好解释工作,进行医患沟通,使其了解此项操作的目的、意义和主要操作过程,告知可能出现的并发症,向患者讲解《知情同意书》,请患者或法定代理人同意后签名,主持本操作的执业医师也要签名。

(2)嘱患者排尿(防止穿刺时损伤充盈的膀胱)、排便,做好穿刺前准备。检查或监测患者血压、脉搏等生命体征,测量腹围,检查腹部移动性浊音。引领患者到处置室,对于病情危重患者在床边进行穿刺。

3. 环境准备　调节室温,遮挡患者,为患者测量腹围,检查患者的穿刺部位,清洁局部皮肤。

4. 器材准备　腹腔穿刺包(弯盘 1 个、镊子 1 把、无菌洞巾 1 个、巾钳 2 把、止血钳 2 把、穿刺针及胶管 2 个、纱布 2 块、试管 2 个),治疗盘(消毒剂、棉签或棉球、胶布、2% 利多卡因局麻药),注射器,帽子,口罩,无菌手套 2 副,污物盒,血压计,0.1% 肾上腺素,容器,试管,腹带等。可以使用由医院供应室提供的经高温消毒、可反复使用的穿刺包,也可使用一次性腹穿包。如做腹水浓缩回输应备无菌溶液瓶;腹腔镜检查者应准备气腹机。

5. 检查各物品的消毒状态及有效日期　包括总有效期和开封后有效期。治疗车及物品置于操作者右手边。

6. 填写试验申请单及准备容器　如为诊断性穿刺,应按照需要填写试验申请单和准备相应的器皿。

【操作过程】

1. 穿刺前　患者应排空尿液。

2. 选取合适的穿刺体位　根据患者病情和需要可取半卧位、仰卧位,尽量使患者舒适,以便能够耐受较长的操作时间。对疑为腹腔内出血或腹水量少者行诊断性穿刺,取侧卧位为宜。如需放腹水,背部应垫好多头腹带。

3. 确定并标记穿刺点

(1)通常选择脐与左侧髂前上棘连线的中、外1/3 交点,需在腹直肌外侧穿刺,此处不易损伤腹壁下动脉,肠管较易游离,但又不可过于偏外,以免伤及旋髂深血管。

(2)脐与耻骨联合上缘连线的中点上方 1.0 cm,偏左或偏右 1.0 ~ 1.5 cm,此处无重要器官,穿刺较安全且容易愈合。

(3)少量腹水行诊断性穿刺者取侧卧位,在脐水平线与腋前线交点处穿刺。

(4)包裹性积液,需在超声定位引导下穿刺。选择穿刺点时应避开腹壁局部感染灶及腹壁有明显静脉显露或曲张部位。

(5)穿刺点定位后用龙胆紫做标记。

4.穿刺部位消毒 每次用 2 根碘伏或安尔碘棉签,以穿刺点为中心由内向外依次消毒,范围为直径 15 cm,共消毒 3 次。如果用碘酊消毒,待碘酊干后,用 75% 酒精脱碘 2 次,共消毒 3 次。如用碘酒棉球消毒,应以握笔式持拿消毒镊,2 把消毒镊交替传递棉球,消毒镊尖端不应超过持镊手指的水平。如果使用一次性腹穿包,消毒用品在包内,为无菌状态,则需先戴手套再消毒。消毒后棉签、棉球及消毒器具不能放回穿刺包,镊子放在打开的清洁的穿刺包盖子上,棉球置入污物盒。半打开腹腔穿刺包(手只能接触有菌区域)。

5.局部麻醉 术者戴好口罩、帽子、无菌手套,铺无菌洞巾,自皮肤至腹膜壁层逐层进行局部麻醉。首先检查麻药,注意核对麻药种类、有效期、瓶口封闭程度及液体外观情况。助手以碘伏棉签消毒瓶口(进针处),或消毒安瓿及砂轮,折断安瓿颈,以 5 mL 注射器抽取 2% 利多卡因 2 ~ 3 mL,排尽气泡,此时可告知患者即将注射麻药,不要紧张。进针前左手拿 1 块纱布,在定位点皮下注射一 0.5 cm×0.5 cm 大小的皮丘,皮下出现橘皮样改变,毛孔扩大明显。再垂直腹壁进针,自皮肤、皮下、肌层至腹膜壁层逐层进行局部麻醉,边进针边回抽无血液后方可推注麻药,直至抽出液体后退针,并估算进针深度。如回抽有血液则不可注射麻药,并更改进针位置和方向。退针时右手示指扶住针尾与注射器乳头接头处,以防注射器和针头脱离,退针后立即用左手纱布按压穿刺点片刻。

6.穿刺 术者左手固定穿刺部位皮肤,右手持接有胶管的穿刺针(用止血钳夹闭橡皮管)垂直腹壁刺入皮肤、皮下组织和腹壁各层(大量腹水时,应行"之"字穿入),有落空感时表明已穿过腹膜壁层,即可回抽或放腹水。用空心针负压抽吸,可变换方向和深度。诊断性腹腔穿刺,可用注射器抽吸腹腔积液 10 ~ 50 mL,对抽出液体行初步肉眼判断后送检、常规培养、涂片或脱落细胞学检查。

7.操作完毕 拔出穿刺针,穿刺点消毒后覆盖无菌纱布,用力按压数分钟,防止腹水渗漏,用胶布固定。如有漏出,可用蝶形胶布或火棉胶粘贴。大量放液后需用多头腹带包扎腹部,防止腹内压力骤降,内脏血管扩张引起血压下降甚至休克。

8.术后处理

(1)告知患者穿刺操作已结束,询问其有无不适。

(2)测量患者腹围,检查脉搏、血压等生命体征,观察病情变化。

(3)如无异常,送患者回病房。嘱其仰卧 1 ~ 2 h,使穿刺孔位于上方,避免向穿刺点侧卧位,以防止腹水渗漏。3 d 内保持穿刺部位干燥。继续观察患者有无腹痛、头晕等不适症状。

(4)整理、清洗、消毒器械,并将医疗垃圾进行分类处理。

（5）根据临床需要填写检验单，及时送检标本。

（6）做好穿刺记录。

【注意事项】

（1）操作前认真做好查对工作，严格执行无菌操作；穿刺过程中尽量少暴露患者皮肤，以免受凉。

（2）诊断性穿刺时，术后以消毒液局部消毒针眼即可；诊断性穿刺针头不宜过细，否则易得到假阴性结果。若腹水系血性，在吸取标本后应停止放液。

（3）肠鸣音消失时禁忌腹腔穿刺，以免肠蠕动消失引起医源性肠穿孔。

（4）放液过程中严密观察病情，如出现头晕、恶心、心悸、脉速、血压下降、面色苍白等症状，应立即停止放液，并做相应处理。

（5）腹腔放液不宜过快过多，肝硬化患者一次放腹水一般不超过 3 000 mL，过多放液可诱发肝性脑病和电解质紊乱，但在补充输注大量白蛋白的基础上，一般放腹水 1 000 mL 补充白蛋白 6～8 g，也可以大量放液。大量放腹水时，必须边放腹水、边将多头带自上而下逐层束紧，以防腹压骤降。

（6）大量腹水患者，为防止腹腔穿刺后腹水渗漏，在穿刺时注意勿使皮肤至腹膜壁层位于同一条直线上，方法是当针尖通过皮肤到达皮下后，即在另一手协助下稍向周围移动一下穿刺针尖，然后再向腹腔刺入。

（7）嘱患者放液后平卧休息 12～24 h，密切观察体温、呼吸、脉搏、血压、神志、尿量及腹围改变。

（8）观察局部有无渗血、渗液；保持局部敷料干燥，防止漏液；避免剧烈咳嗽，防止腹压增高。

（9）肝功能差者要注意肝性脑病的先兆症状，如有不适，应及时处理。

（10）如施行腹水回输术，应严格执行无菌操作；腹水为血性者，应于采集标本后，立即停止放腹水。穿刺后患者出现腹痛加重和腹膜炎体征时，应想到可能是由于灭菌不彻底或肠穿孔所致，必要时须做剖腹探查以排除肠穿孔。

（11）注入药物治疗时，应嘱患者适当变换体位。

三、心包穿刺术

心包穿刺术是通过穿刺针或者穿刺后在心包内置入留置导管抽取心包积液，主要用于对心包积液性质的判断与协助病因的诊断；有心包压塞时，通过穿刺抽液可以减轻患者的临床症状。对于某些心包积液，如化脓性心包炎，经过穿刺排脓、冲洗和注药尚可达到一定的治疗效果。

【适应证】

（1）心包积液伴有心脏压塞症状，放液解除心包填塞症状。

（2）不明原因的心包积液，了解心包积液的性质，确定病因。

（3）确定部分静脉压增高的原因。

（4）心包腔内注射药物。

【禁忌证】

(1)有出血倾向或血小板计数低于$50×10^9/L$者。

(2)心包穿刺部位感染或全身性感染。

(3)慢性缩窄性心包类。

【操作前准备】

1.操作者准备　操作前核对患者信息,了解患者病情,熟悉心脏超声检查结果,了解心包积液量,知晓穿刺目的、适应证和禁忌证。熟悉操作要领。

2.患者准备

(1)向患者及家属做好解释工作,进行医患沟通,使其了解此项操作的目的、意义和主要操作过程,告知可能出现的并发症,向患者讲解《知情同意书》,请患者或法定代理人同意后签名,主持本操作的执业医师也要签名。

(2)嘱患者穿刺时切勿咳嗽,必要时可应用镇静剂。引领患者到处置室,对于病情危重患者在床边进行穿刺。

(3)检查患者穿刺部位皮肤有无损伤及感染,清洁局部皮肤。

3.环境准备　调节室温,遮挡患者,检查患者的穿刺部位,清洁局部皮肤。

4.器材准备　心包穿刺包(穿刺针、5 mL及50 mL注射器、7号针头、血管钳、洞巾、纱布、弯盘等)、口罩、帽子、手套、2%利多卡因注射液、抢救车全套用品、标本检查试管、消毒液(碘酊)及消毒用品1套、敷料、胶布或敷贴、酒精灯、火柴等。

5.检查各物品的消毒状态及有效日期　包括总有效期和开封后有效期。治疗车及物品置于操作者右手边。

6.填写试验申请单及准备容器　如为诊断性穿刺,应按照需要填写试验申请单和准备相应的器皿。

【操作过程】

(1)患者取半卧位或仰卧位。

(2)术前行B超定位,确定穿刺点。①左侧第5肋间锁骨中心线浊音界内2 cm,沿第6肋上缘稍向上、向背部刺入心包腔。②左侧第7肋软骨与胸骨剑突交界处为穿刺点,穿刺针与胸壁呈300°角向上、向后并稍向左进入心包腔后下部。③心尖搏动处穿刺,注意该处发生气胸的危险性较大。

(3)戴好口罩、帽子、无菌手套,局部消毒、铺巾。2%利多卡因逐层浸润至能抽出心包积液,估计穿刺深度。

(4)止血钳夹住穿刺针尾部橡皮管,从穿刺点沿上述角度缓慢进针,直至感到针头阻力消失,停止进针。

(5)取50 mL注射器连接于橡皮管上,松开止血钳,缓慢抽吸心包内液体或行药物注入。

(6)完成操作后,血管钳夹闭橡皮管后拔出针头,无菌敷料覆盖穿刺点,按压数分钟后胶布固定。

(7)清点、清洗穿刺用品,放到指定位置,将采集标本立即送检。

【注意事项】

（1）术前宜行胸部 X 射线片或 B 超检查，以帮助确定心包积液的量及穿刺部位。

（2）术前嘱患者在施术时切勿咳嗽或深呼吸。术后观察患者有无胸闷、胸痛、气促等症状，半卧位休息，前 2 h 每 30 min 测血压、脉搏 1 次，后每 2～4 h 测 1 次至术后 24 h。

（3）操作时应严格执行无菌操作，进针前及抽吸过程中每次换注射器前均应夹闭橡皮管，避免气体进入心包腔。穿刺中注意观察患者的呼吸、面色及动脉搏动情况，如有异常，应立即提示医生并协助处理。

（4）第一次抽液量应小于 100 mL，以后每次均应小于 500 mL。如抽吸出血性积液，应立即停止抽吸。

（5）术后嘱患者平卧休息 4 h，避免用力咳嗽，保持安静，密切观察血压、脉搏、呼吸，前 4 h 每 15 min 测量 1 次，发现问题及时处理。必要时可配合应用抗生素治疗。

（6）术中可能出现迷走神经反射，引起心率减慢、血压下降等，故术前应准备阿托品等药物。

四、腰椎穿刺术

腰椎穿刺术主要是用于某些疾病的诊断而吸出少量脑脊液进行实验室检查的一种方法。

【适应证】

（1）采集标本，做脑脊液的常规生化涂片和病原体培养，助诊中枢神经系统炎症或出血性疾病。

（2）测定颅内压，了解蛛网膜下腔有无阻塞。

（3）做其他辅助检查，如气脑造影、脊髓空气造影、脑室脑池放射性核素扫描等。

（4）对颅内出血、炎症或颅脑手术后，引流有刺激性的脑脊液可减轻临床症状。

（5）进行腰椎麻醉或鞘内注射药物治疗。

【禁忌证】

（1）有明显视盘水肿或有脑疝先兆者。

（2）休克、衰竭或濒危状态的患者。

（3）穿刺部位或附近有感染，或脊柱有严重病变者。

（4）颅后窝有占位性病变者。

【操作前准备】

1. 操作者准备　操作前核对患者信息，了解患者病情，熟悉影像检查结果，知晓穿刺目的、适应证和禁忌证。熟悉操作要领。

2. 患者准备

（1）向患者及家属做好解释工作，进行医患沟通，使其了解此项操作的目的、意义和主要操作过程，告知可能出现的并发症，向患者讲解《知情同意书》，请患者或法定代理人同意后签名，主持本操作的执业医师也要签名。

（2）嘱患者操作时不要移动，必要时可应用镇静剂。引领患者到处置室，对于病情危重患者在床边进行穿刺。

（3）检查患者穿刺部位皮肤有无损伤及感染,清洁局部皮肤。

3.环境准备　调节室温,遮挡患者,检查患者的穿刺部位,清洁局部皮肤。

4.器材准备　治疗盘、橡皮巾、治疗巾、无菌棉签、碘酒消毒液、无菌腰椎穿刺包(腰穿针、测压管、5 mL注射器、7号针头、洞巾、纱布、棉球、试管2个、无菌血管钳或镊子、弯盘)、胶布或敷贴。2%利多卡因、按需要准备培养管1~2个、无菌手套、口罩、帽子、酒精灯、火柴等。

5.检查各物品的消毒状态及有效日期　包括总有效期和开封后有效期。治疗车及物品置于操作者右手边。

6.填写试验申请单及准备容器　如为诊断性穿刺,应按照需要填写试验申请单和准备相应的器皿。

【操作过程】

（1）术前向患者解释穿刺目的及注意事项,消除其紧张、恐惧心理,取得配合;嘱患者术前排尿。

（2）患者侧卧于硬板床上,去枕头,背部齐床沿,铺好橡皮巾、治疗巾,头向胸前弯曲,双手抱膝,双膝向腹部弯曲,腰背尽量向后弓起,使椎间隙增宽,有利于穿刺。

（3）穿刺时协助患者固定姿势,避免移动以防针头折断。儿童尤应注意。

（4）穿刺部位一般取第3~4腰椎间隙,即两侧髂后上棘连线中点处,有时也可向上或向下一腰椎间隙进行。

（5）穿刺部位严格消毒。术者戴无菌手套,铺洞巾,用2%利多卡因做局部浸润麻醉。

（6）术者持腰椎穿刺针(套上针芯),沿腰椎间隙垂直进针,推进4~6 cm(儿童2~4 cm)深度时,如感到阻力突然消失,表明针头已进入脊膜腔。拔出针芯,脑脊液自动流出,此时让患者全身放松,平静呼吸,双下肢和头部略伸展,接上压力管,可见液面缓缓上升,到一定平面后可见液平面随呼吸而波动,此时读数为脑脊液压力。正常侧卧位脑脊液压力为70~180 mmH$_2$O(0.098 kPa=10 mmH$_2$O)或40~50滴/min;如压力明显增高,针芯则不能完全拔出,可使脑脊液缓慢滴出,以防脑疝形成。

（7）穿刺过程中注意观察患者意识、瞳孔、脉搏、呼吸的改变,若病情突变,应立即停止操作,并进行抢救。

（8）需要了解蛛网膜下腔有无阻塞时,可做动力试验(亦称压颈试验)。即于测定初压后压迫患者一侧颈静脉10 s,进行观察判断:①若脑脊液压力于压颈后立即上升至原来水平的2倍,解除压迫后,在20 s内迅速下降至原来水平,表明蛛网膜下腔无阻塞;②若脑脊液压力于压颈后不上升,表明蛛网膜下腔完全阻塞;③若脑脊液压力于压颈后缓慢上升,解除压迫后又缓慢下降或不下降,表明蛛网膜下腔有不完全阻塞。

（9）接取脑脊液3~5 mL于无菌试管中送检。如需做细菌培养,应用无菌试管接取脑脊液。如需做鞘内注射时将药液缓慢注入。

（10）术毕套入针芯,拔出腰椎穿刺针,针孔以碘酒消毒,覆盖无菌纱布,以胶布固定。术后去枕平卧4~6 h;颅压高者平卧时间延长,并严密观察。

（11）清理床单,清点、清洗穿刺用物,放到指定位置;记录脑脊液量、颜色、性质,将采集标本立即送检。

【注意事项】

（1）颅内压增高者,不宜做腰椎穿刺,以避免脑脊液动力学突然改变,使颅腔与脊髓腔之间的压力不平衡,导致脑疝形成。

（2）注意严格执行无菌操作;穿刺部位有化脓感染时,禁止穿刺,以免引起蛛网膜下腔感染。

（3）穿刺针进入椎间隙后,如有阻力不可强行再进,需将针尖退至皮下,再调整进针方向。穿刺用力应适当,避免用力过猛,否则易损伤组织,并难体会阻力消失之感。

（4）鞘内注射药物,需放出等量脑脊液;药物要以生理盐水稀释;应缓慢注射。

（5）定时观察呼吸、脉搏、瞳孔及血压等的变化;穿刺过程中如出现脑疝症状(如瞳孔不等大、意识不清、呼吸异常),应立即停止放液,并向椎管内注入空气或生理盐水(10~12 mL),同时静脉注射20%甘露醇250 mL。

（6）观察患者情况及有无头痛、恶心、腰痛等反应。防止低压性头痛,主要由为穿刺针过粗、过早起床或脑脊液自穿刺孔处外漏引起。患者站立时头痛加重,平卧后缓解,1~3 d可消失,长者可达7~10 d。如出现颅内低压综合征,患者表现为坐起后头疼加重,伴有恶心呕吐,此时应嘱患者继续平卧,多饮用盐水或生理盐水500~1 000 mL,或加垂体后叶素注射液,以促进脑脊液的分泌,症状缓解后停用。

（7）躁动不安和不能合作者,可在镇静剂或基础麻醉下进行,需有专人辅助。

（8）对有颅内压增高或脑出血者,禁做压颈试验,避免颅内压进一步升高,导致脑疝及出血加重。

（9）对颅内压增高明显的患者应少量缓慢放脑脊液,并严密观察有无脑疝的症状,一旦瞳孔散大、意识不清、呼吸不规则,应立即抢救。

（10）穿刺过程中及穿刺后嘱患者保持安静,避免剧烈咳嗽。

五、骨髓穿刺术

骨髓穿刺术是临床抽取骨髓进行细胞学、寄生虫及细菌学检查的常用手术方式。对许多疾病尤其是血液系统疾病的诊断和鉴别诊断具有重要意义。采取骨髓后,通过骨髓涂片的细胞学检查可了解骨髓内各种细胞的生成情况,观察各种细胞的形态、成分的改变及发现异常的细胞,有助于明确诊断,观察疗效,估计预后。

【适应证】

（1）各种血液系统疾病及不明原因的红细胞、白细胞、血小板数量及形态异常的诊断、鉴别诊断及疗效评估。

（2）了解非血液系统肿瘤有无骨髓转移。

（3）不明原因的发热,肝、脾、淋巴结肿大等的诊断及鉴别诊断。

（4）寄生虫病检查,如查找疟原虫、黑热病病原体(杜氏利什曼原虫)等。

（5）骨髓移植时进行骨髓采集。

【禁忌证】

（1）血友病患者严禁行骨髓穿刺,否则会造成出血不止的严重后果。

（2）极度衰弱、躁动不能耐受、配合者。

（3）穿刺点局部皮肤有感染或破损者。

【操作前准备】

1. 操作者准备　操作前核对患者信息，了解患者病情，熟悉检查结果，知晓穿刺目的、适应证和禁忌证。熟悉操作要领。

2. 患者准备

（1）向患者及家属做好解释工作，进行医患沟通，使其了解此项操作的目的、意义和主要操作过程，告知可能出现的并发症，向患者讲解《知情同意书》，请患者或法定代理人同意后签名，主持本操作的执业医师也要签名。

（2）嘱患者操作时不要移动，必要时可应用镇静剂。引领患者到处置室，对于病情危重患者在床边进行穿刺。

（3）检查患者穿刺部位皮肤有无损伤及感染，清洁局部皮肤。

3. 环境准备　调节室温，遮挡患者，检查患者的穿刺部位，清洁局部皮肤。

4. 器材准备　骨髓穿刺包（内有骨髓穿刺针、5 mL 和 20 mL 注射器、7 号针头、洞巾、纱布、血管钳等）、无菌手套、2% 利多卡因注射液、无菌治疗盘和消毒用品（消毒液、无菌棉棒、口罩、帽子等）1 套、胶布或敷贴、载玻片 10 张、盖玻片 2 张、细菌培养皿（如需行骨髓细菌培养）等。

5. 检查各物品的消毒状态及有效日期　包括总有效期和开封后有效期。治疗车及物品置于操作者右手边。

6. 填写试验申请单及准备容器　如为诊断性穿刺，应按照需要填写试验申请单和准备相应的器皿。

【操作过程】

（1）术前向患者解释穿刺目的及注意事项，消除其紧张、恐惧心理，取得配合。

（2）穿刺部位选择　可选择髂前上棘、髂后上棘、胸骨柄、腰椎棘突及胫骨。根据穿刺部位选择不同体位。一般取髂前上棘作为穿刺点，下面操作以此为例。

（3）体位选择　髂前上棘穿刺取仰卧位；胸骨柄穿刺取仰卧位；髂后上棘穿刺取侧卧位；腰椎棘突穿刺坐位或侧卧位。

（4）术者戴好口罩、帽子、手套。局部消毒、铺巾，检查穿刺包内器械。注意无菌操作原则。

（5）取髂前上棘后 1~2 cm 骨面宽平处为穿刺点，2% 利多卡因局部麻醉至骨膜。

（6）将骨髓穿刺针固定器固定在适当的长度（根据患者体型及穿刺部位而定），用左手拇指和示指固定穿刺部位，以右手持针向骨面垂直刺入，当针尖接触骨质后将穿刺针左右旋转，缓缓钻刺骨质，当感到阻力消失且轻轻晃动穿刺针尾部，发现穿刺针已固定时，表示已进入骨髓腔。

（7）拔出针芯，接上干燥的 10 mL 或 20 mL 注射器，用适当力量抽吸；若针头确在骨髓腔内，抽吸时患者常有酸痛感，随即有少量红色骨髓液进入注射器中，抽吸 0.2 mL 左右行骨髓涂片。

（8）如需行骨髓细菌培养，则需在留取骨髓涂片后再抽吸 1~2 mL。

（9）将抽取的骨髓液滴于载玻片上，急速完成涂片 5 张左右。

（10）抽取少量手指血，完成血涂片5张左右。

（11）抽吸完毕，左手取无菌纱布置于针孔处，右手将穿刺针拔出，随即将纱布盖于针孔上，并按压1~2 min，再用胶布将纱布加压固定。

（12）清理床单，清点、清洗穿刺用物，放到指定位置，将采集标本立即送检。

【注意事项】

（1）术前应做出、凝血时间检查，有出血倾向患者操作时应特别注意，术后协助其平卧，卧床休息2~4 h；术后24 h观察穿刺点有无血肿、出血、感染现象。告知患者24 h内禁沐浴。

（2）穿刺前应检查针管（或称针套）与针芯长短、大小是否配套，针管尖端与针芯端方向是否一致，针尖是否锐利，固定器能否固定，穿刺针与注射器乳头是否密合。

（3）严格执行无菌操作，以免发生骨髓炎。

（4）注射器与穿刺针必须干燥，以免发生溶血。

（5）穿刺针头进入骨质后避免摆动过大，以免折断。

（6）如发现无法抽出骨髓，应排除以下情况：①穿刺位置不佳，未达到骨髓腔；②针管被皮下组织或骨块阻塞；③骨髓纤维化、骨髓有核细胞过度增生等疾病使骨髓难以抽出。此时应重新插上针芯，稍加旋转或再钻入少许或退出少许，拔出针芯，如见针芯带有血迹时，再行抽吸即可取得骨髓。

（7）抽吸骨髓量以0.1~0.2 mL为宜，因抽吸过多，骨髓将被血液稀释。

（8）骨髓取出后应立即涂片，否则会很快凝固，使涂片失败。

（9）在胸骨处穿刺，患者易产生恐惧心理，且偶有损伤心脏及主动脉的危险，应慎用。

（10）穿刺的整个过程要密切观察病情，随时安慰患者，做好解释工作，关心体贴患者。

六、淋巴结穿刺术

淋巴结分布于全身，其变化与许多疾病的发生、发展、诊断及治疗密切相关。感染、造血系统肿瘤、转移癌等多种原因均可使淋巴结肿大。采用淋巴结穿刺术采集淋巴结抽取液，制备涂片进行细胞学或细菌学检查，以协助临床诊断。

【适应证】

（1）任何不明原因的体表淋巴结肿大。

（2）多枚淋巴结融合成团，切除有困难者。

（3）不能耐受淋巴结切除活组织检查（简称活检）者。

（4）其他疾病伴浅表淋巴结肿大，需行淋巴结病理检查以明确诊断者。

【禁忌证】

（1）穿刺部位有明显炎症改变者。

（2）存在凝血功能障碍者。

【操作前准备】

1.操作者准备　操作前核对患者信息，了解患者病情，熟悉检查结果，知晓穿刺目的、适应证和禁忌证。熟悉操作要领。

2.患者准备

(1)向患者及家属做好解释工作,说明淋巴结穿刺的目的及注意事项,进行医患沟通,使其了解此项操作的目的、意义和主要操作过程,告知可能出现的并发症,向患者讲解《知情同意书》,请患者或法定代理人同意后签名,主持本操作的执业医师也要签名。

(2)嘱患者操作时不要移动,必要时可应用镇静剂。引领患者到处置室,对于病情危重患者在床边进行穿刺。

(3)检查患者穿刺部位皮肤有无损伤及感染,清洁局部皮肤。

3.环境准备 环境清洁,温度适宜,光线好,适当遮挡患者,有条件者可到手术室进行。

4.器材准备 10 mL 或 20 mL 干燥注射器、7 号及 8 号针头、消毒液、棉签、无菌敷料、胶布、无菌手套、载玻片。

5.检查各物品的消毒状态及有效日期 包括总有效期和开封后有效期。治疗车及物品置于操作者右手边。

6.填写试验申请单及准备容器 如为诊断性穿刺,应按照需要填写试验申请单和准备相应的器皿。

【操作过程】

(1)术前向患者解释穿刺目的及注意事项,消除其紧张、恐惧心理,取得配合。

(2)患者取平卧位或坐位。

(3)常规消毒穿刺部位皮肤。

(4)用左手拇指和示指固定淋巴结,右手持针迅速刺入淋巴结。

(5)回抽空注射器至刻度 5 mL 左右,以保持适当的负压。

(6)在病变组织内移动针尖,向不同方向穿刺数针,以便尽量多吸取组织,持续吸引30 s 左右。

(7)吸到组织后,一定要放松针芯,使负压解除,然后拔针。拔出穿刺针后用纱布垫压迫穿刺部位。

(8)从注射器上取下针头,将注射器内抽满空气,再接上针头,推动针芯将针头内的标本排出,在载玻片上制成涂片后送脱落细胞学检查。清理床单,清点、清洗穿刺用物,放到指定位置。

【注意事项】

(1)掌握好穿刺针的穿刺方向和深度,刺入淋巴结后见其可随针尖移动,证实已刺中淋巴结,即可抽吸。

(2)体表多枚淋巴结肿大时,请选用较大的淋巴结作为穿刺对象,以提高阳性确诊率;也可对两枚淋巴结同时穿刺。

(3)穿刺锁骨上和腋窝深部淋巴结时,一定不能穿得过深,以免引起气胸或损伤血管。

(4)最好在饭前穿刺,以免抽出物中脂质含量过多,影响染色。

(5)若未能获得抽出物,可将针头再由原穿刺点刺入,并可在不同方向连续穿刺,在不发生出血的情况下抽吸数次,直到取得抽出物为止。

（6）注意选择易于固定的部位,淋巴结不宜过小,且应远离大血管。

（7）在涂片之前要观察抽出物的外观。一般炎症抽出液色微黄;结核病变可见干酪样物,结核性脓液呈黄绿色或污灰色黏稠液体。

（8）穿刺后注意休息。观察穿刺点有无出血、红、肿、热、痛。局部轻轻按压 5 ~ 10 min,防止渗出。保持敷料干燥,24 h 内禁止洗浴穿刺处。

（9）观察穿刺部位有无肿胀、淋巴液渗漏,如有异常,立即通知医生,及时处理。

（10）若标本过多或黏稠时,可用针尖铺开或用玻片摊开。过少时可将针帽翻转,把针帽内残留的标本叩在玻片上。涂片需要晾干后再浸入无水酒精中固定,并立即送检。

七、导尿术

导尿术是将导尿管经尿道插入膀胱,使尿液排出的技术,是各科医师都必须掌握的临床基本操作技能。传统的普通橡胶导尿管,由于管道质量差、外固定困难、易滑脱、对尿道黏膜毒性刺激大、易继发感染,近年已被硅橡胶气囊导管所替代。从导尿管类型分有带气囊的二腔或三腔 Foley 管、普通导尿管、特殊导尿管（测压）。通常导尿管有40 cm长,也有特殊的女性、儿童用短导尿管。导尿管管径大小常用 F 加数字表示。

【适应证】

（1）尿潴留导尿减压。

（2）留尿做细菌培养,包括普通培养和膀胱灭菌尿培养。

（3）泌尿系统手术后及急性肾衰竭记录尿量。

（4）不明原因的少尿、无尿,可疑尿路梗阻者。

（5）膀胱病变,如神经源性膀胱、膀胱颈狭窄时用以测定残余尿量、膀胱容量和膀胱压力。

（6）膀胱病变诊断不明时,可用于注入造影剂及膀胱冲洗及探测尿道有无狭窄。

（7）盆腔器官术前准备。

【操作前准备】

1.操作者准备　操作前核对患者信息,了解患者病情,熟悉检查结果,知晓导尿目的、适应证和禁忌证,熟悉操作要领。

2.患者准备

（1）向患者及家属做好解释工作,说明导尿的目的及注意事项,进行医患沟通,使其了解此项操作的目的、意义和主要操作过程,告知可能出现的并发症,向患者讲解《知情同意书》,请患者或法定代理人同意后签名,主持本操作的执业医师也要签名。

（2）嘱患者操作时不要移动,引领患者到处置室,对于病情危重患者在床边进行穿刺。

3.环境准备　环境清洁,温度适宜,光线好,适当遮挡患者。

4.器材准备　治疗盘,用以盛装导尿器械;皮肤黏膜消毒液,如2%红汞、0.1%苯扎溴铵(新洁尔灭),或1%氯己定(洗必泰)任备1种;导尿包,内含大、中、小3种型号导尿管各1根、无菌孔巾、润滑油、试管(留标本用)、尿液容器;保留导尿时必须备有输液管夹、胶布、外接塑料尿袋。

【操作过程】

1. 清洁外阴部　患者仰卧,两腿屈膝外展,臀下垫油布或塑料布。患者先用肥皂液清洗外阴;男患者需翻开包皮清洗。

2. 消毒铺巾　术者站在患者右侧,打开导尿包,戴无菌手套。用无菌镊夹持蘸有消毒液(碘伏)的棉球进行消毒,第一遍消毒以尿道口为中心,由外向内,从上到下。第二遍从内到外消毒。术者更换无菌手套,铺无菌洞巾,并将导尿盘放于两大腿之间。

3. 插入导尿管　术者戴无菌手套站于患者右侧,然后以左手拇、示二指夹持阴茎,自尿道口向外用黏膜消毒剂旋转擦拭消毒数次。女性则分开小阴唇露出尿道口,再次用苯扎溴铵棉球自上而下消毒尿道口与小阴唇。将男性阴茎提起使其与腹壁呈钝角,右手将涂有无菌润滑油的导尿管慢慢插入尿道,导尿管外端用止血钳夹闭,将其开口置于消毒弯盘中。男性进入 15～20 cm,女性则分开小阴唇后,从尿道口插入 6～8 cm,松开止血钳,尿液即可流出。需做细菌培养或尿液镜检者,留取中段尿于无菌试管中送检。

4. 留置导尿管　需留置导尿管者,经侧管向导尿管球囊内注入 4～5 mL 生理盐水或亚甲蓝,轻轻外拉导尿管,检查是否固定可靠。接上无菌尿袋,挂于床边。需留尿液培养时,将无菌试管口在留尿前、后都需经火焰灭菌,直接将中段尿液导入试管中,以防污染。也可留取尿液做其他检查。

5. 拔出导尿管　将导尿管夹闭后再徐徐拔出,以免管内尿液流出污染衣物。如需留置导尿管时,则以胶布固定尿管,以防脱出,外端以止血钳夹闭,管口以无菌纱布包好,以防尿液溢出污染衣物,或接上留尿无菌塑料袋,挂于床旁。

【注意事项】

(1)严格无菌操作,避免增加尿路感染的机会。

(2)导尿管的粗细要因人而异,成人一般用 14 号。疑有尿道狭窄者,导尿管宜细,可用不带针头的注射器向尿道内注入 2% 利多卡因数毫升,有利于插入导尿管。

(3)插入双腔导尿管前,需检查导尿管球囊是否完好。

(4)将导尿管插入尿道时,动作要轻柔,以免损伤尿道黏膜。若导尿管插入有阻挡感时,可更换方向再插,见有尿液流出,再插入 2 cm,勿过深或过浅,尤忌反复抽动导尿管。

(5)对导尿十分困难者,亦可向尿道内注入 1～2 mL 无菌液态石蜡,以利于导尿管的插入。导尿未成功者,可用金属导尿管扩张尿道后,再插入导尿管。

(6)若膀胱过度充盈,排尿宜缓慢,否则膀胱压力骤降,可出现晕厥或血尿。

(7)测定残余尿时,先嘱患者排尽尿液,然后导尿。残余尿量一般为 5～10 mL,如超过 100 mL,则应留置导尿。

(8)留置导尿时,应经常检查导尿管固定情况。如有必要,可用含有抗生素的生理盐水每日冲洗膀胱 1 次。每隔 5～7 d 更换导尿管 1 次,一次性尿袋每 3 d 更换 1 次。拔出导尿管与再次插入之间间隔时间应在 2 h 以上,让尿道充分松弛,再重新插入。

(9)患者尿道口出现脓性分泌物,如为男性患者,可用手自阴茎根部向龟头轻轻按摩,以利尿道分泌物排出。

(10)长时间留置导尿者,拔管前 3 d 应定期夹闭导尿管,每 2 h 放尿 1 次,以利拔管后膀胱功能恢复。

（11）前端带充气套的 Curity 乳胶导尿管等,耐腐蚀,组织相容性强,刺激性小,一般可留置 1 个月左右。

八、肝穿刺术

肝穿刺术是指采取肝组织标本或抽脓的诊疗技术,包括肝穿刺活体组织检查术(简称肝活检)和肝穿刺抽脓术。穿刺方法有一般的肝穿刺术、套管针穿刺术、分叶针切取术和快速肝穿刺术等。目前认为快速肝穿刺术用抽吸式活检针,较安全,临床应用较多,而其他 3 种穿刺术则较易造成肝损伤或出血。

【适应证】

（1）疑为肝恶性肿瘤、恶性组织细胞病者。

（2）原因不明的发热、肝功能异常、肝大、黄疸和门静脉高压等。

（3）某些血液病。

（4）血色病、淀粉样变、脂肪肝等代谢性肝病。

（5）肝脓肿抽脓引流。

【禁忌证】

（1）出血倾向。

（2）大量腹水或合并急腹症。

（3）重度黄疸,中量以上腹水。

（4）疑为肝及腹腔内包囊虫病、嗜铬细胞瘤、淤血性肝肿大、肝血管性疾病(如肝海绵状血管瘤、动脉瘤)。

（5）昏迷、重度贫血或其他疾病(如右侧胸腔及膈下有急性炎症、急性胰腺炎等)。

（6）拒绝或不配合者。

【操作前准备】

1. 操作者准备　操作前核对患者信息,了解患者病情,熟悉患者病史,注意有无肺气肿、胸膜肥厚等。熟悉影像检查结果,知晓穿刺目的、适应证和禁忌证。熟悉操作要领。

2. 患者准备

（1）向患者及家属做好解释工作,进行医患沟通,向患方阐明肝穿刺的目的、意义、安全性和可能引起的并发症。简要说明操作过程,消除其顾虑,取得其配合,并签署有创治疗知情同意书。使其了解此项操作的目的、意义和主要操作过程,告知可能出现的并发症。

（2）嘱患者练习深呼气末屏气,穿刺时不能咳嗽和深呼吸,以防针头划伤肝。引领患者到处置室,对于病情危重患者在床边进行穿刺。

（3）检查患者穿刺部位皮肤有无损伤及感染,清洁局部皮肤。

3. 术前观察　观察血压、脉搏等生命体征;检查血小板、出血时间、活化部分凝血活酶时间及凝血酶原时间和血型等,拍摄胸部 X 射线片,行肝 CT 或超声检查;术前备血。

4. 环境准备　环境清洁,温度适宜,光线好,遮挡患者,有条件者可到手术室进行。

5. 器材准备　局部麻醉药、消毒液(碘伏)、龙胆紫溶液、生理盐水。肝穿刺包(内有快速肝穿刺套针,针长 7 cm,套针内带有短的针芯活塞,空气和水可以通过,但可阻止吸进套管内的肝组织进入注射器)、抽脓针(肝脓肿穿刺抽脓用)、10 mL 及 50 mL 注射器、治疗盘、无菌手套、棉签、胶带、腹带、小沙袋、盛有95%乙醇或10%甲醛的标本瓶等。

6. 术前用药

(1)术前1 h服地西泮10 mg或艾司唑仑1 mg。

(2)术前血小板计数、出血时间、活化部分凝血活酶时间及凝血酶原时间等检查异常,应肌内注射维生素 K_1 10 mg,1 次/d,3 d 后复查,如仍不正常,则不宜穿刺。

(3)术前需停用可引起出血风险的药物(阿司匹林,华法林等)。

(4)如疑为阿米巴性肝脓肿时,应先用抗阿米巴药治疗2~4 d,待肝充血和肿胀稍减轻时再行穿刺;若疑为细菌性肝脓肿,则应在有效抗生素控制的基础上进行穿刺。

7. 检查各物品的消毒状态及有效日期 包括总有效期和开封后有效期。治疗车及物品置于操作者右手边。

8. 填写试验申请及准备容器 如为诊断性穿刺,应按照需要填写试验申请单和准备相应的器皿。

【操作过程】

1. 术前准备 向患者解释穿刺目的及注意事项,消除其紧张、恐惧心理,取得配合;放置腹带于患者背部铺好腹带,备用。

2. 选择体位 患者取仰卧位,稍向左倾,身体右侧靠床沿,背部右侧肋下垫一枕头,并将右手置于枕后。抽取脓液时,取坐位或半卧位。

3. 确定穿刺点

(1)肝活检穿刺点:右侧腋中线第8、9肋间;或右侧腋前线第8、9肋间;或肝实音处穿刺;若肝肿大超出肋缘下5 cm以上者,亦可自肋缘下穿刺。

(2)疑诊肝癌穿刺点:宜选较突出的结节处穿刺。

(3)肝脓肿抽脓穿刺点:在压痛点明显处。

(4)B超定位后穿刺:肝穿刺在超声引导下进行穿刺更可靠、更准确。

4. 消毒铺巾 常规消毒局部皮肤,戴无菌手套,铺无菌洞巾。

5. 局部浸润麻醉 局部麻醉药多用2%利多卡因。麻醉时,持针,使针尖斜面向上,从穿刺点斜刺入皮内,注射2%利多卡因至形成皮丘(直径约5 mm),然后沿穿刺方向逐渐深入,先回抽,无回血后注入药(以免注入血管内),直至有突破感进入腹腔内为止。

6. 备好穿刺针 备好快速肝穿刺套针,以胶管将穿刺针连接于10 mL注射器,吸入无菌生理盐水3~5 mL。

7. 肝穿刺

(1)先用穿刺锥在皮肤上刺孔,顺此孔再用肝活检穿刺针从穿刺部位的肋骨上缘与胸壁垂直刺入0.5~1.0 cm,然后将注射器内的生理盐水推出0.5~1.0 mL,冲出针内可能残存留的皮肤及皮下组织,以防止针头堵塞。

(2)注射器保持负压;同时患者先深吸气,然后在深呼气末屏住呼吸。

(3)术者迅速将肝穿刺针刺入肝内(穿刺深度<6 cm),并立即抽出。注意:此过程1~2 s,不可随意搅动穿刺针,拔针后患者才可呼吸。

(4)拔针后立即以无菌纱布按压穿刺部位5~10 min,胶布固定,压上小沙袋,并以多头腹带束紧,加压包扎。

8. 收集标本　用生理盐水从肝穿刺针内冲出肝组织条于弯盘中,挑出肝组织,用95%乙醇或10%甲醛固定后送检。

9. 肝脓肿抽脓

(1)若行肝脓肿抽脓,先用血管钳夹闭抽脓用的胶皮管。

(2)当针进入肝脓腔时,将50 mL注射器连接于抽脓的胶皮管上,进行抽吸。抽脓过程中,不需要固定穿刺针头,可让针随呼吸摆动,以免损伤肝组织。注射器吸满后,夹闭胶皮管,拔下注射器,排出脓液。注意:尽可能抽尽脓液。如脓液黏稠,可注入无菌生理盐水稀释后再抽。

(3)观察脓液的量、颜色及气味,并收集脓液送检。

(4)抽毕拔针,消毒穿刺点,覆盖无菌纱布,按压数分钟,胶带固定,压上小沙袋,并以多头腹带束紧,加压包扎。

10. 术后处理　整理用物,处理废弃物;标本及时送检,并作详细穿刺记录;肝穿刺活检术后,应静卧24 h。同时,观测血压、脉搏,开始每15~30 min测1次;病情稳定者,4 h后改为每小时测1次,共测6次;注意有无内出血及气胸。如患者情况良好,术后24 h移去沙袋和腹带。

【注意事项】

(1)术前检测血小板计数、出血时间、凝血酶原时间、血型。

(2)穿刺前进行胸部X射线、肝B超检查并测血压、脉搏。

(3)术前应向患者做好解释,嘱其穿刺过程中切勿咳嗽,并训练深呼气末的屏气动作。

(4)术前1 h服地西泮10 mg。

(5)谨慎选择肝穿刺点

1)尽可能选取最短的途径。

2)穿刺针尽可能经过一小段正常肝组织,以减少出血机会。

3)避免穿刺针穿过胸膜腔、肺组织和胆囊。

4)病变部位较深时,应避开大血管。

5)在肋缘下进针时,应避开胆囊和消化道等。

(6)术后应密切观察有无出血、胆汁渗漏、气胸、损伤其他脏器和感染的征象。

(7)肝穿刺抽脓时进针最大深度不能超过8 cm,以免损伤下腔静脉。

(8)若穿刺不成功,针退至皮下,必要时更换穿刺方向,重复穿刺,但不宜超过3次。

(9)及时处理内出血。内出血患者表现为烦躁不安,面色苍白,出冷汗,脉搏增快、细弱和血压下降等。主要处理措施为止血,抗休克,必要时手术或介入治疗。

(10)穿刺后出现局部疼痛,要及时查找原因。如为皮肤等组织创伤性疼痛,可观察或给予止痛药;如为右肩部剧痛伴气促,多为膈损伤,给予镇静止痛外,还需密切观察病情变化;如出现气胸、胸膜性休克或胆汁性腹膜炎,应及时处理。

九、肾穿刺活体组织检查术

肾穿刺活体组织检查术简称肾活检,是指采取肾活体组织标本的诊断技术。肾活检对肾病的诊断、治疗、预后判断及研究均具有重要意义。

【适应证】

(1)病因不明的无症状蛋白尿(>1.0 g/24 h)或血尿。

(2)肾小球肾炎所致快速进展性肾衰竭;病因不明的急性肾衰竭少尿期延迟等;原发性肾病综合征。

(3)伴有蛋白尿、异常尿沉渣或肾衰竭的全身免疫性疾病;全身疾病累及肾者。

(4)肾移植排异反应。

【禁忌证】

(1)肾脏缩小的终末期肾衰竭。

(2)感染性急性肾小管间质疾病、肾实质感染、肾周脓肿。

(3)肾动脉瘤、肾肿瘤。

(4)多囊肾、孤立肾。

(5)重度高血压未控制、心力衰竭、高度水肿、精神疾病。

(6)出血倾向、凝血机制障碍。

(7)妊娠或拒绝、不配合者。

【操作前准备】

1.操作者准备　操作前核对患者信息,了解患者病情,熟悉患者病史,了解影像检查结果,知晓穿刺目的、适应证和禁忌证。熟悉操作要领。

2.患者准备

(1)向患者及家属做好解释工作,进行医患沟通,向患方阐明肾活检的目的、意义、安全性和可能引起的并发症。简要说明操作过程,消除其顾虑,取得其配合,并签署有创治疗知情同意书。

(2)嘱患者练习吸气末屏气动作及卧床排尿。引领患者到处置室,对于病情危重患者在床边进行穿刺。

(3)检查患者穿刺部位皮肤有无损伤及感染,清洁局部皮肤。

3.注意观察　观察血压、脉搏等生命体征;检查血小板计数、出血时间、活化部分凝血活酶时间及凝血酶原时间、肾功能和血型等,做同位素肾图,超声检查了解肾大小、位置及活动度。术前备血。

4.环境准备　环境清洁,温度适宜,光线好,适当遮挡患者,有条件者可到手术室进行。

5.器材准备　局部麻醉药、消毒液(碘伏)、龙胆紫溶液。肾穿刺包[含穿刺针,目前多用 Tru-Cut 型穿刺针(切割穿刺针)和 Menghini 型穿刺针(负压吸引穿刺针)]。注射器、细腰穿针、治疗盘、无菌手套、无菌测量尺、棉签、胶带、腹带、小沙袋、盛有95%乙醇或10%甲醛的标本瓶。

6.术前用药　术前 3 d 肌内注射维生素 K_1,并停用抗凝药。对精神紧张者术前

15 min肌内注射地西泮10 mg。

7.检查各物品的消毒状态及有效日期　包括总有效期和开封后有效期。治疗车及物品置于操作者右手边。

8.填写试验申请单及准备容器　如为诊断性穿刺,应按照需要填写试验申请单和准备相应的器皿。

【操作过程】

1.术前　向患者解释穿刺目的及注意事项,消除其紧张、恐惧心理,取得配合。

2.选择合适体位　患者排尿后,取俯卧位,铺好腹带,备用。腹下垫直径10～15 cm的棉枕,使肾紧贴腹壁,避免穿刺时滑动移位。

3.确定穿刺部位　经皮肾穿刺定位最常用的是B超定位。B超穿刺探头定位,直视下可见穿刺针的位置,定位更为准确。一般选右肾下极外侧缘,此处肾皮质组织多,可避开肾门和集合系统,避免穿刺损伤大血管或穿入肾盂肾盏,并发症少。右肾下极约相当于第一腰椎水平,第12肋缘下0.5～2.0 cm,距脊柱中线6～8 cm。

4.选择穿刺针　常用肾穿刺针有下列4种类型,即Tru-Cut型穿刺针、Menghini型穿刺针、Vimsilverman型穿刺针和Jamshidi型穿刺针。现认为Tru-Cut型穿刺针极少损伤组织,检获肾组织较多,穿刺成功率高(高达92%),是目前较为理想的穿刺针。

5.消毒铺巾　局部皮肤消毒,戴无菌手套,铺无菌洞巾。

6.局部浸润麻醉　局部麻醉药可选用2%利多卡因或1%普鲁卡因。麻醉时,持针(针尖斜面向上)从穿刺点斜刺入皮内,注射2%利多卡因至形成直径约5 mm的皮丘,然后沿穿刺方向逐渐深入,先回抽,无回血后注药,以免注入血管内。再换细腰穿针逐层刺入,直至脂肪囊深层被膜外,记下腰穿针的深度。拔出针芯,边退边注入2%利多卡因1 mL,以麻醉深层软组织。

7.经皮肾穿刺　用手术刀切开穿刺点皮肤,参考细腰穿针所测深度,将穿刺针刺入。患者屏气后刺入肾囊达被膜外,见穿刺针随呼吸同步运动后,嘱患者吸气末屏气,助手抽吸注射器造成负压,术者用负压吸引穿刺针,立即快速刺入肾3 cm左右,取肾组织后迅速拔出。嘱患者正常呼吸。助手压迫穿刺点5 min以上,然后压上小沙袋,并以预先准备的多头腹带束紧,加压包扎,以防出血。

8.标本采取　在穿刺现场的病理技师显微镜下证实标本内有肾小球5个以上,方可结束手术,否则应重复取材;取材足够后,选用不同溶液及方法予以固定;立即送电子显微镜、光学显微镜及免疫光学显微镜检查。

9.术后处理　取材标本应以超过12 mm为好,选用不同溶液及方法予以固定,及时送检。电子显微镜:切割到2 mm大小,2%～4%戊二醛固定,4 ℃保存。免疫荧光:切割到4 mm大小,用生理盐水,-20 ℃保存。光学显微镜:标本放入10%甲醛固定液内。

10.做详细穿刺记录　整理用物,处理废弃物。

11.密切观察脉搏、血压　嘱患者术后卧床休息24 h。若有肉眼血尿,延长卧床时间,直至尿液清亮3次以上。严重持续肉眼血尿时,可用垂体后叶素治疗。每次排尿均留标本送检。

【注意事项】

(1)多用 B 超引导下直视穿刺。术中进肾囊前应让患者屏住呼吸,过肾囊壁多有穿透感,到被膜常有顶触感,此时应随呼吸同步运动。

(2)为保证病理材料充分,又不增加术后并发症。无论标本取材是否成功(有无肾小球),均应重复一次取材。

(3)患者术后大多出现血尿,一般情况下,1~3 d 内自行消失,如出现严重血尿,甚至排出较大血块,合并心率增快,血压下降,提示肾严重损伤,有休克表现,应及时抗休克等治疗,并做好术前准备(包括外科手术和介入治疗)。鼓励患者多饮水,避免肾出血形成的血块阻塞尿路口。

(4)术后应用抗生素,并肌内注射维生素 K_1 2~3 d。

(5)注意肾周脓肿、动静脉瘘、损伤其他脏器、肾撕裂、感染和腰痛、腹痛等术后常见并发症。

十、双气囊三腔管压迫术

双气囊三腔管压迫术是治疗食管-胃底静脉曲张破裂出血的方法之一,主要用于门静脉高压患者所致的食管-胃底静脉曲张破裂出血的应急处理。其基本结构是一个胃管带有一个食管气囊及一个胃气囊,充气后分别压迫胃底和食管下段而止血。

【适应证】

食管-胃底静脉曲张破裂出血的压迫止血。

【禁忌证】

神志不清、小儿等不能配合者;其他原因引起的上消化道出血。

【操作前准备】

1. 操作者准备　操作前核对患者信息,了解患者病情,熟悉患者病史,知晓双气囊三腔管压迫术目的、适应证和禁忌证。熟悉操作要领。检查者洗手,戴好帽子和口罩。

2. 患者准备

(1)核对患者;说明目的,取得患者合作,必要时履行签字手续。

(2)检查前 12 h 禁食。

(3)术前取下活动性义齿,以免误吞。

3. 环境准备清洁、安静、温度适宜。

4. 器材准备

(1)治疗盘内放置治疗巾、治疗碗、生理盐水 l 瓶、弯盘、短镊子、50 mL 注射器 2 个、棉垫、止血钳、小纱绳 2 根、弹簧夹 1~3 只、纱布、胶布、液状石蜡、棉签。

(2)使用前应检查三腔管的性能(气囊是否漏气、气囊膨胀是否均匀、管道是否通畅等)。用 50 mL 注射器向胃气囊内注气 200~300 mL,压力在 4.0~4.5 mmHg;食管气囊内注气 100~150 mL,压力在 3.0~4.0 mmHg。用弹簧夹夹住管口后仔细检查气囊有无变形、损坏或漏气。检查漏气有 3 种方法:①放入水中,察看有无气泡逸出;②抽出气量少于注入气量;③将气囊放在耳边倾听有无漏气声。

(3)牵引架、滑轮、蜡绳、牵引物 0.5 kg(沙袋或盐水瓶内装 300 mL 水)、网袋,必要时备胃肠减压器。

【操作过程】

(1)选择合适体位:取平卧位或半卧位。

(2)部分患者如果咽喉部过度敏感可在清洁鼻腔、口腔后,用地卡因行咽部表面麻醉,可降低恶心、呕吐反应,以利插管成功。

(3)插管前向患者说明置管的目的、步骤和可能出现的不适感,以取得患者的充分配合。然后用注射器向两个气囊的管腔内充气,待气囊充盈后将其置于水中观察有无漏气。证明两个气囊均不漏气后,再分别抽空两个气囊,准备插管。胃气囊和食管气囊的接口部位须分别标记,以免在治疗中弄错。

(4)从耳垂至鼻尖的距离相当于鼻到咽喉部的距离,加上喉部到剑突的距离即为胃管应插入的长度,在成人一般为 45~55 cm。在置管前应对置入的长度有一定的估计,以便控制插管的深度。

(5)使用液状石蜡涂抹于胃管前端(包括两个气囊)30~40 cm,经一侧鼻孔缓缓插入咽喉部,同时嘱患者做吞咽动作,每次吞咽时约送入 10 cm,直至预计长度的胃管插入。一般插入 50~60 cm,然后经胃管抽吸胃液,证明胃管在胃腔内,通过胃管将胃内容物尽可能抽尽,必要时可用适量冰生理盐水冲洗胃腔,辅助止血。向胃气囊内注入 250~300 mL 气体,用血压计测定囊内压力,使压力保持在 50 mmHg。然后用止血钳将胃气囊的管口夹住以防气体外漏。充气后适当向外牵拉胃管,直至遇到弹性阻力胃管不能再向外拉出为止,然后用宽胶布三腔管固定于患者的面部或通过床头的滑轮装置施予 0.5~0.75 kg 的牵引力,以达到胃气囊对胃底的压迫作用。

(6)此时如果止血确切,那么患者血流动力学渐趋平稳,胃腔内灌洗液中不再有新鲜血液流出,则无需向食管气囊内注气。但如患者仍有呕血,说明食管部位也有出血灶,应向食管气囊中注入 100~150 mL 空气,使囊内压力保持在 30 mmHg,以压迫食管下段内壁曲张的静脉。

(7)调整好牵引力,固定牵引装置。一般临床使用的 500 mL 玻璃输液瓶中加入 200 mL 水后的重量约为 0.5 kg。如需调节牵引力,增减瓶中的液体即可。

【注意事项】

(1)双气囊三腔管近端有 3 个管腔,分别通向胃管、胃气囊及食管气囊;两囊指的是胃气囊及食管气囊。中间的管道最长,直至头端,起抽吸胃内容物、冲洗胃腔的作用。第二个管腔前端有一气囊,充气后呈圆形,称胃气囊,起压迫胃底和固定作用。第三个管腔前端也有一个气囊,充气后呈长条形,称食管气囊,起压迫食管下段作用。双气囊三腔管头端有一金属标记,在 X 射线下可以明确双气囊三腔管头端所处的位置,用前一定要仔细检查双气囊三腔管的性能和质量。

(2)患者常因消化道大出血而引起精神紧张,所以插三腔管前医护人员应做好准备工作,向患者及其家属反复说明插管的目的、方法、疗效和并发症,以取得合作。

(3)为防止胃管对鼻部组织的压迫,可用脱脂棉球或棉垫垫在鼻翼处的管壁上。

(4)食管气囊内注入气体不必过多,一般均可达到有效的止血目的,因为食管腔直径、空间有限,如果气囊内压力过大,除引起患者明显不适外,还很易发生食管黏膜缺血和(或)溃疡形成。

(5)双气囊三腔管连续压迫时间一般不能超过12 h。气囊应每隔12 h放气1次,一般放气时先放食管气囊,后放胃气囊,或单独放食管气囊。每次放气时间为10～30 min,放气前应先口服液状石蜡5～10 mL,以润滑气囊壁,防止其与食管黏膜粘连。放气时应先松弛牵引力,以免放气后牵引力致气囊上滑至咽喉部而引起窒息。而后放气囊内气体,并将三腔管向胃内送入少许,暂时解除胃底贲门受压,以改善食道、胃底黏膜血循环,也可防止黏膜与气囊粘连,避免拔管时黏膜撕脱。然后再充气牵引,避免局部黏膜受压过久而发生糜烂坏死。在消除气囊压力后,抽吸胃内容或灌洗胃腔,以了解胃内是否还有出血。

(6)如果气囊减压后胃内不再出血,则在无压状态下继续观察16～24 h。如仍然没有出血,基本可确定食管、胃底出血已经停止,应予拔管。拔管时,先抽尽食管气囊,而后再排空胃气囊,再缓慢拔管。拔管前可口服20 mL左右液状石蜡,以防拔管时与囊壁相黏的黏膜撕脱。放置时间一般为24～72 h,若出血不止,可适当延长,尽量不超过3～5 d。

(7)使用双气囊三腔管压迫止血失败的一个常见原因是止血时胃气囊充气不够,或者胃管牵拉力不足。当压迫无效时,应及时检查气囊内压力,偏低者须重新注气;如囊内压仍低者,提示囊壁已破裂,应更换三腔管重新插管牵引。

(8)胃气囊注气量必须足够,以使胃气囊充分膨胀,防止在向外牵引三腔管时因胃气囊过小而滑过贲门进入食管。胃气囊充气不足时,如果牵引力过大可能使胃管向外移位,食管气囊或胃气囊可被拉至咽喉部而有撕裂食管、阻塞咽喉部造成窒息的危险。预防的方法是避免牵引过度。一旦发生窒息,应迅即放出囊内气体,并尽快将双气囊三腔管拔出。床头应常规放置剪刀,以备紧急时将双气囊三腔管三条管道一并迅速剪断。

(9)留置双气囊三腔管后,应定时抽吸胃内容物以观察胃腔内有无出血迹象,必要时可用生理盐水灌洗后抽吸。如果持续能从胃腔内抽吸到鲜血,患者的生命体征有赖输血维持时应考虑急诊手术干预。

(10)气囊压迫后要经常抽吸胃内容物,避免胃膨胀而引起呕吐,因为呕吐可使双气囊三腔管脱出而再次发生大出血。在气囊压迫期间应静脉输液,保持水电解质平衡和营养支持。出血停止后可酌情从胃管进行肠内营养支持。

(11)注意口、鼻腔清洁。在气囊压迫期间应强调不允许患者经口咽下任何物质,包括唾液,以免误吸引起吸入性肺炎。口内存有过量唾液时应令患者随时吐出或用吸引器吸出。每日2次向鼻腔滴入少量液状石蜡,以免三腔管黏附于鼻黏膜上。口腔护理,每日2次。

(12)拔管时应认真观察气囊上血迹的位置和大小,以利于判断出血的部位。如再次出血可指导双气囊三腔管的再次放置或手术。

十一、眼底检查术

眼底检查是检查玻璃体、视网膜、脉络膜和视神经疾病的重要方法。许多全身性疾病如高血压、肾病、糖尿病、妊娠毒血症、结节病、风湿病、某些血液病、中枢神经系统疾病等往往会发生眼底病变,甚至会成为患者就诊的主要原因。故眼有"机体的橱窗"之称,检查眼底可提供重要的诊断资料。检查眼底须用检眼镜。目前多用直接检眼镜检查,实用、方便且眼底所见为放大倍率较高的正像。检眼镜下方手柄中装有电源,前端为装有凸透镜及三棱镜的光学装置。三棱镜上端有一观察孔,其下有一可转动镜盘。镜盘上装有1~25屈光度的凸透镜(以黑色"+"标示)和凹透镜(以红色"−"标示),用以矫正检查者和患者的屈光不正,以清晰地显示眼底。镜盘上凸透镜作用是使光源发射出来的光线聚焦,增强亮度;三棱镜是将聚焦的光线反射入患者眼内,以观察眼底的图像。

【适应证】

(1)眼部疾病。

(2)部分全身性疾病,如高血压、妊娠高血压综合征、糖尿病、肾脏病、中枢神经系统疾病、某些血液病、结节病、风湿病等。

【禁忌证】

急性传染性结膜炎。

【操作前准备】

1.操作者准备 操作前核对患者信息,了解患者病情,熟悉患者病史,知晓眼底检查术的目的、适应证和禁忌证。熟悉操作要领。检查者洗手,戴好帽子和口罩。

2.患者准备 向患者及家属做好解释工作,进行医患沟通,向患者及家属阐明眼底检查术测定的目的、意义、安全性。简要说明操作过程,消除其顾虑,取得配合。

3.环境准备 环境清洁,温度适宜,宜在暗室进行。

4.器材准备 主要为直接检眼镜,其优点:①直接检眼镜实用、方便,且眼底所见为正像,故多为临床使用。②检眼镜下方手柄中装有电源,上端为接有凸透镜及三棱镜的光学装置,三棱镜上有一观察孔,其下有一可转动镜盘,镜盘上有1~25屈光度的凸透镜(以黑色"+"标示)和凹透镜(以红色"−"标示),用以矫正检查者和患者的屈光不正,以清晰地显示眼底。③镜盘上凸透镜作用是使光源发射出的光线聚焦,增强光度,三棱镜是将聚焦的光线折射入患者眼内,以观察眼底的图像。

5.调好检眼镜聚光焦点 方法是将镜盘金属座取下,露出灯泡前的镜片,将灯光射向30 cm处的白纸或白墙,上下移动聚光镜至出现清晰的灯丝为止。检查三棱镜所折射出的光线是否与观察孔方向平行,否则光线不易射入瞳孔。

【操作过程】

1.检查地点 检查宜在暗室中进行。

2.选择合适体位 患者多取坐位,检查者一般取站立位。检查右眼时,检查者位于患者的右侧,用右手持镜,右眼观察;检查左眼时,则位于患者左侧,用左手持镜,左眼观察。

3.握镜方法 握镜时,拇指、中指、无名指及小指握住镜柄,示指贴紧转盘的边缘,以便转动转盘上的镜片,有利于看清眼底。

4.检查屈光间质 眼底检查前,先用透照法检查眼的屈光间质是否混浊。方法:用手指将检眼镜盘拨到+8D~+10D(黑色)屈光度处,距受检眼10~20 cm,将检眼镜光线与患者视线呈15°角射入受检眼的瞳孔。正常时呈橘红色反光。如角膜、房水、晶状体或玻璃体混浊,则在橘红色反光中见有黑影。此时,令患者转动眼球,如黑影与眼球的转动方向一致,则混浊位于晶状体前方;如方向相反,则位于玻璃体;位置不动,则混浊位于晶状体。

5. 检查眼底　嘱患者直视正前方,将镜盘拨回到"0",同时将检眼镜移至患者受检眼前约 2 cm 处,对眼底进行仔细观察。如检查者与患者都是正视眼,便可看到眼底的正像;如看不清时,可拨动镜盘直至看清为止。检查时先查视盘,再按视网膜动脉、静脉及其分支,分别检查各象限,最后检查黄斑部。检查视盘时,将光线自颞侧约 15°角处射入;检查黄斑时,嘱患者注视检眼镜光源;检查眼底周边部时,嘱患者向上、下、左、右各方向注视、转动眼球,或配合变动检眼镜角度。

6. 检查内容

(1)视盘:亦称视神经乳头,正常视盘的视网膜脉络膜平面略呈椭圆形,淡红色,边界清楚。生理凹陷(亦称视环)正常时为中央凹陷,色稍淡。检查其形状、大小、色泽,注意边缘是否清晰,视盘内动、静脉搏动情况。

(2)视网膜动、静脉:正常视网膜中央动脉鲜红,静脉暗红,动脉与静脉管径之比为2:3。注意血管的粗细、行径、管壁反光、分支角度及动静脉交叉处有无压迫或拱桥现象。

(3)黄斑:黄斑位于视盘颞侧两个视盘直径稍偏下处,暗红色,无血管。注意黄斑的大小,中心凹反射是否存在,有无水肿、出血、渗出及色素紊乱等。

(4)视网膜:正常视网膜透明,可透见下方的色素上皮及脉络膜。注意视网膜有无水肿、渗出、出血、剥离及新生血管等。

7. 记录眼底检查情况　通常以视盘、视网膜中央动静脉行径、黄斑部为标志,来说明和记录眼底病变的部位及其大小、范围,说明病变部位与这些标志的位置、距离和方向关系。距离和范围大小一般以视盘直径 PD(1PD=1.5 mm)为标准计算。记录病变隆起或凹陷程度,是以看清病变区周围视网膜面与看清病变隆起最高处或凹陷最低处的屈光度(D)差来计算(3D=1 mm)。最好绘图表示。

8. 术后整理用物,处理废弃物。

【注意事项】

(1)检查眼底时,虽经拨动任何一个镜盘,仍看不清眼底,说明眼的屈光间质有混浊,需进一步行裂隙灯检查。

(2)检查时,患者应背光而坐,且检眼镜的光线不宜太强,以免瞳孔太小不易观察。

(3)对小儿或瞳孔过小不易窥入时,可散瞳观察。散瞳前必须排除青光眼。

(4)某些中枢神经系统疾病患者,眼底检查应在不散瞳的情况下进行,以免影响观察瞳孔光反射。

(5)急性颅内压增高早期视盘水肿不明显,注意视盘内静脉搏动情况,若静脉搏动消失,则提示可能有颅内压增高。慢性颅内压增高则可见视神经乳头充血,边缘模糊不清,中央凹陷消失,视盘隆起,静脉怒张。若水肿长期存在,则会出现视盘颜色苍白,视力减退。

十二、中心静脉压测定

中心静脉压(central venous pressure,CVP)是指右心房及上、下腔静脉胸腔段的压力。CVP测定用于判断患者血容量、心功能与血管张力等综合情况。有别于中心静脉压,周围静脉压受静脉腔内瓣膜与其他机械因素的影响,不能确切反映血容量与心功能等状况。CVP正常值为$50 \sim 120$ mmH$_2$O(10 mmH$_2$O$=0.098$ kPa),其降低与增高均有重要临床意义,应根据临床表现进行客观分析。

【适应证】

(1)低血容量休克与非低血容量休克的鉴别,尤其是与心源性休克的鉴别。

(2)鉴别少尿及无尿的病因,区别肾前性还是肾性因素。

(3)鉴别心力衰竭的病因,区别循环负荷过重还是心肌正性肌力下降。

(4)危重患者及体外循环手术时,用于监测其血容量、心功能状态及血管阻力。

【禁忌证】

(1)穿刺或切开部位有感染。

(2)凝血功能障碍。

【操作前准备】

1.操作者准备 操作前核对患者信息,了解患者病情,熟悉患者病史,知晓CVP测定目的、适应证和禁忌证。熟悉操作要领。

2.患者准备

(1)向患者及家属做好解释工作,进行医患沟通,向患方阐述CVP测定的目的、意义、安全性。简要说明操作过程,消除其顾虑,取得其配合,并签署有创治疗知情同意书。。

(2)检查患者穿刺部位皮肤有无损伤及感染,清洁局部皮肤。

3.注意观察 血压、脉搏等生命体征;检查血小板计数、出血时间、活化部分凝血活酶时间及凝血酶原时间等。

4.环境准备 环境清洁,温度适宜,光线好,适当遮挡患者,有条件者可到手术室进行。

5.器材准备 局部麻醉药、无菌生理盐水、肝素注射液、消毒液(碘伏);静脉切开包、静脉导管、中心静脉压测定装置、治疗盘、无菌手套、5 mL注射器、输液架、棉签、胶带。

6.术前用药 术前3 d肌内注射维生素K$_1$,并停用抗凝药。对精神紧张者术前15 min肌内注射地西泮10 mg。

7.检查各物品的消毒状态及有效日期 包括总有效期和开封后有效期。治疗车及物品置于操作者右手边。

【操作过程】

1.术前准备 向患者解释CVP测定的目的及注意事项,消除其紧张、恐惧心理,取得配合。

2.选取合适体位 患者仰卧。

3.消毒铺巾 操作者者戴无菌手套,常规消毒局部皮肤,铺无菌洞巾。

4.局部浸润麻醉 局部麻醉药多用2%利多卡因。麻醉时,持针,针尖斜面向上,从穿刺点斜刺入皮内,注射2%利多卡因至形成皮丘(直径约5 mm),然后沿穿刺方向逐渐深入,先回抽,无回血后注药(以免注入血管内),行皮下、肌肉逐层麻醉。

5.静脉置管 其途径有两种方法。

(1)经皮穿刺法 应用较多,经锁骨下静脉或头静脉穿刺插管至上腔静脉,或经股静脉穿刺插管至下腔静脉,一般认为经上腔静脉测压较下腔静脉测压更为准确。

(2)静脉切开法 经大隐静脉切开插管至下腔静脉,插入深度经锁骨下静脉者为12~15 cm,其余为35~45 cm。此法仅用于因血容量低、血压低导致反复穿刺失败者。

6.行经皮穿刺或静脉切开法 将静脉导管插入上腔静脉或下腔静脉与右心房交界处。插入深度,经锁骨下静脉12~15 cm,其余为35~45 cm。

7.将静脉导管与Y形管连接,测压计的零点调到右心房水平(仰卧位平腋中线)。把夹子1扭紧,松开夹子2和3,使输液瓶内液体充满测压管到高于预计的静脉压之上。再把夹子2扭紧,松开夹子1,使静脉导管与测压管相通,此时测压管内的液平面迅速下降,当液平面达到一定水平,且随呼吸上下波动时,测压计中的刻度即为CVP值。不测压时,扭紧夹子3,松开夹子1和2,使输液瓶与静脉导管相通,继续输液。每次测压时,倒流入测压管内的血液需冲洗干净,以保持管道畅通。

8.静脉导管管端所在位置判断

(1)如果水柱液平面吸气时下降、呼气时上升,则表示管端已达右心房或上、下腔静脉胸腔段。

(2)如果水柱液平面不随呼吸上下移动,则表示管端未达右心房或上、下腔静脉胸腔段。

(3)如果水柱液平面吸气时上升、呼气时下降,则表示管端在下腔静脉腹腔段。

9.术后处理及时记录操作过程及情况;检查导管是否固定可靠,并标记置管时间;视情况换药;整理用物,处理废弃物。

【注意事项】

(1)严格遵守无菌操作规范,以免发生感染。

(2)测压时,发现静脉压突然升高且有显著波动,可能是静脉导管尖端进入右心室所致,宜抽出一小段后再测压。

(3)静脉导管有可能引起感染,留置时间一般不超过5 d,留置时间越短,护理越好,感染机会就越低。超过3 d时需要用肝素冲洗,以防血栓形成,否则易发生静脉炎或血栓性静脉炎。如导管阻塞无电液流出,应使用输液瓶中液体进行冲洗或变动输液瓶位置;若仍不通畅,则用肝素液或3.8%枸橼酸钠溶液冲洗。

(4)术后5 d拔管时,用注射器抽吸,以防静脉导管尖端有附着的血栓脱落形成栓塞。

(5)如有明显腹胀、肠梗阻、腹内巨大肿瘤或腹部大手术时,利用股静脉插管测量的CVP可高达250 mmH$_2$O以上,但不能代表真正的CVP。少数重症感染患者CVP<100 mmH$_2$O,也有发生肺水肿者。

(6)少数重症感染患者,虽CVP<10 mmH$_2$O,也有发生肺水肿的可能性。

（7）使用血管收缩剂或高渗脱水剂时，CVP 可升高；使用强心剂或血管扩张剂后，CVP 可降低。

十三、气管插管术

气管内插管术是指将特制的气管导管，通过口腔或鼻腔插入患者气管内。它是一种气管内麻醉和抢救患者的技术，便于实施辅助呼吸和人工呼吸。也是保持呼吸道通畅，便于清除气管、支气管内分泌物的最可靠手段。气管或支气管内插管是实施麻醉的一项安全措施，可以减少呼吸衰竭的患者的呼吸道无效腔，便于给氧吸入和辅助呼吸。

【适应证】

1. 全身麻醉　呼吸道难以保证通畅者，如颅内手术、开胸手术、需俯卧位或坐位等特殊体位的全麻手术；如颈部肿瘤压迫气管，颌、面、颈、五官等全麻大手术，极度肥胖患者；全麻药对呼吸有明显抑制或应用肌松药者都应行气管内插管。

2. 危重患者的抢救　呼吸衰竭需要进行机械通气者，心肺复苏，药物中毒以及新生儿严重窒息时，都必须行气管内插管。

【禁忌证】

1. 绝对禁忌　喉头水肿，急性喉炎，喉头黏膜下血肿，插管损伤可引起严重出血；除非急救，禁忌气管内插管。

2. 相对禁忌　呼吸道不全梗阻者有插管适应证，但禁忌快速诱导插管。并存出血性血液病（如血友病、血小板减少性紫癜等）者，插管损伤易诱发喉头声门或气管黏膜下出血或血肿，继发呼吸道急性梗阻，因此宜列为相对禁忌证。主动脉瘤压迫气管者，插管可能导致主动脉瘤破裂，宜列为相对禁忌证。麻醉者对插管基本知识未掌握，插管技术不熟练或插管设备不完善者，均宜列为相对禁忌证。

【操作前准备】

1. 操作者准备　操作前核对患者信息，了解患者病情，熟悉患者病史，知晓气管内插管术目的、适应证和禁忌证。熟悉操作要领。

2. 患者准备

（1）向患者及家属做好解释工作，进行医患沟通，向患方气管内插管术的目的、意义。简要说明操作过程，消除其顾虑，取得其配合，并签署有创治疗知情同意书。。

（2）检查患者穿刺部位皮肤有无损伤及感染，清洁局部皮肤。

3. 注意观察　血压、脉搏等生命体征；检查血小板计数、出血时间、活化部分凝血活酶时间及凝血酶原时间等。

4. 环境准备　环境清洁，温度适宜，光线好，适当遮挡患者，有条件者可到手术室进行。

5. 插管前检查与估计　插管前应常规实施有关检查（鼻腔、牙齿、张口度、颈部活动度、咽喉部情况），并对下列问题做出决定：①选用何种麻醉方法（全麻或清醒）；②是否存在插管困难问题，需采取何种插管方法解决。

6. 插管前准备　选择合适的气管导管；准备合适的喉镜，导管内导丝、吸引管、牙垫、注射器等；准备麻醉面罩和通气装置；听诊器、氧饱和度监测仪。

【操作过程】

采用经口腔明视气管内插管方法

(1)将患者头后仰,双手将下颌向前、向上托起以使口张开,或以右手拇指对着下齿列,示指对着上齿列,借旋转力量使口腔张开。

(2)左手持喉镜柄,将喉镜片由右口角放入口腔,将舌体推向侧后缓慢推进,可见到悬雍垂。将镜片垂直提起前进,直到会厌显露。挑起会厌以显露声门。

(3)如采用弯镜片插管则将镜片置于会厌与舌根交界处(会厌谷),用力向前上方提起,使舌骨会厌韧带紧张,会厌翘起紧贴喉镜片,即显露声门。

(4)以右手拇指、示指及中指如持笔式持住导管的中、上段,由右口角进入口腔,直到导管接近喉头时再将管端移至喉镜片处,同时双目经过镜片与管壁间的狭窄间隙监视导管前进方向,准确轻巧地将导管尖端插入声门。借助管芯插管时,当导管尖端入声门后,应拔出管芯后再将导管插入气管内。导管插入气管内的深度成人为 4~5 cm,导管尖端至门齿的距离约 18~22 cm。

(5)插管完成后,要确认导管已进入气管内再固定。确认方法如下。

1)按压胸部时,导管口有气流。

2)人工呼吸时,可见双侧胸廓对称起伏,并可听到清晰的肺泡呼吸音。

3)如用透明导管时,吸气时管壁清亮,呼气时可见明显的"白雾"样变化。

4)患者如有自主呼吸,接麻醉机后可见呼吸囊随呼吸而张缩。

5)如能监测呼气末 $ETCO_2$ 则更易判断,$ETCO_2$ 图形有显示则可确认无误。

【注意事项】

(1)插管操作技术不规范,可致牙齿损伤或脱落,口腔、咽喉部和鼻腔的黏膜损伤引起出血。用力不当或过猛,还可引起下颌关节脱位。

(2)浅麻醉下行气管内插管可引起剧烈呛咳、喉头及支气管痉挛;心率增快及血压剧烈波动而导致心肌缺血。严重的迷走神经反射可导致心律失常,甚至心搏骤停。预防方法有:适当加深麻醉,插管前行喉头和气管内表面麻醉,应用麻醉性镇痛药或短效降压药等。

(3)气管导管内径过小,可使呼吸阻力增加;导管内径过大,或质地过硬都容易损伤呼吸道黏膜,甚至引起急性喉头水肿或慢性肉芽肿。导管过软容易变形,或因压迫、扭折而引起呼吸道梗阻。

(4)导管插入太深可误入一侧支气管内,引起通气不足、缺氧或术后肺不张。导管插入太浅时,可因患者体位改变而意外脱出,导致严重意外发生。因此,插管后及改变体位时,应仔细检查导管插入深度,并常规听诊两肺的呼吸音。

十四、气管切开术

气管切开术是以解除喉源性呼吸困难、呼吸功能失常或下呼吸道分泌物潴留所致呼吸困难的一种常见手术。

【适应证】

(1)喉阻塞:由喉部炎症、肿瘤、外伤、异物等引起的严重喉阻塞。

（2）呼吸困难较明显，而病因又不能很快解除时，应及时行气管切开术。喉邻近组织的病变，使咽腔、喉腔变窄发生呼吸困难者，根据具体情况亦可考虑气管切开术。

（3）下呼吸道分泌物潴留　由各种原因引起的下呼吸道分泌物潴留，为了吸痰，保持气道通畅，可考虑气管切开，如重度颅脑损伤、呼吸道烧伤、严重胸部外伤、颅脑肿瘤、昏迷、神经系病变等。

（4）预防性气管切开　对于某些口腔，鼻咽，颌面，咽、喉部大手术，为了进行全麻，防止血液流入下呼吸道，保持术后呼吸道通畅，可施行气管切开。

（5）取气管异物　气管异物经内窥镜下钳取未成功，估计再取有窒息危险，或无施行气管镜检查设备和技术者，可经气管切开途径取出异物。

（6）颈部外伤伴有咽喉或气管、颈段食管损伤者　对于损伤后立即出现呼吸困难者，应及时施行气管切开。

【禁忌证】

无绝对禁忌证，相对禁忌证包括以下几种。

（1）凝血功能异常。

（2）短颈（颈周>46 cm，环状软骨至胸骨上切际<2.5 cm）。

（3）肥胖。

（4）甲状腺腺体以及峡部肿大。颈部软组织感染。

（5）无法扩张颈部。

（6）切开部位存在搏动性血管。

（7）局部恶性肿瘤。

（8）颈部手术或气管切开史。

（9）颈部区域4周内有放疗史。

【操作前准备】

1.操作者准备　操作前核对患者信息，了解患者病情，熟悉患者病史，知晓气管切开术目的、适应证和禁忌证。熟悉操作要领。

2.患者准备

（1）向患者及家属做好解释工作，进行医患沟通，向患方说明气管切开术的目的、意义。简要说明操作过程，消除其顾虑，取得配合，并签署有创治疗知情同意书。

（2）检查患者穿刺部位皮肤有无损伤及感染，清洁局部皮肤。

3.注意观察　血压、脉搏等生命体征；检查血小板计数、出血时间、活化部分凝血活酶时间及凝血酶原时间等。

4.环境准备　环境清洁，温度适宜，光线好，适当遮挡患者，有条件者可到手术室进行。

5.器材准备　局部麻醉药、无菌生理盐水、消毒液（碘伏）治疗盘、无菌手套、棉签、一次性手术刀、穿刺针，套管，注射器、导丝和推送架、皮肤扩张器、扩张钳、带有孔内芯气管套管、固定带。床边设备应备有氧气、吸引器、气管切开器械、导尿管及急救药品。

6.使用前检查气切组套膨胀套管气囊，检测气囊是否漏气，确定套管管芯可自由移动。确定无误后，将囊完全消气，避免套管插入时损伤。再将套管固定翼扣好。检测导引钢丝可否自由通过扩张钳和套管管芯。

【操作过程】

1. 常规气管切开术

(1)体位:一般取仰卧位,肩下垫一小枕,头后仰,使气管接近皮肤,暴露明显,以利于手术,助手坐于头侧,以固定头部,保持正中位。常规消毒,铺无菌巾。

(2)麻醉:采用局部麻醉。沿颈前正中上自甲状软骨下缘下至胸骨上窝,以1%普鲁卡因浸润麻醉,对于昏迷、危重或窒息患者,若患者已无知觉也可不予麻醉。

(3)切口:多采用直切口,自甲状软骨下缘至接近胸骨上窝处,沿颈前正中线切开皮肤和皮下组织。

(4)分离气管前组织:用血管钳沿中线分离胸骨舌骨肌及胸骨甲状肌,暴露甲状腺峡部,若峡部过宽,可在其下缘稍加分离,用小钩将峡部向上牵引,必要时也可将峡部夹持切断缝扎,以便暴露气管。分离过程中,两个拉钩用力应均匀,使手术野始终保持在中线,并经常以手指探查环状软骨及气管,是否保持在正中位置。

(5)切开气管:确定气管后,一般于第2~4气管环处,用尖刀片自下向上挑开2个气管环(切开4~5环者为低位气管切开术),刀尖勿插入过深,以免刺伤气管后壁和食管前壁,引起气管食管瘘。可在气管前壁上切除部分软骨环,以防切口过小,放管时将气管壁压进气管内,造成气管狭窄。

(6)插入气管套管:以弯钳或气管切口扩张器,撑开气管切口,插入大小适合、带有管芯的气管套管,插入外管后,立即取出管芯,放入内管,吸净分泌物,并检查有无出血。

(7)创口处理:气管套管上的带子系于颈部,打成死结以牢固固定。切口一般不予缝合,以免引起皮下气肿。最后用一块开口纱布垫于伤口与套管之间。

2. 经皮气管切开术

(1)一般需要镇静剂或少量麻醉药,第2、3气管环处的皮肤注射含1:100 000肾上腺素的利多卡因浸润麻醉。从环状软骨下缘起垂直向下做1 cm长皮肤切口。

(2)将气管插管撤至顶端位于声带下。

(3)将气管穿刺针以45°角斜向尾端刺入气管前壁,直到可抽出大量气体。

(4)把尖端呈J形的导丝及导管插入气管,以之引导,用直径逐步增大(12~36 Fr)的扩张器扩张气管开口,直到达到合适大小。

(5)将气管插管通过扩张器及导丝和导管插入气管。撤出扩张器、导丝及导管,把插管缝于皮肤上。

【注意事项】

(1)气管切开术后48 h内切忌更换导管。

(2)气囊压力应在15~25 cmH$_2$O。

(3)为避免蜂窝织炎和皮肤破裂,造瘘口至少每8 h就要进行消毒清洁,并根据需要及时清洁。

(4)每24 h应调整固定带1次,以固定带与患者颈部刚能插入1~2指为佳。

(5)气管切开套管必须至少每个月更换一次。

(6)第一次气管切开套管的更换的时间应在开放性切开术7 d以内,经皮气管切开术可在第 14 d。

十五、颈内静脉穿刺置管术

颈内静脉穿刺置管的目的是迅速开通大静脉通道,便于输液、输血等抢救治疗;监测中心静脉压,指导补液;静脉输液低渗、高渗及刺激性溶液(高能营养,化疗药物等);需长期补液及外周静脉条件差的患者;静脉造影或颈静脉治疗,如进行血液透析或血浆置换、静脉支架植入、介入手术等。

【适应证】
(1)脱水、失血、血容量不足患者或休克患者。
(2)血流动力学监测(测量中心静脉压)或肺动脉导管。
(3)给外周静脉差的患者提供静脉通路。
(4)血液透析、血液滤过和血浆置换等血液净化治疗。静脉输注刺激性药物或高能营养等。
(5)体外循环下各种心血管手术,估计术中将出现血流动力学变化较大的非体外循环手术。
(6)年龄大于 70 岁行腹部中等以上手术。
(7)特殊检查和治疗用途(如安装心脏起搏器,TIPS,检测 HVPG 等)。

【禁忌证】
(1)血小板减少或其他凝血功能障碍者。
(2)局部皮肤感染者。
(3)躁动不安无法约束者。
(4)有证据表明机体具有导管相关性感染的可能。

【操作前准备】
1. 操作者准备　操作前核对患者信息,了解患者病情,熟悉患者病史,知晓颈内静脉穿刺置管术的目的、适应证和禁忌证,熟悉操作要领。
2. 患者准备
(1)向患者及家属做好解释工作,进行医患沟通,向患方说明颈内静脉穿刺置管术的目的、意义,简要说明操作过程,消除其顾虑,取得配合,并签署有创治疗知情同意书。
(2)检查患者穿刺部位皮肤有无损伤及感染,清洁局部皮肤。
3. 注意观察　观察血压、脉搏等生命体征;检查血小板计数、出血时间、活化部分凝血活酶时间及凝血酶原时间等。
4. 环境准备　环境清洁,温度适宜,光线好,适当遮挡患者,有条件者可到手术室进行。
5. 选择颈内静脉穿刺路径　在深静脉置管术穿刺点选择中,目前临床上最常选用的是右颈内静脉和锁骨下静脉,麻醉医生最常选右颈内静脉穿刺置管,外科医生则最常选锁骨下静脉穿刺。但不论选何进路,安全性和成功率都是大家最为关心的问题。
(1)前侧径路:用左手示指和中指在胸锁乳突肌中点前缘触及颈动脉搏动,并将其向内侧推开,在颈总动脉外侧 0.5 cm 处进针 2~3 cm 穿入颈内静脉。此路径易误入颈总动脉。

（2）中央径路　锁骨与胸锁乳突肌锁骨头和胸骨头所形成的三角形的顶点。颈内静脉正好位于三角形的中心位置,约锁骨上 3～5 cm,针尖指向同侧乳头,针轴与皮肤呈30°～45°。一般选择中路,此点可直接触及颈总动脉,不易误入颈动脉也不易伤及胸膜腔。方法方便可靠。

（3）后侧径路　在胸锁乳突肌外侧缘的中下 1/3 交点,约锁骨上 5 cm 处进针。针尖于胸锁乳突肌锁骨头的深部指向胸骨上切迹。针尖不宜过度向内侧深入,以免损伤颈总动脉,甚至穿入气管内。

【操作过程】

1.摆体位　操作者站在患者头前。患者仰卧,去枕,肩下垫薄枕,头尽量转向对侧。但患者有颅内高压、严重肺动脉高压、充血性心力衰竭或呼吸困难不应取此体位。患者头低位 15°～30°,使颈内静脉充盈,以便穿刺成功,且可避免并发气栓。

2.消毒　消毒穿刺点周围 15 cm,至少概括下颌骨上缘至锁骨下缘,反复消毒 3 遍。

3.定位　消毒铺单后,找到胸锁乳突肌的锁骨端内侧缘及胸骨端外缘,用作定出穿刺点的界标。再触颈总动脉搏动点,用稍稍分开的左手第二、三、四指,触摸到颈总动脉搏动点,在搏动点的外侧缘画点,连成一线,即相当于颈内静脉的走向。

4.进针　在搏动的外侧进针,先用 6 号针接 5 mL 注射器穿刺,穿刺方向朝向同侧乳头方向,成扇形从外向内扫描。边回吸注射器边进针,可见到回血（一般进针深度 2～3 cm）。如针已深入 3～5 cm,仍未见到回血,可带负压边回退,如仍然无回血,须将针回拔至皮下,改变穿刺方向。

5.送导丝　试穿成功后,沿相同穿刺点和穿刺方向用穿刺针穿刺,当回抽到静脉血时,表明针尖位于颈内静脉,然后减小穿刺针与额平面角度。当回抽血十分通畅时,固定针头不动。插入导引钢丝,注意插导引钢丝时不能有阻力。有阻力要重新调整角度,无阻力则插入导引钢丝过针头约 5 cm,退出穿刺针。

6.置导管　将导管套在导引钢丝外面,钢丝必须伸出导管尾部,用左手拿住,右手将导管与钢丝一起部分插入。待导管进颈内静脉后,边插导管边退出钢丝。一般成人从穿刺点到上腔静脉右心房开口处约 10 cm。

7.封管　用 20 mL 注射器连接导管进行试抽,鉴定导管通畅后,注射少量生理盐水冲管,并取下注射器,用肝素帽封闭导管末端。

8.固定（缝线）　进针处外 1～2 cm 处用导管固定器固定导管,再局部麻醉后缝线固定导管。最后以进针处为中心用透明敷料保护。

【注意事项】

（1）注意判断动静脉,插管过程中需注意回血的颜色及观察穿刺针头后针柄的乳头处是否有血液搏动。误穿动脉则退针压迫 5～15 min,若系导管损伤动脉应予加压包扎。

（2）颈内静脉是上腔静脉系的主要属支之一,离心脏较近,心房舒张时压力较低,故穿刺插管时要防止空气进入导管形成气栓。

（3）穿刺时穿刺针进入方向不可过于偏外,因静脉角处有淋巴导管（右侧）或胸导管（左侧）进入,以免损伤。

（4）穿刺针不可向后过深进针以免损伤静脉后外侧的胸膜顶造成气胸。

（5）选右侧颈内静脉比左侧安全幅度大，且易于成功，因右侧颈内静脉与右头臂静脉、上腔静脉几乎呈垂直，插管插入颈内静脉后可继续向下垂体推进也无失误的可能。

（6）颅内高压或充血性心力衰竭患者不应采取大隐静脉瓣膜功能试验（Trendelenbury）体位。

（7）置入导管时必须首先将引导丝自导管的尾端拉出，以防引导丝随导管一起被送入血管引起严重后果。

（8）导管插入困难时，可行 Valsalva 手法（将口鼻闭住，关闭声门，强行呼气，以增加胸膜腔内压，从而减少静脉回流）以增大静脉口径。

十六、洗胃术

对于急性中毒，如吞服有机磷、无机磷、生物碱、巴比妥类药物等，洗胃是一项极其重要的抢救措施。洗胃术有胃管洗胃术、催吐洗胃术、剖腹胃造口洗胃术 3 种。这里重点介绍胃管洗胃术。胃管洗胃术就是将胃管从鼻腔或口腔插入，经食管到达胃内，先吸出毒物后注入洗胃液，并将胃内容物排出，以达到消除毒物的目的。口服毒物的患者有条件时应尽早插胃管洗胃，不要受时间限制。尤其对服大量毒物在 4～6 h 之内者，应首选此种洗胃方法。有人主张即使服毒超过 6 h 也要洗胃。

【适应证】

（1）需留取胃液标本送毒物分析者应首选胃管洗胃术。

（2）凡口服毒物中毒、无禁忌证者均应采用胃管洗胃术。

【禁忌证】

（1）强酸、强碱及其他对消化道有明显腐蚀作用的毒物中毒。

（2）伴有上消化道出血、肠梗阻、食管静脉曲张、主动脉瘤、严重心脏疾病等患者。

（3）中毒诱发惊厥未控制者。

（4）乙醇中毒，因呕吐反射亢进，插胃管时容易发生误吸，所以慎用胃管洗胃术。

【操作前准备】

1. 操作者准备　操作前核对患者信息，了解患者病情，熟悉患者病史，知晓洗胃术的目的、适应证和禁忌证。熟悉操作要领。

2. 患者准备　向患者及家属做好解释工作，向患方说明洗胃术的目的、意义。简要说明操作过程，消除其顾虑，取得配合。

3. 注意观察　观察血压、脉搏、呼吸、心率等生命体征。

4. 环境准备　环境清洁，温度适宜，光线好，遮挡患者。

5. 器械准备　治疗盘内各有漏斗形洗胃管、镊子、石蜡油、纱布、弯盘、棉签、压舌板、开口器、1% 麻黄碱滴鼻液、听诊器等，量杯内盛有洗胃液。

6. 选择洗胃液

（1）温水或者生理盐水对毒物性质不明的急性中毒者，应抽出胃内容物送检验，洗胃液选用温开水或生理盐水，待毒物性质确定后，再采用对抗剂洗胃。

（2）碳酸氢钠溶液：一般用 2%～4% 的溶液洗胃，常用于有机磷农药中毒，能使其分解失去毒性。但敌百虫中毒时禁用,因敌百虫在碱性环境中能变成毒性更强的敌敌畏。砷(砒霜)中毒也可用碳酸氢钠溶液洗胃。

(3)高锰酸钾溶液为强氧化剂,一般用1:(2 000~5 000)的浓度,常用于急性巴比妥类药物、阿托品及毒蕈中毒的洗胃液。但有机磷农药对硫磷(1605)中毒时,不宜用高锰酸钾,因能使其氧化成毒性更强的对氧磷(1600)。

(4)茶叶水含有丰富鞣酸,具有沉淀重金属及生物碱等毒物的作用,且来源广泛。

【操作过程】

(1)患者取坐位或半坐位,中毒较重者取左侧卧位。胸前垫以防水布,有活动假牙应取下,盛水桶放于患者头部床下,弯盘放于患者的口角处。

(2)将消毒的胃管前端涂石蜡油后左手用纱布捏着胃管,右手用纱布裹住胃管5~6 cm处,自鼻腔或口腔缓缓插入。当胃管插入10~15 cm(咽喉部)时,嘱患者做吞咽动作,轻轻将胃管推进。如患者呈昏迷状态,则应轻轻抬起其头部,使咽喉部弧度增大,轻快地把胃管插入。当插到45 cm左右时,胃管进入胃内(插入长度以45~55 cm为宜)。

(3)有意识障碍,则可用开口器撑开上下牙列,徐徐地送入胃管,切不可勉强用力。

(4)在插入胃管过程中如遇患者剧烈呛咳、呼吸困难、面色发绀,应立即拔出胃管,休息片刻后再插,避免误入气管。

(5)为证实胃管已进入胃内,可采用一边用注射器快速将空气注入胃管,一边听诊器在胃部听到气泡响声,即可确定胃管已在胃腔内。抽尽胃内容物,取标本送检。

(6)再举漏斗高过头部30~50 cm,每次将洗胃液慢慢倒入漏斗约300~500 mL。当漏斗内尚余少量洗胃液时,迅速将漏斗降至低于胃的部位,并倒置于盛水桶,利用虹吸作用排出胃内灌洗液。若引流不畅,再挤压橡皮球吸引,并再次高举漏斗注入溶液。这样反复灌洗,直至洗出液澄清无味为止。洗胃液的温度一般为35~38 ℃,温度过高可使血管扩张,加速血液循环,而促使毒物吸收。(亦可使用全自动洗胃机)

(7)洗胃完毕,可根据病情从胃管内注入解毒剂、活性炭、导泻药等,然后反折胃管后迅速拔出,以防管内液体误入气管。

【注意事项】

(1)洗胃多是在危急情况下的急救措施,急救人员必须迅速、准确、轻柔、敏捷地完成洗胃的全过程,以尽最大努力来抢救患者生命。

(2)在洗胃过程中应随时观察患者生命体征的变化,如患者感觉腹痛、流出血性灌洗液或出现休克现象,应立即停止洗胃。

(3)要注意每次灌入量与吸出量的基本平衡。每次灌入量不宜超过500 mL。灌入量过多可引起急性胃扩张,使胃内压上升,增加毒物吸收。

(4)凡呼吸停止、心脏停搏者,应先做CPR,再行洗胃术。洗胃前应检查生命体征,如有缺氧或呼吸道分泌物过多,应先吸取痰液,保持呼吸道通畅,再行胃管洗胃术。

(5)口服毒物时间过长(超过6 h以上者),可酌情采用血液透析治疗。

十七、胃肠减压术

胃肠减压术的目的为引流胃内积液及胃肠道内积气,减轻腹胀及缝合口张力;降低胃肠道内压力,改善胃肠壁血液循环;观察胃液性状变化等。

【适应证】

（1）急性胃扩张。

（2）麻痹性肠梗阻,如急性原发性腹膜炎、出血性小肠炎、低血钾等引起,以解除或减轻梗阻。

（3）外科手术后、感染、外伤等所引起的动力性肠梗阻。

（4）机械性肠梗阻,如蛔虫梗阻引起,必要时可为术前准备。

（5）急性胰腺炎,缓解十二指肠降部对胰腺的化学及物理的刺激。

（6）急性上消化道穿孔,降低胃肠道内压力,减轻腹膜炎的严重程度。

【禁忌证】

（1）食管狭窄。

（2）严重的食管静脉曲张。

（3）严重的心肺功能不全,支气管哮喘。

（4）食管或胃腐蚀性损伤。

（5）近期上消化道出血、食管阻塞及身体极度衰弱者慎用。

【操作前准备】

1. 操作者准备　操作前核对患者信息,了解患者病情,熟悉患者病史,知晓胃肠减压术目的、适应证和禁忌证。熟悉操作要领。

2. 患者准备　向患者及家属做好解释工作,进行医患沟通,向患方说明胃肠减压术的目的、意义。简要说明操作过程,消除其顾虑,取得其配合。

3. 注意观察　观察血压、脉搏等生命体征。

4. 环境准备　环境清洁,温度适宜,光线好,适当遮挡患者。

5. 器材准备　治疗盘、治疗碗2个内盛生理盐水或凉开水、治疗巾、小药杯(内放石蜡油棉球)、弯盘;12～14号胃管、20 mL注射器、纱布、胶布、鼻贴、镊子、止血钳、弯盘、压舌板、听诊器、胃肠减压器,无菌手套,执行单。

【操作过程】

（1）患者取坐位或斜坡位,清洁鼻孔,将胃管前段涂以润滑油,用止血钳夹闭胃管末端,顺鼻腔下鼻道缓缓插入。

（2）胃管插至咽部时,嘱患者头稍向前倾并作吞咽动作,同时将胃管送下。若恶心严重,嘱患者深呼吸,待平稳后再继续插入达到50～60 cm。用注射器抽净胃内容物,接上胃肠减压器。

（3）若抽不出胃液,应注意胃管是否盘曲鼻咽部,如没有盘曲,可注入少量盐水冲洗,观察是否通畅。或注入少量空气的同时听诊上腹部,以证实管的位置是否已插入胃内。

（4）最后用胶布将管固定于上唇颊部,连接胃肠减压器。

（5）操作时要经常检查胃管有无屈曲,是否畅通;若引起呛咳、呼吸不畅,应考虑是否误入气管,应拔出重插。

（6）留置胃管期间,要做口腔护理。

（7）保持负压吸引,直到腹胀消失。拔管时,应停止负压吸引后再拔出,以防损伤消化道黏膜。

(8)再次核对床号、姓名、执行单,擦净患者口鼻,询问患者感受,整理床单位。

【注意事项】

(1)应用前应了解患者有无上消化道出血史、严重的食管静脉曲张、食管梗阻、鼻腔出血,以防发生损伤。

(2)在进行胃肠减压前,应详细检查胃管是否通畅,减压装置是否密闭,吸引管与排水管连接是否准确等,以防止引起事故。如减压效果不好,应仔细检查发生故障的原因并及时排除。插管时应注意胃管插入的长度是否适宜。插入过长,胃管在胃内盘曲;过短,不能接触胃内液体,均会影响减压效果。

(3)减压期间应禁止进食和饮水,如必须经口服药者,应在服药后停止减压 2 h。为保持减压管的通畅,应定时用温开水冲洗胃管,以免堵塞。

(4)要随时保持胃管的通畅和持续有效的负压,经常挤压胃管,勿使管腔堵塞,胃管不通畅时,可用少量生理盐水低压冲洗并及时回抽,避免胃扩张增加吻合张力而并发吻合瘘。胃管脱出后应严密观察病情,不应再盲目插入,以免戳穿吻合口。

(5)妥善固定胃肠减压管,避免受压、扭曲,留有一定的长管,以免翻身或活动时胃管脱出。负压引流器应低于头部。

(6)观察引流液的色泽、性质和引流量,并正确记录,如引流出胃肠液过多应注意有无体液不足和电解质紊乱,结合血清电解质和血气分析合理安排输液种类和调节输液量。

(7)每日给予雾化吸入和插管鼻腔滴石蜡油,以帮助痰液咳出和减少胃管对鼻黏膜的刺激,减轻患者咽喉部疼痛。鼓励患者深呼吸,有效咳嗽排痰,预防肺部并发症。

(8)做好口腔护理,防止口腔炎、腮腺炎。口腔不洁可能成为术后吻合口感染的危险因素;术后因禁食等因素,细菌易在口腔内滋生繁殖,易引起吻合口感染,做好口腔护理至关重要。

(9)当病情好转,无明显腹胀,肠蠕动恢复和肛门排气后应及时停止胃肠减压。拔管时,应先将吸引装置与减压管分离,钳闭减压管,嘱患者屏气,迅速拔除减压管。若为肠内减压,使用双腔管者,腹胀消除后,将双腔气囊内空气抽尽,双腔管仍留在肠内 1~2 d,待肠梗阻完全解除后再拔出。

(任 娟 付 饶 刘 铭)

参考文献

[1]刘成玉.诊断学[M].4版.北京:人民卫生出版社,2019.

[2]曹克将.临床诊断学[M].北京:高等教育出版社,2016.

[3]吕聪敏,汤健民.临床实用心电图学[M].北京:科学出版社,2016.

[4]赵运涛,王蕾,王浩.心电解惑[M].北京:化学工业出版社,2019.

[5]HYATT R E,SCANION P D,NAKAMURA M.实用肺功能测定手册[M].张永祥,译.北京:科学出版社,2017.

[6]王雯,李达周,刘建强.实用急诊消化内镜技术[M].北京:化学工业出版社,2019.

[7]党静霞.肌电图诊断与临床应用[M].2版.北京:人民卫生出版社,2013.

[8]詹华奎.诊断学[M].北京:中国医药科技出版社,2016.

[9]万学红,卢雪峰.诊断学[M].9版.北京:人民卫生出版社,2018.

[10]杨峥,滕艺萍.诊断学基础[M].2版.北京:中国中医药出版社,2018.

[11]全胜,张匀.诊断学实验[M].杭州:浙江大学出版社,2014.

[12]周建军,符逢春.临床医学概要[M].北京:人民卫生出版社,2019.

[13]胡殿宇,包再梅,宣永华.临床医学概论[M].武汉:华中科技大学出版社,2016.

[14]刘成玉.健康评估[M].北京:人民卫生出版社,2019.

[15]王绍锋,马景丽.健康评估[M].北京:科学出版社,2020.

[16]陈红,郝长来.诊断学基础[M].4版.北京:北京大学医学出版社,2015.

[17]陈文彬,潘祥林.诊断学[M].8版.北京:人民卫生出版社,2013.